Prüfungsbuch für Zahnmedizinische Fachangestellte

Fragen und Antworten

- für die Vorbereitung auf die Zwischenprüfung und Abschlussprüfung
- zur Wiederholung
- zum Nachschlagen

Helmut Nuding
Margit Wagner
Dr. med. dent. Frank Marahrens

8., überarbeitete Auflage

Handwerk und Technik, Hamburg

Bildquellenverzeichnis

Baden-Württembergische Bank, Stuttgart: S. 420
Boso, BOSCH+SOHN GmbH & Co. KG, Jungingen: S. 160
Bundesanstalt für Landwirtschaft und Ernährung, Bonn: S. 473/1
dpa-Picture Alliance GmbH, Frankfurt a.M.: S. 458
Europäische Kommission, Brüssel, Belgien: S. 472/2
Hager & Werken GmbH & Co. KG, Duisburg: S. 127
Initiative Tierwohl – Gesellschaft zur Förderung des Tierwohls in der Nutztierhaltung mbH, Bonn: S. 473/3,4

Jörn Kruse, Lüchow (www.dibs-kruse.de), Ose Zahntechisches Labor GmbH, Grönwohld und Dr. Manfred Kaufmann, Gemeinschaftspraxis Kaufmann & Dellwig, Ammersbek: S. 133; 139; 148; 213
Mastercard Europe SA, MSL Group, Berlin: S. 421/2,5b
Shutterstock Images LLC, New York, USA: S. 421/4 (simpleicon); 473/2 (Nevada31)
© Visa 2023: S. 421/5a

Alle weiteren Abbildungen: Hans-Hermann Kropf, Syrgenstein; Angelika Kramer, Stuttgart

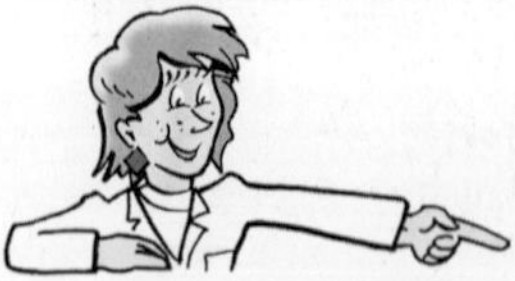

Das Prüfungsbuch für Zahnmedizinische Fachangestellte enthält des Öfteren Berufsbezeichnungen und Gruppenbezeichnungen nur in der männlichen Form. Wir bitten, diese sinngemäß als Doppelbezeichnungen wie z. B. Zahnärztin/Zahnarzt, Patientin/Patient, Käuferin/Käufer usw. zu interpretieren und anzuwenden. Dem Anteil der weiblichen Angehörigen in Beruf und Bevölkerung soll auf diese Weise entsprochen werden, gleichzeitig jedoch soll die Übersichtlichkeit nicht zusätzlich beeinträchtigt und der Lesefluss nicht unnötig gehemmt werden.

ISBN 978-3-582-12269-8 8., überarbeitete Auflage

Verlag Handwerk und Technik GmbH,
Lademannbogen 135, 22339 Hamburg;Postfach 63 05 00, 22331 Hamburg – 2023
E-Mail: info@handwerk-technik.de – Internet: www.handwerk-technik.de

Satz und Layout: Reemers Publishing Services GmbH, Krefeld
Umschlagmotiv: Jörn Kruse, Lückow;Dr. Manfred Kaufmann, Ammersbek; www.fotolia.de;
Großes Bild: Shutterstock Images LLC, New York, USA: Kzenon
Druck: mediaprint solutions GmbH, 33100 Paderborn

Vorwort

Das vorliegende Prüfungsbuch enthält alle wichtigen Fragen, die zur erfolgreichen Ablegung der theoretischen und praktischen Prüfungen beherrscht werden sollten. Darüber hinaus dient es als Wegbegleiter während der gesamten Ausbildung zur Zahnmedizinischen Fachangestellten.
Das Prüfungsbuch berücksichtigt die Inhalte des aktuellen Lehrplans. Die Themen orientieren sich im Wesentlichen an den Lernfeldern. In wenigen Bereichen jedoch, wo es sinnvoll erscheint, wurde die Lernfeldorientierung verlassen, um ein Lernen in sinnvollen Zusammenhängen zu ermöglichen. Aus diesem Grund wurden die „Anatomischen Grundlagen des Kauapparates" und die „Vorbereitung der Behandlung (Diagnostik und Arbeitsplatzvorbereitung)" aus den verschiedenen Lernfeldern zusammengefasst und an den Anfang gestellt.
Ebenso wird das Kapitel „Praxisorganisation und -verwaltung" mit der Wirtschafts- und Sozialkunde wegen der vielen Überschneidungen gemeinsam abgehandelt. So bleibt der sachlogische Zusammenhang gewahrt und Doppelungen werden vermieden.
Zudem finden Sie Beispiele von ***Originalabschlussprüfungen*** auf farbigem Hintergrund.
Durch ein ausführliches Verzeichnis der ***medizinischen*** und ***zahnmedizinischen Fachausdrücke*** ist das Buch auch gut als Nachschlagewerk geeignet.
Des Weiteren hilft ein umfangreiches ***Sachwortverzeichnis***, alle Wissensgebiete rasch aufzufinden.
Mit Ausnahme der Fachmathematik ist das Buch in zwei Spalten aufgeteilt. Die linke Spalte ist die Frage- bzw. Aufgabenspalte, in der rechten finden Sie die entsprechenden Antworten bzw. Lösungen. Diese Anordnung ermöglicht es den Fachangestellten, durch Abdecken der rechten Seite ihren jeweiligen Kenntnisstand zu überprüfen.
Viele Fragen wurden umfangreicher beantwortet, als es bei der Fragestellung verlangt wurde. Dieses Verfahren wurde gewählt, um die Leserinnen gründlicher zu informieren.
Für die Arbeit mit dem Buch und für die nachfolgenden Prüfungen wünschen wir viel Erfolg.

Die Verfasser

Inhaltsverzeichnis

Behandlungsassistenz

Praxisorganisation und -Verwaltung Wirtschafts- und Sozialkunde

Behandlungsassistenz

In der Zahnarztpraxis orientieren

Zahnärztliche Praxis

1 Worauf sollte bei der Praxisplanung und Praxisaufteilung geachtet werden?

a) Die Praxisgeräte und das Praxismobiliar sollten funktionell sein.
b) Auf ergonomische und hygienische Gesichtspunkte sollte in besonderem Maße geachtet werden.
c) Die Arbeitsabläufe und die Arbeitswege des Behandlers und des Personals sowie die Wege der Patienten sollten bei der Planung der Praxis bedacht werden (d. h. möglichst getrennte und kurze Wege).

2 Welche Funktionsbereiche werden in einer modernen Zahnarztpraxis unterschieden?

a) Der Behandlungsbereich mit Behandlungszimmern und ggf. Prophylaxebereich/Beratungsbereich
b) der Röntgenbereich
(siehe auch Kapitel Röntgenlehre)
c) der Hygienebereich
(siehe auch Kapitel Hygiene)
d) der Laborbereich
e) die Verwaltungszone
f) der Archivier- und Vorratsbereich
g) der Wartebereich
h) der Sozialbereich
i) Toiletten

3 Das Behandlungszimmer ist das Herz einer Zahnarztpraxis und dient der Patientenbehandlung. Die Zahnmedizinische Fachangestellte hat dafür Sorge zu tragen, dass die einzelnen Elemente funktionstüchtig sind. Welche Elemente müssen zu diesem Zweck ständig kontrolliert und gereinigt werden?

a) der Patientenstuhl
b) der Behandler- und Assistenzstuhl
c) das Zahnarztelement
d) das Assistenzelement
e) die Absauganlage
f) die Händewaschelemente
g) die Behandlungsschränke

Anmerkung: Besondere hygienische Anforderungen sind an Griffleisten zu stellen.

4 Nennen Sie wichtige Anforderungen, die ein Zahnarztelement/Behandlungsstuhl einer modernen Praxis erfüllen sollte.

a) Der Patientenstuhl sollte eine gute Zugänglichkeit zur Mundhöhle des Patienten ermöglichen.
b) Das Speibecken sowie die Stuhlmechanik sollten auch von der Stuhlassistenz bedient werden können.
c) Es sollten möglichst viele Glattflächen verwendet werden, die wegen der häufigen Hygienemaßnahmen leicht zu reinigen sind und keine Schmutznischen haben.
d) Die Absauganlage und der Amalgamabscheider sollten leicht zu bedienen sein.

5 Welche Instrumente befinden sich in einem Zahnarztelement?

a) Mikromotoren zum Antrieb von Hand- und Winkelstücken
b) eine Turbine
c) eine Multifunktionsspritze für Luft- und Wasserspray
d) ein Ultraschallgerät zur Entfernung von harten Belägen
e) ein Elektrotom für elektrochirurgische Eingriffe

6 Welche Bestandteile befinden sich im Assistenzelement?

a) ein Absaugschlauch
b) ein Speichelsauger
c) eine Multifunktionsspritze
d) ein Speibecken
e) evtl. Bedienungselemente für die Stuhlmechanik und das Speibecken

7 Wozu dient eine Absauganlage?

Sie dient zum Absaugen des während der Behandlung entstehenden Spraynebels. Hierbei werden Amalgamreste, Goldstaub, Schleifstaub, Speichel und Kühlwasser aus der Mundhöhle abgesaugt und gefiltert.
Amalgam muss in einem speziellen Amalgamabscheider aufgefangen werden.

8 Welche Geräte gehören zum Hygienebereich?

a) Tauchwanne zur Desinfektion von Instrumenten aus dem Behandlungsbereich
b) Thermodesinfektor
c) Folienschweißgerät zur Verpackung von Instrumenten
d) Ultraschallbad und Waschvorrichtung
e) Sterilisationsgeräte (Autoklav, Heißluftsterilisationsgeräte)
f) Schnellsterilisationsgeräte für Hand- und Winkelstücke

9 Zählen Sie verschiedene Geräte auf, die in den Röntgenbereich gehören.

a) Dentalröntgengerät, wobei dieses auch im Behandlungsbereich integriert sein kann (Schild „Vorsicht Röntgen" muss sichtbar angebracht sein)
b) Röntgengerät für Panoramaschichtaufnahmen (Orthopantomograph)
c) Fernröntgengerät
d) Bleischürzen (0,4 mm Bleigleichwert)
e) Röntgenfilmentwicklungsgerät
f) Röntgenfilmbetrachter
g) Schutzschild (0,4 mm Bleigleichwert)

Praxisteam

1 In einer Zahnarztpraxis findet man Mitarbeiter mit unterschiedlichen Qualifikationen. Wer kann alles zum Team einer Zahnarztpraxis gehören?

- Zahnärzte
- Zahnarzthelfer ZH
- Zahnmedizinische Fachangestellte ZFA
- Zahnmedizinische Fachassistenten ZMF
- Zahnmedizinische Prophylaxeassistenten ZMP
- Zahnmedizinische Verwaltungsassistenten ZMV
- Dentalhygieniker DH
- Zahntechniker
- Auszubildende

[2] Eine gute Zusammenarbeit im Team erfordert Teamfähigkeit. Was versteht man darunter?

Die Fähigkeit sich in eine Gruppe einzufügen um ein gemeinsames Ziel zu erreichen.

Teamfähige Menschen

- sind in der Lage mit anderen offen und partnerschaftlich auf ein Ziel hin zu kommunizieren und zusammenzuarbeiten,
- können dabei eigene Standpunkte vertreten, ohne die Meinung der anderen abzuwerten oder zu missachten,
- übernehmen Verantwortung,
- sind bereit von anderen Teammitgliedern zu lernen um gemeinsam optimale Ergebnisse zu erzielen.

[3] Nach K. Lewin unterscheidet man drei Führungsstile. Nennen und beschreiben Sie diese kurz am Beispiel der Auswirkungen auf die Mitarbeiter.

a) Autoritärer Führungsstil: Mitarbeiter bekommen die Weisungen vom Chef und müssen diese ausführen. Diskussion ist nicht erwünscht.
b) Kooperativer Führungsstil: Mitarbeiter haben Mitspracherecht, können Vorschläge machen und übernehmen Verantwortung.
c) Laisser-faire Führungsstil: Jeder kann machen was er will, der Vorgesetzte greift nicht in das Geschehen ein.

[4] Welche Voraussetzungen sollten erfüllt sein, damit Teamarbeit gut funktioniert?

Alle sollten

- bereit sein, mitzuarbeiten,
- respektvoll miteinander umgehen,
- klar absprechen, wer wofür zuständig ist,
- kritikfähig sein (angemessen kritisieren, ohne zu verletzen und auch Kritik ertragen können),
- konfliktfähig sein (unterschiedliche Interessen müssen unter einen Hut gebracht werden),
- Kompromisse mittragen,
- regelmäßig Teambesprechungen durchführen.

5 Erläutern Sie die Organisation einer Teambesprechung.

- Termin außerhalb der Sprechstundenzeiten festlegen
- Vorschlagsliste für Themen aushängen
- Raum vorbereiten (lüften, evtl. Kaffee kochen, für genügend Sitzgelegenheiten sorgen, evtl. Flipchart aufstellen usw.)
- Moderator bestimmen

6 Warum sollte von jeder Teambesprechung ein Protokoll angefertigt werden?

Das Protokoll dient als Gedächtnisstütze und Kontrolle, ob die Beschlüsse auch umgesetzt werden. Fehlende Teammitglieder können sich über den Inhalt der Teambesprechung informieren.

Sicherheitsvorschriften

1 Erläutern Sie die vier wichtigsten Vorschriften und Verordnungen, die im medizinisch-technischen Arbeitsbereich vom Gesetzgeber erlassen wurden.
Geben Sie zusätzlich die Abkürzung dazu an.

a) ***Unfallverhütungsvorschriften*** der zuständigen Berufsgenossenschaft für Gesundheitsdienst und Wohlfahrtspflege. Vor allem die ***BGW-Vorschrift (BGR 250/TRBA 250)*** „Biologische Arbeitsstoffe im Gesundheitswesen und in der Wohlfahrtspflege" schreibt vor, dass der Zahnarzt eine Gefährdungsbeurteilung der Arbeitsbereiche in der Praxis durchführen sowie Betriebsanweisungen und einen Hygieneplan erstellen muss. Weiterhin muss er seine Angestellten vor der Aufnahme ihrer Tätigkeit und dann jährlich anhand der Betriebsanweisungen und des Hygieneplans in den Gefahren und Schutzmaßnahmen am Arbeitsplatz unterweisen.

b) Das ***Medizinproduktegesetz (MPG)*** regelt den Umgang mit ***Medizinprodukten*** (= alle Apparate, Vorrichtungen, Instrumente, Stoffe und andere Gegenstände, die am oder im menschlichen Körper zur Anwendung kommen). Es hat am 1. 1. 2002 →

▷ *Fortsetzung der Antwort* ▷

die Medizingeräteverordnung außer Kraft gesetzt und dient dem Schutz von Patienten und Anwendern von Medizinprodukten.

Es schreibt Standards vor, die die Sicherheit, Eignung und Leistungsfähigkeit der Produkte und ihre sichere Anwendung gewährleisten sollen. Seit dem 14. Juni 1998 dürfen Medizinprodukte nur noch in Verkehr gebracht oder in Betrieb genommen werden, wenn sie mit der CE-Kennzeichnung versehen sind (gewährleistet, dass die europäischen Qualitäts- und Sicherheitsanforderungen erfüllt sind).

c) Die ***Medizinprodukte-Betreiberverordnung (MPBetreibV)*** regelt die sichere Anwendung und Instandhaltung von Medizinprodukten.
Medizinprodukte dürfen nur von Personen, die eine entsprechende Ausbildung, Kenntnis und Erfahrung besitzen, errichtet, betrieben, angewendet und in Stand gehalten werden. Vor der Anwendung von Medizinprodukten muss sich der Anwender von deren ordnungsgemäßem Zustand und Funktionsfähigkeit überzeugen sowie die Gebrauchsanweisung beachten.
Sicherheitstechnische Kontrollen müssen nach den Angaben des Herstellers durchgeführt und durch ein Protokoll belegt werden.
Der Betreiber muss für bestimmte Medizinprodukte Bestandsverzeichnisse und Medizinproduktebücher führen.

d) Die ***Röntgenverordnung (RÖV)*** in der Fassung vom 30.04.2003 dient dem Schutz vor Strahlenschäden. Der Betreiber muss die Röntgenverordnung zur Einsicht auslegen (siehe Kapitel „Röntgen").

2 Was versteht man unter *Medizinprodukten?*

Medizinprodukte sind grundsätzlich alle Geräte, Instrumente, Materialien, die am Menschen eingesetzt werden und ihre Hauptwirkung physikalisch am menschlichen Körper entfalten, z. B. Pflaster, Mundspiegel, Winkelstücke, Pulpavitalitätsprüfgeräte, Röntgengeräte, Sterilisatoren usw.

3 Welche der folgenden Produkte sind *keine* Medizinprodukte im Sinne des Gesetzes?

a) Verbandmittel
b) Zahnärztliche Instrumente
c) Persönliche Schutzausrüstung
d) Kosmetika
e) Spirale zur Empfängnisverhütung
f) Medikamente
g) Füllungsmaterialien

Keine Medizinprodukte sind c, d, f

4 Was versteht man unter einem *aktiven* Medizinprodukt?

Ein ***aktives Medizinprodukt*** ist ein Produkt, dessen Betrieb von einer Stromquelle oder einer anderen Energiequelle abhängig ist, z. B. Behandlungsstuhl, Elektrochirurgiegerät.

5 Für welche Medizinprodukte muss ein *Bestandsverzeichnis* geführt werden?

Für alle aktiven, nicht implantierbaren Medizinprodukte.

6 Welche Angaben zum Medizinprodukt muss ein *Bestandsverzeichnis* enthalten?

- Bezeichnung des Medizinprodukts
- Seriennummer, Anschaffungsjahr
- Name und Anschrift des Herstellers
- Kennnummer der CE-Kennzeichnung
- Standort und betriebliche Zuordnung des Gerätes
- Fristen der sicherheitstechnischen Kontrollen

7 *Medizinproduktebuch*

a) Nennen Sie zwei Geräte in der Zahnarztpraxis, für die ein Medizinproduktebuch geführt werden muss.

b) Wozu dient es?

c) Welche Angaben müssen darin enthalten sein?

a) Elektrochirugiegerät, Lasereinrichtung, Narkosegerät

b) Im Medizinproduktebuch wird der gesamte „Lebenslauf" eines Medizinproduktes nachvollziehbar dokumentiert. Es dient als Nachweis für die Geräteeinweisung und die sicherheitstechnischen Überprüfungen.

c) Bezeichnung und Angaben zur Identifikation des Medizinprodukts
- Belege über Funktionsprüfung
- Belege über die Geräteeinweisung
- Fristen, Daten und Ergebnisse von sicherheits- und messtechnischen Kontrollen
- Name und Anschrift von Firmen mit denen Wartungsverträge bestehen
- Daten über Art und Folgen von Funktionsstörungen und Bedienungsfehlern
- Meldungen über Vorkommnisse an Behörden und Hersteller
- Bedienungsanleitung

8 **Worauf achten Sie bei der Aufbewahrung der Medizinproduktebücher?**

Sie müssen während der Arbeitszeit für die Anwender jederzeit zugänglich sein und bis fünf Jahre ***nach*** Außerbetriebnahme des Gerätes aufbewahrt werden.

9 **Nennen Sie wichtige Regeln für den Umgang mit Medizinprodukten.**

- Medizinprodukte dürfen nur entsprechend ihrer Zweckbestimmung errichtet, betrieben und angewendet werden.
- Medizinprodukte dürfen nur von Personen angewendet werden, die die entsprechenden Sachkenntnisse haben.
- Betreiber und Anwender müssen anhand der Gebrauchsanweisung in die sachgerechte Bedienung eingewiesen werden (Dokumentation im Medizinproduktebuch). →

▷ *Fortsetzung der Antwort* ▷

- Gebrauchsanweisungen, Sicherheitsinformationen und Instandhaltungshinweise sind zu beachten.
- Vor jeder Anwendung hat sich der Anwender vom ordnungsgemäßen Zustand des Gerätes zu überzeugen und die Funktionsfähigkeit zu überprüfen.
- Reinigung, Desinfektion, Sterilisation mit geeigneten Verfahren unter Beachtung der Herstellerangaben.
- Sicherheitstechnische Kontrollen sind in den vorgeschriebenen Abständen durchzuführen.

10 Unter welchen Voraussetzungen darf eine Zahnmedizinische Fachangestellte elektrische Geräte am Patienten anwenden?

- Sie muss die erforderliche Sachkenntnis besitzen und in die Bedienung des Gerätes eingewiesen sein.
- Das Gerät muss in einwandfreiem Zustand sein.
- Bei bestimmungsgemäßem Gebrauch darf keine Gefahr vom Gerät ausgehen.

11 Welche Materialien der Zahnarztpraxis dürfen nicht in unmittelbarer Nähe von Zündquellen aufgestellt oder gebraucht werden?

In erster Linie leicht brennbare Materialien wie Desinfektionsmittel, Alkohol und Benzin. Es sollten auch keine Kunststoffartikel oder Kunststoffmonomere in die Nähe von offenen Flammen wie Bunsenbrennern oder von Infrarotstrahlern gebracht werden.

12 Wie sind Sie als Zahnmedizinische Fachangestellte bei einem Arbeitsunfall versichert?

Als Arbeitnehmer ist man in der gesetzlichen Unfallversicherung versichert. Diese ist zuständig für Unfälle, die in Zusammenhang mit der Praxistätigkeit stehen, aber auch für Wegeunfälle und Berufskrankheiten. Die Unfallversicherung trägt die Kosten der Heilbehandlung sowie einer Rehabilitation bis hin zur notwendigen Umschulung.
Der Unternehmer (Praxisinhaber) muss Unfälle mit einer Arbeitsunfähigkeit von mehr als drei Tagen der Berufs- →

▷ *Fortsetzung der Antwort* ▷

genossenschaft (Versicherungsträger) melden. Diese setzt dann die jeweilige Entschädigung fest, die auch aus einem Verletztengeld oder einer Verletztenrente bestehen kann.

Umgang mit Gefahrstoffen

1 Welche Aufgabe hat die Gefahrstoffverordnung?

Sie soll Gesundheits- und Umweltgefahren verhindern, indem sie regelt,
- wie gefährliche Stoffe in den Verkehr gebracht werden.
- wie mit diesen Stoffen umgegangen wird.
- wie die Stoffe aufbewahrt werden.
- wie die Stoffe beseitigt werden.

2 Erläutern Sie, was man im Sinne der Gefahrstoffverordnung unter Gefahrstoffen versteht.

Als Gefahrstoffe werden Stoffe oder Produkte bezeichnet, die ein oder mehrere Gefährlichkeitsmerkmale aufweisen. Sie können z. B. umweltgefährlich, krebserregend, reizend, ätzend, giftig, leichtentzündlich oder explosiv sein. Gefahrstoffe müssen durch genormte Symbole gekennzeichnet sein.

3 Bei der Kennzeichnung von Gefahrstoffen werden neben Gefahrstoffsymbolen auch die Signalwörter Gefahr und Achtung verwendet. Wofür stehen diese?

Das Signalwort „Gefahr" kennzeichnet schwerwiegende Gefährdungen.
Das Signalwort „Achtung" wird bei Kategorien mit geringeren Gefährdungen verwendet.

4 Bei der Kennzeichnung der Gefahrstoffe spricht man von H-Sätzen und P-Sätzen. Erläutern Sie deren Bedeutung.

H-Sätze sind Gefahrenbeschreibungen (*H*azard Statement), z. B. giftig bei Verschlucken. *P*-Sätze geben Sicherheitshinweise zu den Punkten „Allgemeines", „Prävention", „Reaktion", „Lagerung" und „Entsorgung". *P*recautionary Statement, z. B. Nur im Freien oder in gut belüfteten Räumen verwenden, bei Verschlucken: Mund ausspülen. Kein Erbrechen herbeiführen.

5 Gefahrstoffsymbole

a) Was bedeuten folgende Gefahrensymbole?

b) Geben Sie ein Stoffbeispiel aus der Zahnarztpraxis.

1)

1)
a) Bedeutung: oxidierende Stoffe
b) Stoffbeispiel:
Wasserstoffperoxid

2)

2)
a) Bedeutung: ätzend
b) Stoffbeispiele:
Essigsäure, Natronlauge

3)

3)
a) Bedeutung: entzündlich
b) Stoffbeispiele:
Alkohol, Azeton, Benzin, Kältespray

6 Welche Bedeutung haben folgende Symbole?

a)

a) giftig

b)

b) gesundheitsschädlich

7 **Welches der folgenden Symbole steht für gewässergefährdend?**

a)

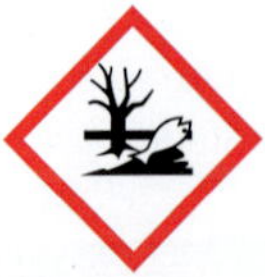

b)

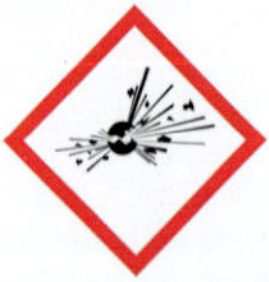

a)

Absauganlage und Amalgamabscheider

1 **Wozu dient die Absauganlage?**

Die Absauganlage beseitigt Aerosole, Flüssigkeiten und feste Stoffe aus der Mundhöhle des Patienten.

2 **Welche Einrichtung ist in der zahnärztlichen Praxis immer mit einer Absauganlage verbunden?**

Der Amalgamabscheider. Er ist für jeden zahnärztlichen Behandlungsplatz vorgeschrieben und verhindert, dass Amalgamreste ins Abwasser gelangen.

3 **Warum ist für jeden zahnärztlichen Behandlungsplatz ein Amalgamabscheider vorgeschrieben?**

- zur Verringerung der Umweltbelastung, indem die Schadstoffe im Abwasser reduziert werden
- zur Rückgewinnung wichtiger Rohstoffe

4 **Nennen Sie den wesentlichen Schadstoff des Amalgams.**

Quecksilber

5 **Welcher wesentliche Rohstoff ist im Amalgam enthalten?**

Silber. Die Silber-Zinn-Legierung des Amalgams enthält mindestens 65 % Silber.

6 Nennen Sie mindestens vier Punkte, die Sie bei der hygienischen Wartung einer Absauganlage beachten müssen.

- Speichelsauger muss nach jedem Patienten gewechselt werden.
- Schlauchöffnungen sind bei jedem Patientenwechsel außen und – soweit erreichbar – auch innen mit einem Flächendesinfektionsmittel zu reinigen.
- Absaugschläuche und Mundspülbecken werden außen mit einem Flächendesinfektionsmittel desinfiziert.
- Nach jeder Behandlung soll die Absauganlage mit kaltem Wasser durchgespült werden.
- Am Ende des Behandlungstages soll die Absauganlage innen mit einem nicht schäumenden Reinigungs- und Desinfektionsmittel entsprechend den Herstellerangaben gereinigt werden.
- Bei Eingriffen in die Absauganlage müssen Schutzhandschuhe, Mund-Nasen-Maske und Schutzbrille getragen werden.

7 Welche Wartungsarbeiten müssen am Amalgamabscheider durchgeführt werden?

- Schwerteilesammler alle 4 Wochen entleeren und reinigen
- Einmal jährlich die Anzeigen auf dem Anzeigenmodul überprüfen
- Amalgam-Auffangbehälter mindestens einmal jährlich wechseln und vorschriftsgemäß entsorgen
- Alle fünf Jahre muss der ordnungsgemäße Zustand der Anlage von einem unabhängigen Prüfer geprüft werden

8 Welche Vorschriften bestehen für Amalgamreste aus Sekretbehältern, Filtern und Sieben sowie aus Amalgamabscheidern?

Sie dürfen auf keinen Fall ins Abwasser gelangen und müssen in fest verschlossenen Behältern in einer postgeprüften Spezialverpackung an Recyclingfirmen oder Entsorgungsbetriebe abgegeben werden. Nachweise über die korrekte Entsorgung müssen aufbewahrt werden.

9 Worüber müssen beim Wechsel des Amalgam-Auffangbehälters Aufzeichnungen geführt werden?

- Wann wurde der Behälter gewechselt?
- Wer hat den Behälter gewechselt?
- Bescheinigung der Entsorgungsfirma anheften.

10 Wie oft muss die Funktionstüchtigkeit des Abscheiders überprüft werden?

In regelmäßigen Abständen (mindestens alle fünf Jahre).

Abfallbeseitigung

(Siehe auch Entsorgung von Entwickler- und Fixierlösungen, Kapitel Anwendung von Röntgenstrahlen in der zahnärztlichen Praxis, S. 242)

1 Auch in der Zahnarztpraxis fallen durch den täglichen Betrieb viele Abfallstoffe an. Worauf sollte eine versierte Zahnmedizinische Fachangestellte bei der Müllentsorgung achten?

a) Man sollte frühzeitig Müll trennen und wenn möglich auf Mehrwegverpackungen, insbesondere für zahntechnische Arbeiten, umsteigen.
b) Risikoabfälle, wie scharfe, spitze und zerbrechliche Gegenstände, müssen in sicher umschlossenen, unzerbrechlichen Behältern entsorgt werden.
c) Flüssigkeiten aus dem Röntgenentwickler sind getrennt in Plastikflaschen zu sammeln und von Spezialunternehmen zu entsorgen.
d) Amalgamreste sind unter Luftabschluss zu sammeln und mit Resten aus den Amalgamabscheidern einer Scheideanstalt zuzuführen.
e) Altmedikamente und Medikamente, deren Verfallsdatum abgelaufen ist, sind dem Lieferanten (i. d. R. der Apotheke) oder dem Pharmaunternehmen zurückzugeben.

2 Wie entsorgen Sie den allgemeinen Praxismüll?

Der allgemeine Praxisabfall wird in stabilen, reißfesten, geruchsdichten und feuchtigkeitsbeständigen Plastiksäcken gesammelt, sicher verschlossen und dem Hausmüll beigegeben.

3 Wie entsorgen Sie folgende Abfälle?

a) Hausmüllähnliche Praxisabfälle
b) Abscheidegut aus Amalgamabscheidern
c) Kanülen, Skalpelle
d) Mikrobiologische Testkulturen (Speicheltests)
e) Blutige Tupfer, Watterollen
f) Leere Verpackungen von Reinigungs- und Desinfektionsmitteln mit dem grünen Punkt?

a) im verschlossenen Abfallsack dem Hausmüll beigeben
b) in dicht verschließbaren Behältern an Hersteller oder Recyclingfirma versenden (Entsorgungsnachweis aufbewahren)
c) in durchstichsicheren, transportfesten Behältern sicher umschlossen dem Hausmüll beigeben
d) sicher umschlossen dem Hausmüll beigeben
e) sicher umschlossen in Abfallsäcken dem Hausmüll beigeben
f) – im gelben Sack oder der gelben Tonne zur Abholung bereitstellen
 – zum Wertstoffhof bringen

Elektrische Gefahrenquellen und Sicherungsmaßnahmen

1 Wozu dienen Sicherungen?

Sicherungen (= Überstromschutzeinrichtungen) schützen Leitungen und Geräte vor Überlastung und Kurzschluss, indem sie den Stromkreis unterbrechen, wenn der Strom einen unzulässig hohen Wert annimmt.

2 Beschreiben Sie die Funktionsweise einer Schmelzsicherung.

In einer Porzellanpatrone befindet sich ein dünner Draht.
Bei Überbelastung schmilzt dieser durch und unterbricht somit den Stromkreis.

3 Welchen Hauptvorteil bietet der Sicherungsautomat gegenüber der Schmelzsicherung?

Ein Sicherungsautomat kann nach der Unterbrechung des Stromkreises wieder eingeschaltet werden; die Schmelzsicherung dagegen ist nicht mehr verwendbar.

4 In medizinisch genutzten Räumen und in Bädern muss ein Fehlerstrom-Schutzschalter (= FI-Schutzschalter) eingebaut werden. Welche Aufgabe hat diese Einrichtung?

Ein FI-Schutzschalter reagiert auf Stromstärkeunterschiede in der Hin- und Rückleitung. Berührt z. B. ein Mensch, der im Bad auf nassem Fußboden steht, ein defektes Elektrogerät, so kann es sein, dass der Strom durch seinen Körper zur Erde fließt. In diesem Fall ist die Stromstärke in der Hinleitung deutlich stärker als in der Rückleitung. Beträgt der Unterschied mehr als 30 mA, schaltet der FI-Schutzschalter den Strom innerhalb von 0,03 bis 0,2 s ab.

5 Ein Schutzkontaktstecker (= Schuko-Stecker) enthält drei Adern (Leitungen).
a) Nennen Sie diese und ihre Funktion.
b) Wozu dient die Erdung?

a)
- ein *brauner* Außenleiter für die Stromzufuhr
- ein *blauer* Neutralleiter für die Stromrückleitung
- ein *grün-gelber* Schutzleiter für die Erdung

b) Steht das Metallgehäuse eines Elektrogerätes infolge eines Isolationsfehlers unter Spannung, so wird der Strom über den Schutzleiter sofort zum Neutralleiter abgeleitet. Es entsteht ein Kurzschluss und die Sicherung unterbricht den Stromkreis.

6 Welche Veränderung bewirkt der elektrische Strom, wenn er durch den menschlichen Körper fließt?

a) *Elektrothermische Veränderungen:*
- Strommarken (zum Teil tiefe Verbrennungen) an der Stromeintritt- und -austrittstelle
- innere Verbrennungen, z. B. an Gelenken
- Flüssigkeitsverluste, Verkochungen
- oberflächliche Verbrennungen und Augenverblitzung bei Lichtbogen

b) *spezifisch elektrische Veränderungen:*
- Muskelkontraktionen (sie können Muskelrisse, Verrenkungen und Knochenbrüche verursachen)
- Nervenschäden
- Muskelverkrampfung
- Vorhofflimmern
- Herzkammerflimmern bzw. Herzstillstand

7 Weshalb sind Menschen, die Stromunfälle erleiden, häufig nicht in der Lage, von den Strom führenden Teilen loszukommen?

Bei den Verunglückten verkrampft sich die Muskulatur.

8 Die Schwere eines Elektrounfalls hängt von verschiedenen Faktoren ab. Nennen Sie diese.

Die Schwere eines Elektrounfall hängt ab von

a) der Stromstärke und der Spannung
b) der Dauer der Durchströmung
c) dem Körperwiderstand: Je feuchter die Haut ist, desto geringer ist der Widerstand.

9 Nennen Sie drei mögliche Ursachen für Stromunfälle.

a) Benutzung von elektrischen Geräten im Bad
b) selbst reparierte Geräte
c) Isolationsfehler an Geräten

10 Zählen Sie in sinnvoller Reihenfolge die Erste-Hilfe-Maßnahmen bei einem Elektrounfall auf.

Vorsicht, Selbstgefährdung!

1. Stromkreis unterbrechen (z. B. Stecker aus der Steckdose ziehen, NOT-AUS-Taste am Gerät bedienen, Sicherung herausnehmen, Hauptschalter betätigen und gegen Wiedereinschalten sichern).
2. Verunglückten aus der Gefahrenzone bergen
3. Atemwege freimachen, stabile Seitenlage
4. Reanimation bei Herz- und/oder Atemstillstand
5. Notarzt rufen
6. Wundversorgung

Wichtig:

Rekonstruktion des Unfallhergangs (Lage des Verunglückten, verursachendes Elektrogerät) ermöglicht Rückschlüsse auf den Stromweg durch den menschlichen Körper. Dies ist für die weitere Behandlung des Verletzten sehr wichtig.

11 Zählen Sie fünf Schutzmaßnahmen auf, die Stromunfälle verhindern sollen.

a) Nur geprüfte Geräte verwenden
b) Elektrogeräte nicht selbst reparieren
c) keine Geräte mit schadhaften Steckern oder Leitungen verwenden
d) Steckdosen mit Kindersicherungen sichern
e) Elektrogeräte nicht mit nassen Händen bedienen
f) Sicherungen und Sicherungsautomaten einbauen
g) FI-Schutzschaltung

12 Während der Behandlung ist die Lampe der Arbeitsplatzbeleuchtung ausgefallen. Worauf achten Sie beim Lampenwechsel?

- Strom abschalten, ggf. Sicherung herausnehmen
- Lampenabdeckung abnehmen
- Lampe herausnehmen (Vorsicht, die Lampe ist heiß, es besteht Verbrennungsgefahr)
- Neue Lampe einsetzen (Lampe nie direkt mit den Fingern berühren – Schutzfolie erst enfernen, wenn die Lampe fest sitzt)
- Lampenabdeckung wieder aufsetzen
- Sicherung ggf. einsetzen und Strom wieder einschalten

Patienten empfangen und begleiten

Grundlagen der Kommunikation

1 Erklären Sie den Begriff „Kommunikation".

Alles, was wir bei anderen wahrnehmen und alles, was andere bei uns wahrnehmen, ist Kommunikation. Entsprechend heißt Kommunikation ***Mitteilung und Verständigung***.

2 Kommunikation kann mit und ohne Worte stattfinden. Nennen Sie jeweils den Fachausdruck und entsprechende Beispiele.

Kommunikation mit Worten nennt man **verbale Kommunikation.** Man meint damit Lautstärke, Tonfall, Tonhöhe, Betonung, Sprechgeschwindigkeit, Satzbau, Satzlänge, Wortwahl und Inhalt des Gesagten. →

▷ *Fortsetzung der Antwort* ▷

Kommunikation ohne Worte nennt man **nonverbale Kommunikation.** Darunter versteht man die Körpersprache, wie z. B. Gesichtsausdruck (Mimik), Gestik, Körperhaltung, Kleidung.

3 Wann spricht man von einer stimmigen (= kongruenten) Äußerung?

Wenn der verbale Anteil einer Nachricht, die Art, wie sie geäußert wird, und die körpersprachlichen Signale zusammenpassen.

4 Geben Sie ein Beispiel für eine nicht stimmige oder inkongruente Äußerung.

„Das ist ja ein sehr interessantes Thema!", sagt der Schüler ironisch, zieht die Augenbrauen hoch, blickt ins Leere und gähnt ausgiebig.

5 Paul Watzlawick sagt: „Man kann nicht nicht kommunizieren." Was meint er damit?

Menschen teilen sich nicht nur durch das gesprochene Wort mit, sondern ***jedes menschliche Verhalten hat Mitteilungscharakter.***

6 Nach Watzlawick hat jedes Gespräch einen *Inhaltsaspekt* und einen *Beziehungsaspekt.* Erklären Sie die Begriffe.

- Inhaltsaspekt meint → *Was* gesagt wird.
- Beziehungsaspekt meint → *Wie* es gesagt wird.

7 „Der Ton macht die Musik!" Was meint man mit dieser Aussage?

Wie eine Nachricht verstanden wird, ist von vielen verschiedenen Faktoren abhängig. Das gesprochene Wort hat daran nur einen Anteil von 7 bis 10 %.

8 In der Kommunikationswissenschaft spricht man von Sender und Empfänger von Nachrichten. Erklären Sie, was man damit meint.

Als Sender bezeichnet man den Gesprächspartner, von dem eine Mitteilung ausgeht. Der Empfänger ist der Gesprächspartner, der eine Mitteilung aufnimmt. Während eines Gesprächs ist jeder Teilnehmer wechselweise Sender und Empfänger.

9 Friedemann Schulz von Thun spricht in seinem Kommunikationsmodell von vier Botschaften, die eine Nachricht enthält.
Welche meint er damit?

Die Botschaft
- über die eigentliche Sache *(Sachinhalt)*
- über das momentane Befinden des Sprechers *(Selbstoffenbarung)*
- über die Beziehung der beiden Gesprächspartner *(Beziehungsaspekt)*
- über den Zweck, den der Sender erreichen möchte *(Appell)*

10 Entsprechend den vier Botschaften, die der Sender mit einer Nachricht aussendet, kann der Empfänger einer Nachricht auch auf vier verschiedene Arten hören.
Nennen und erklären Sie die „vier Ohren" des Empfängers.

- *Sachohr* → Wie ist der Sachinhalt zu verstehen?
- *Selbstoffenbarungsohr* → Was ist das für einer? Was ist mit ihm?
- *Beziehungsohr* → Wie redet der mit mir? Wen glaubt er vor sich zu haben?
- *Appellohr* → Was soll ich tun, denken, fühlen aufgrund seiner Mitteilung?

Patientenbetreuung

1 Teilen Sie die Entwicklung des Menschen von der Geburt bis zum Erwachsenenalter in die verschiedenen Entwicklungsabschnitte ein.

a) ***Säuglingsalter:***
von der Geburt bis zum Ende des 1. Lebensjahres

b) ***Kleinkindalter:***
2. Lebensjahr bis zum Ende des 6. Lebensjahres

c) ***Schulkindalter:***
7. Lebensjahr bis zum Beginn der Pubertät

d) ***Pubertät und Adoleszenz:***
vom Auftreten der ersten Geschlechtsmerkmale bis zum Abschluss des Körperwachstums

e) ***Erwachsenenalter:***
vom 20. bis zum 65. Lebensjahr

2 Krankheit kann unterschiedlich erfahren werden. Nennen Sie Beispiele, wovon das Krankheitserleben des Patienten abhängig ist.

1. *Art der Erkrankung:*
   - leichte Erkrankung ohne Folgeerscheinungen (z. B. Infekte)
   - chronische Erkrankungen (z. B. Rheuma, Diabetes mellitus)
   - unheilbare Krankheiten (z. B. Aids)

→

▷ Fortsetzung der Antwort ▷

2. ***Lebenssituation des Patienten:***
   - Alter
   - Familienstand, Familienbindung
   - berufliche und wirtschaftliche Situation (z. B. kann eine schwere chronische Erkrankung wie Multiple Sklerose von einem jungen, selbstständig arbeitenden Familienvater mit 2 Kindern ungleich härter empfunden werden als von einem allein stehenden 65-jährigen Patienten, dessen Lebensabend durch eine großzügige Rente gesichert ist)

3 Zählen Sie Verhaltensweisen auf, die man bei Kranken häufig beobachtet, und erklären Sie diese.

1. ***Egoistisches Verhalten:***
   - Das Denken und Handeln kreist um das eigene Ich.
   - Körperfunktionen und Symptome werden intensiv wahrgenommen und beobachtet.
   - vermehrtes Bedürfnis nach Zuwendung
2. ***Regressives Verhalten:***
   - *Der Patient wird unselbstständig,* lässt mit sich geschehen, was andere für notwendig erachten.
   - Interesse und Aktivitäten sind eingeschränkt.
   - Der Patient vernachlässigt sich, lässt sich „bedienen", zeigt Anklammerungstendenzen (will nicht allein sein).
3. ***Aggressives Verhalten:***
   - gereiztes, angespanntes Verhalten
   - Schimpfen, Nörgeln, Beschweren, Zornesausbrüche
4. ***Verleugnendes Verhalten:***
   - Schwerstkranke Patienten geben sich unbeschwert bis heiter.
   - Patienten deuten bedrohliche Krankheitssymptome in harmlose um.
   - Die Krankheit wird als unwesentliches Ereignis betrachtet.

4 Krankheit kann für den Patienten auch positive Aspekte haben. Erläutern Sie den Begriff „Krankheitsgewinn".

„Krankheitsgewinn" ist die Möglichkeit, dass sich der Patient unter Umständen von unangenehmen Pflichten entlasten kann, z.B. ermöglicht eine Krankschreibung das Fernbleiben vom Arbeitsplatz. Ebenso erhält er in der Regel mehr Aufmerksamkeit, Rücksichtnahme und Zuwendung von seiner Umgebung, was als sehr angenehm empfunden werden kann.

5 Welche Erwartungen stellt die Umgebung an den Kranken?

Es wird erwartet, dass der Kranke
- einen Arzt aufsucht und sich behandeln lässt
- die Therapieanweisungen befolgt
- Hilfen, sofern notwendig, in Anspruch nimmt
- wieder gesund werden will
- sich problemlos in die Praxis- oder Krankenhausroutine einfügt

6 Zählen Sie Ängste und Sorgen von Patienten auf.

- Wird der Eingriff, die Untersuchung schmerzhaft sein?
- Wird das Ergebnis der Untersuchung positiv oder negativ ausfallen?
- Müssen im weiteren Verlauf der Krankheit viele Schmerzen ertragen werden?
- Wird man wieder vollständig gesund?
- Wird man wieder arbeiten können?
- Wie wird die Familie während der Abwesenheit versorgt?
- Welche Kosten werden zu tragen sein?
- Kann man der Arbeit so lange fernbleiben?

7 Inwiefern kann eine Krankheit die Lebensweise des Patienten verändern? Nennen Sie drei Beispiele.

a) Bei einem Patienten wird ein Diabetes mellitus diagnostiziert. Er muss in Zukunft einen geregelten Lebenswandel führen, evtl. Insulin spritzen, Diät einhalten.

b) Nach einem Autounfall ist ein junger Mann querschnittsgelähmt. →

▷ *Fortsetzung der Antwort* ▷

Er kann seinen Beruf als Verkäufer nicht mehr ausüben, ist auf den Rollstuhl angewiesen und braucht pflegerische Hilfen. Er muss evtl. in eine andere (behindertengerechte) Wohnung umziehen, verliert evtl. seinen Freundeskreis, da er sich an vielen Aktivitäten nicht mehr beteiligen kann.

c) Eine Zahnmedizinische Fachangestellte leidet unter einer Desinfektionsmittelallergie. Sie muss nach dem entsprechenden Nachweis unter Umständen den Beruf wechseln, eine neue Ausbildung beginnen.

8 Patienten haben vor unbekannten Eingriffen mehr oder weniger stark Angst. Woran können Sie die Angst erkennen?

a) besorgter Gesichtsausdruck
b) angstvoller, unruhiger Blick
c) schnelle, unruhige oder stockende Sprache
d) gehemmte oder gesteigerte Aktivität
e) Patient schwitzt oder friert
f) Patient zittert, Zähneklappern
g) Herzklopfen
h) Harn- und Stuhldrang

9 Wie können Sie ängstlichen Patienten helfen, ihre Angst zu beherrschen?

a) den Patienten über den bevorstehenden Eingriff angemessen informieren
b) ihm seine Angst zugestehen und ihn mit seiner Angst akzeptieren
c) keine „Phrasen dreschen" wie z. B.
   - so schlimm wird's schon nicht werden
   - den Kopf lassen wir dran
d) dem Patienten Mut machen, ihn für seine Mitarbeit loben, ihm beistehen, „Hand halten"
e) ihn gegebenenfalls (wenn er dafür empfänglich ist) durch ein Gespräch und mit Humor ablenken

10 Die Angst des Patienten vor der Behandlung kann durch das Verwenden unangemessener Begriffe verstärkt werden. Übersetzen Sie folgende Begriffe in eine angemessene Ausdrucksweise:
a) plombieren
b) Zahnziehen
c) Zahnnerv
d) bohren (bei Kindern)
e) röntgen (bei Kindern)
f) den Nerv ziehen

a) *plombieren* – Füllung legen
b) *Zahnziehen* – einen Zahn entfernen
c) *Zahnnerv* – Zahnmark
d) *bohren (bei Kindern)* – das Schwarze wegmachen
e) *röntgen (bei Kindern)* – die Zähne fotografieren
f) *den Nerv ziehen* – das Zahnmark entfernen

11 Kinder in der Zahnarztpraxis. Mit welchen Reaktionen und Verhaltensweisen müssen Sie rechnen?

Die Reaktionen sind altersabhängig.
- Kleinen Kindern fehlt meist die Einsicht und das Verständnis für die notwendigen Maßnahmen → sie wehren oft alle Maßnahmen brüllend ab.
- Größere Kinder sind oft zutraulich und machen in freundlicher Aufgeschlossenheit die Untersuchungen mit.
- Manche Kinder reagieren weder positiv noch negativ → sie erdulden die Untersuchungen passiv.

Kommen größere Kinder alleine in die Zahnarztpraxis, müssen sie von der Fachangestellten beaufsichtigt werden. Dabei ist zu beachten, dass Kinder neugierig sind, nicht lange stillsitzen können und alle möglichen Dinge ausprobieren. (Günstig ist, wenn sich in der Praxis eine Spielecke befindet und Literatur für alle Altersgruppen.)

12 Kinder sind ganz besondere Patienten. Nennen Sie drei Gesichtspunkte, die Sie in der Praxis beim Umgang mit Kindern beachten sollten.

- kindgerechte Gestaltung des Wartebereichs (Bilderbücher, Comics, Buntstifte und Papier usw.)
- Kinder freundlich begrüßen
- Kinder möglichst nicht lange warten lassen

→

▷ Fortsetzung der Antwort ▷

- sich Zeit für die Kinder nehmen
- Geräte und Materialien erklären
- auf Ängste der Kinder eingehen

13 Wie können Sie mithelfen, dass die Untersuchung und Behandlung von Kindern möglichst ruhig und positiv für alle Beteiligten verläuft?

1. Sich möglichst Zeit nehmen für die Maßnahmen, Kinder nicht überrumpeln.
2. Eltern oder Begleitpersonen mit einbeziehen, ihnen zeigen, wie sie das Kind halten müssen, sich die Kinder selbst aus- und anziehen lassen.
3. Alle Maßnahmen und Untersuchungsgegenstände (Mundspiegel, Sonden, Spritzen, Turbinen usw.) altersentsprechend erklären, evtl. dem Kind zum Erkunden in die Hand geben.
4. Dem Kind zugestehen, dass es bei Angst und Schmerzen weinen darf.
5. Kinder nach der Behandlung mit einer Kleinigkeit belohnen, sich freundlich und liebevoll verabschieden, auch wenn das Kind „getobt" hat.

14 Im Alter verändert sich der Mensch körperlich und seelisch. Beschreiben Sie die Veränderungen.

a) ***Körperliche Veränderungen:***
   - zunehmender körperlicher Verfall mit Nachlassen wichtiger Organfunktionen führt zu körperlichen Beschwerden (z. B. zunehmende Bewegungsbehinderung, nachlassende körperliche Leistungsfähigkeit)
   - Nachlassen der Hörfähigkeit
   - Nachlassen des Sehvermögens

b) ***Seelische Veränderungen:***
   Das ***Denken*** verlangsamt sich, richtet sich zunehmend auf das Wesentliche, aktuelle Geschehnisse belasten ihn weniger.
   Die ***Gedächtnisleistung*** verlagert sich. Während das Frischgedächtnis abnimmt, beherrscht das Altgedächtnis Denken und Reden. Der alte Mensch wird im Allgemeinen ruhiger und milder, seine Ansprüche werden kleiner und er wird genügsamer.

15 Nennen Sie fünf Punkte, wie Sie sich alten Menschen gegenüber verhalten sollten.

a) Betagte ernst nehmen und ihnen mit Achtung entgegentreten
b) Geduld aufbringen
c) Fragen, auch wenn immer wieder die gleichen gestellt werden, freundlich beantworten
d) beim Aus- und Ankleiden helfen
e) Anweisungen, Termine schriftlich mitgeben
f) wenn der Praxisablauf es zulässt, den Erzählungen aus der „guten alten Zeit" interessiert zuhören; andernfalls den Patienten freundlich darauf aufmerksam machen, dass man keine Zeit hat.

16 Welche Ratschläge können Sie für den Umgang mit Blinden geben?

a) Sich bemerkbar machen, wenn man sich einem Blinden nähert.
b) Nicht mit der Begleitperson über den Blinden, sondern mit diesem selbst sprechen.
c) Wenn man Blinde anspricht, sich mit Namen und Funktion vorstellen.
d) Den Blinden auf Stufen aufmerksam machen und angeben, ob sie hinauf- oder hinunterführen.
e) Nichtsehende leicht und unauffällig führen, meist genügt eine leichte Berührung des Armes.
f) Bei Eingriffen (Blutentnahme, Blutdruckmessung usw.) alles Schritt für Schritt erklären.

17 Nennen Sie grundlegende Prinzipien für den Umgang mit Hörbehinderten.

a) Etwas lauter, nicht zu schnell, deutlich und ruhig sprechen.
b) Das Gesicht dem Schwerhörigen zuwenden, damit er das Gesprochene vom Mund ablesen kann.
c) Was der Schwerhörige nicht verstanden hat, freundlich wiederholen.
d) Bei wichtigen Abmachungen sich vergewissern, ob der Hörbehinderte alles richtig verstanden hat.
e) Evtl. mit Hilfe eines Notizblocks das Verständnis erleichtern.

18 Die Zahnmedizinische Fachangestellte wird beim Umgang mit Patienten, die an schwer entstellenden Leiden erkrankt sind, besonders gefordert. Worauf sollten Sie in diesem Zusammenhang achten?

1. Versuchen, den eigenen Schreck, die eigene Angst und Sorge beim Anblick des Leidens zu überwinden, um sich dem Patienten offen zuwenden zu können.
2. Blickkontakt zum Patienten aufnehmen, ihn jedoch nicht länger und neugieriger mustern als andere Patienten.
3. Den Patienten so behandeln wie andere auch.
4. Dort Rücksicht nehmen, wo dies geboten ist, z. B. Patienten nicht in einem überfüllten Wartezimmer warten lassen, wenn ihm dies offensichtlich unangenehm ist. Schamgefühle und Unsicherheit akzeptieren.

19 Der Umgang mit Behinderten erfordert Einfühlungsvermögen und Geduld. Nennen Sie allgemein gültige Punkte für den Umgang mit Behinderten.

a) den Behinderten als gleichwertigen Menschen ansehen
b) Kontakt zu ihm selbst aufnehmen, nicht zur Begleitperson
c) immer zuerst fragen, ob und wie man helfen kann
d) mehr Zeit für das Aus- und Ankleiden einplanen
e) den Behinderten nicht mit Mitleid, totaler Liebe und Hingabe überhäufen und so bei ihm ein schlechtes Gewissen verursachen

Das Gespräch

1 Erläutern Sie die drei in der Praxis vorkommenden Gesprächsformen.

a) Das ***unüberlegte Gespräch:***
alle sprachlichen Kontakte, die zwischen Patient und Arzthelferin hin und her gehen → Unterhaltungen ohne besonderen Aussagewert, „angenehmes Geplauder“
b) das ***überlegte Gespräch:***
Der Patient und seine Gesundung stehen im Vordergrund. →

▷ *Fortsetzung der Antwort* ▷

Das überlegte Gespräch informiert sachgerecht, versucht den Patienten positiv zu beeinflussen (Gesundheitserziehung).

c) das ***helfende Gespräch:***
Es zentriert sich auf den Gesprächspartner, der Hilfe braucht. Diese Gesprächsform ist äußerst anspruchsvoll und muss erlernt werden. Sie erfordert, dass man für den Gesprächspartner ganz da ist und die eigene Person vollkommen zurücknimmt (siehe auch Frage 4).

2 Welche äußeren Bedingungen beeinflussen ein Gespräch?

a) ***Zeitpunkt*** des Gesprächs (günstig? ungünstig? Termin?)
b) ***Gesprächsort*** (ruhiger, behaglicher Raum oder ungemütlicher, unaufgeräumter Raum)
c) ***Sitzordnung*** (in einer Sitzecke, am runden Tisch oder vor und hinter dem „arbeitsbeladenen" Schreibtisch)
d) ***Gesprächsteilnehmer*** (Alter, Geschlecht, soziale Stellung)
e) ***Störungen*** (Telefon, Personen, die zufällig den Raum betreten)
f) ***Gesprächsdauer*** (nicht länger als 60 Minuten)

3 Nennen Sie Gefahren und „Laster" der Gesprächsführung. Geben Sie jeweils ein Beispiel dazu an.

a) ***bagatellisieren:*** z. B.:
   - „Es wird schon wieder werden"
   - „Es ist halb so schlimm"
b) ***moralisieren:*** z. B.:
   - „Sie müssen versuchen, tapfer zu sein"
   - „Wenn Sie früher gekommen wären, wäre es nicht so weit gekommen"
c) ***monologisieren:*** z. B.:
   „Also, ich würde sagen..."
   → Es folgt eine nähere Ausführung der eigenen Sichtweise des Problems, wobei man den Gesprächspartner immer mehr aus dem Auge verliert. →

▷ *Fortsetzung der Antwort* ▷

d) ***emigrieren:***
d. h. gleichgültig sein, abschalten, dem Gespräch innerlich und äußerlich nicht mehr folgen

e) ***debattieren:*** z. B.:
„Ja, aber..."
→ Es folgt eine Überleitung zu einem Streitgespräch, in dem der eigene Standpunkt rechthaberisch vertreten wird.

4 Zählen Sie wichtige Grundlagen für ein helfendes Gespräch auf.

a) Für die ***Probleme*** des Rat Suchenden offen sein und ein ehrliches Interesse daran haben
b) für die ***Person*** des Rat Suchenden offen sein, ihn akzeptieren, so wie er ist
c) Bereitschaft zum Zuhören
d) Bereitschaft, eigene Probleme, Meinungen, Wertungen zurückzustellen

5 Geben Sie Ihrer neuen Kollegin Tipps für die Gesprächsführung.

- *Zeigen Sie Aufmerksamkeit und Verständnis* (Blickkontakt, Nicken, Lächeln, zugewandte Körperhaltung).
- *Hören Sie zu!*
- *Sprechen Sie verständlich* (laut genug, deutlich, kurze Sätze, verständliche Worte, Beispiele, bildhafte Sprache).
- *Richtige Fragen bringen ein Gespräch weiter* (kurze, leichte, klare Fragen, nicht zu viele auf einmal).

6 Nennen Sie Regeln, die Sie bei ankommenden Telefongesprächen in der Praxis beachten.

- Das Telefon möglichst sofort abnehmen.
- Zuerst Praxisnamen, dann eigenen Namen und Grußformel nennen.
- Den Namen des Gesprächspartners merken, gegebenenfalls nachfragen.
- Patienten mit seinem Namen anreden.
- Laut und deutlich sprechen.
- Höflich und freundlich bleiben, die Worte „bitte" und „danke" verwenden.

→

▷ *Fortsetzung der Antwort* ▷

- Wichtige Einzelheiten aufschreiben.
- Bei erwünschtem Rückruf des Zahnarztes Name und Telefonnummer des Anrufers vermerken.

Rollen und Konflikte

1 Was versteht man in der Sozialpsychologie unter einer Rolle?

Bündel von Verhaltenserwartungen an eine Person, die eine bestimmte Aufgabe, einen bestimmten Status, einen bestimmten Beruf usw. hat. Jeder Mensch nimmt zur gleichen Zeit eine Vielzahl von Rollen ein.

2 Welche Rollen nimmt eine auszubildende Zahnmedizinische Fachangestellte ein?

Tochter, Schülerin, Auszubildende, Kollegin, Freundin, Jugendliche, kompetente Fachkraft u. a.

3 Welche Erwartungen werden an Sie als Zahnmedizinische Fachangestellte gestellt
a) vom Zahnarzt?
b) von den Patienten?
c) von den Kolleginnen?

a) *Der Zahnarzt oder die Zahnärztin erwarten:*
   - selbstständiges, gewissenhaftes und verantwortungsbewusstes Arbeiten
   - sicheres, gewandtes und freundliches Auftreten
   - die Bereitschaft zur ständigen Weiterbildung
   - Flexibilität und Aufgeschlossenheit gegenüber Neuerungen

b) *Die Patienten erwarten:*
   - eine gepflegte, hilfsbereite, warmherzige und verschwiegene Fachangestellte
   - eine sicher und gewandt arbeitende Fachangestellte, die den Praxisablauf so organisiert, dass keine Wartezeiten entstehen
   - dass keine Hektik und Arbeitsbelastung spürbar werden

c) *Die Kolleginnen erwarten:*
   - die Bereitschaft zur Teamarbeit, Hilfsbereitschaft und Einsatzbereitschaft

→

▷ *Fortsetzung der Antwort* ▷

- keine mürrische, sondern eine ausgeglichene Mitarbeiterin, die im Kollegenkreis offen und ehrlich ist und eventuelle Fehler einsieht
- jemand, der junge bzw. neue Kolleginnen (Auszubildende) freundlich und geduldig anleitet und einarbeitet

4 Was ist ein Konflikt?

Aufeinandertreffen zweier unterschiedlicher, sich gegenseitig ausschließender Positionen.

5 Nennen Sie unterschiedliche Arten der Konfliktentstehung.

1. *Konflikte innerhalb einer Person.* Entstehen durch gegensätzliche Ziele und Bedürfnisse. (Eigentlich sollte ich lernen, aber meine Freunde treffen sich, um eine Party zu feiern.)
2. *Konflikte zwischen mehreren Personen.* Entstehen, wenn diese unterschiedliche Ziele verfolgen, oder solche Ziele verfolgen, die die Rechte der anderen verletzen.
3. *Konflikte zwischen einer Person und Vorgesetzten* (Chef, Eltern, Lehrer) oder *Institutionen* (Schule, Ämter), die aufgrund ihrer besonderen Machtposition Regeln und Normen aufstellen können. Entstehen vor allem dann, wenn Macht- und Rollenunterschiede so eingesetzt werden, dass sich der Einzelne ohnmächtig und ausgeliefert fühlt.

6 Geben Sie Tipps zur Konfliktbewältigung.

- Bleiben Sie im Gespräch miteinander.
- Finden Sie für alle Beteiligten tragbare Kompromisse.
- Nehmen Sie sich selbst ernst und teilen Sie sich mit.
- Suchen Sie im Konfliktfall nicht Schuldige, sondern Lösungen.
- Senden Sie Ich-Botschaften.

7 Die HAIFA-Methode ist eine Methode zur Führung eines Konfliktgesprächs. Erläutern Sie die Schritte, die mit HAIFA gemeint sind.

H = *Halt* (Erst einmal tief Luft holen und sich beruhigen)
A = *Anerkennung* (dem Gesprächspartner Anerkennung zeigen, indem man etwas Positives sagt, z. B. „Es ist nicht leicht, in diesem Fall ruhig zu bleiben...")
I = *Interesse* zeigen (Ihr Problem ist für mich bedeutsam!)
F = *Fehler* zugeben
A = *Angebot* zur Konfliktbewältigung, Kompromiss finden („Was halten Sie davon, wenn ...")

Stress

1 Was versteht man unter Stress?

Stress ist die Reaktion auf Belastungen, denen der Mensch täglich ausgesetzt ist.

2 Unterscheiden Sie zwei Stressarten.

Eustress → „positiver Stress", Anspannung und Erregung, die uns für die Bewältigung schwieriger Aufgaben „beflügelt".
Disstress → „schädlicher Stress", Anspannung, die zunehmend als unangenehm empfunden wird und zu körperlichen und psychischen Krankheitssymptomen führen kann.

3 Was passiert bei Stress im Organismus?

Wir bemerken sofort Schweißausbruch, feuchte Hände, Herzrasen, evtl. Übelkeit, Härchen sträuben sich und die Pupillen weiten sich. Im Körper geschieht Folgendes:
- Puls und Blutdruck sowie das Herzminutenvolumen erhöhen sich.
- Bronchien erweitern sich und die Atmung wird schneller.
- Muskeln werden stärker durchblutet und besser mit Sauerstoff und Nährstoffen versorgt.
- Gespeicherter Zucker wird ins Blut abgegeben.
- Die Verdauung wird gedrosselt.

4 Was kann zu Stress am Arbeitsplatz führen?

- Zeit- und Termindruck
- überhöhte Arbeitsanforderungen
- zu geringe Arbeitsanforderungen
- Unklarheit über die von uns erwartete Leistung
- wenig Anerkennung für erbrachte Leistung
- Probleme mit Kollegen (Mobbing)
- Probleme mit Vorgesetzten

5 Geben Sie Ihrer neuen Kollegin Tipps zur Stressbewältigung im Praxisalltag.

- Betrachten Sie die Patienten nicht als Störfaktor, sondern als einzigen Grund ihres Daseins in der Praxis.
- Sprechen Sie klar ab, wer für welche Aufgaben zuständig ist.
- Setzen Sie sich für regelmäßige Teambesprechungen ein.
- Halten Sie alle Arbeitsbereiche in Ordnung.
- Machen Sie Kolleginnen nicht nur auf ihre Fehler, sondern auch auf ihre Stärken aufmerksam.
- Achten Sie auf Ausgleich in Ihrer Freizeit (körperliche Bewegung, Erholung, sich selbst was Gutes tun).

6 Nennen Sie drei Möglichkeiten, wie man das Arbeitsklima in der Praxis verbessern könnte.

- Höflicher und freundlicher Umgangston
- Gerechte Verteilung der Arbeit
- Verlässliche Dienstpläne aufstellen
- Bei Personalknappheit einspringen und Mehrarbeit leisten
- Konflikte in angemessener Form ansprechen und lösen oder Kompromisse finden
- keine Gespräche über abwesende Personen

Anatomische Grundlagen des Kauapparates

Zelle und Gewebe

1 Wie nennt man die kleinste selbstständige Baueinheit des menschlichen Körpers?	Zelle
2 Wie nennt man die Lehre vom Aufbau der Zellen?	Zytologie
3 Erläutern Sie, was man unter einem Gewebe versteht.	Ein Gewebe ist der Zusammenschluss von Zellen gleicher Bauart und gleicher Funktion.
4 Wie nennt man die Lehre von den Geweben?	Histologie
5 Zählen Sie die vier großen Gewebeklassen auf.	a) Epithelgewebe b) Binde- und Stützgewebe c) Muskelgewebe d) Nervengewebe
6 Welche Aufgaben haben die Epithelgewebe?	*Epithelgewebe* – umkleiden innere und äußere Oberflächen – dienen dem Oberflächenschutz – dienen der Stoffaufnahme – dienen der Stoffabgabe – dienen der Reizaufnahme
7 Aus welchem Gewebe bestehen Drüsen?	Aus unterschiedlichem Epithelgewebe
8 Worin unterscheiden sich endokrine und exokrine Drüsen?	***Endokrine Drüsen*** besitzen keine Ausführungsgänge, ihre Absonderungen werden direkt ins Blut abgegeben. Beispiel: Hormondrüsen ***Exokrine Drüsen*** geben ihre Absonderungen über Ausführungsgänge an innere oder äußere Oberflächen ab. Beispiele: Schweißdrüsen, Schleimdrüsen

9 Zählen Sie die wichtigsten Binde- und Stützgewebearten auf.

a) Knorpelgewebe
b) Knochengewebe
c) Bindegewebe
d) Fettgewebe

10 Welche Arten von Muskelgewebe kennen Sie? Unterscheiden Sie diese verschiedenen Arten hinsichtlich ihres Vorkommens sowie der Steuerung ihrer Tätigkeit.

a) *Quer gestreifte Muskulatur:*
Vorkommen: Skelettmuskulatur
Steuerung: willkürlich
b) *glatte Muskulatur:*
Vorkommen: Eingeweidemuskulatur
Steuerung: unwillkürlich
c) *Herzmuskulatur:*
Vorkommen: Herz
Steuerung: unwillkürlich

11 Welche Aufgabe hat das Nervengewebe?

Das Nervengewebe steuert alle Lebensvorgänge des Organismus durch Reizaufnahme, -verarbeitung und -verteilung.

12 Woraus besteht das Nervengewebe?

Das Nervengewebe besteht aus Nervenzellen und einem speziellen Stützgewebe, der Neuroglia.

13 Welche Besonderheit besteht bei den Nervenzellen?

Nervenzellen sind hochdifferenziert und verlieren ihre Teilungsfähigkeit im erwachsenen Zustand, d. h., abgestorbene Nervenzellen können nicht ersetzt werden.

14 Beschreiben Sie den Aufbau einer Nervenzelle.

Die Nervenzelle besteht aus einem Zellleib und meist mehreren Zellfortsätzen, den Neuriten oder Nervenfasern, über welche die Erregungen an andere Zellen weitergegeben werden.

15 Welche Aufgabe hat die Neuroglia?

Aufgabe der Neuroglia (= Gliazellen):
- umhüllen, schützen und stützen die Nervenzellen
- ernähren die Nervenzellen
- Stoffwechselfunktion

16 Erläutern Sie den Begriff Neuron.

Unter Neuron versteht man den Nervenzellfortsatz.

17 Erläutern Sie, was man unter einem Nervenimpuls versteht.

Unter einem Nervenimpuls versteht man Signale, die in einer Nervenfaser geleitet werden.

Haut und Schleimhaut

1 Nennen Sie vier Aufgaben der Haut.

a) *Schutzorgan* → schützt vor Austrocknung, verhindert das Eindringen von Krankheitserregern
b) *Wärmeregulation*
c) *Absonderung* von Talg und Schweiß
d) *Sinnesorgan* → nimmt Tast-, Temperatur- und Schmerzreize auf
e) *Ausscheidungsorgan* von Wasser, Salzen und Schlackenstoffen

2 Zählen Sie die Schichten der Haut auf.

Cutis ◄ ***Epidermis*** (Oberhaut), ***Corium*** (Lederhaut)

Subcutis (Unterhautfettgewebe)

3 Welcher Unterschied besteht zwischen Haut und Schleimhaut?

Haut bedeckt ***äußere*** Körperoberflächen, ihre Oberfläche besteht aus mehrschichtigem, *verhorntem* Plattenepithel. ***Schleimhaut*** (Mucosa) bedeckt ***innere*** Körperoberflächen, die Oberfläche besteht aus einem mehrschichtigen, *nicht verhornten* Plattenepithel.

4 Aus welchen Geweben besteht die Unterschicht der Schleimhaut?

Die Unterschicht der Schleimhaut (lamina propria mucosa) enthält Bindegewebe und Muskelgewebe (Muskelgewebe fehlt im Mund).

5 Welche Besonderheit besteht bei den Schleimhäuten?	Schleimhäute müssen ständig feucht gehalten werden. Dies erfolgt durch die Absonderung von Schleim aus den Schleimdrüsen.
6 Welchem Gewebe ist die Gingiva (Zahnfleisch) histologisch zuzuordnen?	Der Mundschleimhaut

Kauapparat

Anatomischer Aufbau des Zahnes und Gebisses

1 a) Wie werden die schmelzbildenden Zellen genannt? b) Wie werden die dentinbildenden Zellen genannt?	a) *Ameloblasten* oder *Adamantoblasten* bilden den Schmelz. b) *Odontoblasten* bilden das Dentin.
2 Wann beginnt die Zahnentwicklung der Milchzähne?	Ab der 6. Schwangerschaftswoche
3 Nennen Sie die jeweiligen Zahnentwicklungsstadien mit Zeitangaben.	a) Knospenstadium (8. Schwangerschaftswoche) b) Kappenstadium (10. Schwangerschaftswoche) c) Glockenstadium (4. Schwangerschaftsmonat) d) Mineralisationsbeginn (6. Schwangerschaftsmonat)
4 Wie lautet der lateinische Begriff für Milchzähne?	Dentes decidui
5 Nennen Sie den Fachausdruck für „Zahnen"?	Dentition
6 Wie viel Zähne hat das Milchgebiss?	Das Milchgebiss umfasst 20 Zähne, und zwar: – 8 Schneidezähne (Incisivi) – 4 Eckzähne (Canini) – 8 Milchmolaren

7 Zu welchem Zeitpunkt brechen die Milchzähne durch?

mittlere Schneidezähne (Incisivi):
6.–8. Monat
äußere Schneidezähne (Incisivi):
8.–12. Monat
erste Mahlzähne (Molaren):
12.–16. Monat
Eckzähne (Canini):
16.–20. Monat
zweite Mahlzähne (Molaren):
20.–30. Monat

8 Wie nennt man den Gebisszustand zwischen Milchzahngebiss und permanentem Gebiss?

Wechselgebiss

9 Die Abbildung zeigt den äußeren Aufbau eines Zahnes. Ordnen Sie den einzelnen Zahlen die richtigen Begriffe zu.

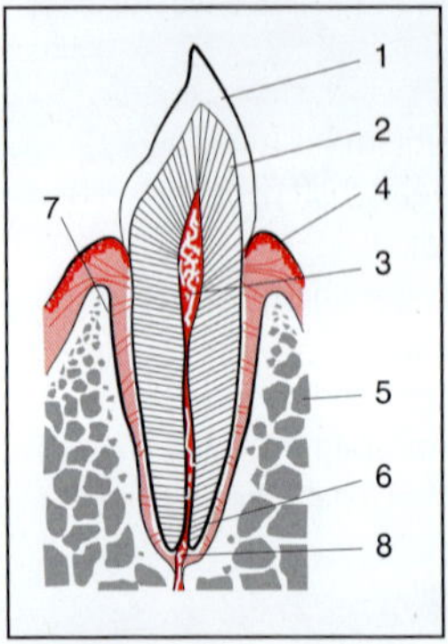

1 Zahnschmelz
2 Zahnbein (Dentin)
3 Zahnmark (Pulpa)
4 Zahnfleisch (Gingiva)
5 Alveolarknochen
6 Wurzelzement
7 Periodont mit Sharpey'schen Fasern
8 Foramen apikale

10 Man unterscheidet vier unterschiedliche Zahngruppen. Nennen Sie diese sowie ihre Anzahl je Kieferhälfte.

a) 2 Schneidezähne
   – Incisivi (Einzahl: Incisivus)
b) 1 Eckzahn
   – Caninus (Mehrzahl: Canini)
c) 2 kleine Mahlzähne
   – Prämolaren (Einzahl: Prämolar)
d) 3 Mahlzähne
   – Molaren (Einzahl: Molar)

11 Wie viele Zähne umfasst das permanente Gebiss?

28–32

12 Nach welchen Merkmalen kann man einen einzelnen Zahn zweifelsfrei einer Kieferhälfte zuordnen?

a) *Krümmungsmerkmal:* die vestibuläre Fläche der Zähne ist nach mesial stärker gekrümmt
b) *Winkelmerkmal:* der Winkel zwischen Schneidekante und Seitenfläche der Schneidezähne ist mesial spitzer
c) *Wurzelmerkmal:* Wurzel von der Krone nach distal abgebogen
d) *Kronenflucht:* Kronen der Unterkieferzähne sind nach lingual geneigt

13 Zählen Sie die Bestandteile des Zahnhalteapparates auf.

Bestandteile des Zahnhalteapparates:
a) Wurzelzement (Cementum)
b) Wurzelhaut (Periodont oder Desmodont)
c) Alveolarknochen
d) Zahnfleisch (Gingiva)

Anatomischer Aufbau der Mundhöhle

1 Erklären Sie, was man unter dem „stomatognathen System" versteht.

Unter dem ***stomatognathen System*** versteht man alle Organe und Gewebe, die an der Geschmacksempfindung, an der Nahrungszerkleinerung, an der Nahrungsverdauung und an der Weiterleitung der Atemluft beteiligt sind.

2 Nennen Sie die wichtigsten Organe der Mundhöhle.

a) Zunge
b) Zähne
c) Speicheldrüsen

3 Welche großen Speicheldrüsen gibt es?

Der Mensch besitzt drei paarige große Speicheldrüsen:
a) die Ohrspeicheldrüsen
b) die Unterkieferdrüsen
c) die Unterzungendrüsen

4 Benennen Sie die einzelnen Teile der abgebildeten Mundhöhle (dt./lat.).

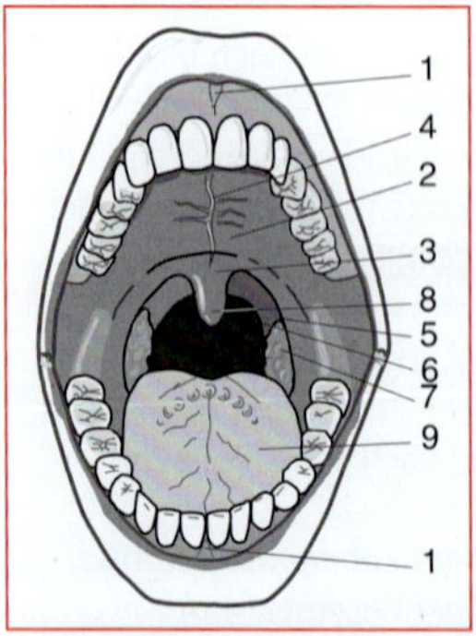

1 Lippenbändchen (Frenulum labii)
2 harter Gaumen (Palatum durum)
3 weicher Gaumen (Palatum molle)
4 Gaumenfalte (Raphe palati)
5 vorderer Gaumenbogen (Arcus palatoglossus)
6 hinterer Gaumenbogen (Arcus palatopharyngeus)
7 Gaumenmandel (Tonsilla palatina)
8 Zäpfchen (Uvula)
9 Zunge (Lingua)

5 Welchen Bereich bezeichnet man mit Vestibulum oris?

Den Mundvorhof. Er liegt zwischen den ahnen bzw. den Alveolarfortsätzen der Kiefer und den Lippen bzw. Wangen.

6 Nennen Sie die Grenzen der Mundhöhle (Cavum oris).

Grenzen der Mundhöhle:

a) Lippen (Labiae)
b) Wangen (Buccae)
c) harter Gaumen (Palatum durum) und weicher Gaumen (Palatum molle)
d) Zunge (Lingua)
e) Mundboden
f) Rachenring

7 Zählen Sie die drei Schleimhautbänder im Mundbereich auf.

a) Lippenbändchen (Frenulum labii)
b) Wangenbändchen (Frenulum buccae)
c) Zungenbändchen (Frenulum linguae)

8 Welche Aufgaben hat die Zunge?

a) Sprachbildung
b) Geschmacksempfindung
c) Tast- und Temperaturempfindung
d) Unterstützung der Kauarbeit und des Schluckvorgangs

9 Beschreiben Sie Art und Lage der Geschmackspapillen und geben Sie an, welcher Geschmack jeweils wahrgenommen wird.

a) ***Wallpapillen*** (Papillae vallatae) liegen v-förmig am Übergang vom Zungenrücken zum Zungengrund; *bittere Geschmacksempfindung*
b) ***blattförmige Papillen*** (Papillae foliatae) liegen hinten beidseits am Zungenrand; ebenfalls *bittere Geschmacksempfindung*
c) ***pilzförmige Papillen*** (Papillae fungiformis) über den ganzen Zungenrücken verstreut;
saure, salzige oder süße Geschmacksempfindung je nach Lokalisation

10 Welche Papillen sind für die Tastempfindung zuständig?

Die Fadenpapillen (Papillae filiformes) des Zungenrückens

11 Zählen Sie die drei großen Mundspeicheldrüsen auf und geben Sie an, wo die Ausführungsgänge münden.

Mundspeicheldrüsen:
a) *Ohrspeicheldrüse* (Glandula parotis), Ausführungsgang über dem zweiten Oberkiefermolaren im Wangenbereich
b) *Unterkieferspeicheldrüse* (Glandula submandibularis), Ausführungsgang unter der Zunge am Mundboden in einer Erhebung
c) *Unterzungenspeicheldrüse* (Glandula sublingualis), Ausführungsgang unter der Zunge am Mundboden in einer Erhebung

12 Wie viel Speichel produzieren die Speicheldrüsen eines Erwachsenen täglich?

Die Speicheldrüsen produzieren täglich 1–1,5 l Speichel.

13 a) Woraus besteht der Speichel?
b) Welche Aufgaben hat der Speichel?

a) ***Der Speichel enthält:***
- 99 % Wasser
- 1 % Verdauungsenzym (Ptyalin) Schleimstoff und Kalksalze

b) ***Aufgabe des Speichels:***
- feuchtet den Speisebrei an, verdünnt ihn und macht ihn gleitfähig
- spaltet Kohlenhydrate
- wirkt antibakteriell
- ermöglicht die Selbstreinigung der Mundhöhle

14 Was geschieht mit der Nahrung in der Mundhöhle?

Durch das Tast- und Geschmacksempfinden wird die Nahrung geprüft, mit Hilfe der Zähne zerkleinert und durch den Speichel wird die Verdauung eingeleitet und gleichzeitig die Nahrung zu einem schluckfähigen Brei verarbeitet.

Zahn-, Zahnflächen- und Richtungsbezeichnungen der Zähne

1 Erläutern Sie folgende Begriffe, durch die Zahnflächen und deren Richtungen in der Mundhöhle bezeichnet werden.
a) labial
b) bukkal
c) mesial
d) distal
e) inzisal
f) okklusal
g) palatinal
h) lingual
i) zervikal
i) zentral
k) apikal
l) vestibulär
m) koronal
n) radikulär

a) **labial** = zur Lippe hin
b) **bukkal** = zur Wange hin
c) **mesial** = zur Mitte hin
d) **distal** = von der Mitte weg
e) **inzisal** = im Bereich der Schneidekante
f) **okklusal** = im Bereich der Kaufläche
g) **palatinal** = zum Gaumen hin
h) **lingual** = zur Zunge hin
i) **zervikal** = im Bereich des Zahnhalses
j) **zentral** = in der Mitte der Kaufläche gelegen
k) **apikal** = im Bereich der Wurzelspitze
l) **vestibulär** = zum Mundvorhof hin
m) **koronal** = im Bereich der Zahnkrone
n) **radikulär** = im Bereich der Zahnwurzel

2 Bezeichnen Sie die beiden Abbildungen mit den speziellen Fachbegriffen (siehe Frage 1).

a) **1** = labial
2 = palatinal
3 = bukkal
4 = mesial
5 = distal

b) **1** = inzisal
2 = zervikal
3 = okklusal
4 = lingual
5 = distal
6 = mesial

a)

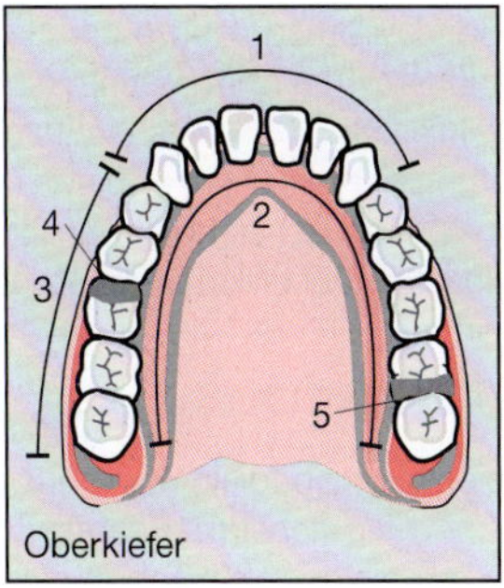

b)

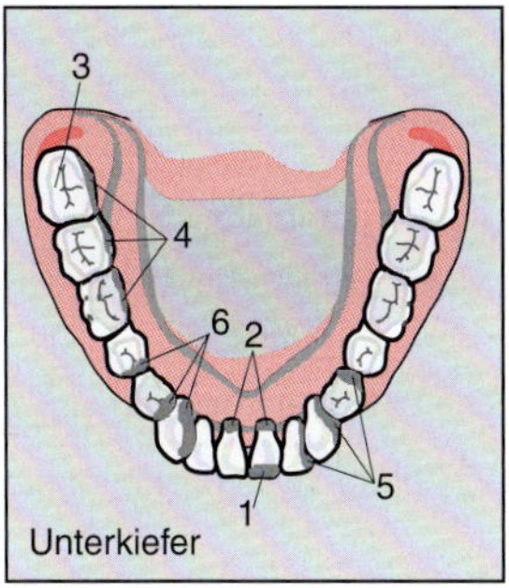

3 Erklären Sie den Unterschied zwischen
a) Okklusion und
b) Artikulation.

a) ***Okklusion***
Schlussbisslagebeziehung der Zahnreihen von UK zu OK (statisch)

b) ***Artikulation***
Verschieben von Zahnreihen unter Zahnkontakt (dynamisch)

4 Wie wird der Schlussbiss definiert?

Das Ineinandergreifen von maximalen Höcker-Fissurenkontakten beim Zusammentreffen der Zahnreihen.

5 Was versteht man unter der Ruheschwebe?

Eine entspannte habituelle Haltung des UK bei Berührung der Lippen ohne Kontakt der Zahnreihen.

6 Wie nennt man die bei Zahnkontakt aufeinander treffenden Zähne?

Agonist und Antagonist

7 Beschreiben Sie die Verzahnung eines Regel- bzw. Normal-/Neutralgebisses.

Die Schneidekanten der oberen Incisivi überragen die unteren Incisivi um ca. 2 mm; die oberen Höckerspitzen beißen auf die Randleisten und Querfissuren der unteren Prämolaren und Molaren.

8 Wozu benutzt man Okklusionsfolie?

Zur farbigen Markierung von Okklusionskontakten.

9 Wozu dient die Analyse der Okklusion?

Zur Festlegung der korrekten Lagebeziehung von OK-Zähnen zu UK-Zähnen.

10 Was versteht man unter Parafunktionen?

Zähneknirschen und Zähnepressen

11 Erklären Sie den Begriff „Schlifffassetten".

Abgenutzte Zahnflächen durch Fehlstellungen, Parafunktionen oder Stress.

12 Welche Patienten bezeichnet man als „Knirscher"?

Patienten, die meist unbewusst unter Anspannung ohne zu kauen mit den Zähnen mahlen (Parafunktion).

13 Beschreiben Sie mit den jeweiligen Fachbegriffen die möglichen Artikulationsbewegungen.

a) *Protrusion* ist der Vorschub des UK unter Zahnkontakt
b) *Retrusion* ist das Zurückziehen des UK unter Zahnkontakt
c) *Laterotrusion* ist die Seitwärtsbewegung des UK unter Zahnkontakt

14 a) Wie nennt man das internationale Zahnkennzeichnungssystem?
b) Stellen Sie in korrekter Schreibweise das Zahnschema für ein bleibendes Gebiss und für ein Milchgebiss dar.

a) Zahnschema der F. D. I.

b)

Bleibendes Gebiss	
rechte Oberkieferhälfte	linke Oberkieferhälfte
18 17 16 15 14 13 12 11	21 22 23 24 25 26 27 28
48 47 46 45 44 43 42 41	31 32 33 34 35 36 37 38
rechte Unterkieferhälfte	linke Unterkieferhälfte

Milchgebiss	
rechte Oberkieferhälfte	linke Oberkieferhälfte
55 54 53 52 51	61 62 63 64 65
85 84 83 82 81	71 72 73 74 75
rechte Unterkieferhälfte	linke Unterkieferhälfte

15 Benennen Sie folgende nach dem F. D. I.-Schema bezeichneten Zähne
a) 16
b) 31
c) 64

a) 1. oberer bleibender Molar im rechten Quadranten
b) Mittlerer unterer Schneidezahn im linken Quadranten
c) 1. oberer Milchmolar im linken Quadranten

16 Geben Sie an, wofür die folgenden Abkürzungen stehen.
– c
– f
– z
– k
– b

– **c** = kariös
– **f** = fehlender Zahn
– **z** = zerstörter Zahn
– **k** = Krone
– **b** = Brückenglied

Aufbau des Schädels und der Knochen

Der Schädel

1 Welche Schädelteile werden unterschieden?

Schädelteile:
a) Gehirnschädel mit Schädeldach und Schädelbasis
b) Gesichtsschädel

2 Nennen Sie die fünf Hirnschädelknochen und geben Sie an, ob diese paarig oder einzeln angelegt sind.

Hirnschädelknochen:
a) Hinterhauptbein
= *Os occipitale* (einzeln)
b) Keilbein
= *Os sphenoidale* (einzeln)
c) Stimbein
= *Os frontale* (einzeln)
d) Scheitelbein
= *Os parietale* (paarig)
e) Schläfenbein
= *Os temporale* (paarig)

3 Zählen Sie die Knochen des Gesichtsschädels auf.

Knochen des Gesichtsschädels:
a) Siebbein (Os ethmoidale)
b) Nasenbein (Os nasale)
c) Tränenbein (Os lacrimale) →

▷ *Fortsetzung der Antwort* ▷

d) Pflugscharbein (Vomer)
e) Oberkiefer (Maxilla)
f) Jochbein (Os zygomaticum)
g) Gaumenbein (Os palatinum)
h) Unterkiefer (Mandibula)

4 Benennen Sie die Knochen (1–11) der folgenden Abbildung.

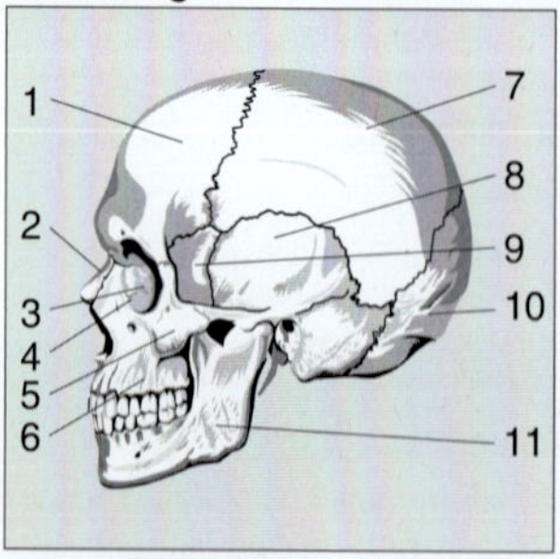

1 = Stirnbein
2 = Nasenbein
3 = Siebbein
4 = Tränenbein
5 = Jochbein
6 = Oberkiefer
7 = Scheitelbein
8 = Schläfenbein
9 = Keilbein
10 = Hinterhauptbein
11 = Unterkiefer

5 Benennen Sie die gekennzeichneten Teile der Abbildung.

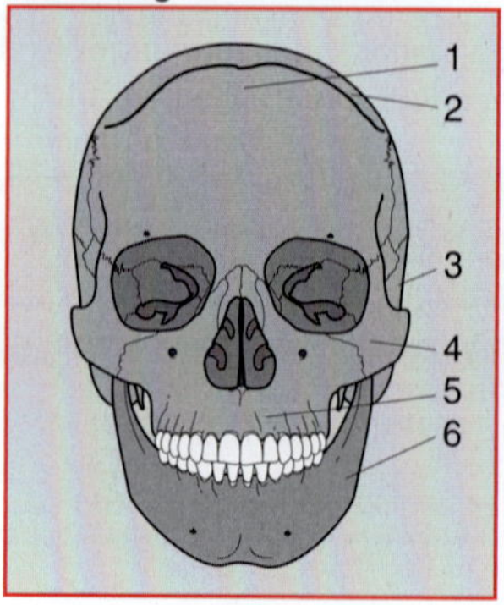

1 Stirnbein
2 Scheitelbein
3 Schläfenbein
4 Jochbein
5 Oberkiefer
6 Unterkiefer

6 Was sind Fontanellen und wo sind sie zu finden?

Fontanellen sind Knochenlücken am kindlichen Schädel.

[7] Benennen Sie folgende Abbildung.

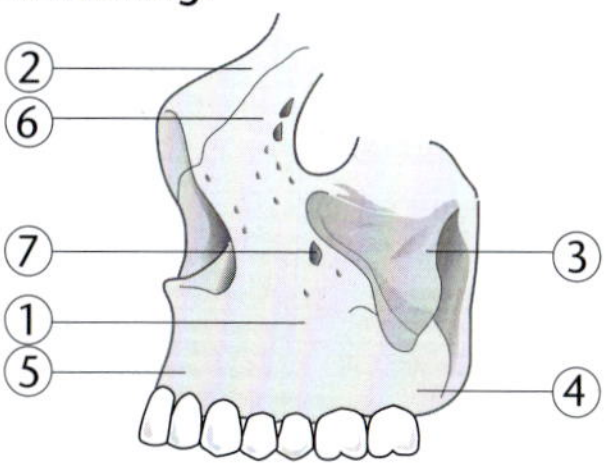

1 Oberkiefer
2 Nasenbein
3 Jochbeinfortsatz
4 Tuber maxillae
5 Alveolarfortsatz
6 Stirnfortsatz
7 Foramen infraorbitale

[8] Nennen Sie die Fortsätze des Oberkieferkörpers und beschreiben Sie ihre Lage.

a) Stirnfortsatz (Processus frontalis): verläuft entlang der Augenhöhle zum Stirnbein
b) Jochbeinfortsatz (Processus zygomaticus): Verbindung zum Jochbein
c) Gaumenfortsatz (Processus palatinus): zieht horizontal zur Mittellinie
d) Alveolarfortsatz (Processus alveolaris): enthält die Zahnfächer bis zum hinteren Abschluss (Tuber maxillae) sowie ihre umschließenden Knochen

[9] Welche Aufgabe haben die Nasennebenhöhlen?

Die Nasennebenhöhlen
a) sind Resonanzorgan,
b) vermindern das Gewicht des Schädels.

[10] Nennen Sie die Nasennebenhöhlen.

Nasennebenhöhlen:
a) 2 Kieferhöhlen (Sinus maxillares)
b) Stirnhöhle (Sinus frontalis)
c) Keilbeinhöhle (Sinus sphenoidalis)
d) Siebbeinzellen (Zellulae ethmoidales)

[11] Welche Gefahr besteht bei der Entfernung eines Oberkiefermolaren?

Die Eröffnung der Kieferhöhle, da die Knochenschicht zwischen Wurzelspitzen und Kieferhöhle sehr dünn ist, bzw. in seltenen Fällen die Wurzelspitze nur von der Schleimhaut bedeckt ist, welche die Kieferhöhle auskleidet.

12 Woraus besteht der Unterkiefer?

Der Unterkiefer besteht aus:

a) Unterkieferkörper
b) Alveolarfortsatz
c) zwei aufsteigenden Ästen
d) zwei Muskelfortsätzen
e) zwei Gelenkköpfchen

13 Benennen Sie die einzelnen Teile der Abbildung.

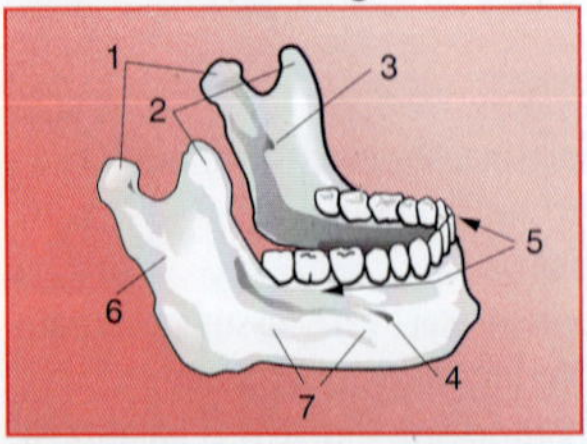

1 Gelenkköpfchen
2 Muskelfortsätze
3 Unterkieferloch (Foramen mandibulae)
4 Kinnloch (Foramen mentale)
5 Alveolarfortsatz
6 aufsteigender Ast
7 Unterkieferkörper

14 Wo treten Gefäße und Nerven in den Unterkieferkanal ein und aus?

a) Eintrittstelle: Unterkieferloch (Foramen mandibulae)
b) Austrittstelle: Kinnloch (Foramen mentale)

Knochen und Bewegungsapparat

1 Unterscheiden Sie zwischen passivem und aktivem Bewegungsapparat.

Als *passiven Bewegungsapparat* bezeichnet man das Stützgerüst aus Knochen, Knorpeln, Bändern und Gelenken.
Als *aktiven Bewegungsapparat* bezeichnet man die Skelettmuskulatur mit den dazugehörigen Sehnen.

2 Welche Aufgaben haben die Knochen zu erfüllen?

Knochen

- geben dem Körper Halt, Stütze und Gestalt
- bilden Höhlen und schützen innere Organe
- dienen der Muskulatur als Befestigungsstellen →

▷ *Fortsetzung der Antwort* ▷

- ermöglichen durch gelenkige Verbindung die Bewegung
- bilden Erythrozyten, Granulozyten, Monozyten und Thrombozyten

3 Nennen Sie den Unterschied zwischen einem echten Gelenk und einer Haft. Geben Sie zusätzlich ein Beispiel an für eine Haft.

Gelenke sind gut bewegliche Knochenverbindungen.
Haften sind kaum oder wenig bewegliche Knochenverbindungen wie z. B. die Schädelknochenverbindungen.

4 Bezeichnen Sie die einzelnen Teile des abgebildeten Gelenkes.

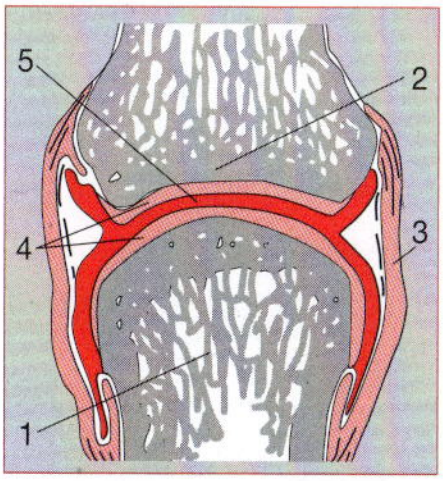

1 Gelenkkopf
2 Gelenkpfanne
3 Gelenkkapsel
4 Gelenkknorpel
5 Gelenkspalt mit Gelenkschmiere

5 a) Zu welcher Art von Muskelgewebe wird die Skelettmuskulatur gerechnet?
b) Beschreiben Sie diese Muskulatur hinsichtlich der Steuerung ihrer Tätigkeit sowie der Ermüdbarkeit.

a) Zur quer gestreiften Muskulatur
b) – Ihre Tätigkeit ist willkürlich.
  – Sie ist spezialisiert auf starke, aber kurzfristige Leistung und ermüdet relativ schnell.

6 Was versteht man unter
a) Muskelkontraktion
b) Muskeltonus?

a) Die ***Muskelkontraktion*** ist die Zusammenziehung der Muskeln bei ihrer Tätigkeit.
b) Der ***Muskeltonus*** ist der natürliche Spannungszustand der Muskeln in ihrem Ruhezustand.

7 Erklären Sie, was man unter dem „antagonistischen Prinzip der Muskelarbeit" versteht.

Jeder Muskel kann durch seine Kontraktion (Zusammenziehung) nur die Bewegung in eine Richtung bewerkstelligen. Für die Bewegung in die entgegengesetzte Richtung benötigt er einen Gegenspieler (*Antagonisten).*

Kiefergelenk

1 Beschreiben Sie den Aufbau des Kiefergelenks.

Das Kiefergelenk besteht aus Gelenkköpfchen des Unterkieferfortsatzes, der Gelenkgrube (oder Gelenkpfanne) und dem Gelenkhöcker des Schläfenbeins sowie der Gelenkkapsel, die das Gelenk umschließt. Zwischen Gelenkköpfchen und Gelenkgrube befindet sich die knorplige Gelenkzwischenscheibe.

2 Beschriften Sie die nachfolgende Abbildung des Kiefergelenks in deutsch und in den medizinischen Fachbegriffen.

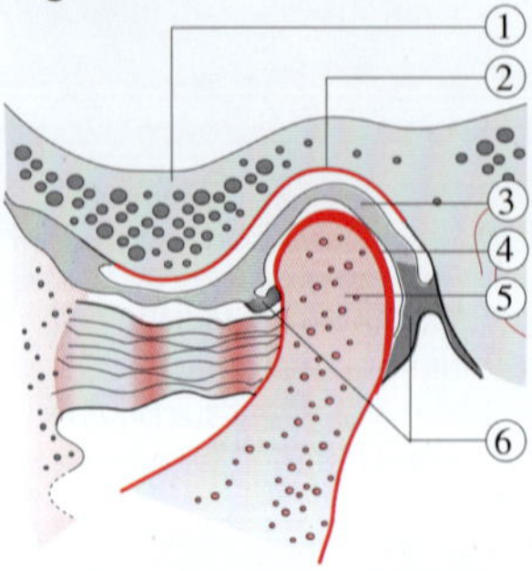

① Gelenkhöcker (Tuberculum articulare)
② Gelenkgrube (Fossa articularis)
③ Gelenkzwischenscheibe (Discus articularis)
④ Gelenkknorpel (Chondron articulare)
⑤ Kiefergelenkköpfchen (Condylus articularis)
⑥ Gelenkkapsel (Capsula articularis)

3 Wie nennt man das walzenförmige Gelenkköpfchen?

Condylus

4 Was versteht man unter
a) oberer Gelenkkammer?
b) unterer Gelenkkammer?

a) ***obere Gelenkkammer:*** Der Raum zwischen der Gelenkpfanne (Fossa articularis) und der Gelenkzwischenscheibe
b) ***untere Gelenkkammer:*** Der Raum zwischen Gelenkzwischenscheibe und dem Gelenkköpfchen (Condylus)

5 Wann entsteht eine Kiefersperre?

Eine ***Kiefersperre*** entsteht, wenn das Gelenkköpfchen über die Gelenkgrube (Fossa articularis) hinausgerutscht ist und nicht mehr zurückgleiten kann. Der Mund kann dann nicht mehr geschlossen werden.

6 Das Kiefergelenk ist ein Dreh-Gleitgelenk. Zählen Sie die wichtigsten Bewegungsmöglichkeiten des Kiefergelenks auf.

a) Öffnen und Schließen des Mundes (Drehbewegung)
b) Vor- und Zurückschieben des Kinns (Gleitbewegung)
c) Seitwärts-, Mahlbewegung (Dreh-Gleitbewegung)

(Anmerkung: Beim Kauen kommt es zu kombinierten Dreh-Gleitbewegungen des Kiefergelenks)

7 Wie bezeichnet man die Bewegung des Unterkiefers
a) nach rückwärts?
b) nach vorne?
c) zur Seite?
d) zur Mitte?

a) rückwärts = *Retrusion*
b) vorwärts = *Protrusion*
c) seitwärts = *Laterotrusion*
d) zur Mitte = *Mediotrusion*

Gesichtsmuskulatur

1 Welche zwei Arten von Kopfmuskeln werden unterschieden?

Man unterscheidet die Kaumuskulatur und die mimische Muskulatur.

2 Die mimische Muskulatur verleiht dem Gesicht seine Ausdruckskraft und spiegelt die jeweilige Stimmungslage wider. Wie heißen die drei wichtigsten Muskelgruppen?

Mimische Muskulatur:
a) Ringmuskel der Augen (M. orbicularis oculi)
b) Ringmuskel des Mundes (M. orbicularis oris)
c) Wangen-(oder Trompeter-)muskel (M. buccinator)

3 Welcher Nerv versorgt die mimische Muskulatur?

Der Nervus facialis

4 Ordnen Sie die am Kauvorgang beteiligten Muskeln in einer Tabelle nach Kieferschließmuskulatur (S) und Kieferöffnungsmuskulatur (Ö) an und nennen Sie deren Ursprung und Ansatz. (Verwenden Sie die deutsche und die lateinische Bezeichnung.)

Am Kauvorgang beteiligte Muskelgruppen		Ursprung	Ansatz
Kieferschließmuskulatur (S)	Schläfenmuskel (Musculus temporalis)	Seitenfläche des Schläfenbeins	Muskelfortsatz des Unterkiefers
	Großer Kaumuskel (Musculus masseter)	Jochbein	Kieferwinkel Außenfläche
	Innerer Flügelmuskel (Musculus pterygoideus medialis)	Keilbeinflügel	Kieferwinkel Innenseite
Kieferöffnungsmuskulatur (Ö)	Unterkieferzungenbeinmuskel (Musculus mylohyoideus)	Innenseite Unterkiefer	Zungenbein
	Kinnzungenbeinmuskel (Musculus geniohyoideus)	Innenseite (Kinn)	Zungenbein
	Zweibäuchiger Muskel (Musculus biventer)	Innenseite Kinn	Schädelbasis
	Äußerer Flügelmuskel (Musculus pterygoideus lateralis)	Keilbeinflügel	Gelenkfortsatz

5 Welcher der zwölf Kopfnerven innerviert (versorgt) die Kaumuskulatur?

Der dritte Ast des N. trigeminus (V_3), der N. mandibularis

Gefäß- und Nervenversorgung des Kopfes

1 Welche Blutgefäße versorgen den Kopf- und Gesichtsbereich?

Die rechte und die linke ***gemeinsame Kopfschlagader*** (Arteria carotis communis). Diese gabeln sich jeweils im oberen Halsbereich (etwa in Höhe des Zungenbeins) auf in die innere Halsschlagader (A. carotis interna) und die äußere Halsschlagader (A. carotis externa).

2 Nennen Sie zwei für den Zahnarzt wichtige Arterien, die von der Arteria carotis externa (äußere Halsschlagader) abzweigen.

- Zungenarterie (A. lingualis)
- Oberkieferarterie (A. maxillaris)
- Gesichtsarterie (A. facialis)

3 Beschriften Sie die unten stehende Abbildung mit deutschen und lateinischen Fachbegriffen.

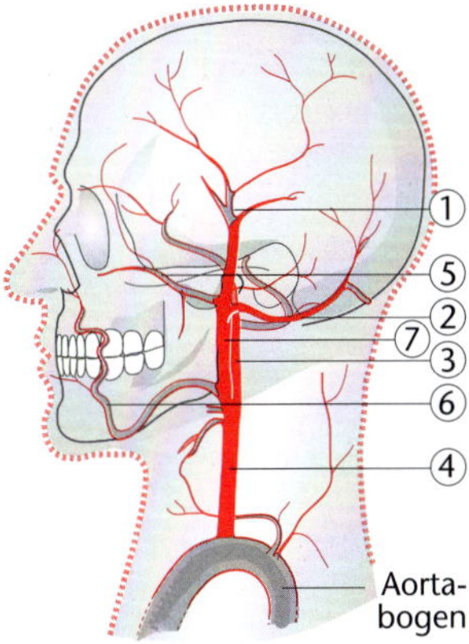

① Schläfenarterie (A. temporalis)
② Hinterhauptsarterie (A. occipitalis)
③ Innere Halsschlagader (A. carotis interna)
④ Halsschlagader (A. carotis communis)
⑤ Oberkieferarterie (A. maxillaris)
⑥ Gesichtsarterie (A. facialis)
⑦ Außere Halsschlagader (A. carotis externa)

4 Beschriften Sie unten stehende Abbildung der mimischen Gesichtsmuskulatur mit Innervation.

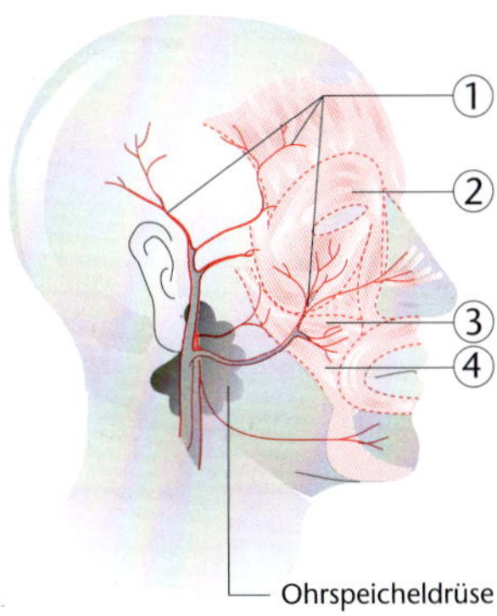

① Äste des N. facialis
② M. orbicularis oculi
③ M. orbicularis oris
④ M. buccinatorius

5 Nennen Sie die wichtigsten Nerven für die Versorgung des Gesichts-, Kiefer- und Zahnbereichs.

a) N. trigeminus/V. Hirnnerv
b) N. facialis/VII. Hirnnerv

Siehe auch Nervensystem, Bau und Funktion

6 Der Nervus trigeminus (dreigeteilter Nerv) teilt sich in drei Äste. Nennen Sie diese.

1. Ast – Augennerv (N. ophthalmicus)/V_1
2. Ast – Oberkiefernerv/V_2 (N. maxillaris)
3. Ast – Unterkiefernerv (N. mandibularis)/V_3

7 Benennen Sie die einzelnen Teile des abgebildeten Nervus trigeminus (dreigeteilter Nerv).

1 Augennerv
2 Oberkiefernerv
3 Unterkiefernerv

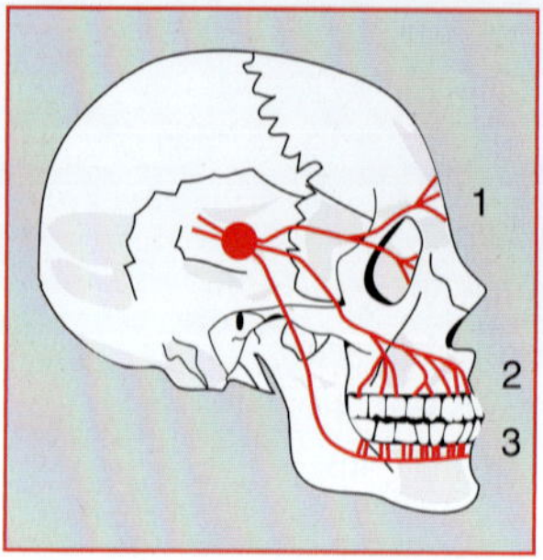

8 Erläutern Sie, was man unter einer Trigeminusneuralgie versteht?

Schmerzanfälle im Bereich eines oder mehrerer Äste des Nervus trigeminus, die z. B. durch Berühren, Kauen, Niesen, Gähnen usw. ausgelöst werden können.

9 Erklären Sie den Begriff Facialisparese.

Eine Lähmung der mimischen Gesichtshälfte infolge einer Verletzung des N. facialis.

10 Woran erkennt man eine Facialisparese?

Der Patient kann auf der betroffenen Seite die Lidspalte nicht mehr schließen, der Mundwinkel hängt herunter und der Mund kann nicht mehr gespitzt werden.

Vorbereitung der Behandlung (Diagnostik und Arbeitsplatzvorbereitung)

Anamnese

1 Nennen Sie sieben wesentliche Arbeitsgebiete der modernen Zahnheilkunde.

a) Prophylaxe
(Präventive Zahnheilkunde)
b) Zahnerhaltungskunde
(Konservierende Zahnheilkunde)
c) Parodontologie
(Zahnheilkunde des Zahnhalteapparates)
d) Zahnärztliche Chirurgie
(Operative Zahnheilkunde)
e) Zahnersatzkunde (Prothetik)
f) Kieferorthopädie (KFO)
g) Implantologie
(Lehre über die Einpflanzung von Materialien jeglicher Art)

2 Nennen Sie Zusatzqualifikationen, die nach zertifizierten Fortbildungsmaßnahmen vergeben werden können.

a) Endodontie
b) Kinderzahnheilkunde
c) Alterszahnheilkunde
d) Funktionstherapie
e) Psychosomatik
f) Naturheilkunde
g) Implantologie
h) Kieferorthopädie

3 Erläutern Sie die folgenden Begriffe:
a) Anamnese
b) Diagnose
c) Therapie
d) Prognose
e) Prophylaxe

a) ***Anamnese***
= Vorgeschichte des Kranken
b) ***Diagnose***
= Erkennen und Bezeichnen der Krankheit
c) ***Therapie***
= Behandlung der Krankheit
d) ***Prognose***
= Heilungsaussicht
e) ***Prophylaxe***
= Vorbeugende Maßnahme zur Verhütung von Krankheiten

4 Wozu dient die
a) allgemeine Anamnese
b) spezielle Anamnese?

a) Die ***allgemeine Anamnese*** soll folgende Fragen klären:
- Liegen Allgemeinerkrankungen vor?
- Welche Risiken bestehen hinsichtlich Infektionsgefahren für das Praxisteam?
- Liegt eine Schwangerschaft vor?
- Werden ständig Medikamente eingenommen?

b) Die ***spezielle Anamnese*** soll folgende Fragen klären:
- Hat der Patient Schmerzen?
- Welche Symptome treten beim Patienten auf?
- In welchem Zustand befindet sich die Mundgesundheit?

5 Wann sollte der Zahnarzt einen Patienten an einen Allgemeinarzt oder Facharzt verweisen?

a) Wenn der Verdacht auf eine meldepflichtige Erkrankung besteht.
→ Außerdem Meldung an das Gesundheitsamt.

b) Wenn der Verdacht besteht, dass eine Allgemeinerkrankung vorliegt, die in der Anamnese noch nicht festgestellt wurde.

c) Bei Gefahr von Blutungen, wenn Operationen bzw. operative Eingriffe vorgenommen werden müssen.

6 Erläutern Sie folgende Begriffe, die mit der Befunderhebung zusammenhängen.
a) Inspektion
b) Palpation
c) Perkussion
d) Auskultation
e) Sensibilitäts- oder Vitalitätsprüfung

a) ***Inspektion:*** Betrachten des Patienten, insbesondere der Mundhöhle, der Zähne, des Zahnhalteapparates, Veränderungen der Zunge, Schwellungen, Beläge usw.

b) ***Palpation:*** Abtasten auf Schwellungen, Druckempfindlichkeit, z. B. der Lymphknoten

c) ***Perkussion:*** Beklopfen der Zähne mit einem Instrument

d) ***Auskultation:*** Abhören, z. B. Gelenkknacken

e) ***Sensibilitäts- oder Vitalitätsprüfung:*** Reizen der Zähne mit Kälte, Wärme oder elektrischem Strom

7 Welche Erkrankungen sollten bei einer zahnärztlichen Untersuchung aufgezeichnet werden?

1. Aufzeichnung von Karies
2. Vitalitäts- bzw. Sensibilitätsbefunde
3. Parodontopathien/P.C.I.-Code (0–4)
4. atypischer Mundschleimhautbefund
5. jegliche Störung der Kaufunktion

Befunderhebung

1 Welche Eintragungen soll die Zahnmedizinische Fachangestellte in die Karteikarte bzw. in das Zahnschema der EDV vornehmen?

Erkrankungen und Veränderungen des Kauorgans, insbesondere

a) Ausmaß der Karies mit Flächeneinteilung (Erstbefund) bzw. Kennzeichnung der kariösen Zähne (Folgebefund)
b) Erkrankungen der Pulpa (apikale Herde, Zahnvitalität +/-, Füllungen)
c) Erkrankungen des Zahnhalteapparates (Parodontopathien)
d) Störungen der Kaufunktion (Parafunktionen)
e) Mundschleimhautentzündungen (Präkanzerosen)

2 Worauf wird bei einem Schmerzpatienten bei der Befunderhebung besonders geachtet?

Die Ursache des Schmerzes soll geklärt werden. Hierzu benötigt der Behandler:

a) Auskunft über die Art und den Umfang der Schmerzen (Quantität)
b) Auskunft über die Dauer und das zeitliche Auftreten der Schmerzen (Qualität)
c) Sensibilitätskontrollen der betroffenen Zähne im Kieferbereich
d) Perkussionsprobe
e) Röntgenbild
f) Auskunft über Diagnose und Therapie des Vorbehandlers

3 Zählen Sie drei Punkte auf, die der Zahnarzt beim extraoralen Befund beachten und die er in der Karteikarte bzw. im Schema (EDV) vermerken sollte.

a) Lymphknotenschwellungen im Kopf- und Nackenbereich
b) auffällige Asymmetrien
c) Beschaffenheit und Aussehen der äußeren Haut

4 Worüber sollten Aufzeichnungen gemacht werden, wenn ein intraoraler Befund aufgenommen wird?

a) Farbe und Zustand der Schleimhaut
b) Veränderungen der Schleimhaut (Verletzungen, Risse, Schwellungen, Geschwüre)
c) Positiver Tastbefund der Weichteile, insbesondere des Mundbodens und der Speicheldrüsen

5 Welche Ergebnisse werden im so genannten Zahnbefund festgehalten?

a) die Anzahl und das Ausmaß der Versorgung der Zähne im Munde des Patienten
b) das Vitalitätsergebnis (+/-) nach der Sensibilitätskontrolle
c) das Ausmaß der Karies
d) die Taschentiefe von einzelnen Zähnen (Ramfjord-Index)
e) das Vorhandensein von harten Belägen
f) das Vorhandensein einer Mundkrankheit

6 Womit kann ein Sensibilitätstest vorgenommen werden?

a) Mit Kältespray, d. h. ein vereistes Pellet wird an den Zahn gehalten.
b) Mit Kohlensäureschnee, der in einem Stempelbehälter liegt, wird die Oberfläche des Zahns berührt.
c) Mit zerhacktem Gleichstrom (Schweizer Gerät) wird der Zahn berührt.

7 Die Industrie hat neue Verfahren der Kariesdiagnostik entwickelt, die über die visuelle Beurteilung mittels Sonde und über die traditionelle Bissflügeltechnik hinausgehen.
Erläutern Sie vier solcher Verfahren.

a) *FOTI* (Fiberoptische Transillumination): Mit Durchleuchtung der Zahnflächen kann durch Aufnahme von Farbstoffen Karies erkannt werden.
b) *QLF-Methode* (quantitative light-induced laser fluorescence): Die Durchleuchtung mit Laser- oder Halogenlicht ermöglicht die Feststellung von Demineralisation.
c) *DIAGNOdent:* Mit einem Laserfluoreszenzmessgerät kann auch an scheinbar kariesfreien Zähnen mittels Messskala und Signaltönen für den Patienten versteckte Karies entdeckt werden. Auch für Nachuntersuchungen verwendet. →

▷ *Fortsetzung der Antwort* ▷

d) *ECM* (Electronic Caries Meter): Das Gerät misst die Eigenschaft des Zahnschmelzes als guter elektrischer Isolator und kann so Demineralisation feststellen.
e) *CCD* (Computer Caries Detection): Mit digitalen Röntgenaufnahmen kann Karies entdeckt werden.

Behandlungsplan

1 Welche Voraussetzungen müssen vorliegen, damit ein Behandlungsplan für eine Sanierung aufgestellt werden kann?

a) Anamnese (Allgemeine A. und Spezielle A.)
b) Befund (Extraoraler B. und Intraoraler B.)
c) Röntgenstatus (PA-Status, ZE-Status), sofern notwendig
d) Gebissmodelle (Situationsmodelle im Artikulator), sofern notwendig

2 Wie wird bei der Behandlungsplanung vorgegangen?

1. Der Patient wird über seinen Gebisszustand und evtl. notwendige Prophylaxemaßnahmen aufgeklärt.
2. Hygienische Verhältnisse (Zahnsteinentfernung, Anweisung zur Mundhygiene) werden hergestellt.
3. Der Patient wird über notwendige therapeutische Maßnahmen aufgeklärt.
4. Entsprechend den notwendigen Maßnahmen werden die Anzahl und der Zeitbedarf der Sitzungen festgelegt.

3 Welche weiteren Schritte müssen mit dem Patienten vor einer Sanierung durchgesprochen werden? (Erläutern Sie hierbei das Vorgehen des Zahnarztes.)

a) Der Patient muss über die verschiedenen Möglichkeiten der zahnärztlichen Behandlung aufgeklärt werden.
b) Der Patient sollte informiert werden über die Art und den Umfang der Leistungen der gesetzlichen Krankenkasse (Sachleistung) sowie über Zusatzleistungen (Wahlleistung). →

▷ Fortsetzung der Antwort ▷

c) Die Kosten des Zahnarztes (Behandlungskosten), die Kosten des Labors (Zahntechniker) sowie der Zahlungsweg sollten mit dem Patienten besprochen werden.
d) Die Entscheidung über die Behandlung, d.h. über deren Art und Umfang, sollte ohne Zeitdruck für den Patienten erfolgen.
e) Der Patient sollte von sich aus mit dem Zahnarzt die Art und den Umfang der Behandlung festlegen.
f) Die Vereinbarungen sollten grundsätzlich schriftlich dokumentiert werden.
g) Geeignete und allgemein gültige Formulare sollten verwendet werden.
   → Heil- und Kostenplan (GKV)
   → Anlage 2 (für gleichartigen, ggf. auch für andersartigen ZE)
   → privater Kostenvoranschlag (PKV)
   → Wunschbehandlung (Selbstzahler)

4 Der Patient ist mit dem vorgeschlagenen Behandlungsplan einverstanden. Welche Aufgaben muss die Zahnmedizinische Fachangestellte an der Rezeption erledigen?

Die Zahnmedizinische Fachangestellte muss
a) die Termine mit dem Patienten abstimmen und dabei die zahnärztlichen Eingriffe berücksichtigen (Dauer, Operationen, Pufferzeit).
b) sämtliche mit der Krankenkasse zusammenhängende Fragen abklären wie z.B. genehmigter Heil- und Kostenplan, gültiger Erfassungsschein, gültige Krankenversichertenkarte (KVK), Praxisgebühr.
c) Fragen, die das zahntechnische Labor betreffen, abklären und auf die Behandlungsschritte abstimmen.
d) die zu vergebenden Termine kontrollieren und dem Patienten aushändigen.
e) Rezepte und Bescheinigungen bereitstellen und ausfüllen.
f) den Patienten auf eine eventuelle Verkehrsuntüchtigkeit hinweisen, damit er die Heimfahrt organisieren kann.

5 Was sollte eine Behandlungsplanung berücksichtigen?

a) Auf die Wünsche des Patienten sollte eingegangen werden.
b) Die Bedürfnisse des Patienten und dessen individuelle Gegebenheiten sollten berücksichtigt werden.
c) Im Rahmen der GKV-Versorgung sollte der Anspruch auf kassenwirtschaftliche und ausreichende Leistung berücksichtigt werden.
d) Möglichkeiten außerhalb der GKV (z. B. gleichartige bzw. andersartige Versorgungen) sollten dargestellt werden.

Arbeitsplatzvorbereitung

1 Worauf sollte die Fachangestellte achten, bevor sie den Patienten in das Behandlungszimmer führt?

a) Der Raum muss aufgeräumt sein.
b) Alle Geräte und Einrichtungsgegenstände müssen sauber und ordnungsgemäß desinfiziert sein.
c) Der Raum sollte gelüftet sein.

2 Welche Aufgabe hat die Fachangestellte, wenn der Patient im Behandlungsstuhl Platz genommen hat?

Die Fachangestellte
a) muss die Serviette umlegen.
b) muss Speichelzieher und Saugkanüle einsetzen.
c) muss Mundspülbecher bereitstellen.
d) muss Karteikarte und Röntgenaufnahmen bereitlegen.
e) sollte das Zimmer nicht mehr verlassen (Ausnahme: Notfälle), um Geräte für die geplante Behandlung zu holen.

3 Sie sollen den Arbeitsplatz für den nächsten Patienten vorbereiten. Welche Instrumente legen Sie auf?

a) Grundinstrumentarium (Spiegel, Sonde, Pinzette)
b) Spezielle Instrumente und Hilfsmittel, je nach geplantem Behandlungsgebiet

4 a) Erläutern Sie, was man unter einem Tray versteht.
b) Welche Vorteile bietet es?

a) Ein *Tray* besteht aus einem Tablett oder einer Kassette. Es hält alle benötigten Instrumente für einen bestimmten Arbeitsablauf bereit. →

▷ Fortsetzung der Antwort ▷

b) Es spart Zeit und erleichtert die Arbeit, da nicht alle Instrumente einzeln aufgelegt werden müssen. Außerdem wird die Hygienekette nicht unterbrochen.

5 Welche Hilfsmittel und Instrumente benötigt man zur Befunderhebung?

a) Spiegel (Mundspiegel)
b) Zahnärztliche Sonde
c) Hakensonde
d) Zahnseide
e) Mundlampe (Kaltlicht)
f) Hilfsmittel zur Sensibilitätsprüfung (Kältespray)

6 Die Mithilfe der Zahnmedizinischen Fachangestellten bei der Assistenz wird immer wichtiger. Wie nennt man die wechselseitige Assistenz am Stuhl?

Es ist die sogenannte *Vier-Hand-Technik;* hierbei werden die Instrumente wechselseitig zugereicht und weggenommen. Dadurch kann der Behandler immer auf das Behandlungsfeld schauen, ohne dass er auf die zu greifenden Instrumente achten muss.

7 Worauf sollte die Zahnmedizinische Fachangestellte achten, wenn der Patient im Behandlungsstuhl Platz nimmt.

Je nachdem, ob die Behandlung im Oberkiefer oder im Unterkiefer erfolgt, ist der Patient entsprechend zu lagern.

Schmerzausschaltung

1 Erklären Sie, was man unter Anästhesie versteht.

Unter ***Anästhesie*** versteht man eine Unempfindlichkeit gegen Schmerz-, Temperatur- und Berührungsreize (anaisthesia [gr.] = Empfindungslosigkeit).

2 Was versteht man unter Lokalanästhesie?

Lokalanästhesie:
Örtliche Betäubung, d.h., die Schmerzempfindung wird nur am Ort des Eingriffs (lokal) ausgeschaltet. Der Patient ist bei Bewusstsein.

3 Nennen Sie mindestens drei verschiedene Formen der Lokalanästhesie.

a) Oberflächenanästhesie
b) Infiltrationsanästhesie
c) Intraligamentäre Anästhesie
d) Leitungsanästhesie

4 a) Warum werden den Lokalanästhetika häufig gefäßverengende Substanzen zugesetzt?
b) Nennen Sie zwei Substanzen mit gefäßverengender Wirkung, die den Lokalanästhetika zugesetzt werden.

a) – Der Abtransport des Lokalanästhetikums wird verzögert → die Wirkung des Medikaments bleibt länger erhalten.
– Im Operationsgebiet entsteht eine örtliche Blutleere → sie ermöglicht eine bessere Übersicht über das chirurgische Arbeitsfeld.
b) – Adrenalin
– Noradrenalin

5 Wie äußert sich die Überdosierung eines Lokalanästhetikums beim Patienten?

a) Die Überdosierung des Lokalanästhetikums bewirkt Unruhe, Zittern, Angstzustände, Bradycardie, in schweren Fällen Krämpfe und Atemlähmung.
b) Die Adrenalinüberdosierung äußert sich in auffallender Blässe, kaltem Schweiß, Tachykardie, hohem Blutdruck.

6 In welchen Fällen kommt eine Oberflächenanästhesie zur Anwendung?*

* Seit 1.1.2004 keine Leistung der GKV mehr, d. h., nur noch privat abrechenbar.

a) bei Eingriffen im Mund- und Nasenrachenraum
b) zur Verminderung des Einstichschmerzes bei Injektionen im Mundbereich
c) zur Verhinderung des Würgereflexes bei intraoralen Röntgenaufnahmen
d) beim Entfernen von Zahnstein

7 Oberflächenanästhesie:
a) Wie kann sie durchgeführt werden?
b) Beschreiben Sie die Wirkung.

a) – Aufpinseln
– Aufsprühen
– Einreiben von Salbe
– Vereisung
b) Sie wirkt oberflächlich auf die Schleimhaut und betäubt sie.

8 Erklären Sie folgende Begriffe:
a) Infiltrationsanästhesie,
b) Intraligamentäre Anästhesie,
c) Leitungsanästhesie
d) Intra-ossäre Anästhesie

a) ***Infiltrationsanästhesie:*** Mithilfe einer Injektionsspritze wird das Lokalanästhetikum über eine Kanüle im Behandlungsbereich eingespritzt. Das Anästhetikum dringt in das umgebende Gewebe und auch in den Knochen ein und betäubt dort die feinen Nervenäste.

b) ***Intraligamentäre Anästhesie:*** Über besonders dünne Kanülen werden geringe Mengen eines Lokalanästhetikums zwischen Zahn und Alveolarknochen (unmittelbar am Zahn entlang) eingespritzt. Dies erfolgt unter Druck mithilfe von speziellen Spritzen. Dadurch können einzelne Zähne isoliert betäubt werden, ohne dass das Umfeld dabei wesentlich beeinflusst wird.

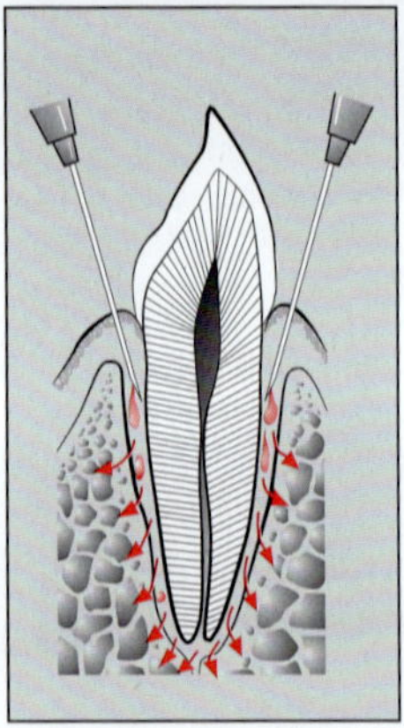

c) ***Leitungsanästhesie:*** Mithilfe der Leitungsanästhesie wird die Erregungsleitung eines ganzen Nervenstrangs blockiert. Dadurch wird das ganze, durch diesen Nervenstrang versorgte Gebiet unempfindlich. Hierzu muss das Anästhetikum in die unmittelbare Nähe des Nervenstrangs injiziert werden. →

▷ Fortsetzung der Antwort ▷

d) ***Intra-ossäre Anästhesie:***
Unter Einbringen einer Führungshülse wird das Lokalanästhetikum direkt in den spongiösen Knochen injiziert. Dadurch wird eine sofortige Betäubung bei geringstem Kreislaufrisiko auch bei entzündeten Geweben erzielt.

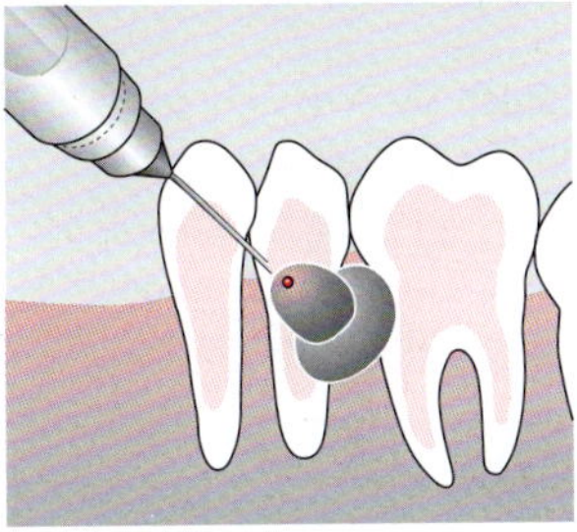

9 Wo wird die Infiltrationsanästhesie angewendet?

Die Infiltrationsanästhesie wird im Oberkiefer- und Unterkiefer-Frontzahnbereich angewendet.

10 Warum ist die Infiltrationsanästhesie schlecht geeignet für eine Betäubung im Unterkiefer-Seitenzahnbereich?

Im Unterkiefer-Seitenzahnbereich ist die Knochenkompakta zu dick. Deshalb kann das Lokalanästhetikum die Zahnnerven nicht erreichen.

11 a) Welche Vorteile bietet die Leitungsanästhesie des Unterkiefers?
b) Nennen Sie die entsprechenden Injektionsstellen im Unterkiefer- und Oberkieferbereich.

a) Mit der Leitungsanästhesie des Unterkiefers kann die gesamte betreffende Unterkieferseite bis zur Mitte der Schneidezähne auf einmal betäubt werden.
b) *Injektionsstellen im Unterkiefer:*
   - Foramen mandibulae (N. alveolaris inferior)
   - Foramen mentale (N. mentalis)

   Injektionsstellen im Oberkiefer:
   - Foramen infraorbitale (N. infraorbitalis)
   - Tuber maxillae (N. maxillaris)

12 Erklären Sie, was man unter einer Injektion versteht.

Eine ***Injektion*** ist die Einspritzung eines flüssigen Medikamentes mittels Spritze und Hohlnadel in das Gewebe oder in die Blutbahn.
Man umgeht mit dieser Methode den Magen-Darm-Trakt
→ parenterale Verabreichung.

13 Zählen Sie zwei gebräuchliche Spritzensysteme auf.

a) Einmalspritzen
b) Zylinderampullenspritzen

14 Beschreiben Sie die abgebildete Zylinderampulle.

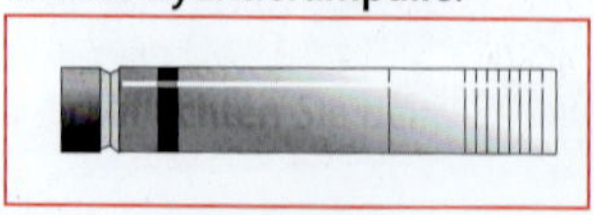

Eine Zylinderampulle (besser bekannt unter dem Handelsnamen Carpule), ist ein Glasbehältnis mit ml-Einteilung (1,8 ml Inhalt), das an beiden Enden durch Gummistopfen verschlossen ist. Der größere Gummistopfen dient als Stempel, der kleinere ermöglicht einer beidseitig angeschliffenen Kanüle den Durchstich.

15 Welchen Vorteil bietet die Zylinderampullenspritze?

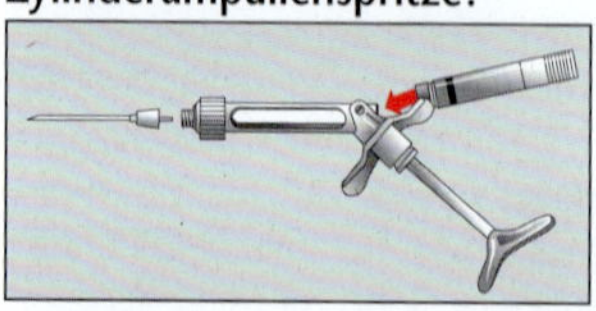

Da die Zylinderampullen direkt in die Zylinderampullenspritze eingelegt werden können, ist ein Aufziehen des Lokalanästhetikums nicht nötig. Dies gewährleistet einen hohen Hygienestandard und spart außerdem Zeit.

16 Worin unterscheidet sich die Kanüle einer Zylinderampullenspritze von einer Kanüle für Einmalspritzen?

Die Kanüle der ***Zylinderampullenspritze*** ist beidseitig angeschliffen und hat in der Mitte ein Gewinde, mit dem sie auf den Konus aufgeschraubt werden kann.

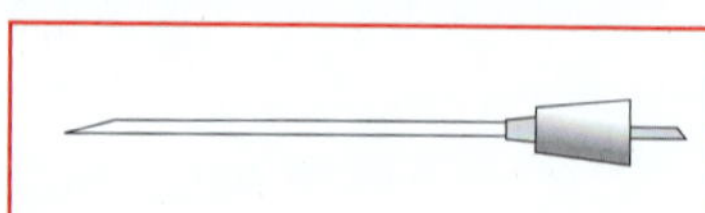

17 Beschreiben Sie das Einlegen der Ampullen bei einer Zylinderampullenspritze.

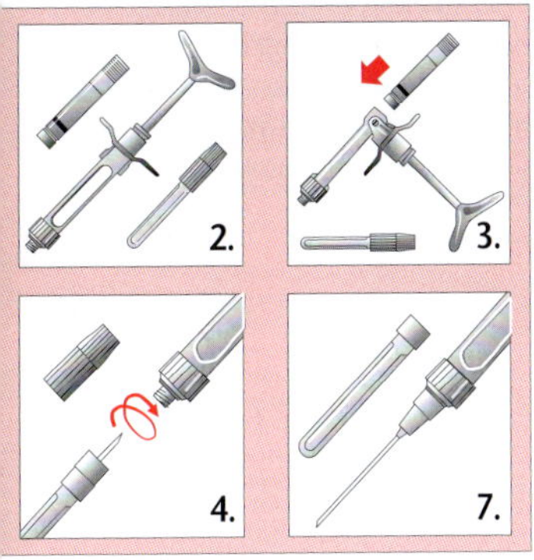

1. Den schmalen Gummistopfen außen desinfizieren
2. den Kolben ganz herausziehen und Kopfteil abklappen
3. die Zylinderampulle mit dem schmalen Gummistopfen voraus in die Spritze einlegen
4. die Spritze wieder schließen
5. den Kolben im größeren Gummistopfen einrasten (dient als Stempel)
6. die Kanüle mit dem kürzeren Ende durch den Konus in die Zylinderampulle einstechen und am Konus festschrauben
7. Zur Injektion: Schutzhülle abziehen und Behandler die Spritze reichen

18 Welcher Zustand wird mit Analgesie bezeichnet?

Die ***Analgesie*** bezeichnet den Zustand der Schmerzlosigkeit, d. h., die Schmerzempfindung wird aufgehoben.

19 Erklären Sie die Anwendung von Hypnose.

Während der ***Hypnose*** führt ein Zahnarzt oder Arzt mit Weiterbildung und der entsprechenden Fähigkeit mittels Suggestion einen schlafähnlichen Zustand herbei. Dadurch werden zahnärztliche Behandlungen, z. B. Extraktionen, ohne weitere Anästhesie ermöglicht.

20 Erklären Sie, was man unter einer Narkose versteht.

Unter ***Narkose*** versteht man eine Allgemeinanästhesie, bei der die Schmerzempfindung ***und*** das Bewusstsein mithilfe eines Narkosemittels für einen bestimmten Zeitraum ausgeschaltet werden. Da hier der Schluckreflex und die Atmung beeinträchtigt werden können, wird dem Patient meist ein Beatmungsschlauch (Tubus) in die Luftröhre eingeführt, über den er beatmet wird. Man spricht hier von einer Intubationsnarkose.

21 Was versteht man unter einer Analgosedierung?

Neben der medikamentösen Schmerzausschaltung *(Analgesie)* mit Hilfe der Lokalanästhesie wird dem Patienten ein Beruhigungsmittel *(Sedativum)* verabreicht. Dies wirkt angstlösend, der Patient fällt in einen Dämmerschlaf, sein Schluckreflex bleibt erhalten und er reagiert noch auf äußere Reize.

22 Patienten mit starker Angst vor dem Zahnarzt wünschen oft eine Vollnarkose. Eine Alternative dazu ist die Analgosedierung. Dabei ist der Patient
a) schmerzfrei,
b) wach,
c) im Tiefschlaf,
d) künstlich beatmet,
e) in einem schlafähnlichen Zustand,
f) auf Anruf reaktionsfähig.
Welche Angaben sind richtig?

a), e) und f)

Praxishygiene organisieren

Mikroorganismen

1 Was versteht man unter Mikroorganismen?

Mikroorganismen sind nur mit dem Mikroskop sichtbare Kleinstlebewesen, z.B. Bakterien, Viren, Pilze, Protozoen, Rickettsien.

2 Welche Bedeutung haben Mikroorganismen?

a) Erhaltung der Umwelt, z.B. Zersetzung (Fäulnis, Gärung, Verwesung) von organischem Material
b) Erhaltung der Gesundheit, z.B. Kolibakterien im Darm
c) Entstehung von Infektionskrankheiten, z.B. Grippe-Viren

3 Nennen Sie die vier Hauptgruppen der Mikroorganismen.

- Bakterien
- Viren
- Pilze
- Protozoen (tierische Einzeller)

4 Ordnen Sie nach dem Größenverhältnis:
- **Pilze,**
- **Viren,**
- **Bakterien,**
- **Erythrozyten (rote Blutkörperchen)**

1. Erythrozyten (am größten)
2. Pilze
3. Bakterien
4. Viren (am kleinsten)

5 Nennen Sie die wichtigsten Merkmale der Bakterien.

Bakterien
- sind einzellige Mikroorganismen.
- haben einen eigenen Stoffwechsel
- vermehren sich durch Zellteilung.
- sind auf geeigneten Nährböden züchtbar.

6 Beschreiben Sie den Aufbau der Bakterien.

Bakterien bestehen
- aus dem *Zellleib,* in dem sich das Erbmaterial ohne Abgrenzung kettenförmig befindet.
- einer *Zellmembran,* die den Zellleib umgibt und für den Stoffwechsel wichtig ist.
- einer *Zellwand,* die dem Bakterium Form und Stabilität gibt.

Zudem sind manche Bakterien noch von einer Kapsel umgeben.

7 Nach der Form unterscheidet man drei Bakterienarten. Nennen Sie diese.

a) Kugelförmige Bakterien (Kokken)
b) stäbchenförmige Bakterien
c) schrauben- oder spiralförmige Bakterien (Spirochäten oder Spirillen)

8 Nennen Sie für jede dieser Bakterienformen drei Beispiele.

a) *Kugelförmig:*
- Streptokokken
- Staphylokokken
- Pneumokokken
- Meningokokken
- Gonokokken

b) *stäbchenförmig:*
- Kolibakterien
- Tuberkelbakterien
- Diphtheriebakterien
- Tetanusclostridien
- Milzbrandbazillen

c) *spiralförmig:*
- Leptospiren
- Spirillen
- Treponemen
- Vibrionen

9 Erklären Sie den Begriff Symbiose.

Bilden Bakterien eine Lebensgemeinschaft mit dem Menschen zum gegenseitigen Nutzen, nennt man das ***Symbiose.***

10 Worin unterscheiden sich die aeroben von den anaeroben Bakterien?

a) Aerobier brauchen Sauerstoff zum Leben.
b) Anaerobier gedeihen nur unter Luftausschluss.

11 Viele Bakterien können Giftstoffe (Toxine) bilden, die für den Menschen gefährlich sein können. Worin unterscheiden sich Exotoxine und Endotoxine?

Exotoxine sind Giftstoffe, die von Bakterien laufend aus dem Zellinnern in die Umgebung abgegeben werden.
Endotoxine sind Giftstoffe, die beim Zerfall der Bakterienwand frei werden.

12 Welche Bakterien können Sporen bilden?

Bazillen und Clostridien

13 Nennen Sie die wichtigsten Merkmale der Viren.

Viren
- sind extrem kleine Mikroorganismen ohne eigene Zellstruktur.
- haben keinen Stoffwechsel.
- brauchen zur Vermehrung lebende Zellen (Wirtszellen), die dabei zugrunde gehen.

14 Beschreiben Sie den Aufbau von Viren.

Viren bestehen aus Nukleinsäuren (DNA – Desoxyribonukleinsäure oder RNA – Ribonukleinsäure). Die Nukleinsäuren sind die Träger der Erbinformationen, die in einer Proteinkapsel (Capsid) liegen. Man bezeichnet sie als unbehüllte Viren. Sind sie von einer Biomembran ummantelt, nennt man sie behüllte Viren.

15 Beschreiben Sie die Stadien der Virusvermehrung.

1. Das Virus lagert an die Zellwand an.
2. Das genetische Material des Virus wird in die Zelle eingeschleust.
3. Die Wirtszelle wird umprogrammiert und bildet neue Viren.
4. Ist die Wirtszelle erschöpft, geht sie zugrunde. Viren werden freigesetzt.

16 Durch welche Methoden lassen sich Viren nachweisen?

- Der direkte Virusnachweis ist nur mit dem Elektronenmikroskop möglich.
- Da Viren lebende Zellen zur Vermehrung brauchen, braucht man zur Züchtung entweder vorbebrütete Hühnereier oder Zellkulturen aus Bindegewebszellen. →

▷ *Fortsetzung der Antwort* ▷

- Der einfachste Nachweis ist der Nachweis von spezifischen Antikörpern im Blut.
- PCR-Test (= Polymerase-Kettenreaktion)
- Antigen-Schnelltest

17 Beschreiben Sie die Vorgänge im Körper, die bei einer Virusinfektion ablaufen.

Viren haften an Zellen des Körpers an, schleusen ihr genetisches Material in die Zelle ein und bewirken, dass die Zellen neue Viren produzieren. Dabei bevorzugt jede Virenart bestimmte Lebewesen und/oder bestimmte Organe. Befallene Zellen aktivieren das Immunsystem. Es kommt zur Antikörperbildung.

18 Welche wesentlichen Unterschiede bestehen zwischen Bakterien und Viren?

a) *Größe:*
   Bakterien sind größer als Viren.
b) *Nachweis:*
   Bakterien z. B. mithilfe des Lichtmikroskops, Viren nur mithilfe des Elektronenmikroskops
c) *Stoffwechsel:*
   Bakterien besitzen einen eigenen Stoffwechsel, Viren haben keinen

19 Beschreiben Sie Pilze.

Pilze gehören zu den Pflanzen.
Sie haben einen Zellkern und wachsen meistens als starke, verzweigte Fäden. Pilze vermehren sich durch Zellteilung und Sporenbildung.

20 Worin besteht der Unterschied zwischen Bakteriensporen und Pilzsporen?

Bakteriensporen sind ***Dauerformen.*** Sie ermöglichen den Bazillen und Clostridien das Überleben auch unter ungünstigen Bedingungen (Hitze, Kälte, Austrocknung).
Pilzsporen sind ***Vermehrungsformen,*** die der Fortpflanzung der Pilze dienen.

21 Wie lautet das Fremdwort für Pilzerkrankungen?

Mykosen

22 Welche Art von Mikroorganismen nennt man Parasiten?

Parasiten sind Lebewesen, die auf Kosten des Wirtsorganismus leben und den Wirtsorganismus schädigen. Darunter fallen alle Krankheitserreger.

23 Was versteht man unter Prionen?

Prionen sind infektiöse Eiweißpartikel ohne Erbsubstanz. Krankhafte Prionen entstehen aus normalen körpereigenen Prionen, indem die normale Faltung des Proteins sich krankhaft verändert. Sie sind äußerst widerstandsfähig gegen Hitze und können durch die üblichen Desinfektionsverfahren nicht zerstört werden.

24 Nennen Sie die zwei wichtigsten Krankheiten, die durch Prionen verursacht werden.

- Die Creutzfeldt-Jakob-Krankheit, eine Hirnerkrankung des Menschen, die zu einer schwammartigen Zersetzung des Hirngewebes führt.
- Der „Rinderwahnsinn", eine Hirnerkrankung der Rinder, die ebenfalls zu einer schwammartigen Zersetzung des Hirngewebes führt.

25 Welche Krankheiten verbergen sich hinter folgenden Abkürzungen?
a) BSE
b) CJD

a) ***B***ovine ***S***pongiforme ***E***nzephalopathie („Rinderwahnsinn")
b) ***C***reutzfeldt ***J***akob ***D***isease (Creutzfeldt-Jakob-Krankheit)

26 a) Was bedeutet der Begriff „apathogen"?
b) Nennen Sie zwei Beispiele für apathogene Mikroorganismen.

a) apathogen = nicht krank machend
b) – Coli-Bakterien (nur im Darm)
   – Hefepilze in der Nahrung

27 a) Erklären Sie den Begriff „pathogen".
b) Nennen Sie zwei Beispiele für pathogene Mikroorganismen.

a) pathogen = krank machend
b) – Aids-Viren
   – Salmonellen
   – Diphtheriebakterien
   – Tetanusclostridien
   – Masern- und Mumpsviren

28 Welche Mikroorganismen bezeichnet man als „fakultativ pathogen"?

Mikroorganismen, die unter bestimmten Umständen krank machen, z. B. Coli-Bakterien in der Blase oder in Wunden.

Infektion und Infektionsübertragung

1 Erläutern Sie den Begriff Infektion.

Infektion:
Eindringen und Vermehrung von Krankheitserregern in einen Organismus

2 Nennen Sie fünf mögliche Erreger von Infektionskrankheiten.

a) Bakterien
b) Viren
c) Pilze
d) Protozoen (einzellige Tiere)
e) Würmer (Helminthen)
f) Gliederfüßer (Arthropoden)

3 Zu welcher Gruppe von pathogenen Mikroorganismen gehören die Erreger folgender Krankheiten?
a) Karies
b) Soor
c) Hepatitis B
d) Wundstarrkrampf
e) Covid-19

a) Bakterien
b) Pilze
c) Viren
d) Clostridien (Sporen bildende Bakterien)
e) Viren

4 Erklären Sie folgende Begriffe:
a) Pathogenität
b) Virulenz

a) ***Pathogenität*** ist die Fähigkeit von Mikroorganismen, Krankheiten hervorzurufen. Nur eine relativ geringe Zahl von Bakterien, Viren, Pilzen und Protozoen sind pathogen (krank machend).
b) ***Virulenz*** bedeutet „Giftigkeit", Ansteckungsfähigkeit eines Erregers. Sie ist abhängig von der Anzahl der Erreger, dem Haftvermögen, der Eindringungskraft, der Vermehrungsfähigkeit und der Fähigkeit zur Toxinbildung.

5 Wovon hängt die Pathogenität (= Fähigkeit, krank zu machen) eines Virus ab?

– von der Art des Erregers
– von der Virulenz des Erregers
– von der Virusmenge →

▷ Fortsetzung der Antwort ▷

- vom Allgemeinzustand des Wirtsorganismus
- vom Immunstatus des Wirtsorganismus

6 Erläutern Sie die Begriffe
a) Kontamination
b) Dekontamination
c) Nichtkontamination

a) Unter ***Kontamination*** versteht man die Verunreinigung von Gegenständen, Räumen, Personen und Lebensmitteln z. B. durch Mikroorganismen, radioaktive Stoffe oder chemische Substanzen.
b) Beseitung der Verunreinigung
c) Vermeidung der Verunreinigung

7 In der Infektionslehre spricht man häufig von einer Infekt- oder Übertragungskette.
a) Was versteht man darunter?
b) Welche Stationen einer Infektkette werden unterschieden?
c) Geben Sie ein Beispiel.

a) Die *Infektkette* beschreibt den Weg und die Art der Übertragung des Infektionserregers von der Infektionsquelle bis zum Wirt.
b) Station 1 → Infektionsquelle = Streuherd krankheitsauslösender Keime
Station 2 → Übertragungsweg ohne Schädigung des Keims
Station 3 → für die Erkrankung sensibler Empfänger
c) *Beispiele von Infektketten:*
  - von Mensch zu Mensch über Tröpfcheninfektion
  - vom Menschen über einen Gegenstand wieder auf den Menschen (Abszesseröffnung – Eitererreger am Skalpell – Assistentin verletzt sich mit dem kontaminierten Skalpell – Wunde entzündet sich)
  - durch Aerosolwolke bei der Behandlung vom Patienten auf Zahnarzt oder Zahnmedizinische Fachangestellte.

8 Nennen Sie mindestens drei Infektionsquellen.

a) infizierter, erkrankter oder ausscheidender Mensch
b) infiziertes, erkranktes oder ausscheidendes Tier →

▷ *Fortsetzung der Antwort* ▷

c) Erreger übertragende Gegenstände und Lebensmittel
d) Erreger übertragende Insekten

9 Nennen Sie häufige Infektionsquellen in der Praxis.

- Hände des Praxispersonals
- Kanülen
- Speichel, Blut
- benutzte Instrumente und Arbeitsmittel
- Arbeitsflächen, die durch Aerosol oder Handberührung kontaminiert sind
- Kühl- und Spülwasser aus Behandlungsgeräten
- Aerosol, das bei der Behandlung entsteht und Gesicht, Haare, Kleidung des Personals und die Umgebung kontaminiert

10 Über welche Eintrittspforten können Erreger in den Körper gelangen?

a) über den Nasen-Rachen-Raum und die Luftwege
b) über den Magen-Darm-Trakt
c) über die unverletzte und verletzte Haut
d) über die Augenbindehäute
e) über die Harnwege
f) über die Vagina

11 Nennen Sie drei verschiedene Möglichkeiten der Infektionsübertragung.

Infektionsübertragung	
Tröpfcheninfektion → *aerogen*	z. B. Anhusten, Anniesen
Kontakt- oder Schmierinfektion	z. B. Geschlechtsverkehr (venerisch), Infektion über kontaminierte Hände des Personals (manuell) oder kontaminierte Gegenstände (Handtücher, Instrumente)
hämatogene Übertragung	z. B. Verletzung an gebrauchtem, blutverschmiertem Instrument, Blutkontakte
Übertragung durch Tiere, die Zwischenträger sind → *parasitär*	z. B. Mückenstiche, Zeckenbisse
Lebensmittelinfektion → alimentär	durch kontaminiertes Trinkwasser oder andere Lebensmittel

12 Erläutern Sie den Unterschied zwischen direkter und indirekter Infektionsübertragung.

Bei der ***direkten Übertragung*** gelangen die Infektionserreger direkt von der Infektionsquelle über die Eintrittspforte in den nächsten Organismus.
Beispiele: Kontaktinfektion, Tröpfcheninfektion
Bei der ***indirekten Übertragung*** gelangen die Infektionserreger über Gegenstände von der Infektionsquelle in den nächsten Organismus.
Beispiele: Schmierinfektion durch verunreinigte Instrumente

13 Im Behandlungsraum wurde ein Eiterherd eröffnet. Beim Versorgen der dabei benutzten Instrumente verletzen Sie sich an einem spitzen Instrument. Nach einigen Tagen bildet sich an dieser Wunde eine eitrige Entzündung.
a) Welche Infektionsart liegt vor?
b) Um welche Übertragungsart handelt es sich?
c) Beschreiben Sie den Übertragungsweg.

a) Schmierinfektion
b) indirekte Übertragung
c) *Infektionsquelle* (Eiterherd) → *Austrittspforte* (eröffneter Eiterherd) → *Überträger* (Instrument) → *Eintrittspforte* (Wunde der ZFA) → *neuer Keimträger* (ZFA)

14 Ihre Kollegin ist stark erkältet und hustet Sie unbeabsichtigt aus nächster Nähe an. Am nächsten Tag stellen Sie bei sich die gleichen Erkältungszeichen fest.
a) Welche Infektionsart liegt vor?
b) Um welche Übertragungsart handelt es sich?
c) Beschreiben Sie den Übertragungsweg.

a) Tröpfcheninfektion
b) direkte Übertragung
c) *Infektionsquelle* (Kollegin) → *Austrittspforte* (Atemwege der Kollegin [Tröpfchen]) → *Eintrittspforte* (Atemwege, Augenbindehäute der ZFA) → *neuer Keimträger* (ZFA)

15 Was versteht man unter Inkubationszeit?

Die ***Inkubationszeit*** ist die Zeit zwischen der Infektion und dem Auftreten erster Krankheitserscheinungen.

16 Welche Patientengruppen gelten in der Praxis als Patienten mit erhöhtem Infektionsrisiko?

- Schwangere
- Altersgeschwächte Patienten
- Patienten mit Stoffwechselstörungen (z. B. Diabetiker, Lebererkrankte)
- Krebspatienten
- Patienten mit geschwächtem Immunsystem (z. B. Patienten nach Transplantationen, HIV-Erkrankte)

17 Die Infektionsepidemiologie beschäftigt sich mit den Ursachen, Folgen und der Verbreitung von Infektionskrankheiten. Erklären Sie die Begriffe.
a) Epidemie
b) Pandemie
c) Inzidenz

a) Tritt eine Krankheit in einem zeitlich und örtlich begrenzten Rahmen auf, spricht man von einer Epidemie.
b) Im Gegensatz zu einer Epidemie betrifft eine Pandemie die gesamte Welt, das heißt, sie ist nicht örtlich begrenzt, sondern länder- und kontinentübergreifend.
c) Die Inzidenz bezeichnet die Anzahl von Neuerkrankungen in einer Bevölkerung innerhalb eines bestimmten Zeitraums. Ein Beispiel ist die 7-Tage-Inzidenz der Erkrankung COVID-19.

Persönliche Hygiene

1 Nach den Hygienerichtlinien des RKI gelten für das Praxispersonal besondere Vorschriften hinsichtlich der persönlichen Hygiene. Zählen Sie die wichtigsten auf.

- Kein Tragen von Schmuck an Fingern und Unterarmen.
- Fingernägel dürfen die Fingerkuppen nicht überragen, sie sollen unlackiert und rund geschnitten sein.
- Haare, die beim Arbeiten ins Gesicht fallen, müssen zusammengebunden und am Kopf anliegend festgesteckt werden.
- Schutzkleidung soll in der Praxis oder durch eine Wäscherei gewaschen werden.

2 Warum dürfen ZFA keine lackierten und verlängerten Fingernägel tragen?

- Künstlich verlängerte Fingernägel können zu einer Perforation der medizinischen Einmalschutzhandschuhe und sonstiger Schutzhandschuhe führen und stellen somit ein Infektionsrisiko dar.
- Nagellack auf Fingernägeln kann rissig werden. In diese Risse können Keime eindringen.

3 Ihre Kollegin fragt Sie, ob sie sich am Nasenflügel piercen lassen sollte. Welche Empfehlung geben Sie ihr?

Piercings im Gesichtsbereich (v. a. im Nasen-, Lippen- und Augenbereich) befinden sich im unmittelbaren Kontaktbereich von Schutzbrille und Mund-Nasen-Schutzmaske und sind damit als hygienisch äußerst problematisch anzusehen, deshalb ist vom Piercen im Gesichtsbereich abzuraten.

4 Ein Patient fragt Sie, wie er sein Immunsystem stärken kann. Geben Sie ihm Tipps.

- gesund essen
- ausreichend schlafen
- Bewegung an der frischen Luft
- Psychohygiene → Lachen, positives Denken, Angst loslassen
- Kneippgüsse, Sauna

5 Welche einfachen Hygienemaßnahmen helfen im Alltag, Infektionen zu vermeiden?

- Hände häufig und gründlich waschen
- Abstand zu anderen Menschen halten
- Husten und Niesen in die Ellenbeuge
- bei größeren Menschenansammlungen in Räumen Maske tragen
- kein Kontakt zu Menschen mit Erkältungssymptomen
- geschlossene Räume häufig lüften

Hygienekette (Desinfektion, Sterilisation)

1 Erklären Sie den „Grundsatz der Nichtkontamination".

Hygienemaßnahmen sollen nicht erst ergriffen werden, wenn Kontamination schon stattgefunden hat, sondern durch vorausschauendes Arbeiten soll Kontamination grundsätzlich vermieden werden, z. B. durch →

▷ *Fortsetzung der Antwort* ▷

- sorgfältige Planung der Behandlung
- Bereitlegen der notwendigen Instrumente vor der Behandlung, damit während der Behandlung nicht in Schubladen gegriffen werden muss
- wirkungsvolle Absaugtechnik, um Aerosolwolke zu verringern
- Kofferdamanwendung
- sofortige Wiederaufbereitung der Instrumente nach der Behandlung
- unfallsichere Abfallentsorgung

2 Worin besteht der Unterschied zwischen Arbeitskleidung und Schutzkleidung?

Arbeitskleidung wird anstelle oder in Ergänzung der Privatkleidung bei der Arbeit getragen. Sie hat keine spezielle Schutzfunktion.

Schutzkleidung schützt den Träger vor schädlichen Einwirkungen bei der Arbeit, in der Zahnarztpraxis insbesondere vor der Kontamination (Verunreinigung) mit Krankheitserregern.

3 Hinsichtlich der Schutzkleidung hat die Berufsgenossenschaft für Gesundheitsdienst und Wohlfahrtspflege in den Unfallverhütungsvorschriften klare Regeln erlassen. Nennen Sie diese.

Schutzkleidung muss vom Praxisbetreiber in ausreichender Stückzahl zur Verfügung gestellt werden, dazu gehören

a) für die Behandlungsassistenz
   - vorne geschlossene Kittel (möglichst Hosenanzüge)
   - *dünnwandige*, flüssigkeitsdichte, allergenarme Handschuhe
   - Augen- und Gesichtsschutz

b) für Reinigungs- und Desinfektionsarbeiten
   - *feste*, flüssigkeitsdichte, allergenarme Handschuhe (ggf. mit verlängertem Schaft)
   - flüssigkeitsdichte Schürzen, wenn Gefahr besteht, dass die Kleidung durchnässt wird.
   - Baumwoll-Unterziehhandschuhe für Tätigkeiten mit längerer Tragezeit →

▷ *Fortsetzung der Antwort* ▷

Der Zahnarzt hat für die Desinfektion, Reinigung und Instandhaltung der Schutzkleidung zu sorgen.

4 Infektionen in der Praxis werden häufig durch das Personal übertragen. Nennen Sie drei Beispiele, wodurch Infektionen durch Praxisangehörige übertragen werden können.

a) Hauptüberträger sind die Hände duch mangelnde Hygiene
b) Tragen von Schmuck (Uhren, Ringe, Armbänder)
c) unsachgemäße Kleidung
d) offene Haare

5 Wie können Infektketten unterbrochen werden?

Infektketten können unterbrochen werden durch
a) geeignete Schutzkleidung (inkl. Handschuhe, Mundschutz, Schutzbrille)
b) Desinfektion und Sterilisation
c) Medikamentöse Behandlung (Antibiotika)
d) Immunisierung (Impfungen)

6 Erläutern Sie folgende Begriffe:
a) Antisepsis
b) Asepsis

a) ***Antisepsis:***
Hemmung und Vernichtung von Wundinfektionserregern in der Wunde mit chemischen Mitteln.
b) ***Asepsis:***
Durch entsprechende Maßnahmen erreichte Keimfreiheit aller Gegenstände, die mit Wunden in Berührung kommen (z. B. Instrumente, Verbandstoffe u. a.).

7 Worin besteht der Unterschied zwischen Desinfektion und Sterilisation?

a) ***Desinfektion:***
Abtötung, Inaktivierung oder Entfernung aller *krank machenden* Mikroorganismen.
b) ***Sterilisation:***
Abtötung oder Entfernung aller *krank machenden* und *nicht krank machenden* Mikroorganismen.

8 Nennen Sie Beispiele für physikalische und chemische Desinfektionsverfahren.

a) ***physikalische Desinfektionsverfahren:***
   - Abflammen
   - Kochen
   - Verbrennen
   - Thermodesinfektion in Reinigungs- und Desinfektionsautomaten

b) ***chemische Desinfektionsverfahren:***
   - Aufsprühen
   - Auftragen
   - Abwaschen mit chemischen Desinfektionslösungen

9 Nennen Sie vier wesentliche Wirkstoffe, die in chemischen Desinfektionsmitteln enthalten sind.

a) Alkohole (vor allem Ethanol)
b) Phenole
c) Aldehyde (z. B. Formaldehyd)
d) Halogene (z. B. Jod, Chlor)
e) Farbstoffe
f) Oxidationsmittel (z. B. Wasserstoffperoxid)

**10 Desinfektionsmittel wirken unter anderem bakterizid, bakteriostatisch, fungizid und viruzid.
Erläutern Sie, was damit gemeint ist.**

a) *bakterizid:* Bakterien werden abgetötet
b) *bakteriostatisch:* Bakterien werden in ihrem Wachstum gehemmt
c) *fungizid:* Pilze werden abgetötet
d) *viruzid:* Viren werden inaktiviert

11 Wie wirkt die chemische Desinfektion?

Die chemischen Substanzen in den Desinfektionsmitteln bewirken u. a.:
- Störungen des Wachstums der Mikroorganismen
- Hemmung von Zellenzymen
- Zerstörung der Zellmembran mit Austritt des Zytoplasmas (Zellleibes)
- die Gerinnung des Zytoplasmas

12 Welche vier Anforderungen muss ein Desinfektionsmittel mindestens erfüllen?

a) Rascher Wirkungseintritt
b) Unschädlichkeit für den Menschen
c) breites Wirkungsspektrum
d) Haltbarkeit

13 Warum ist die Wischdesinfektion der Sprühdesinfektion vorzuziehen?

Bei der Sprühdesinfektion werden Aerosole erzeugt, die eingeatmet werden und Atemwegserkrankungen und allergische Reaktionen hervorrufen können. Außerdem wird bei der Wischdesinfektion die behandelte Fläche zusätzlich mechanisch gereinigt.

14 Flächendesinfektion
a) Welche Flächen müssen nach jeder Behandlung desinfiziert werden?
b) Wie muss die Flächendesinfektion erfolgen?

a) Alle durch die Aerosolwolke kontaminierten Flächen und alle durch Kontakt kontaminierten Flächen.
b)
- Für kleinere Flächen verwendet man entweder Desinfektionsmittel getränkte Tücher aus dem Spender oder man sprüht Desinfektionsmittel aus der Sprühflasche auf ein Papiertuch und wischt damit die Flächen ab.
- Nur die schwer zugänglichen Stellen werden aus ca. 30 cm Entfernung mit einem Sprühdesinfektionsmittel eingesprüht.
- Flächen vollständig benetzen
- Einwirkzeit einhalten
- Trocknen lassen

15 Wo wird die Desinfektion in der Praxis angewendet?

a) Haut und Hände
b) Instrumente und Geräte
c) Flächen und Inventar
d) Desinfektion von Ausscheidungen
e) Wäschedesinfektion

16 Weshalb darf die Zahnmedizinische Fachangestellte nicht nach der sogenannten „Schussmethode" Desinfektionsmittel verdünnen?

a) Wird zu schwach dosiert, werden die Keime nicht abgetötet.
b) Wird zu stark dosiert, dann
- leiden die Instrumente
- wird die Desinfektion zu teuer

17 Erläutern Sie, was man unter dem „Seifenfehler" versteht.

Hierunter versteht man den Wirkungsverlust eines Desinfektionsmittels bei Zugabe von Seife oder anderen Reinigungsmitteln.

18 Die Händehygiene ist eine der wichtigsten Maßnahmen in der Zahnarztpraxis.
a) Wann sollte die Zahnmedizinische Fachangestellte ihre Hände waschen?
b) Wie sind die Hände zu waschen?

a)
- vor Arbeitsbeginn und nach Arbeitsende
- bei sichtbaren Verschmutzungen
- nach dem Toilettengang
- nach dem Naseputzen
- vor dem Essen

b) Die Hände sind mit Waschlotion aus einem Wandspender unter fließendem Wasser bis über die Handgelenke zu waschen und mit Einmalhandtüchern zu trocknen.

19 Wann ist eine hygienische Händedesinfektion notwendig?

- vor jeder Behandlung
- bei Behandlungsunterbrechung
- bei Handschuhwechsel
- nach Behandlungsende

auch wenn Handschuhe getragen werden bzw. getragen wurden.

20 Wann ist eine chirurgische Händedesinfektion erforderlich?

Eine chirurgische Händedesinfektion ist erforderlich vor dem Anlegen steriler Handschuhe

- bei ***umfangreichen*** chirurgischen Eingriffen
- und bei allen chirurgischen Eingriffen bei Patienten mit ***erhöhtem Infektionsrisiko***

21 Schildern Sie die Vorgehensweise bei
a) der hygienischen Händedesinfektion
b) der chirurgischen Händedesinfektion

a) ***hygienische Händedesinfektion:***
- Desinfektionsmittel (Menge wird vom Spender dosiert) über die trockenen Hände verteilen und gründlich einreihen.
- Dabei Innen- und Außenflächen der Hände einschließlich Handgelenk sowie die Flächen zwischen den Fingern und Daumen sorgfältig benetzen.
- Besonders sorgfältig müssen Fingerkuppen und Nagelfalze desinfiziert werden. →

▷ *Fortsetzung der Antwort* ▷

- Während der Einwirkzeit (in der Regel 30 Sekunden, Herstellerangaben beachten) müssen die Hände mit dem Desinfektionsmittel feucht gehalten werden.
- Wenn Hände verschmutzt sind, anschließend Hände waschen.

b) ***chirurgische Händedesinfektion:***
- Hände und Unterarme mit einer Waschlotion aus einem Wandspender gründlich waschen und mit einem Einmalhandtuch vorsichtig trocknen.
- Anschließend die trockenen Hände und Unterarme mit einem Desinfektionsmittel aus einem geeigneten Spender drei Minuten lang (Herstellerangaben beachten) einreiben.
- Während der drei Minuten müssen die Hände mit Desinfektionsmittel feucht gehalten werden.
- Folgen mehrere Operationen hintereinander, müssen die Hände zwischen den Operationen beim Handschuhwechsel desinfiziert werden. Dauern Eingriffe länger als eine Stunde bzw. liegt eine erhöhte Kontaminationsgefahr vor, müssen sie zusätzlich gewaschen werden.

22 Begründen Sie, warum die Handpflege der Zahnmedizinischen Fachangestellten unerlässlich ist.

Durch das häufige Händewaschen und -desinfizieren ist die Haut einer großen Belastung ausgesetzt. Da kleinste Risse und Wunden immer ein Infektionsrisiko darstellen und sich nicht gepflegte Haut nicht sicher desinfizieren lässt, muss die Haut gepflegt werden.

23 Was beachten Sie bei der Handpflege?

Die Hautpflege soll in den Arbeitspausen und nach der Arbeit durchgeführt werden, da manche Pflegemittel die →

▷ *Fortsetzung der Antwort* ▷

Wirkung der alkoholischen Hautdesinfektionsmittel beeinträchtigen können. Das Pflegemittel soll nicht aus einem Gemeinschaftsbehälter, sondern aus einem Direktspender oder aus einer persönlichen Tube entnommen werden.

24 Schutzhandschuhe

a) Erklären Sie, wann Schutzhandschuhe getragen werden müssen.

b) Was ist beim Tragen von Schutzhandschuhen zu beachten?

a) Schutzhandschuhe müssen getragen werden
- bei Infektionsgefährdung
- bei Kontakt mit Körperflüssigkeiten oder Sekreten (auch wenn diese sich auf Oberflächen oder Instrumenten befinden)
- bei Verletzungen an den Händen
- wenn der Zahnarzt oder die Fachangestellte selbst Ausscheider von Krankheitserregern sind
- bei Entsorgungs- und Reinigungsmaßnahmen

b)
- Schutzhandschuhe müssen nach jedem Patienten gewechselt werden
- bestand nur Speichelkontakt, dürfen Handschuhe weiterverwendet werden, wenn das Handschuhmaterial Waschen, Trocknen und Desinfizieren aushält und keine Perforationen bestehen (meist nicht erkennbar)
- Handschuhe müssen allergenarm sein (ungepudert, proteinarm)
- für chirurgische Eingriffe müssen die Handschuhe steril sein, ebenso bei Patienten mit erhöhtem Infektionsrisiko
- für Reinigungs- und Entsorgungsarbeiten müssen die Handschuhe gegen Reinigungsmittel beständig und durchstichfest sein

25 Im Behandlungsraum liegen nach der Behandlung eines Patienten noch mehrere Instrumente, die nicht benutzt wurden. Darf die Zahnmedizinische Fachangestellte diese wieder aufräumen?

Nein, alle im Behandlungsbereich liegenden Instrumente gelten als kontaminiert, auch wenn sie nicht benutzt wurden. Sie müssen deshalb wie die benutzten Instrumente wieder komplett aufbereitet werden.

26 Was ist beim Umgang mit kontaminierten Instrumenten zu beachten?

Kontaminierte Instrumente dürfen nur mit Schutzhandschuhen und/oder geeigneten Hilfsmitteln (Pinzette) angefasst werden. Sie müssen sorgfältig, z. B. auf Trays oder in Instrumentenkassetten abgelegt werden und schnellstmöglich zur Desinfektion und Reinigung in den Instrumentenaufbereitungsbereich gebracht werden.

27 Nach dem Gefährdungspotenzial werden Medizinprodukte in unterschiedliche Gruppen unterteilt. Nennen und erläutern Sie diese.

- *Unkritische Medizinprodukte*
  → kommen nur mit intakter Haut in Berührung, z. B. extraorale Teile des Gesichtsbogens, Kofferdamlochzangen
- *Semikritische Medizinprodukte*
  → kommen mit Schleimhaut oder krankhaft veränderter Haut in Berührung, z. B. Mundspiegel, zahnärztliche Sonde
- *Kritische Medizinprodukte*
  → durchdringen Haut oder Schleimhaut, z. B. Skalpell, scharfer Löffel

28 Bei den semikritischen Medizinprodukten unterscheidet man semikritisch A und semikritisch B. Worin liegt der Unterschied?

- *semikritisch k.* stellen keine besonderen Anforderungen an die Aufbereitung, z. B. Mundspiegel
- *semikritisch B:* stellen erhöhte Anforderungen an die Aufbereitung, Übertragungsinstrumente für allgemeine Behandlung

29 Bei den kritischen Medizinprodukten unterscheidet man kritisch A, kritisch B kritisch C. Was versteht man darunter?

- *kritisch A:* stellen keine besondere Anforderungen an die Aufbereitung, z. B. Wundhaken
- *kritisch B:* stellen erhöhte Anforderungen an die Aufbereitung z. B. Übertragungsinstrument für chirurgische Behandlung
- *kritisch* C: stellen besonders hohe Anforderungen an die Aufbereitung (sind für die Zahnarztpraxis nicht von Bedeutung)

30 Warum stellen Medizinprodukte der Gruppen semikritisch B, kritisch B und C erhöhte Anforderungen an die Aufbereitung?

Diesen Medizinprodukten ist die Effektivität der Reinigung nicht unmittelbar anzusehen, da sie z. B. enge Hohlräume oder schwer zugängliche Teile haben, die nicht einsehbar sind.

31 Instrumente können durch zwei unterschiedliche Verfahren gereinigt und desinfiziert werden. Welche sind das?

- *das manuelle Verfahren* → die Instrumente werden in eine geeignete Reinigungs- und Desinfektionslösung eingelegt und anschließend von Hand gereinigt oder in einem Ultraschallreinigungsgerät mit desinfizierender Lösung gleichzeitig gereinigt und desinfiziert
- *das maschinelle Verfahren* → Reinigung und Desinfektion erfolgt in einem Reinigungs- und Desinfektionsautomaten (z. B. Thermodesinfektor)

32 Instrumentendesinfektion:
a) Wann müssen Instrumente desinfiziert werden?
b) Worauf muss bei der manuellen Instrumentendesinfektion geachtet werden?
c) Welches Gerät erleichtert diese Arbeit und wie wirkt es?

a) sofort nach Gebrauch
b) – Schürze, Schutzhandschuhe, Schutzbrille anlegen
 – grobe Verunreinigungen mit Zellstoff vorsichtig entfernen
 – zerlegbare Instrumente auseinandernehmen
 – Bohr- und Schleifinstrumente werden extra in gebrauchsfertige Bohrerbäder eingelegt →

▷ *Fortsetzung der Antwort* ▷

- Instrumente blasenfrei in eine reinigende Desinfektionslösung einlegen; darauf achten, dass sie innen und außen vollständig von der Lösung bedeckt sind (Einwirkzeit ca. 1 Stunde, Herstellerangaben beachten)
- anschließend Instrumente gründlich mit Wasser abspülen
- wenn nötig, sorgfältig reinigen (nachgereinigte Instrumente müssen noch einmal desinfiziert werden!)
- Instrumente abtrocknen (mit Einmalhandtüchern oder Druckluftpistole)
- auf Sauberkeit und Funktionstüchtigkeit prüfen und ggf. sterilisieren
- Desinfektionslösung muss täglich gewechselt werden

c) *Ultraschallreinigungsgerät:* Es reinigt ins Wasserbad eingelegte Instrumente durch Ultraschall. Zusätzlich desinfiziert es, wenn dem Wasserbad ein geeignetes Desinfektionsmittel zugesetzt wird.

33 Wie wirken Reinigungs- und Desinfektionsautomaten?

Sie reinigen wie eine Spülmaschine. Die Desinfektion erfolgt durch Wärme, indem die Wassertemperatur während des Reinigungs- und Spülvorgangs für eine bestimmte Zeit auf 93 °C erhitzt wird.

34 Worauf achten Sie bei der maschinellen Instrumentendesinfektion?

- Instrumente sofort in den Reinigungs- und Desinfektionsautomaten einsortieren
- Instrumente müssen bis 93 °C thermostabil und korrosionsbeständig sein.
- Instrumente müssen in spezielle Halterungen, Körbe und Siebeinsätze eingeordnet werden, sodass sie sich nicht gegenseitig beschädigen und eine optimale Reinigung gewährleistet ist. →

▷ *Fortsetzung der Antwort* ▷

- Siebschalen dürfen nicht überladen, Gelenkinstrumente müssen geöffnet werden.
- Spülschatten müssen durch eine spezielle Einordnung der Schalen und Körbe vermieden werden.
- Reiniger korrekt dosieren.
- Trocknung durch Öffnen der Gerätetür sofort nach Abschluss des Programms beschleunigen, gegebenenfalls noch mit Druckluftpistole nachtrocknen.
- Instrumente entnehmen, auf Sauberkeit und Funktionstüchtigkeit prüfen und, wenn notwendig, sterilisieren.

35 Welches Verfahren sollte bevorzugt angewendet werden, das manuelle oder das maschinelle Verfahren der Reinigung und Desinfektion von Instrumenten?

Das maschinelle Verfahren ist dem manuellen Verfahren vorzuziehen, da dieses Verfahren am besten standardisiert (damit meint man die Festlegung auf ein bestimmtes Qualitätsniveau) werden kann.

36 Nennen Sie mindestens vier Nachteile des manuellen Reinigungs- und Desinfektionsverfahrens.

- Verfahren ist sehr zeitintensiv
- keine standardisierte Reinigung und Desinfektion
- hoher Wasserverbrauch bei Reinigung unter fließendem Wasser
- höhere Kosten für Desinfektions- und Reinigungsmittel
- Probleme bei der Aufbereitung enger Hohlkörper
- erhöhte Verletzungsgefahr
- Desinfektionserfolg nicht kontrollierbar

37 Auch Hand- und Winkelstücke müssen regelmäßig desinfiziert werden. Worauf ist dabei zu achten?

a) Hand- und Winkelstücke dürfen nicht in Desinfektionslösung eingelegt werden.
b) Sie werden mit einer Desinfektionslösung abgewischt und innen entsprechend den Herstellerangaben gepflegt. →

▷ *Fortsetzung der Antwort* ▷

c) Ein Teil der Hand- und Winkelstücke sowie Turbinen können im Dampfdesinfektor desinfiziert werden (105 °C heißer Wasserdampf, 7–10 min lang).
d) Chirurgische Handstücke werden im Autoklaven sterilisiert.

38 Nennen Sie drei Fehler, die zum Misserfolg einer chemischen Desinfektion führen können.

a) Falsche Konzentration der Desinfektionslösung
b) falsche Temperatur (bei hohen Temperaturen verdampft das Desinfektionsmittel)
c) zu kurze Einwirkzeit (Einwirkzeit und Konzentration bedingen sich gegenseitig:
   - niedere Konzentration → lange Einwirkzeit
   - hohe Konzentration → kurze Einwirkzeit)

39 Sie sollen 5 Liter einer 1,5 %igen Desinfektionslösung herstellen. Wie viel Desinfektionsmittel, wie viel Wasser benötigen Sie?

$$\frac{5000\text{ ml} \times 1{,}5}{100} = 75\text{ ml}$$ Desinfektionslösung

75 ml Desinfektionslösung werden mit 4925 ml Wasser auf 5 Liter Lösung aufgefüllt.

40 Wann und wie erfolgt die Flächendesinfektion?

Behandlungsbereich:
- alle patientennahen Oberflächen, die durch Kontakt oder Aerosol kontaminiert sind müssen ***nach jeder Behandlung*** desinfiziert und gereinigt werden
- bei sichtbaren Verschmutzungen patientenferner Flächen mit Blut, Speichel oder Eiter müssen diese Flächen gereinigt und desinfiziert werden
- die Flächen müssen mit einem desinfektionsmittelhaltigen Tuch zum einmaligen Gebrauch abgewischt werden (eine Sprühdesinfektion ist unzulässig) →

▷ *Fortsetzung der Antwort* ▷

- alle Arbeitsflächen müssen ***nach Arbeitsende*** desinfiziert werden

Röntgenbereich:

- Kontaminierte Teile der Röntgeneinrichtung müssen nach jedem Patienten desinfiziert werden

Fußböden:

- Im Allgemeinen genügt eine Feuchtreinigung ohne Zusatz von Desinfektionsmitteln am Ende des Arbeitstages
- Eine gezielte Desinfektion ist notwendig, wenn eine sichtbare Verunreinigung mit Blut, Speichel oder anderen infektiösen Sekreten vorliegt

41 Was ist bei der Flächendesinfektion grundsätzlich zu beachten?

- keine Sprühdesinfektion
- Schutzhandschuhe tragen
- Wischdesinfektion durchführen entweder mit Desinfektionsmittel getränkten Einmaltüchern oder mit einer angesetzten Desinfektionslösung
- Dosierung beachten
- Einwirkzeit einhalten
- Räume gut lüften

42 Man unterscheidet physikalische und chemische Sterilisationsmethoden. Nennen Sie diese und geben Sie je ein Beispiel.

a) ***physikalische Sterilisationsmethoden:***
   - Einwirkung von trockener Hitze → Heißluftsterilisation (sollte heute in der Praxis nicht mehr angewendet werden)
   - Einwirkung von feuchter Hitze unter Druck (= gespannter Dampf) → Dampfsterilisation
   - Einwirkung von ionisierenden Strahlen → Strahlensterilisation

b) ***chemische Sterilisationsmethoden:***
   - Einwirkung von chemischen Lösungen und Gasen → Kaltsterilisation

43 Sterilisatoren werden nach ihrer Eignung in unterschiedliche Typen eingeteilt. Nennen und erklären Sie diese.

Typ N-Sterilisatoren: sind ältere Modelle, sie haben noch keine Vakuumpumpe und die Entlüftung erfolgt durch die Verdrängung mit Dampf. Sie sind für die Zahnarztpraxis nicht geeignet, da damit nur massive, unverpackte Instrumente sterilisiert werden dürfen.

Typ B-Sterilisatoren: Hier wird die Entlüftung durch ein wiederholtes Vakuum mit nachströmendem Dampf erreicht. Damit wird gewährleistet, dass der Dampf selbst in engste Hohlräume eindringen kann und die Luft verdrängt. Diese Sterilisatoren sind auch für Medizinprodukte der Risikoklasse kritisch B geeignet, da sie Geräte mit besonderen Anforderungen, z. B. Hand- und Winkelstücke zuverlässig sterilisieren.

Typ S-Sterilisatoren: Liegen bei der Entlüftung zwischen den Typ N und Typ B-Sterilisatoren. Häufig haben sie kein Vakuum, sondern die Luft wird durch den mehrfach mit Überdruck einströmenden Dampf verdrängt. Sie eignen sich für alle Medizinprodukte einschließlich kritisch A, auch wenn sie verpackt sind wie z. B. Hebel, Wundhaken.

44 Begründen Sie, warum Heißluftsterilisatoren für die Zahnarztpraxis ungeeignet sind.

Die Heißluftsterilisation ist unsicher, weil
- die Wärmeübertragung auf das Sterilgut relativ langsam erfolgt,
- die Gefahr von Kälteinseln im Sterilisator besteht,
- die Sterilisation auch von der Art der Beschickung des Sterilisators abhängig ist,
- eine Validierung des Verfahrens nicht möglich ist.

45 Erklären Sie folgende Begriffe
a) Standardisierung
b) Validierung

a) *Standardisierung:* Festlegung auf ein bestimmtes Qualitätsniveau
b) *Validierung:* Es wird mit einem Nachweis bestätigt, dass unter den angegebenen Bedingungen das beabsichtigte Ergebnis erzielt wird, d. h., ein sterilisiertes Instrument ist wirklich keimfrei

46 Erläutern Sie, aus welchen Zeiten sich die Betriebszeit eines Dampfsterilisators zusammensetzt.

Die Betriebszeit des Dampfsterilisators setzt sich zusammen aus der

1. *Anheizzeit:* Zeit, bis zum Erreichen der Siedetemperatur von 100 °C.
2. *Entlüftungszeit:* Zeit, bis die Luft vollständig aus dem Gerät entfernt ist.
3. *Steigzeit:* Zeit, in der Dampfdruck und Dampftemperatur bis zur gewünschten Betriebstemperatur steigen.
4. *Ausgleichszeit:* Zeit, bis die Solltemperatur überall im Sterilgut erreicht wird.
5. *Einwirkzeit:* Zeit, in der alle Keime abgetötet werden.
6. *Abkühlzeit:* Zeit bis zum Abkühlen auf 60 °C.

47 Dampfsterilisation:
a) Wodurch wird die Sterilisation erreicht?
b) Wie nennt man den Dampfsterilisator?
c) Für welche Materialien ist das Verfahren geeignet?
d) Wie lange muss sterilisiert werden?
e) Worauf muss die Zahnmedizinische Fachangestellte achten?

a) durch gesättigten, gespannten Dampf
b) Autoklav
c) für alle thermostabilen Materialien (außer Fett, Öl, Puder)
d)
- 20 min bei 121-124 °C und 202 kPa
- 5-10 min bei 134-136 °C und 303 kPa

e)
- Trays, Kassetten, Trommeln, Verpackungsmaterial müssen für Dampf durchlässig sein.
- Den Autoklaven sorgfältig beschicken, damit der Dampf überall wirksam werden kann.
- Nur destilliertes Wasser in die Verdampferkammer einfüllen, da Kalkablagerungen die Ventile schädigen.
- Deckel sorgfältig schließen, nicht vorzeitig öffnen → ***Überdruck!***
- vor jedem Sterilisationsvorgang
  - Autoklavenkammer, Türdichtung, Türverriegelung prüfen
  - Wasserqualität, Stromversorgung, Druckerpapier, →

▷ *Fortsetzung der Antwort* ▷

PC-Anschluss kontrollieren
- weitere Geräteüberprüfungen nach Herstellerangaben

48 Beschreiben Sie den Ablauf der Instrumentenwartung.

Unreine Seite

1. Benutzung am Patienten
2. Transport zum Aufbereitungsbereich ← Risikobewertung
3. Abfallbeseitigung
4. Vorreinigung/Zerlegen der Instrumente
5. Reinigung/Desinfektion
6. Spülung/Trocknung
7. Kontrolle → evt. Nachreinigung und erneute Desinfektion

Reine Seite

8. *Funktionsprüfung/Pflege*
9. *Verpackung*
10. *Sterilisation*
11. *Freigabe → bei Störungen erneute Sterilisation*
12. *hygienische Lagerung*

49 Dürfen Auszubildende selbständig Instrumente aufbereiten?

Der Zahnarzt hat dafür zu sorgen, dass die Aufbereitung der Medizinprodukte nur durch Personen erfolgt, die durch ihre Ausbildung und praktische Tätigkeit über die erforderlichen Spezialkenntnisse verfügen. Deshalb dürfen Auszubildende Medizinprodukte nur unter unmittelbarer Aufsicht und Anleitung aufbereiten.

50 Instrumente müssen nach der Aufbereitung freigegeben werden.

a) Unter welchen Voraussetzungen dürfen sie freigegeben werden?

b) Wer ist zur Freigabe von Instrumenten berechtigt?

a) Instrumente dürfen zur erneuten Anwendung oder Lagerung freigegeben werden, wenn der Aufbereitungsprozess korrekt durchlaufen wurde und dies dokumentiert wurde (Sichtprüfung, Kontrolle der Geräteanzeigen und -ausdrucke, Beurteilung des Prozessindikators, Dokumentation im entsprechenden Handbuch) →

▷ *Fortsetzung der Antwort* ▷

b) Zur Freigabe berechtigt sind besonders fachkundige Personen, die vom Zahnarzt benannt werden

51 Unterscheiden Sie
a) Behandlungsindikatoren,
b) Prozessindikatoren,
c) Bioindikatoren.

a) *Behandlungsindikatoren* sind Farbindikatoren, die durch Farbumschlag dokumentieren, dass die erforderliche Betriebstemperatur erreicht wurde. Sie dienen der Unterscheidung von behandelten und unbehandelten Medizinprodukten und sind entweder auf den Sterilpackungen schon aufgedruckt oder können aufgeklebt bzw. beigelegt werden (als selbstklebende Punkte, Datenetiketten, Klebebänder, Einlegestreifen und Container-Etiketten).
b) *Prozessindikatoren* sind Chemoindikatoren, die den ganzen Sterilisationsprozess erfassen können (z. B. Helix-Test). Sie dokumentieren, dass Dampfmenge, Sterilisationstemperatur und -zeit eingehalten wurden.
c) *Bioindikatoren* sind Sporenpäckchen oder -proben, die in den Sterilisator eingelegt werden. Werden alle Sporen abgetötet, beweist dies, dass der Sterilisator korrekt sterilisiert.

52 Sterilverpackungen müssen gekennzeichnet werden. Welche Angaben muss die Kennzeichnung enthalten?

- *Information über den Inhalt, wenn keine Sichtverpackung*
- *Datum der Sterilisation*
- *Ablaufdatum*
- Vorteilhaft ist ein Etikettendrucker. Er druckt alle notwendige Angaben auf kleine Etiketten, die dann auf die Instrumentenverpackung, in das Sterilisationshandbuch und ggf. in die Patientenkarte geklebt werden. →

▷ *Fortsetzung der Antwort* ▷

Personalnummer der freigebenden Person — Sterilisatornummer — Chargennummer

02 1 11
sterilisiert am
07.05.2023
verwendbar bis
07.11.2023

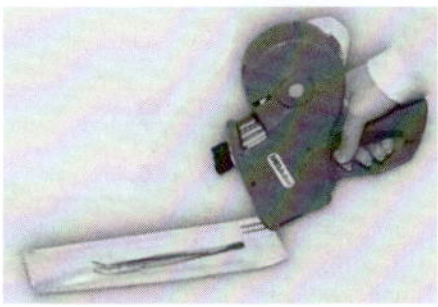
Etikettendrucker

53 Erklären Sie, was man unter einem Helix-Test versteht.

Ein Helix-Test besteht aus einem dünnen aufgerollten Schlauch, der an einem Ende durch eine kleine Kapsel verschlossen ist. In diese Kapsel kann ein Indikatorstreifen eingelegt werden, der durch Farbumschlag anzeigt, dass der Dampf das Innere des Schlauches ausgefüllt hat und die vorgeschriebene Temperatur über den notwendigen Zeitraum gehalten wurde.
Der Helix-Test dokumentiert somit, dass der Sterilisator korrekt arbeitet.

54 Worauf ist bei der Aufbewahrung von Sterilgut zu achten?

Sterilgut bleibt auch verpackt oder im geschlossenen Behälter nur für eine bestimmte Zeit steril, deshalb ist Folgendes zu beachten:

- Die Dauer der Lagerung richtet sich nach Art der Verpackung und dem Lagerungsort.
- Grundsätzlich gilt: trocken, staubfrei, kontaminationssicher lagern
- Im Allgemeinen gelten folgende Lagerzeiten für verpacktes Sterilgut:
  - offene Lagerung max. 48 Std.
  - einfach verpackt im Schrank bis zu 6 Monaten
  - doppelt verpackt im Schrank bis zu 5 Jahren →

▷ *Fortsetzung der Antwort* ▷

– frisch aufbereitetes Sterilgut wird im Schrank hinten einsortiert, damit die länger liegenden Instrumente zuerst herausgenommen werden („first in, first out")

55 Nennen Sie zwei Möglichkeiten, wie Sie kontrollieren können, ob der Sterilisator die notwendige Betriebstemperatur erreicht hat.

a) Stand des Schleppzeigers am Manometer
b) Behandlungsindikatoren (Verpackungsaufdruck oder Klebestreifen)
c) Helix-Test
d) Sporenpäckchen

Nur mithilfe der Sporenpäckchen kann gleichzeitig nachgewiesen werden, dass das Sterilgut nach dem Sterilisationsvorgang auch steril ist.

56 Wie werden Sporenpäckchen angewendet?

Sporenpäckchen müssen halbjährlich mitsterilisiert werden. Sie werden gleichmäßig, vor allem auch an unzugänglichen Stellen zwischen das Sterilisationsgut gelegt und mitsterilisiert. Nach der Sterilisation werden sie an das ausgebende Hygieneinstitut gesandt. Dort wird untersucht, ob noch lebende Sporen vorhanden sind. Ist dies der Fall, muss der Sterilisator überprüft werden.

57 Anja ist noch recht neu in der Praxis und weiß nicht mehr genau, mit welchem Desinfektionsmittel die Instrumentendesinfektion durchgeführt werden soll. Wo kann sie sich informieren?

Im Hygieneplan, dort hat der Zahnarzt alle Aufbereitungsverfahren und -bedingungen schriftlich festgelegt. Der Hygieneplan muss für alle sichtbar ausgehängt werden.

58 Kann der Zahnarzt einen vorgedruckten Hygieneplan verwenden?

Ja, er muss ihn allerdings an die individuellen Gegebenheiten der Praxis anpassen.

59 Worüber gibt der Hygieneplan Auskunft?

Der *Hygieneplan* legt fest, ***was, wie, womit*** hygienisch versorgt, beziehungsweise aufbereitet werden muss, ***wann*** dies zu geschehen hat und ***wer*** dafür zuständig ist.

60 Nennen Sie mindestens vier Bereiche, die im Hygieneplan genauer beschrieben sein müssen.

Im Hygieneplan ist genau beschrieben, wie unter anderem
- Hände,
- Flächen,
- Instrumente,
- Geräte,
- Abformungen,
- kontaminierte Wäsche,
- Chemikalien,
- Absauganlagen,
- Abfälle

behandelt werden müssen, um einen optimalen Hygienestandard zu erreichen.

61 Welche Geräte zählt man zu den wasserführenden Systemen?

- Mehrfunktionsspritzen
- Übertragungsinstrumente
- Geräte zur Entfernung von Zahnbelägen
- Mundglasfüller
- Luft-Wasser-Bläser

62 Welche Keime besiedeln bevorzugt diese Systeme?

- Legionellen → Erreger der sog. Legionärskrankheit
- Pseudomonas aeruginosa → sog. Pfützenkeim, kann vor allem bei immungeschwächten Patienten zu Lungenentzündungen und Wundinfektionen führen.

63 Erklären Sie Ihrer neuen Auszubildenden, wie sie die Besiedelung der Systeme mit diesen Keimen verhindern.

- ***vor Beginn des Arbeitstages*** werden die wasserführenden Systeme ohne aufgesetzte Übertragungsinstrumente zwei Minuten lang gespült
- ***nach jedem Patienten*** werden die benutzten Entnahmestellen 20 Sekunden lang gespült →

▷ *Fortsetzung der Antwort* ▷

- ***am Ende des Arbeitstages*** werden alle Systeme nochmals für 20 Sek. gespült
- in regelmäßigen Abständen ***(mind. 1 × jährlich)*** sollten Wasserproben entnommen und mikrobiell untersucht werden
- bei Neuanschaffungen sollte eine Entkeimungsanlage installiert sein

64 Wie wird sichergestellt, dass die Hygienemaßnahmen in der Praxis ordnungsgemäß durchgeführt werden?

Indem der Zahnarzt
- die verantwortlichen Personen auf dem Hygieneplan schriftlich benennt,
- die Durchführung der Hygienemaßnahmen überwacht,
- regelmäßig sein Personal unterweist, wie die Hygienemaßnahmen durchzuführen sind (Unterweisung muss schriftlich bestätigt werden)

Berufsrelevante Infektionskrankheiten

1 Beschreiben Sie die Phasen, in denen eine Infektionskrankheit abläuft.

a) ***Infektion*** → Erreger dringen in den Körper ein und vermehren sich
b) ***Inkubationszeit*** → Zeit vom Eindringen der Krankheitserreger bis zum Ausbruch der Infektionskrankheit
c) ***Krankheitsphase*** → Auftreten der akuten Krankheitszeichen und Abwehrreaktion des Körpers
d) ***Rekonvaleszens*** → Zeit vom Abklingen der akuten Symptome bis zur vollständigen Gesundung

2 Welche Erkrankung verbirgt sich hinter dem Namen Tuberkulose?

Eine meldepflichtige bakterielle Infektionskrankheit mit chronischem Verlauf. Sie kann alle Organe des Körpers befallen, befällt jedoch meistens zuerst die Lunge.

3 Wie kommt es zur Erkrankung an Tuberkulose (Tbc)?

Durch Tröpfcheninfektion mit dem Bakterium Mycobakterium tuberculosis.

4 Welche Personengruppen sind besonders gefährdet, an Tuberkulose zu erkranken?

- sozial schwache, in schlechten hygienischen Verhältnissen lebende und unterernährte Menschen (deshalb ist die Tuberkulose heute vorwiegend ein Problem der Entwicklungsländer)
- ältere Menschen
- Alkoholkranke
- Abwehrgeschwächte (HIV-Infizierte)

5 Beschreiben Sie kurz den Krankheitsverlauf.

Die mit dem Atemstrom in die Lungen gelangten Bakterien bilden dort einen *Primärherd.* Sie befallen die zugehörigen Lymphknoten und das verbindende Lymphgefäß (= *Primärkomplex).*
Bei guter Abwehrlage kann der Primärherd abheilen. Bei schlechter Abwehrlage jedoch können die Tuberkulosebakterien über den Luftweg, Lymphweg oder Blutweg in den gesamten Körper gestreut werden.

6 Wozu dienen Tine-Test® oder Tubergen-Test®?

Beides sind Multipunktionsstempel, mit deren Hilfe ein Extrakt aus Tuberkelbakterien in die Haut eingebracht wird. Die Reaktion des Körpers zeigt an, ob er sich schon mit Tuberkelbakterien auseinander gesetzt hat.

7 Worin besteht der Unterschied zwischen einer offenen und einer geschlossenen Tuberkulose?

Bei einer offenen Tuberkulose werden Tuberkelbakterien z. B. mit dem Sputum, Stuhl oder Urin ausgeschieden, das Ansteckungsrisiko ist sehr hoch. Bei der geschlossenen Tuberkulose ist dies nicht der Fall.

8 Was versteht man unter einer Hepatitis?

Eine Hepatitis ist eine Leberentzündung.

9 Nennen Sie die Hauptsymptome einer Hepatitis.

a) Ikterus (Gelbsucht)
b) bierbrauner Urin
c) heller Stuhl
d) vergrößerte, evtl. schmerzhafte Leber

10 Häufig wird eine Hepatitis durch Viren verursacht. Welche Formen werden unterschieden?

Es werden die Hepatitisformen A, B, C, D, E, F und G unterschieden, wovon in Deutschland derzeit nur die Formen Hepatitis A, Hepatitis B und Hepatitis C von Bedeutung sind.

11 Hepatitis A

a) Nennen Sie den Krankheitserreger
b) Beschreiben Sie den Hauptübertragungsweg
c) Wie lange dauert die Inkubationszeit?
d) Wie sind die Heilungsaussichten?

a) Hepatitis-A-Virus (HAV)
b) Die Hepatitis A wird überwiegend enteral (= über den Magen-Darm-Kanal) übertragen, entweder fäkal-oral durch Schmierinfektion, verunreinigte Lebensmittel oder Wasser.
c) 2–6 Wochen
d) Die Erkrankung heilt in der Regel in 4–6 Wochen vollkommen aus.

12 Hepatitis B

a) Nennen Sie den Krankheitserreger.
b) Beschreiben Sie den Übertragungsweg.
c) Wie lange dauert die Inkubationszeit?
d) Wie sind die Heilungsaussichten?

a) Hepatitis-B-Virus (HBV)
b) Hepatitis B wird über Körpersekrete wie Blut, Speichel, Samenflüssigkeit bzw. Vaginalsekret übertragen. Die Übertragung erfolgt dementsprechend durch Transfusionen, verunreinigte Spritzenkanülen, Geschlechtsverkehr und von der infizierten Mutter zu ihrem ungeborenen Kind (= perinatal).
c) 1–6 Monate
d) Die Krankheit heilt in der Regel folgenlos ab, jedoch bei ca. 10 % der erwachsenen Erkrankten wird sie chronisch.

13 Worin unterscheiden sich Hepatitis B und Hepatitis C?

Hepatitis B wird von HBV und Hepatitis C von HCV (Hepatitis-C-Virus) verursacht. Der Übertragungsweg ist bei beiden Erkrankungen gleich, jedoch beträgt die Inkubationszeit der Hepatitis C nur 2–10 Wochen gegenüber 1–6 Monaten bei der Hepatitis B. Über die Hälfte (55 %) der Hepatitis-C-Erkrankungen verlaufen chronisch.

14 Nennen Sie gefährdete Personengruppen für die Übertragung von Hepatitis B und C sowie HIV.

Bluterkranke, Dialysepatienten, Drogenabhängige, Personen mit häufig wechselnden Geschlechtspartnern, medizinisches Personal, Personen, die sich in unsauberen Instituten piercen oder tätowieren lassen.

15 Weshalb ist medizinisches Personal besonders gefährdet, an Hepatitis B oder an Aids zu erkranken?

Medizinisches Personal hat häufig Kontakt mit Patientenblut. Beim Aufräumen besteht Verletzungsgefahr und infiziertes Blut kann in den Körper gelangen.

16 Wie können Sie sich vor einer Infektion mit Hepatitis B oder Aids schützen?

a) Tragen von Handschuhen, Mundschutz und Schutzbrille
b) konsequente Desinfektion und Sterilisation aller mit dem Patienten in Kontakt gekommenen Instrumente und Geräte (möglichst Einmalartikel verwenden)
c) Kanülen nicht mehr in die Hülse zurückstecken (Verletzungsgefahr!), sondern nur in speziellen Kanülenboxen entsorgen
d) Impfung gegen Hepatitis B (gegen Aids ist noch keine Impfung möglich)

17 Welche Krankheit versteckt sich hinter der Bezeichnung Aids?

Das erworbene Immundefektsyndrom, eine tödlich verlaufende Immunschwächekrankheit, die durch Infektion mit HIV verursacht wird.

18 Erklären Sie HIV.

Unter HIV versteht man das Human Immunodeficiency Virus, das durch Kontakt mit infizierten Körpersekreten übertragen wird.

19 Nennen Sie Übertragungsmöglichkeiten.

Blut und Sperma sind besonders virushaltig. Entprechend wird die Krankheit übertragen durch:
a) Geschlechtsverkehr (Analverkehr)
b) Bluttransfusionen →

▷ *Fortsetzung der Antwort* ▷

c) verunreinigte Injektionsspritzen und -kanülen
d) Infizierte Schwangere übertragen während der Schwangerschaft, der Geburt oder beim Stillen die Viren auf das Kind.

20 Können Sie sich durch Händeschütteln oder Umarmungen infizieren?

Nein

21 Wie können Sie sich selbst vor einer HIV-Infektion schützen?

a) *beruflich:*
   - Bei Blutkontakten mit Patientenblut grundsätzlich Latexhandschuhe tragen
   - Verletzungen mit benutzten Instrumenten vermeiden
   - Kanülen sofort in dafür vorgesehenen Behälter entsorgen

b) *privat:*
   - kein Geschlechtsverkehr ohne Kondom mit neuen oder untreuen Partnern

22 Ab wann lassen sich im Blut eines Infizierten Antikörper nachweisen?

Ca. drei Wochen bis drei Monate nach der Ansteckung

23 Beschreiben Sie kurz den Verlauf der Krankheit.

Nach der Infektion zerstören die Viren die T-Helferzellen, wodurch sich die Abwehrschwäche entwickelt. Der Zeitraum von der Ansteckung bis zur Entwicklung von Krankheitssymptomen kann Monate bis viele Jahre dauern. Erste Krankheitssymptome sind das Auftreten von Mundsoor, Fieberschüben, länger dauernden Durchfällen, schwerer Gürtelrose und Nervenstörungen sowie die zunehmende Verschlechterung des Allgemeinzustandes. Das Vollbild der Krankheit zeigt sich durch häufige Lungenentzündungen, Befall des ganzen Magen-Darm-Traktes mit Pilzen, Hauttumoren (Kaposi-Sarkom), Schädigung des Gehirns mit Persönlichkeitsveränderungen und Demenz.

24 Beschreiben Sie die Symptome einer Virusgrippe

- plötzlicher Beginn mit einem starken Krankheitsgefühl
- hohes Fieber, u.U. mit Schüttelfrost
- Kopf- und Gliederschmerzen
- zusätzlich oft Hals- und Rachenschmerzen
- sowie Husten und Schnupfen

25 Wie können Sie sich vor einer Virusgrippe schützen?

- tragen von Mund- und Nasenschutz
- jährliche Impfung mit dem aktuellen Grippeimpfstoff

26 COVID-19 ist eine neue Krankheit, die erstmalig 2019 aufgetreten ist.

a) Was versteckt sich hinter dem Begriff COVID-19?

b) Nennen Sie den Erreger der Krankheit.

c) Beschreiben Sie den Übertragungsweg

d) Wie lange dauert die Inkubationszeit.

e) Zählen Sie die häufigsten Symptome auf.

f) Was kennzeichnet schwere Verläufe?

g) Wen betrifft die Erkrankung besonders?

a) COVID-19 ist die Abkürzung für *coronavirus disease 2019*, die Coronavirus-Krankheit-2019

b) COVID-19 wird von dem Coronavirus SARS-CoV-2 *(severe acute respiratory syndrome coronavirus type 2)* verursacht.

c) Hauptsächlich wird die Erkrankung durch Tröpfcheninfektion übertragen. Virushaltige Aerosole, die vom Virusträger beim Atmen, Sprechen, Niesen, Husten, Singen in den Raum abgegeben werden, werden eingeatmet.

d) 4 – 6 Tage (je nach Virusvariante)

e) Husten, Schnupfen, Fieber, Kopf- und Gliederschmerzen, Störung des Geruchs- und/oder des Geschmackssinns, Bauchschmerzen, Erbrechen, Durchfall, Lymphknotenschwellungen.

f) In der zweiten Krankheitswoche kommt es bei schweren Verläufen allmählich zu Kurzatmigkeit und Atemnot infolge einer atypischen Lungenentzündung und im Extremfall zu einem Lungenversagen. Etwa 14 % der Erkrankten müssen dann im Krankenhaus behandelt werden, davon etwa 5 % auf der Intensivstation.

g) Ältere und vorerkrankte Menschen sind besonders von schweren Verläufen betroffen.

27 Wie schützen Sie sich und andere vor einer COVID-19-Infektion?

- mind. 1,50 m Abstand halten zu Verdachtsfällen oder erkrankten Personen
- Mund-Nasenschutz, z. B. OP- oder FFP2-Maske
- Händedesinfektion
- Räume häufig lüften
- Schutzkleidung
- Husten- und Nieshygiene
- Immunisierung
- Bei Erkältungszeichen zuhause bleiben

Postexpositionsprophylaxe

1 Worin besteht die Gefahr, wenn sich eine ZFA eine kleine Stich- oder Schnittwunde zuzieht?

Es können über die Wunden Infektionen übertragen werden, vor allem auch gefährliche Krankheiten wie Hepatitis B (häufig) und HIV (selten).

2 Welche Maßnahmen ergreifen Sie, wenn Sie sich an einem benutzten Instrument verletzt oder sich mit einer Kanüle gestochen haben?

- Wunde oder Stichkanal zum Bluten bringen
- Gründliche Desinfektion
- Wundverband
- Dokumentation der Verletzung mit Datum und Patient ins Unfallbuch
- D-Arzt aufsuchen und Hepatitis B- und HIV-Antikörperstatus ermitteln lassen (Wiederholung nach 6 Wochen und 3-6 Monaten)

3 Eine ZFA sticht sich mit einer Kanüle, die vorher bei einem Patienten mit einer bekannten Hepatitis B-Infektion benutzt wurde. Was kann sie tun?

- Sofort D-Arzt aufsuchen und Hepatitis B- und HIV-Antikörperstatus ermitteln lassen (Wiederholung nach 6 Wochen und 3-6 Monaten)
- Gabe von Hepatitis-B-Passiv-Serum
- Dokumentation mit Datum und Patient im Unfallbuch

4 Wie kann man Infektionen und Verletzungen durch gebrauchte Instrumente und Kanülen vorbeugen?

- Gebrauchte Kanülen nie in Schutzkappen zurückstecken
- Kanülen, sofort in Kanülenabwurfbehälter entsorgen →

▷ *Fortsetzung der Antwort* ▷

- Spitze und scharfe Instrumente (Skalpellklingen, Einmalskalpelle) sofort nach Gebrauch in einen durchstichsicheren Behälter abwerfen
- Impfung gegen Hepatitis B

Immunisierung (Impfungen)

1 Welchem Zweck dienen Impfungen (Immunisierungen)?

Der Vorbeugung (Prävention)

2 Welche Arten von Schutzimpfungen werden unterschieden?

a) *Aktive Immunisierung*
b) *Passive Immunisierung*
c) *Simultanimpfung* (= gleichzeitige Durchführung einer aktiven und einer passiven Immunisierung)
d) *Mehrfachimpfung* (= Impfung mit einem Impfstoff, der die Antikörperbildung gegen mehrere Krankheiten gleichzeitig bewirkt, wie z. B. Masern-Mumps-Röteln-Impfung)

3 Erläutern Sie die Unterschiede zwischen aktiver und passiver Immunisierung hinsichtlich
a) Impfstoff
b) Wirkungseintritt
c) Wirkungsdauer.

Schutzimpfung		
	passiv	**aktiv**
Impfstoff	enthält Antikörper	enthält abgeschwächte, abgetötete Krankheitserreger oder Gifte in unschädlicher Form, Antikörper werden vom Körper selbst gebildet
Wirkungseintritt	sofort	nach mehreren Wochen
Wirkungsdauer	3-4 Wochen	jahre- bis lebenslang

4 Wann wird die Simultanimpfung angewendet und welche Vorteile bietet sie?

a) *Vorteile:*
   - durch passive Immunisierung sofortiger Wirkungseintritt
   - durch aktive Immunisierung lange Wirkungsdauer

b) *Anwendung:*
   bei Verletzungen, wenn noch keine Grundimmunisierung des Patienten gegen Wundstarrkrampf (Tetanus) erfolgt ist

5 Man unterscheidet verschiedene Arten von Impfstoffen. Welche sind das?

- Totimpfstoff
- Lebendimpfstoff
- mRNA-Impfstoff
- Vektorimpfstoff

6 Unterscheiden Sie die Impfstoffe hinsichtlich der verabreichten Stoffe, der Wirkung im Körper, der Wirkungsdauer und gegen welche Krankheiten sie eingesetzt werden.

Impfstoffart	**Totimpfstoff**	**Lebendimpfstoff**	**mRNA-Impfstoff** (BioNTech / Pfizer, Moderna)	**Vektorimpfstoff** (AstraZeneca, Janssen)
verabreicht werden / wird	abgetötete bzw. inaktivierte Erreger	abgeschwächte Erreger	Bauplan für das Spikeprotein des Coronavirus (mRNA) wird mithilfe eines Nanolipidmantels in die Zellen eingebracht.	Bauplan für das Spikeprotein des Coronavirus (DNA) wird mithilfe eines harmlosen Virus (= Vektor) in die Zellen eingebracht.
Wirkung im Körper	Bildung von Antikörpern	Bildung von Antikörpern	Produktion der Spikeproteine in den Zellen, Präsentation dieser an der Zelloberfläche, Bildung von Antikörpern	Produktion der Spikeproteine in den Zellen, Präsentation dieser an der Zelloberfläche, Bildung von Antikörpern →

▷ *Fortsetzung der Antwort* ▷

Wirkungsdauer	10 – 15 Jahre (bis lebenslang)	lebenslang	3 – 6 Monate	3 – 6 Monate
Krankheiten	Hepatitis A und B, Meningokoggen-Meningitis, FSME	Influenza Masern Röteln Mumps	COVID-19	COVID-19

7 Worin unterscheiden sich Lebend- bzw. Totimpfstoffe von den mRNA- bzw. Vektorimpfstoffen?

- Bei den Lebend- oder Totimpfstoffen werden abgeschwächte oder abgetötete Erreger gespritzt, gegen die der Körper dann Antikörper bildet.
- Bei den mRNA- bzw. Vektorimpfstoffen werden dem Körper die Baupläne für Virusbestandteile zugeführt. Die Zellen produzieren dann diese Virusbestandteile, geben diese frei, der Körper erkennt diese und produziert die entsprechenden Antikörper.

8 Welche Impfung wird von der Berufsgenossenschaft für Gesundheitsdienst und Wohlfahrtspflege für gefährdete Beschäftigte im Gesundheitsdienst empfohlen?

Die aktive Schutzimpfung gegen Hepatitis B.

9 Wer trägt die Kosten für die Hepatitis-B-Impfung?

Die freiwillige Impfung muss der Arbeitgeber seinen Beschäftigten kostenlos ermöglichen, das heißt, dass der Zahnarzt in der Regel die Impfkosten übernimmt.

10 Wie wird die Impfung durchgeführt?

Für die Grundimmunisierung sind drei Impfungen intramuskulär notwendig:

- 1. Impfung
- 2. Impfung nach vier Wochen
- 3. Impfung 6 Monate nach der Erstimpfung

Abfallentsorgung

1 Auch in der Zahnarztpraxis fallen durch den täglichen Betrieb viele Abfallstoffe an. Worauf sollte eine versierte Zahnmedizinische Fachangestellte bei der Müllentsorgung achten?

a) Man sollte frühzeitig Müll trennen und wenn möglich auf Mehrwegverpackungen, insbesondere für zahntechnische Arbeiten, umsteigen.
b) Risikoabfälle, wie scharfe, spitze und zerbrechliche Gegenstände, müssen in sicher umschlossenen, unzerbrechlichen Behältern entsorgt werden.
c) Flüssigkeiten aus dem Röntgenentwickler sind getrennt in Plastikflaschen zu sammeln und von Spezialunternehmen zu entsorgen.
d) Amalgamreste sind unter Luftabschluss zu sammeln und mit Resten aus den Amalgamabscheidern einer Scheideanstalt zuzuführen.
e) Altmedikamente und Medikamente, deren Verfallsdatum abgelaufen ist, sind dem Lieferanten (i.d.R. der Apotheke) oder dem Pharmaunternehmen zurückzugeben.

2 Wie entsorgen Sie den allgemeinen Praxismüll?

Der allgemeine Praxisabfall wird in stabilen, reißfesten, geruchsdichten und feuchtigkeitsbeständigen Plastiksäcken gesammelt, sicher verschlossen und dem Hausmüll beigegeben.

3 Wie entsorgen Sie folgende Abfälle?
a) Hausmüllähnliche Praxisabfälle
b) Abscheidegut aus Amalgamabscheidern
c) Kanülen, Skalpelle
d) Mikrobiologische Testkulturen (Speicheltests)
e) Blutige Tupfer, Watterollen
f) Leere Verpackungen von Reinigungs- und Desinfektionsmitteln mit dem grünen Punkt?

a) im verschlossenen Abfallsack dem Hausmüll beigeben
b) in dicht verschließbaren Behältern an Hersteller oder Recyclingfirma versenden (Entsorgungsnachweis aufbewahren)
c) in durchstichsicheren, transportfesten Behältern sicher umschlossen dem Hausmüll beigeben
d) sicher umschlossen dem Hausmüll beigeben
e) sicher umschlossen in Abfallsäcken dem Hausmüll beigeben →

▷ *Fortsetzung der Antwort* ▷

f) – im gelben Sack oder der gelben Tonne zur Abholung bereitstellen
 – zum Wertstoffhof bringen

4 Was geschieht mit den verbrauchten Entwickler- und Fixierlösungen?

Entwickler- und Fixierlösungen werden in Kunststoffkanistern gesammelt und durch spezielle ***Entsorgungsunternehmen*** entsorgt. Fixierlösungen unterliegen dem Abfallbeseitigungsgesetz. Man sollte sich deshalb vom Entsorgungsunternehmen eine Bescheinigung ausstellen lassen über Art und Menge der abgegebenen Lösung.

Infektionsschutzgesetz

1 a) Warum besteht in der Bundesrepublik Deutschland für bestimmte Krankheiten eine Meldepflicht und wo muss gemeldet werden?
b) In welchem Gesetz ist die Meldepflicht geregelt?

a) Zur Verhinderung großer Volksseuchen müssen bestimmte übertragbare Infektionskrankheiten in bestimmten Fällen dem zuständigen Gesundheitsamt gemeldet werden.
b) Im ***Infektionsschutzgesetz*** (IfSG)

2 Wer ist zur Meldung verpflichtet? (Drei Angaben)

a) Der behandelnde oder sonst hinzugezogene Arzt (bei Tollwut auch der Tierarzt) oder Zahnarzt meldet Verdacht oder Diagnose.
b) Der Laborleiter meldet Erregernachweis (z. B. die Leiter von Medizinaluntersuchungsämtern, Krankenhauslaboratorien, privaten oder öffentlichen Untersuchungsstellen).
c) Angehörige eines Heil- oder Pflegeberufs (z. B. Krankenschwestern, Medizinische Fachangestellte, Zahnmedizinische Fachangestellte).

3 Wie muss die Meldung erfolgen?

Innerhalb von 24 Stunden, auf bundeseinheitlichen Meldebogen an das zuständige Gesundheitsamt.
Aufgrund der kurzen Zeitspanne muss die Meldung per Fax, E-Mail oder Telefon erfolgen.

4 Zählen Sie Krankheiten auf, die namentlich gemeldet werden müssen:
a) bei Krankheitsverdacht, Erkrankung und Tod
b) bei Erkrankung und Tod
c) bei Krankheitsverdacht und Erkrankung

a) – Akute Virushepatitis
– Keuchhusten
– Meningokokken-Meningitis
– Masern
– Coronavirus-Krankheit-2019 (COVID-19)

b) Tuberkulose, behandlungsbedürftig

c) – mikrobiell bedingte Lebensmittelvergiftung
– akute infektiöse Gastroenteritis (bei Beschäftigten im Lebensmittelgewerbe oder bei einer Epidemie)

5 Warum besteht für Aids bislang keine Meldepflicht?

Da das Gesundheitsamt die Ausbreitung der Erkrankung z. B. durch die Behandlung des Erkrankten, durch Impfungen oder durch eine Entseuchung der Wohnung nach derzeitigen medizinischen Erkenntnissen nicht verhindern kann. Deshalb wird der Schutz der Persönlichkeit des Patienten höher eingestuft als der Nutzen für die Allgemeinheit, der sich aus einer Meldepflicht ergeben würde.

Kariestherapie begleiten

Entstehung, Verlauf und Folgen von Karies

1 Für die Kariesentstehung sind viele Faktoren verantwortlich. Nennen Sie die vier Hauptfaktoren.

a) Ein in die Mundhöhle durchgebrochener Zahn
b) Mikroorganismen (Bakterien)
c) Substrat (Nahrung) für die Mikroorganismen
d) Zeit (Dauer der Einwirkung der Säure auf die Zahnhartsubstanzen)

2 Zählen Sie mindestens fünf Co-Faktoren auf, welche die Kariesentstehung begünstigen.

a) Zahnform (tiefe Fissuren und Grübchen)
b) Zahnstellung (verschachtelte, eng stehende, unvollständig durchgebrochene Zähne) →

▷ *Fortsetzung der Antwort* ▷

c) Zahnstruktur (unvollkommene Ausbildung von Zahnhartsubstanzen)
d) Zusammensetzung des Speichels:
   - zu wenig Speichel
   - zäher Speichel
   - schleimiger Speichel mit Mangel an Kalksalzen
e) Mundatmung
f) Aktivität der Kau-, Zungen- und Wangenmuskulatur
g) Beruf und soziale Lage
h) Nahrungsmittelreste

3 a) Wie bezeichnet man die Zerstörung durch Säuren (z. B. Fruchtsäuren) ohne Mitwirkung von Bakterien?
b) Wie bezeichnet man die Zerstörung durch mechanische Abnutzung?

a) Erosionen
b) Abrasionen

4 Nennen Sie Berufe und soziale Lagen, welche die Kariesentstehung begünstigen.

a) Beschäftigte, die in der Süßwarenherstellung tätig sind.
b) Beschäftigte, die häufig säurehaltigen Dämpfen ausgesetzt sind.
c) Personen, die aufgrund ungünstiger sanitärer Einrichtungen keine vernünftige Mundhygiene betreiben können.

5 Erklären Sie, welche Bedeutung die wissenschaftlichen Fachgebiete Ätiologie und Epidemiologie für die Kariesdiagnostik und -therapie haben.

Ätiologie = Lehre von der Kariesentstehung, befasst sich mit der Analyse der einzelnen Kariesfaktoren.
Epidemiologie = Lehre von der Verbreitung von Krankheiten, befasst sich mit der soziologischen Kariesverbreitung.

6 Erklären Sie den von der Weltgesundheitsorganisation (WHO) verwendeten DMF-T-Index.

D	=	d (decayed)	=	kariös
M	=	m (missing)	=	fehlend
F	=	f (filled)	=	gefüllt
T	=	t (tooth)	=	Zahn

7 a) Welche Säure ist für die Entstehung von Karies hauptsächlich verantwortlich?
b) Beschreiben Sie, wie diese Säure in der Mundhöhle entsteht.
c) Was bewirkt diese Säure?

a) Vor allem die Milchsäure
b) Die mit der Nahrung aufgenommenen niedermolekularen Kohlenhydrate (Zucker) werden von den Zahnbakterien (in der Plaque) aufgespalten und verstoffwechselt, dabei entstehen aggressive Säuren (vor allem die Milchsäure).
c) Die Säuren demineralisieren (entkalken) die Zahnhartsubstanzen und ermöglichen so den Zutritt von Mikroorganismen. Diese zerstören die organischen Gerüstsubstanzen mit ihren Eiweiß lösenden Enzymen.

8 Welche Bakterienart verursacht hauptsächlich Karies?

Karies wird hauptsächlich durch Streptokokken verursacht (Streptococcus mutans, Streptococcus salivalis und Streptococcus sanguis).

9 Welche wesentliche Schutzfunktion des Speichels erschwert die Kariesentstehung?

Die Fähigkeit zur Remineralisation von Zahnhartsubstanzen, d. h. zum Einlagern von Mineralien.

10 Beschreiben Sie den Zerstörungsverlauf von Karies.

a) Entmineralisation von oberflächlichem Schmelz oder Dentin
b) fortschreitende Zersetzung von Zahnhartsubstanzen in die Tiefe
c) Erkrankung der Pulpa
d) Verlust der Funktionsfähigkeit des Zahnes

11 Nennen Sie die vier Stufen des Kariesverlaufs mit jeweiliger kurzer klinischer Beschreibung.

a) *White Spot (Weißer Fleck/Initialkaries):* oberflächliche Entmineralisation
b) *Caries superficialis (Schmelzkaries):* bräunliche Verfärbung
c) *Caries media (Dentinkaries):* tiefer gehender Prozess im Dentin
d) *Caries profunda (pulpennahe Dentinkaries):* Karies schreitet in Richtung Pulpa fort

12 Beschreiben Sie eine aktive und eine inaktive Karies nach Ihrem Aussehen.

a) Aktive Karies: mattweiß bzw. hellbraun im Defekt.
b) Inaktive Karies: glänzend bzw. dunkelbraun im Defekt.

13 Erläutern Sie einem Patienten den Begriff Karies.

Karies (Caries dentium) bedeutet Zahnfäule. Dies ist eine Zerstörung der Zahnhartsubstanzen (Schmelz, Zahnbein, Wurzelelement) unter Mitwirkung von Bakterien (Streptococcus mutans) durch Säurebildung beim Abbau von Speiseresten (Food debris).

Merke:* *Karies ist ein multifaktorieller Prozess, bei dem chemische und bakterielle Prozesse in bestimmter Weise vorherrschen müssen.

14 Woran kann ein Patient Karies erkennen?

Der Patient erkennt eine sichtbare Karies meist an den dunklen Verfärbungen, gelegentlich auch an den sogenannten *white spots* (weißen Flecken). Eine Approximalkaries erkennt der Patient an einer Temperaturempfindlichkeit und einem Ziehen auf Süßes.

15 Welche drei Möglichkeiten der Behandlung bei leichten Defekten würden Sie einem Patienten raten, der Sie in der Pause fragt?

Bei leichten keilförmigen Defekten eine Remineralisation der Zahnhartsubstanz, bei stärkeren keilförmigen Defekten eine Zahnhalsfüllung, bei Abrasionsgebiss eine Knirscherschiene.

16 Erklären Sie, was man unter Prädilektionsstellen versteht.

Prädilektionsstellen sind Stellen des Zahnes, die durch ihre Form und Lage eine größere Kariesanfälligkeit besitzen.

17 Zählen Sie solche Prädilektionsstellen (= bevorzugte Stellen) auf.

a) Fissuren und Grübchen
b) Foramina
c) Zahnhälse
d) Approximalräume
e) überstehende Füllungen und Kronen
f) unter Prothesenklammem
g) an den Rändern der Brackets
h) unter Zahnstein

18 Wie erklären Sie einem Patienten den Begriff „Pufferkapazität"?

Die Pufferkapazität gibt die Fähigkeit des Mundspeichels an, Säuren zu neutralisieren, d.h., diese im Speichel zu binden, sodass kein Kariesrisiko mehr besteht.

19 Eine Patientin fragt irritiert nach dem Begriff pH-Wert 6. Wie reagieren Sie?

Die Patientin ist zu beruhigen. Ihr wird erklärt, dass der pH-Wert „6" keine „6" in der Schule bedeutet, sondern eher einen guten Wert darstellt. Der pH-Wert gibt die Konzentration der Wasserstoffionen in einer Lösung als Ausdruck der Säurestärke an. Der neutrale Bereich liegt +/- 2 bei pH-Wert 7, der saure Bereich von 0 bis 5, der basische Bereich von 9 bis 14.

20 Bewerten Sie folgendes bakteriologisches Testergebnis: 1,5 Mio S. mutans und 150.000 Laktobazillen/ml.

Werte über 1 Mio. Streptococcus mutans und über 100.000 Laktobazillen/ml sind als hoch anzusehen und weisen auf ein hohes Kariesrisiko hin.

21 Erläutern Sie den Unterschied zwischen Kariesrezidiv und Sekundärkaries.

a) ***Kariesrezidiv:***
   = Wiederaufflammen einer alten, eventuell nicht vollständig entfernten Karies
b) ***Sekundärkaries:***
   = neue Karies, die am Füllungs- oder Kronenrand entsteht

22 Warum kann Schmelz – im Gegensatz zu Dentin – nicht mehr gebildet werden?

Weil die Ameloblasten/Adamantoblasten (Schmelzbildner) im Gegensatz zu den Odontoblasten (Dentinbildnern) nach dem Zahndurchbruch zugrunde gehen.

23 Welche traditionellen Methoden eignen sich zur Kariesdiagnostik?

a) Sondenprobe (zahnärztliche Sonde, Häkchensonde)
b) Zahndurchleuchtung (im Frontzahnbereich)
c) Röntgenaufnahmen (Bissflügelaufnahmen)

24 Die Industrie hat neue Verfahren der Kariesdiagnostik entwickelt, die über die visuelle Beurteilung mittels Sonde und über die traditionelle Bissflügeltechnik hinausgehen.
Erläutern Sie vier solcher Verfahren.

a) *FOTI* (Fiberoptische Transillumination): Mit Durchleuchtung der Zahnflächen kann durch Aufnahme von Farbstoffen Karies erkannt werden.
b) *QLF-Methode* (quantitative light-induced laser fluorescence): Die Durchleuchtung mit Laser- oder Halogenlicht ermöglicht die Feststellung von Demineralisation.
c) *DIAGNOdent:* Mit einem Laserfluoreszenzmessgerät kann auch an scheinbar kariesfreien Zähnen mittels Messskala und Signaltönen für den Patienten versteckte Karies entdeckt werden. Auch für Nachuntersuchungen verwendet.
d) *ECM* (Electronic Caries Meter): Das Gerät misst die Eigenschaft des Zahnschmelzes als guter elektrischer Isolator und kann so Demineralisation feststellen.
e) CCD (Computer Caries Detection): Mit digitalen Röntgenaufnahmen kann Karies entdeckt werden.

Füllungstherapie

1 Welche Aufgabengebiete gehören zur konservierenden Zahnheilkunde?

a) Karies- und Parodontalprophylaxe
b) Kariestherapie (Kavitätenversorgung)
c) Endodontie (Lehre von den Pulpaerkrankungen und ihrer Behandlung)

2 Welches Ziel hat die Kavitätenversorgung?

Eine ***Kavität*** ist eine Höhlung im Zahn. Durch die Kavitätenversorgung sollen erkrankte bzw. defekte Zähne wiederhergestellt werden. Des Weiteren sollen sie möglichst lange karies- und beschwerdefrei gehalten werden.

3 Beschreiben Sie kurz in Stichworten, welche Arbeitsschritte bei einer Amalgamfüllung notwendig sind.

1. Kavitätenpräparation
2. Trockenlegung
3. Einbringen von Unterfüllungsmaterialien
4. gegebenenfalls Anbringen von Matrizen
5. Glätten der Kavitätenränder
6. Einbringen des Füllungsmaterials
7. Modellierung bzw. Konturierung (Gestaltung)
8. Politur der Amalgamfüllung (frühestens nach 24 Stunden)

4 Weshalb müssen Amalgamfüllungen poliert werden?

a) Die Politur verdichtet und verkleinert die Oberfläche. Dadurch werden die Angriffspunkte für den Speichel verringert. Die Folge: giftiges Quecksilber kann fast nicht mehr herausgelöst werden.
b) Die Politur verbessert den Randschluss und verhindert damit eine Sekundärkaries am Füllungsrand.

5 Welche Patienten sollten nach den gültigen Empfehlungen des Bundesinstituts für Arzneimittel und Medizinprodukte (BfArM) keine Amalgamfüllungen erhalten?

a) Patienten mit Nierenerkrankungen
b) Schwangere Patientinnen
c) Kinder unter 6 Jahren
d) Patienten mit nachgewiesener Amalgamallergie.

**6 Zur relativen Trockenlegung benötigt man verschiedene Hilfsmittel.
Welche müssen benützt werden, welche können benützt werden?**

a) Folgende Hilfsmittel *müssen* benützt werden:
   - Speichelsauger
   - Watterollen
   - Pellets in unterschiedlichen Größen
   - Luftstrahl
   - Absaugkanülen
b) Folgende Hilfsmittel *können* benützt werden:
   - Automaton
   - Hallerklammern
   - Medikamente zur Speichelflussreduzierung

7 Welche Maßnahme erreicht eine absolute Trockenlegung? Wie wird sie durchgeführt?

a) Die Anwendung von Kofferdam.
b) Ein elastisches Gummituch wird über die Zähne gezogen und gesichert; hierbei wird eine Trennung des Behandlungsgebietes von der feuchten Mundhöhle gewährleistet.

8 Bezeichnen Sie das Kofferdam-Instrumentarium.

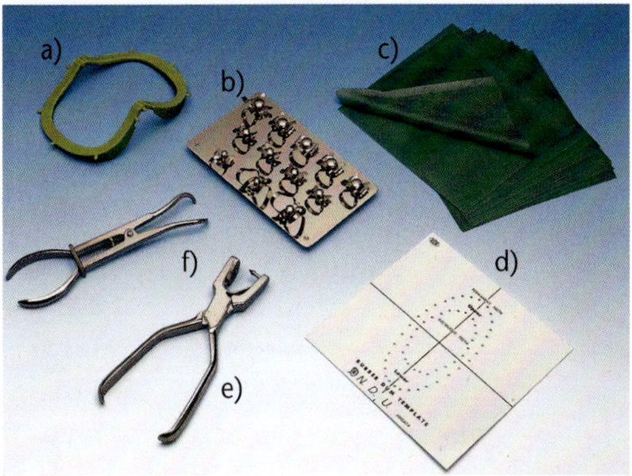

a) Spannrahmen
b) Klammern
c) Spanngummi
d) Lochschablone
e) Lochzange
f) Klammerzange

9 a) Wozu dienen Matrizen beim Legen von Füllungen?
b) Wozu verwendet man Holzkeile?

a) ***Matrizen***
- ermöglichen bei mehrflächigen Füllungen die Wiederherstellung der ursprünglichen Zahnform.
- verhindern, dass Amalgam während des Stopfvorganges in den Interdentalraum ausgepresst wird.

b) Mit ***Holzkeilen*** können die Matrizenbänder im Zahnhalsbereich optimal an den Zahn angelegt werden. Außerdem werden die Zähne damit um die Stärke des Matrizenbandes auseinander gedrückt (= separiert).

[10] a) Bei welchen Füllungen werden durchsichtige Kunststofffolien verwendet?
b) Bei welchen Füllungen gebraucht man vorwiegend Metallbänder als Matrizen?

a) *Durchsichtige Kunststofffolien* werden verwendet:
- bei Kunststofffüllungen.
- wenn lichthärtende Materialien benutzt werden.

b) Metallbänder als Matrizen werden bei Amalgamfüllungen verwendet.

[11] Welche Füllungsmaterialien stehen für die Versorgung einer Kavität zur Verfügung und wonach teilt man sie generell ein?

a) ***Plastische Füllungsmaterialien:***
- Zemente
- Amalgame
- Kunststoffe

b) ***Starre Einlagefüllungen*** aus:
- Metall
- Keramik
- Kunststoff

[12] Welche der abgebildeten Kavitäten eignet sich für starre, welche für plastische Füllungen?

a)

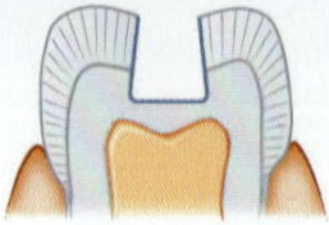

b)

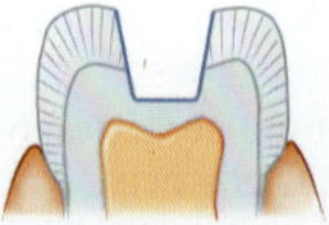

a) plastische Füllungen
b) starre Füllungen

[13] Wie ist der Ablauf beim Entfernen einer Karies?

1. Vollständige Entfernung des kariösen Gewebes, welches mittels Sondenprobe oder mittels Kariesdetektoren (ein Färbemittel zur Darstellung der Karies) beurteilt wird.
2. Bildung einer für die jeweilige Füllung geeigneten Kavität.
3. Füllen der Kavität mit einem plastischen oder starren Füllungsmaterial.

14 Schon 1889 hat der amerikanische Zahnarzt Black Kavitäten in fünf nach ihm benannte Klassen eingeteilt, die bis heute ihre Gültigkeit behielten. Benennen Sie diese fünf Klassen.

a)

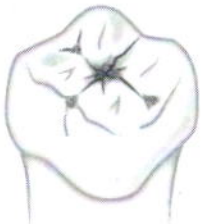

b)

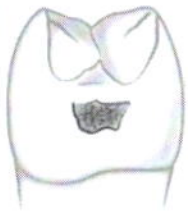

c)

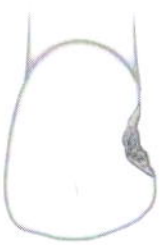

d)

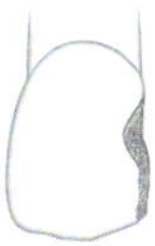

e)

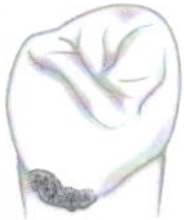

a) Klasse I: Fissurenkavität

b) Klasse II: approximale Kavität bei Seitenzähnen

c) Klasse III: approximale Kavität bei Frontzähnen

d) Klasse IV: approximale Kavität bei Frontzähnen mit Beteiligung der Schneidekante

e) Klasse V: Zahnhalskavität

15 Erklären Sie den Unterschied zwischen
a) „Extension for Prevention" und
b) „minimalinvasiver Füllungstherapie".

a) „Extension for Prevention" beschreibt die großflächige Ausdehnung der Kavität bis ins Gesunde hinein.

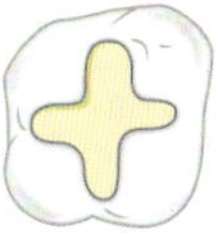

b) Im Gegensatz dazu erhält die „minimalinvasive Füllungstherapie" so viel Zahnsubstanz wie möglich.

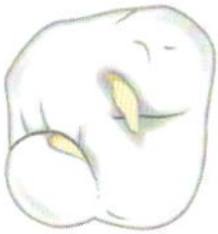

16 Zum Beschleifen von Zahnhartgeweben sind hohe Drehzahlen notwendig. In der Zahnarztpraxis gibt es zwei Antriebssysteme, auf die jeweils spezielle Übertragungsinstrumente eingespannt werden. Nennen Sie diese.

a) Mikromotor (Antrieb), auf den Hand- und Winkelstücke (Übertragungsinstrument) eingespannt werden können.
b) Druckluftantrieb, auf den Turbinen (Übertragungsinstrument) eingespannt werden können.

17 Welche Umdrehungen sind beim Mikromotor mit jeweils farblich unterschiedlichen Hand- und Winkelstücken möglich?

Grün: Untersetzung bis 5000 min^{-1}
Blau: ohne Übersetzung, d. h. 40 000 min^{-1}
Rot: Übersetzung bis 160 000 min^{-1}
Rot/rot: Übersetzung bis 200 000 min^{-1} (Schnelllaufwinkelstück)

Instrumente

1 Welche Instrumente benötigt der Zahnarzt zur konservierenden Behandlung?

a) Anästhesieinstrumente, d. h. unterschiedliche Spritzensysteme
b) Instrumente zur Trockenlegung (relative/absolute Trockenlegung)
c) Präparationsinstrumente für rotierende Arbeiten und/oder Handinstrumente zur Exkavation und Präparation
d) Füllungsinstrumente
e) Instrumente zur Wurzelbehandlung

2 Welche Instrumente und Hilfsmittel werden für die relative Trockenlegung benutzt?

a) In erster Linie Watterollen, Wattepellets oder so genannte Parotisrollen
b) Speichelzieher und Absaugkanülen
c) Automaton und Hallerklammern zur Fixierung von Watterollen
d) Lösungen zur Reduzierung des natürlichen Speichelflusses

3 Welche alternativen Systeme werden verwendet, um Zahnhartsubstanzen bei der Präparation zu entfernen?

Es gibt spezielle Dentallaser, die zum Abtragen von Zahnhartgewebe geeignet sind. Da dies sehr zeitaufwändig ist, wird der Laser nur bei kleinen Kavitäten (minimalinvasiv) eingesetzt. →

▷ *Fortsetzung der Antwort* ▷

Der Zahnarzt und die ZFA müssen sich mit Schutzbrillen vor dem Laserlicht schützen.

4 Erläutern Sie die mikroinvasive Präparation von Zahnhartgeweben mit dem Vector-Verfahren.

Durch spezielle Präparationsaufsätze (Halbkugel, Halbellipsen, Halbflammen) und unter Verwendung von Vector Fluid abrasive wird durch die Suspension (Siliziumkarbid) ein Abtragen der Zahnhartsubstanz erzielt. Hierbei sollte der Nachbarzahn durch eine Metallmatrize oder durch ausreichende Separation geschützt werden.

5 Weitere Verfahren zur Kariestherapie sind die chemische Exkavation und die Ozonbehandlung. Erläutern Sie diese Verfahren.

a) Chemisches Exkavieren: Nach dem Auftragen zweier Gele bestehend aus Aminosäuren, Antibiotikum und einem Desinfektionsmittel, kann man nach entsprechender Einwirkzeit das erweichte infizierte Zahnhartgewebe ohne Bohrgeräusche entfernen.
b) Ozon wird über einen Schlauch für 20 Sekunden auf den infizierten, luftdicht abgedeckten Zahn gepumpt und anschließend wieder abgepumpt. Danach wird eine Remineralisierungslösung aufgetragen und der Zahn bleibt mit einer inaktivierten Karies unversehrt zurück.

6 Die Abbildungen zeigen rotierende Instrumente. Benennen Sie die Abbildungen 1–6.

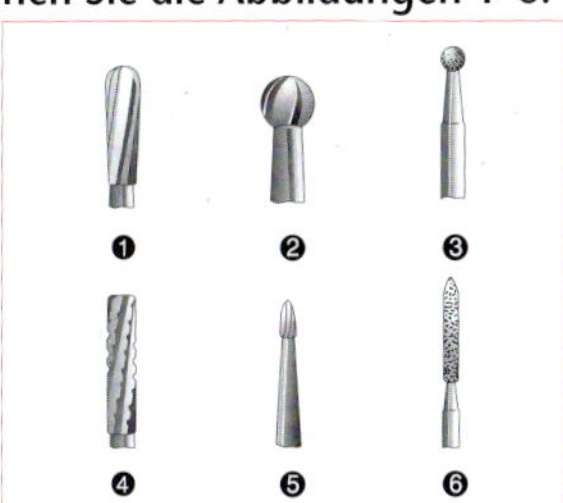

1 = Fräser, birnenförmig
2 = Rosenbohrer
3 = Schleifinstrument,kugelförmig
4 = Fissurenbohrer, zylinderförmig mit Querhieb
5 = Finierer, flammenförmig
6 = Schleifinstrument, torpedoförmig

7 Benennen Sie die abgebildeten Instrumente:

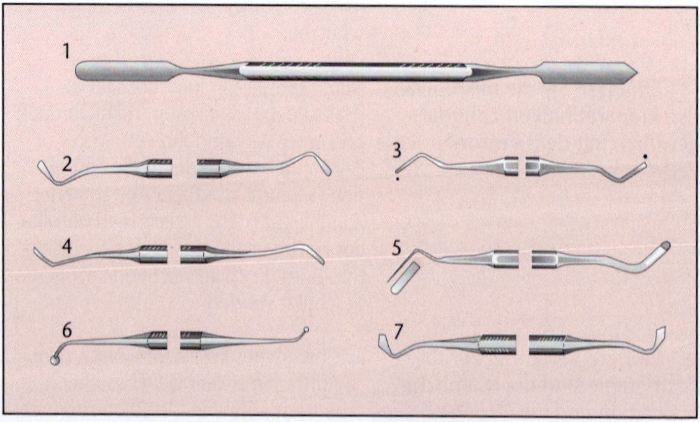

1 = Anmischspatel
2 = Exkavator
3 = Zylinderstopfer
4 = Schmelzmesser
5 = Heidemannspatel
6 = Kugelstopfer
7 = Schnitzinstrument

8 Bei der Füllungstherapie werden drei verschiedene Handinstrumente benützt. Nennen Sie diese.

a) Die *Exkavatoren,* mit denen erweichtes Dentin aus der Kavität geschält wird.
b) Die *Schmelzmesser,* mit denen Kavitätenränder und Schmelzüberhänge finiert werden.
c) *Gingivalrandschräger,* mit denen der approximale Kasten bzw. die approximale Stufe im mesialen und distalen Bereich geglättet wird.

9 Wie werden die beiden unten abgebildeten zirkulären Matrizensysteme genannt?

1 = Matrizensystem nach Tofflemire
2 = Universal-Matrizenhalter und -band (Metallbandhalter/Meba)

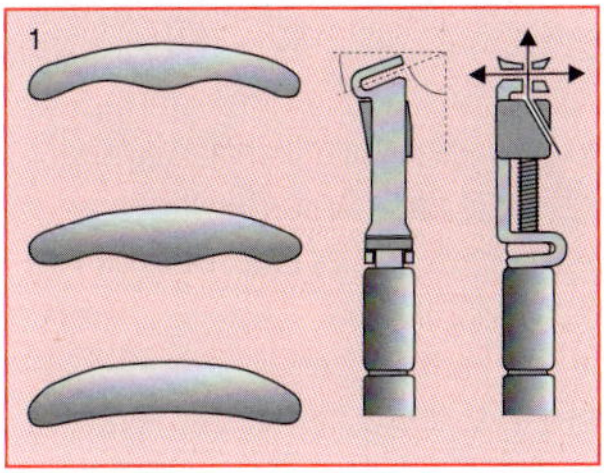

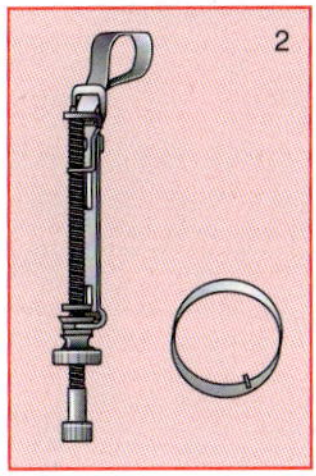

10 Welche Instrumente benötigt die Zahnmedizinische Fachangestellte zum Anmischen von Unterfüllungsmaterialien?

a) Bei Verwendung von ***Phosphatzement*** als Unterfüllung hat sich die *Glasanmischplatte* bewährt. Pulver und Flüssigkeit können mit dem *Anmischspatel* gemischt werden, bis die gewünschte Konsistenz des Zements erreicht ist.
b) Beim Anmischen von ***Zinkoxidphosphatzement*** empfiehlt es sich, die *Glasplatte* zu kühlen, damit eine längere Verarbeitungszeit ermöglicht wird.
c) ***Pastenförmige Unterfüllungsmaterialien*** sollen auf einem *Anmischblock* unter Verwendung eines *Kunststoffspatels* angerührt werden.

11 Nennen Sie Gründe für die Verwendung von Teilmatrizensystemen.

Teilmatrizensysteme können besser anatomisch geformt werden und mit approximalen Spannringen anatomisch korrekt befestigt werden.

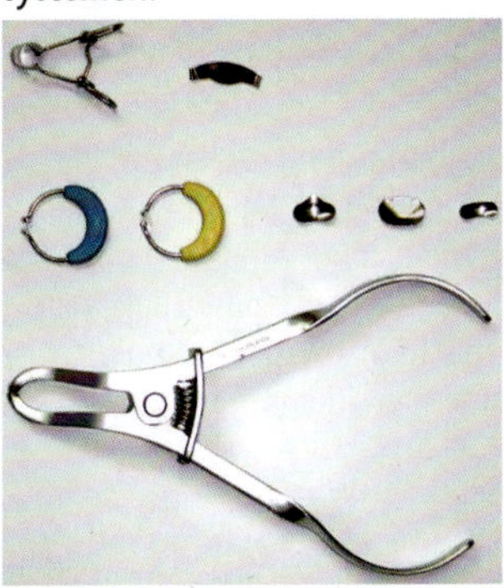

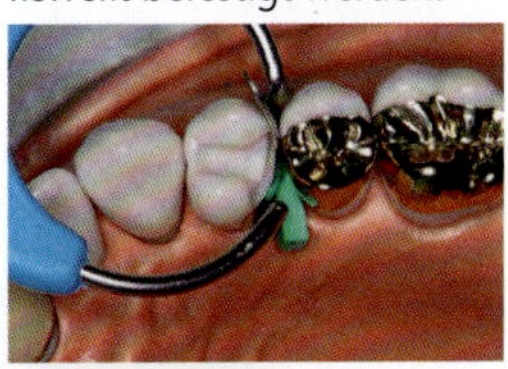

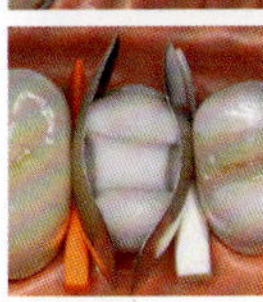

Füllungsmaterialien

1 Wozu werden Füllungsmaterialien in der Zahnerhaltung eingesetzt?

Füllungsmaterialien dienen vor allem dem Ersatz von Zahnhartsubstanzen bzw. zum Ausfüllen von Wurzelkanälen. Dabei sollen sie die Pulpa vor schädigenden Einflüssen schützen bzw. die Wurzelkanäle keimfrei verschließen. Je nach Anforderungen an das Einsatzgebiet gibt es eine Vielzahl von Stoffen und Materialien.

Im Zuge der technischen Weiterentwicklung werden ständig neue oder veränderte Produkte auf dem Dentalmarkt angeboten. Hierbei ist es besonders wichtig, dass die zahnärztliche Fachangestellte über die Lagerung und die Verarbeitung dieser Werkstoffe Bescheid weiß.

2 Entsprechend ihrer Aufgabe werden unterschiedliche Füllungsmaterialien unterschieden. Nennen Sie diese.

a) *Temporäre (vorübergehende) Füllungsmaterialien* zum kurzzeitigen Verschluss einer Kavität
b) *definitive (endgültige) Füllungsmaterialien* zum langzeitigen Ersatz von Zahnhartsubstanz
c) *Unterfüllungsmaterialien* zum Schutz der Pulpa

3 Zählen Sie verschiedene provisorische Füllungsmaterialien auf.

a) Zinkoxid-Eugenol-Zemente
b) Zinkphosphatzement
c) Carboxylatzement
d) Zinksulfatzement (Fletcher)
e) plastische Fertigpräparate
f) Guttapercha
g) lichthärtende Präparate (Fermit, Clip)

4 Zählen Sie die wichtigsten Anforderungen auf, die von definitiven (endgültigen) Füllungsmaterialien erwartet werden.

a) Unschädlichkeit für Pulpa und Gingiva
b) ausreichende Endhärte, d. h. mechanische Widerstandsfestigkeit
c) chemische Widerstandsfestigkeit
d) thermische Widerstandsfestigkeit
e) Volumenbeständigkeit mit gutem Randschluss
f) antiseptische Wirkung
g) leicht zu verarbeiten und zu entfernen
h) gute Klebekraft/Adaption

5 Es gibt unterschiedliches definitives (endgültiges) Füllungsmaterial.

a) Geben Sie je ein Beispiel an für ein zahnfarbenes plastisches Füllungsmaterial

b) für ein zahnfarbenes festes Füllungsmaterial

c) für ein nicht zahnfarbenes plastisches Füllungsmaterial

d) für ein nicht zahnfarbenes festes Füllungsmaterial

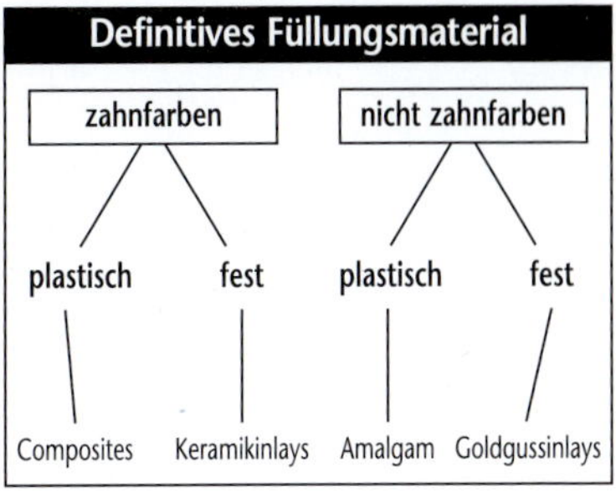

6 Erklären Sie, wann man eine Stiftverankerung braucht.

Wenn bei der Kariesexkavation zuviel Zahnsubstanz entfernt wurde, wodurch eine ausreichende Stabilität nicht mehr gewährleistet ist. Hierzu werden kleine parapulpäre Metallstifte gesetzt, damit der Aufbauzement eine Verankerung hat; man kann bei Kunststoffaufbauten auch Glasfaserstifte verwenden.

7 Bei der Versorgung einer Kavität werden Unterfüllungsmaterialien verwendet. Wozu dienen sie?

Sie dienen dem chemischen und thermischen Schutz der Pulpa. Des Weiteren isolieren sie die Pulpa gegen gewebeschädliche Bestandteile der Füllungswerkstoffe.

8 Nennen Sie die Einsatzgebiete der Zemente.

Zemente werden folgendermaßen eingesetzt:

a) als Unterfüllung
b) zum Einzementieren von Brücken und Kronen
c) als temporäre Füllung
d) als definitive Füllung (Milchzahnfüllung)
e) als Aufbaufüllung

9 Nennen Sie vier gebräuchliche Zemente sowie deren Einsatzgebiete.

a) *Zinkphosphatzemente,* die aus Zinkoxid und Phosphorsäure bestehen. Einsatzgebiet: Sie werden zum Einzementieren prothetischer Metallarbeiten sowie als Unterfüllung im Allgemeinen eingesetzt. →

▷ *Fortsetzung der Antwort* ▷

b) *Zinkoxid-Eugenol-Zemente (ZnO).* Zinkoxid wird mit Nelkenöl (Eugenol) zusammengemischt.
Einsatzgebiet: Als provisorischer Verschluss und zur indirekten Überkappung.

c) *Glasionomerzement aus Silikat und Acrylsäure.*
Einsatzgebiet: Er eignet sich besonders gut zur Unterfüllung bei der Säure-Atz-Technik (da anätzbar) sowie für Füllungen im Zahnhalsbereich.

d) *Kompomere* aus Kompositen und Glasionomerzement, lichthärtend.
Einsatzgebiet: Interimsversorgung von Zähnen, da widerstandsfähiger als reiner Glasionomerzement; für spätere Inlayversorgung oder zur Versorgung von Milchzähnen.

10 Warum dürfen Zinkoxid-Eugenol-Zemente nicht unter Kunststofffüllungen angewendet werden?

Zinkoxid-Eugenol-Zemente dürfen nicht unter Kunststofffüllungen angewendet werden, da Eugenol als Weichmacher auf Kunststoffe wirkt.

11 Weshalb muss das Gefäß der Orthophosphorsäure nach der Entnahme der Säure sofort wieder fest verschlossen werden?

Orthophosphorsäure ist hygroskopisch, d. h. sie ist bestrebt, Wasser aufzunehmen. Bleibt das Gefäß geöffnet, dann nimmt die Säure Wasser aus der Raumluft auf. Dadurch wird die Abbindezeit verkürzt.

12 Erläutern Sie, was man unter Abbindezeit versteht.

Die Abbindezeit ist die Zeit, die vergeht, bis der angemischte Zement erhärtet ist.

13 Unterscheiden Sie die Begriffe Legierung und Feilung.

a) ***Legierung*** ist eine Mischung aus verschiedenen Metallen, die durch Zusammenschmelzen dieser Metalle entsteht.

b) ***Feilung*** sind Partikel unregelmäßiger Größe und Oberfläche, die aus einer Legierung hergestellt werden können. Die Feilung wird häufig auch Alloy genannt.

14 Erläutern Sie, was man unter Amalgamen versteht.

Amalgame sind Legierungen des Quecksilbers mit anderen Metallen. Bestandteile sind Silber, Kupfer, Zinn und Zink.

15 Welche Einsatzgebiete kommen für Kunststofffüllungen in Frage?

Das Einsatzgebiet von ***Kunststofffüllungen*** umfasst in erster Linie Füllungen im Frontzahnbereich, Zahnhalsfüllungen, Versiegelungen sowie kleine, nicht kautragende Füllungen im Seitenzahngebiet. Neue dentin-adhäsive-Systeme (DAS) erweitern die Indikation hinsichtlich geschichteter Adhäsivtechnik im Seitenzahnbereich (Mehrkostenregelung/Wahlleistung).

16 a) Erläutern Sie den Begriff „Kunststoff".
b) Nennen Sie die drei Kunststoffgruppen, die in der Zahnheilkunde wichtig sind.

a) ***Kunststoffe*** werden durch Umwandlung von Naturstoffen oder synthetisch hergestellt. Es sind langkettige Kohlenstoffverbindungen, die man je nach ihren Eigenschaften unterscheidet.

b)
- ***Thermoplaste:***
  Sie erweichen durch Erwärmen und Erhärten durch Abkühlen (Spritzguss)
- ***Duromere:***
  Sie bleiben immer hart, d. h., sie sind nicht schmelzbar
- ***Elastomere:***
  Sie sind gummielastisch, d. h., sie besitzen keine kristallinen Bereiche.

17 Erläutern Sie die Vor- und Nachteile von Kunststoffen.

a) Vorteile von ***Kunststoffen:***
Sie ermöglichen eine zahnfarbene Wiederherstellung und wirken dabei täuschend echt. Unter dem Einsatz der Säure-Ätz-Technik wird dabei eine gute adhäsive Verbindung zum Schmelz bzw. zum Dentin oder Unterfüllungsmaterial hergestellt.

b) Nachteile von ***Kunststoffen:***
Spaltbildungen, die häufig nicht sichtbar sind, können beim Verarbeiten von Kunststoff aufgrund der Polymerisation entstehen. Des Weiteren beschränkt die geringe Abrasionsstabilität (= Abriebfestigkeit) die zahnmedizinische Anwendung von Kunststoffen.

18 Wonach werden Kunststoffe eingeteilt?

a) ***Selbsthärtende Materialien:***
sog. Autopolymerisate, die nach dem Vermischen zweier Komponenten (Pulver/Flüssigkeits-System), nämlich der Grundmasse und dem Härter, selbst aushärten. Sie haben nur eine begrenzte Verarbeitungszeit.

b) ***Lichthärtende Materialien:***
Der Polymerisationsprozess wird mit energiereicher Lichtquelle der Wellenlänge von 350 bis 500 nm (Visiolampe) in Gang gesetzt. Es entsteht kein Zeitdruck während der Verarbeitung.

19 Komposites sind Kompositions-Kunststoffe. Erläutern Sie den Begriff und unterscheiden Sie die verschiedenen Arten.

Bei ***Kompositions-Kunststoffen*** sind in der Matrix (Grundsubstanz) feste Partikel (Füller) eingelagert. Sie dienen der Stabilität. Entsprechend der jeweiligen Füllstoffgröße teilt man folgendermaßen ein:
Mikrofüller: (mikrogefüllte Composites) mit kleinen Füllkörpern
Makrofüller: (makrogefüllte Composites) mit großen Füllkörpern
Hybride: bestehen aus einer Mischung von Makro- und Mikrofüllern
Kompomere: bestehend aus einer Mischung aus Kompositen und Glasionomerzementen

20 Erläutern Sie den Ablauf beim Legen einer Kunststofffüllung anhand der einzelnen Arbeitsschritte.

Nach der Kavitätenpräparation und der Kariesexkavation wird mit Phosphorsäure (15–30 %) oder Gelen für 30 bis 60 Sekunden je nach Konzentration der Schmelz bzw. das Dentin angeätzt. Im nächsten Schritt wird mittels Priming das Dentin und mittels Bonding der Schmelz als Haftvermittler für die späteren Kunststofflagen auf die Zahnhartsubstanzen aufgebracht. Anschließend wird der Kunststoff in mehreren Schritten aufgetragen.

> *Merke: Beim Anreichen der dentinadhäsiven Komponenten müssen die einzelnen Arbeitsschritte exakt eingehalten werden, jede Komponente ist farblich unterschiedlich gekennzeichnet und benötigt einen eigenen Pinsel.*

21 Erklären Sie, was man unter den folgenden Begriffen versteht:
a) Monomer
b) Polymer
c) Polymerisation

a) *Monomer:*
ein Stoff, der aus einzelnen, nicht verknüpften Molekülen besteht
b) *Polymer:*
ein Stoff, bei dem kleinere Moleküle zu größeren Molekülen verknüpft sind
c) *Polymerisation:*
die Verknüpfung von kleineren Molekülen zu größeren Molekülen

22 Auf welche Art wird Gold heute in der Füllungstherapie eingesetzt?

a) ***Inlay*** (Einlagefüllung): Es wird nach Abformung im zahntechnischen Labor hergestellt.
b) ***Goldhämmerfüllung:*** Sie wird in Form von dünnen Goldfolien oder -pellets in die Kavität gepresst und dabei kalt verschweißt.

23 Welche Legierungen finden in der Zahnheilkunde Anwendung?

a) Die sog. *hochedelmetallhaltigen Legierungen* mit einem hohen Anteil an Edelmetallen (Gold/Au, Platin/Pt, Silber/Ag)
b) die *edelmetallreduzierten* Legierungen mit einem niedrigen Anteil an Edelmetallen (Gold/Au, Platin/Pt, Silber/ Ag)
c) die *edelmetallfreien* (NEM) Legierungen aus Nickel/Ni, Cobalt/Co und Chrom/Cr bzw. Titan/Ti

24 Woraus werden Keramik-Inlays hergestellt?

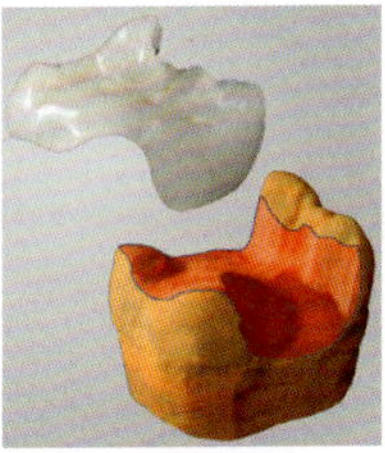

Keramik-Inlays werden durch Brennen der Grundstoffe Feldspat, Quarz und Kaolin bei hohen Temperaturen hergestellt. Durch verschiedene Brennvorgänge wird schichtweise das Endprodukt hergestellt, welches im Aussehen dem natürlichen Zahn in nichts nachsteht. Selbst charakteristische Verfärbungen wie Schmelzsprünge und Raucherbeläge lassen sich nachempfinden.

25 Nennen Sie weitere Verfahren zur Herstellung von Keramikinlays.

a) Gefügeverstärkte Techniken mit Aluminiumoxidkristallen (z. B. In-Ceram)
b) mit Leuzitkristallen verstärkt (z. B. Empress)
c) mit Glimmer verstärkt (z. B. Dicor)
d) Fräsverfahren (z. B. Cerec)
e) Kopierverfahren (z. B. Celay)
f) Sonoerosionsverfahren (z. B. Ultraschallbearbeitung von Keramiken)

26 a) Erklären Sie den Begriff „Silanisierung“.
b) Wozu benötigt man eine Silanisierung?

a) Keramische, metallische oder mineralische Werkstoffe werden mit siliziumorganischen Verbindungen beschichtet. Diese dienen als Haftvermittler.
b) Um Keramikoberflächen mit dem Zahn chemophysikalisch zu verbinden.

27 In letzter Zeit gewinnt die CAD/CAM-Technik zunehmend an Bedeutung. Erläutern Sie kurz die Vorgehensweise.

Chair-Side-Herstellung: Keramikinlays können in einer Sitzung angefertigt und eingesetzt werden. Hierzu wird die präparierte Kavität mit einer Spezialkamera fotografiert und die Daten werden an eine computergesteuerte Schleifmaschine gesendet. Dort wird aus einem Keramikblock in kurzer Zeit ein exakt passendes Inlay ohne Abdruck gefräst.

28 Es gibt neben den klassischen Inlays weitere starre Füllungen. Beschreiben Sie diese.

a) 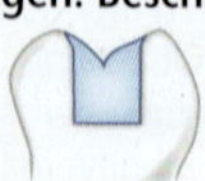

b) 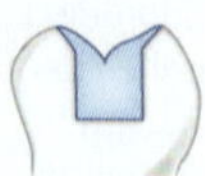

c) 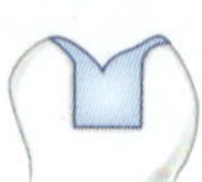

a) Inlay: starre Füllung im fissuralen Bereich
b) Onlay: starre Füllung bis zur Höckerspitze
c) Overlay: starre Füllung, die Höckerspitze umfasst

Endodontische Behandlungen begleiten

Pulpaerkrankungen

1 Was versteht man unter einer Pulpitis?

Eine Entzündung der Pulpa (Zahnmark).

2 Zählen Sie vier verschiedene Ursachen auf, die zu einer Pulpitis führen können.

a) Karies
b) parodontale Erkrankungen
c) chemische Reize
d) thermische Reize

3 Nennen Sie die unterschiedlichen Stadien der Pulpitis.

a) ***Hyperämie*** (= vermehrte Durchblutung der Pulpa)
b) ***akute Pulpitis*** oder ***chronische Pulpitis***
→ (Pulpitis serosa = wässrige Pulpaentzündung)
→ (Pulpitis purulenta = eitrige Pulpaentzündung)
c) ***Pulpanekrose*** (= Gewebstod der Pulpa)
d) ***Pulpagangrän*** (= fauliger Zerfall der Pulpa)

4 Wie kann ein Zahnarzt eine Pulpitis feststellen?

a) Befragen des Patienten nach vorhandenen Schmerzen
b) Beklopfen des Zahnes/Perkussion
c) Sensibilitätskontrolle des Zahnes
d) Röntgenaufnahme

5 Wodurch treten bei einer Pulpitis die Entzündungsreaktionen auf?

Entzündungen können durch Mikroorganismen und deren Stoffwechselprodukte, chemische Reize (Gifte) und physikalische Reize (Hitze/Druck) verursacht werden.

6 Welche fünf Hauptsymptome treten gewöhnlich bei einer Entzündung auf?

- Rubor (Rötung) aufgrund verstärkter Durchblutung (wegen der Zahnhartsubstanzen nicht zu sehen).
- Calor (Überwärmung) aufgrund der verstärkten Durchblutung.
- Tumor (Schwellung) ist für die Pulpa wegen der Zahnhartsubstanz äußerst problematisch und führt zu starken Schmerzen, da die Pulpa sich nicht ausdehnen kann. →

▷ *Fortsetzung der Antwort* ▷

- Dolor (Schmerzen) entstehen durch die freigesetzten Entzündungs und Schmerzstoffe.
- Functio laesa (eingeschränkte Funktion); beim Kauen und Schlucken kann der erkrankte Zahn nicht belastet werden.

7 Nennen Sie drei verschiedene Ursachen der Pulpitis mit Begründung.

- Infektiöse Pulpitis aufgrund einer unbehandelten oder zu spät behandelten Karies mit Infektion der Pulpa über die Dentinkanälchen.
- Traumatische Pulpitis aufgrund eines Sturzes oder Schlages mit Freilegung der Pulpa.
- Iatrogene Pulpitis durch zu hohe Wärmeentwicklung während der Präparation.

8 Welche Erscheinungsformen der Pulpitis kennen Sie?

- *Asymptomatische Pulpitis* bleibt wegen der Symptomarmut lange Zeit (chronisch) unerkannt, kann jedoch in die akute Pulpitis umschlagen.
- *Symptomatische Pulpitis* mit typischen schwer zu ertragenden, pochenden und ziehenden Schmerzen.
- *Pulpanekrose* tritt meistens nach einer akuten Pulpitis auf und ist durch eine starke Verminderung der Schmerzen gekennzeichnet.
- *Pulpagangrän* tritt als Folge einer Nekrose auf, wenn diese mit Bakterien und deren Stoffwechselprodukten zum fauligen Zerfall des Pulpengewebes führt.

9 Welche Krankheitsbilder können als Folge einer Pulpitis oder einer Gangrän entstehen?

a) Akute apikale Parodontitis (= akute Entzündung des Zahnhalteapparates an der Wurzelspitze)
b) chronische apikale Parodontitis (= chronische Entzündung des Zahnhalteapparates an der Wurzelspitze)

10 Beschreiben Sie die Folgen, die sich aus einer unbehandelten
a) akuten apikalen Parodontitis und
b) einer chronischen apikalen Parodontitis ergeben können.

a) ***Folgen einer akuten apikalen Parodontitis:***
Durch Auswanderung von Mikroorganismen durch das Foramen apikale (Wurzelspitzenloch) in das periapikale (die Wurzelspitze umgebende) Gewebe kann es zur ***periapikalen Ostitis*** (= Knochenentzündung im Bereich der Wurzelspitze) kommen. Daraus kann sich ein *Abszess* (= Eiteransammlung in einer nicht vorgebildeten Körperhöhle) oder eine ***Phlegmone*** (= sich flächenhaft ausbreitende Eiteransammlung) entwickeln.

b) ***Folgen einer chronischen apikalen Parodontitis:*** Zur Abgrenzung gegen den kranken Zahn bildet sich im Bereich der Wurzelspitze neues Bindegewebe, sog. Granulationsgewebe. Dieses Granulationsgewebe ist reich an Abwehrzellen, welche die eindringenden Mikroorganismen und deren Giftstoffe unschädlich machen. Die Bildung des Granulationsgewebes geht mit einem gleichzeitigen Knochenabbau einher und erscheint als derbe bindegewebige Kapsel. Diese wird auch als ***apikales Granulom*** bezeichnet. Aus einem apikalen Granulom können sich ***radikuläre Zysten*** entwickeln. Dabei entsteht mithilfe von Epithelzellen ein Hohlraum, dessen Inhalt sich verflüssigt. Ebenso können sich *Fisteln* bilden.

11 Was versteht man unter einer Fistel?

Eine ***Fistel*** ist ein röhrenförmiger Kanal, der vom Entzündungsherd durch die Schleimhaut (intraoral) oder die äußere Haut (extraoral) durchbricht und über das Fistelmaul Sekret abfließen lässt.

12 Erklären Sie den Begriff „Herdinfektion".

Eine durch „Streuung" (z. B. von einer apikalen Parodontitis) auf andere Organe oder Körperteile hervorgerufene bakterielle Entzündung.

Behandlung der erkrankten Pulpa und Wurzelkanalbehandlung

1 Nennen Sie drei Behandlungsschritte zur Vitalerhaltung der Pulpa.

a) ***Indirekte Überkappung (CP):***
Die Pulpa ist nicht eröffnet.
Sie wird mit einem Medikament zur Anregung einer Sekundärdentinbildung indirekt überkappt. Anschließend wird die Kavität mit Unterfüllung und Füllung verschlossen.

b) ***Direkte Überkappung (P):***
Die Pulpa ist geringfügig eröffnet.
Sie wird mit einem Medikament zur Tertiärdentinbildung im Kronenbereich direkt überkappt. Anschließend wird die Kavität mit Unterfüllung und Füllung verschlossen.

c) ***Pulpotomie (Pulp):***
Die vitale Kronenpulpa wird bis zu den Wurzelkanaleingängen entfernt. Ein Medikament zur Tertiärdentinbildung wird eingebracht. Anschließend wird die Kavität mit Unterfüllung und Füllung verschlossen.

2 Unterscheiden Sie zwischen Vitalexstiration und Vitalamputation/Pulpotomie.

a) ***Vitalexstirpation:***
Die gesamte vitale (= lebende) Pulpa (Kronenpulpa ***und*** Wurzelpulpa) wird unter Lokalanästhesie entfernt
→ Pulpektomie.

b) ***Vitalamputation:***
Die gesamte Kronenpulpa wird entfernt, sodass mittels Überkappung die Vitalerhaltung der Wurzelkanäle erreicht wird.

3 Worin unterscheidet sich die Pulpotomie von einer direkten Überkappung?

Von der Höhe bzw. dem Ausmaß der vitalen Restpulpa.
- Pulpotomie: Entfernung der Kronenpulpa
- direkte Überkappung: Erhaltung der geringfügig eröffneten Kronenpulpa

4 Nennen Sie zwei gängige Medikamente zur Überkappung.

a) Kalziumhydroxid = $Ca(OH)_2$
b) Zinkoxid-Eugenol-Zement

5 Geben Sie den Behandlungsablauf einer Pulpotomie stichwortartig an.

1. Eröffnung des Pulpenkavums mit sterilem Diamant
2. Entfernung der Kronenpulpa mit einem sterilen scharfen Handexkavator oder mit Diamant
3. Auftragen von Kalziumhydroxid auf die Wurzelkanaleingänge
4. Legen einer Unterfüllung mit anschließender Deckfüllung

6 Bei welcher Behandlung ist in Ausnahmefällen die Devitalisation der Pulpa erforderlich?

Bei Wurzelbehandlungen,

a) wenn die Leitungsanästhesie nicht möglich ist.
b) wenn behinderte Patienten behandelt werden.
c) wenn Milchzähne behandelt werden.

**7 Die Gangränbehandlung wird am pulpatoten Zahn durchgeführt.
Worin besteht hierbei der Unterschied zur Vitalexstirpation?**

a) Bei der ***Vitalexstirpation*** wird die noch vitale Pulpa während der Behandlung devitalisiert.
b) Bei der ***Gangränbehandlung*** ist der zu behandelnde Zahn schon pulpatot, und das abgestorbene Gewebe der Pulpa liegt in einer fauligen, bakterienhaltigen Form vor.

8 Beschreiben Sie stichwortartig den Behandlungsablauf bei einer Vitalexstirpation.

1. Klinische Untersuchung
2. Röntgenaufnahme
3. Anästhesie
4. Absolute Trockenlegung (Kofferdamm)
5. Eröffnung (= Trepanation) des Zahnes (auf sterile Instrumente achten!)
6. Ausräumen der Pulpa
7. Aufbereitung der Wurzelkanäle
8. Röntgenmessaufnahme mit eingesetztem Wurzelaufbereitungsinstrument oder Guttaperchastift
9. Reinigen, Desinfizieren und Trocknen des Wurzelkanals
10. Wurzelfüllung
11. Röntgenkontrollaufnahme
12. Unterfüllung, Füllung

9 Woher weiß der Zahnarzt, dass er ein Wurzelhandinstrumentarium mit der richtigen Arbeitslänge verwendet?

- Zur Längenbestimmung wird eine sogenannte Röntgenmessaufnahme erstellt. Hierzu werden gesicherte Instrumente in die Wurzelkanäle eingebracht und anschließend erfolgt der Längenvergleich am Röntgenbild.
- Alternativ kann eine elektronische Messung (Endometrie) als Widerstandsmessung durchgeführt werden, wobei der Widerstand beim Erreichen der Wurzelspitze stark nachlässt.

10 In welche Gruppen kann man Wurzelkanalinstrumente einteilen?

a) *Exstirpationsinstrumente:* Hierzu gehören die Exstirpationsnadeln und endodontische Sonden.

b) *Wurzelkanalaufbereitungsinstrumente:* Dazu zählen Bohrer, Reamer und Feilen.

c) *Füllungsinstrumente:* Förderinstrumente, Spreizer (Spreader) und Verdichter (Plugger).

d) *maschinelle Instrumente:* Sie lassen sich in Winkelstücke und spezielle Aufbereitungsstücke einspannen.

11 Benennen Sie die abgebildeten Instrumente.

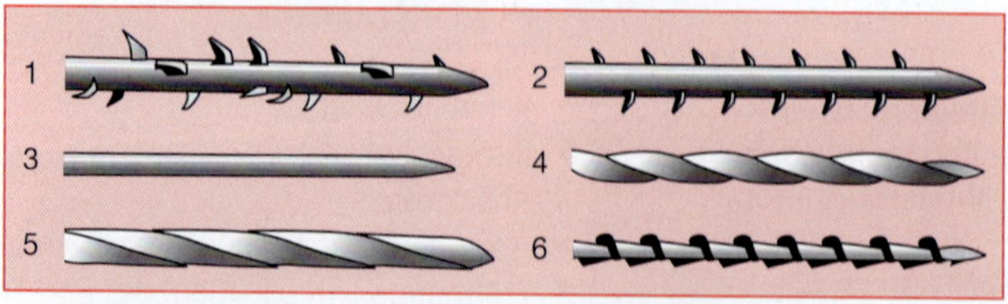

1 = Rattenschwanzfeile
2 = Exstirpationsnadel
3 = Miller-Nadel
4 = Kerr-Feile
5 = Kerr-Bohrer
6 = Hedström-Feile

12 Wozu dient die ISO-Norm bei Wurzelkanalinstrumenten?

Sie dient der Normierung der unterschiedlichen Größen von Wurzelkanalinstrumenten. Die dreistellige Ziffer gibt den Durchmesser in mm an, die Farbcodierung erleichtert die schnelle Erkennung (z. B. Durchmesser 0,25 mm ≙ ISO-Größe 25).

13 Erklären Sie den Begriff „offene Lagerung". Welche Instrumente dürfen in der Zahnarztpraxis „offen" gelagert werden?

„Offene Lagerung" ist für Instrumente und Geräte möglich, die aufgrund ihres Anwendungsgebietes nicht bei chirurgischen Eingriffen verwendet werden oder in direkten Kontakt mit offenen Wunden geraten können. Hierzu gehören Instrumente zur konservierenden, prothetischen und kieferorthopädischen Behandlung sowie Medikamente, die jedoch in verschlossenen Schränken bzw. in Schubladen oder Trays bereitgehalten werden.

14 Worauf muss in der Zahnarztpraxis beim Umgang mit endodontischen Instrumenten geachtet werden?

Hier muss sich der Praxisinhaber auf die sterile Lagerung und auf die einwandfreien Desinfektionsmaßnahmen der zahnmedizinischen Fachangestellten verlassen können. Es empfiehlt sich, so genannte Endo-Boxen zu verwenden. Diese ermöglichen eine sterile, übersichtliche und geordnete Lagerung der vielen verschiedenen Instrumente.

15 a) Warum müssen Wurzelkanalinstrumente besonders gesichert werden?
b) Welche Sicherungsmöglichkeiten gibt es?

a) Diese Instrumente sind so klein, dass sie vom Patienten verschluckt oder aspiriert (eingeatmet) werden können, wenn sie entgleiten.

b)
- Kofferdam
- Sicherheitskettchen: Sie werden am Griffende des Wurzelkanalinstruments angeschraubt und mithilfe eines Rings am Finger befestigt.

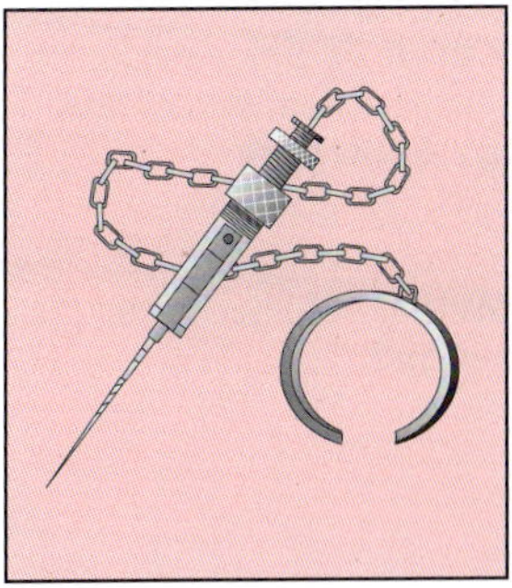

→

▷ *Fortsetzung der Antwort* ▷

– Fadensicherung: Zahnseide oder ein Kunststofffaden wird am Griffende des Instruments angebunden.

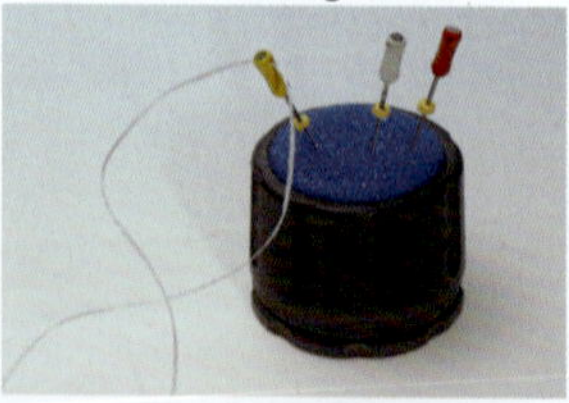

16 Welche zwei provisorischen Wurzelfüllungsmaterialien werden häufig verwendet? Geben Sie zusätzlich an, wozu sie gebraucht werden.

a) Lange bewährt hat sich die Verwendung von *Calciumhydroxidpasten* ($Ca[OH]_2$), die pastenartig in die Wurzelkanäle eingebracht werden und die vorhandenen Keime desinfizieren.
b) Des Weiteren findet die *Jodoformpaste* (CHKM-Paste nach Walkhoff) besonders in der Gangränbehandlung Verwendung.
c) Ledermix (Kortikoid) als schmerzstillende und antiseptische temporäre Einlagefüllung.

17 Welche Materialien werden zur definitiven Wurzelkanalfüllung eingesetzt?

Es werden feste Stifte aus Silber, Titan oder Gold in die aufbereiteten Kanäle geschoben oder elastische Guttaperchastifte verwendet. Die seitlichen und apicalen Hohlräume werden mit Zementen oder Pasten ausgefüllt.

18 Zählen Sie einige der gebräuchlichsten Wurzelkanalpasten (Sealer) auf.

a) AH26 (Epoxidharz)
b) Diaket (Polyketon)
c) Endomethasone
d) Apexit

19 Welche Abfülltechniken kennen Sie?

a) laterale Kondensation
b) vertikale Kondensation
c) Mc-Spadden-Methode
d) Heißinjektionstechnik
e) maschinelle Kondensation (z. B. Giromatic, Excalibur)

20 Welche Spüllösungen werden in der Regel für die Wurzelkanalaufbereitung benötigt?

a) NaOCI (Natriumhypochlorid)
b) H_20_2 (Wasserstoffperoxid)
c) Alkohol (Isopropyl bzw. Äthylalkohol)
d) Zitronensäure
e) physiologische Kochsalzlösung
f) EDTA-Lösung (Athylendiamintetraessigsäure)

21 Beschreiben Sie kurz mögliche Komplikationen bei Wurzelkanalbehandlungen.

- Nicht abfüllbare Seitenkanäle können zu einer erneuten Infektion führen.
- Perforation der Zahnwurzel, hierbei wird ein Endoinstrument über eine Via falsa am Kanalsystem vorbei geführt.
- Instrumentenbruch durch Fraktur eines Wurzelkanalinstruments.

22 Warum werden Milchzähne in der Regel nicht endodontisch behandelt?

Weil die Milchzahnwurzeln von den permanenten Zähnen resorbiert werden.

Zwischenfällen vorbeugen und in Notfallsituationen Erste Hilfe leisten

Blut

Zusammensetzung und Funktion des Blutes

1 Nennen Sie vier Aufgaben des Blutes.

a) *Transport* von Nahrungsstoffen, Sauerstoff, Abbauprodukten, Abwehrstoffen, Hormonen und Wärme
b) *Pufferung*
c) *Abwehrfunktion*
d) *Blutgerinnung*

2 Beschreiben Sie die Zusammensetzung des Blutes.

Blutzellen sind in einer eiweißhaltigen Flüssigkeit, dem ***Blutplasma***, aufgeschwemmt.
(Man bezeichnet eine solche Aufschwemmung auch als ***Suspension***).

3 Welche Blutzellen werden unterschieden?

a) rote Blutkörperchen (Erythrozyten)
b) weiße Blutkörperchen (Leukozyten)
c) Blutplättchen (Thrombozyten)

4 Nennen Sie die Aufgabe der
a) Erythrozyten
b) Leukozyten
c) Thrombozyten

a) ***Erythrozyten:***
- O_2-Transport
- Mitwirkung am CO_2-Transport

b) ***Leukozyten:***
- Abwehrfunktion, „Polizei des Körpers"

c) ***Thrombozyten:***
- Mitwirkung bei der Blutgerinnung

5 Teilen Sie die Leukozyten in ihre Untergruppen ein.

a) ***Granulozyten:***
Diese können entsprechend ihrer Färbbarkeit unterteilt werden in:
- neutrophile Granulozyten
- eosinophile Granulozyten
- basophile Granulozyten

b) ***Monozyten***

c) ***Lymphozyten***

6 Erläutern Sie den Unterschied zwischen Blutplasma und Blutserum.

Blutserum ist Blutplasma ohne Fibrinogen.

Lässt man Frischblut über längere Zeit stehen, dann bildet sich ein Blutkuchen, der aus den Blutzellen und einem Fibrinfasernetz besteht (Fibrinogen wird bei der Blutgerinnung zu Fibrin umgewandelt). Der gelblich klare Überstand über dem Blutkuchen ist das Blutserum.

7 Nennen Sie drei verschiedene Plasmaproteine.

a) Albumine
b) Globuline
c) Fibrinogen

8 Wie erfüllt das Blut seine Abwehrfunktion?

Durch *Phagozytose* und *Antikörperbildung*

9 Erläutern Sie die Phagozytose der Granulozyten.

Durch ihre amöboide Beweglichkeit können die Granulozyten durch die Kapillarwände ins Gewebe übertreten. Sie können dort kleine Teilchen (z. B. Bakterien) umfließen, aufnehmen und verdauen.

10 Nennen Sie die verschiedenen Blutgruppensysteme.

a) ***AB0-System***
mit den Blutgruppen A, B, AB und 0
b) ***Rhesussystem***
mit den Merkmalen Rh+ (Rhesus positiv) und rh- (Rhesus negativ)

11 Nennen Sie die zu jeder Blutgruppe des AB0-Systems gehörenden Blutgruppen-Antigene und Antikörper.

Blutgruppe	Antigen	Antikörper
A	A	Anti B
B	B	Anti A
AB	A und B	–
0	–	Anti A u. Anti B

12 Welche Eigenschaften haben die Blutgruppenantigene?

Sie bewirken die Bildung von Antikörpern, die gegen körperfremde Antigene wirksam werden.

13 Wo befinden sich
a) die Blutgruppen-Antigene
b) die Antikörper?

a) Die Blutgruppen-Antigene befinden sich in der Membran der Erythrozyten.
b) Blutgruppen-Antikörper befinden sich im Plasma.

14 Welche Blutgruppenantigene finden sich in der Membran der Erythrozyten eines Patienten mit der Blutgruppe 0?

Keine

15 Befinden sich Antikörper im Plasma eines Patienten mit der Blutgruppe B?

Ja, Blutgruppenantikörper vom Typ Anti A

16 Wenn Blut gerinnt entsteht ein Blutpfropf. Wie nennt man diesen Blutpfropf?

Koagulum

17 Erläutern Sie die Phasen des Blutgerinnungsvorgangs.

Der Gerinnungsvorgang ist ein sehr komplexer Vorgang, der über mehrere Stufen abläuft

1. Das verletzte Gefäß verengt sich, dadurch →

▷ *Fortsetzung der Antwort* ▷

2. verlangsamt sich die Strömungsgeschwindigkeit des Blutes und es können sich Thrombozyten an der verletzten Stelle anlagern.
3. Durch Einwirkung von Blutaktivator, Gewebeaktivator und Ca^{++}-Ionen wird das im Blut vorhandene Prothrombin in Thrombin umgewandelt.
4. Unter Einwirkung des Thrombins wird Fibrinogen zu Fibrin gespalten.
5. Es bilden sich Fibrinfäden, zwischen denen die Blutzellen eigeschlossen werden. Diese Fibrinfäden ziehen sich zusammen und es bildet sich der Blutkuchen (Thrombus).

Immunabwehr

1 Erklären Sie den Unterschied zwischen Antigen und Antikörper.

Antigene sind Stoffe, die im Körper eine spezifische Immunreaktion auslösen können.
Antikörper sind Reaktionsprodukte des Körpers gegen Antigene.

2 Welche zwei Abwehrsysteme zur Bekämpfung von Krankheitserregern werden unterschieden?

- die angeborene Immunabwehr = unspezifische Immunreaktion
- die erworbene Immunabwehr = spezifische Immunreaktion

3 Welche zwei grundsätzlich unterschiedlichen Faktoren sind daran beteiligt?

- zelluläre Faktoren (z. B. die weißen Blutkörperchen)
- humorale Faktoren (humor; lat. = Flüssigkeit) darunter versteht man die nicht zellulären Abwehrsubstanzen im Blut und in den anderen Körperflüssigkeiten (z. B. die Immunglobuline)

4 Welche Faktoren gehören zur unspezifischen Abwehr?

- *zelluläre Faktoren:* Phagozyten (Fresszellen), vor allem Makrophagen (Riesenfresszellen), z. B. Monozyten und neutrophile Granulozyten
- *humorale Faktoren:* z. B. Lysozym (gegen Bakterien gerichtete Abwehrsubstanz), Interferon (gegen Viren gerichtete Abwehrsubstanz)

5 Beschreiben Sie den Ablauf der unspezifischen Immunabwehr.

Dringt ein Krankheitserreger, z.B. ein Virus, in den Körper ein und wird erkannt, aktiviert das die Makrophagen (Riesenfresszellen), die den Krankheitserreger umschließen und aufnehmen (Phagozytose). Der Krankheitserreger wird zerlegt und Bruchstücke davon werden auf der Zelloberfläche präsentiert. Gleichzeitig senden die Makrophagen Botenstoffe (Interferon, Interleukine) über die Erregereigenschaften (Antigene) aus, dies aktiviert die spezifische Abwehr, die B- und T-Lymphozyten (= Helferzellen).

6 Nennen Sie Faktoren der spezifischen Abwehr.

zelluläre Faktoren:
- B-Lymphozyten, die in kurzer Zeit eine große Menge von Antikörpern bereitstellen können
- T-Lymphozyten, die u.a. verhindern, dass Antikörper gegen körpereigene Antigene gebildet werden

humorale Faktoren:
- Immunglobuline, darunter versteht man Antikörper, die von spezialisierten B-Lymphozyten, den sog. Plasmazellen, gebildet werden (z.B. IgG, IgA, IgM, IgD, IgE)

7 Beschreiben Sie den Ablauf der spezifischen Immunabwehr.

Mit Hilfe der Botenstoffe aktivieren Makrophagen die T-Helferzellen, die genau zum Baustein des Virusbruchstücks auf der Zelloberfläche passen. Diese wiederum informieren die B-Zellen, die sich in Plasmazellen umwandeln und Antikörper bilden. Diese passgenauen Antikörper binden die Viren aneinander und machen es möglich, dass diese Verklumpungen von den Fresszellen erkannt und entsorgt werden können. Außerdem informieren die T-Helferzellen auch die Killerzellen. Diese können Viren, die sich in Zellen befinden, aufspüren und die Zelle mit den Viren zerstören. →

▷ Fortsetzung der Antwort ▷

Zudem können Plasmazellen und T-Helferzellen Gedächtniszellen bilden, die dann bei erneutem Kontakt mit dem Krankheitserreger schnell Antikörper bilden können.

8 Wann bezeichnet man einen Menschen als immun?

Wenn er gegen Erreger ansteckender Krankheiten oder deren Toxine widerstandsfähig ist.

9 Wodurch kann der Mensch immun werden?

- angeborene Immunität
- Kontakt und Erkrankung mit Infektionserregern
- Impfung mit abgeschwächten Infektionserregern (aktive Immunisierung) bzw. mit Immunglobulinen (passive Immunisierung)

Herz- und Kreislaufapparat

Bau und Funktion des Herzens

1 Charakterisieren Sie kurz das Herz und seine Aufgabe.

Das Herz ist ein muskulöses Hohlorgan, das als Druck- und Saugpumpe das Fließen des Blutes im Blutkreislauf bewirkt.

2 Beschreiben Sie die Lage des Herzens.

Das Herz liegt im vorderen unteren Mittelfellraum zu ca. zwei Dritteln links und zu einem Drittel rechts hinter dem Brustbein im Herzbeutel.

3 Beschreiben Sie den Grobaufbau des Herzens.

Das Herz besteht aus zwei Hälften, der rechten und der linken Herzhälfte, die durch die Herzscheidewand (Septum) vollständig voneinander getrennt sind. Beide Hälften bestehen aus je einem Vorhof (Atrium) und einer Kammer (Ventrikel). Zwischen den Vorhöfen und den Kammern befinden sich die Segelklappen.

4 Die folgende Abbildung zeigt ein menschliches Herz. Benennen Sie die Zahlen 1–13.

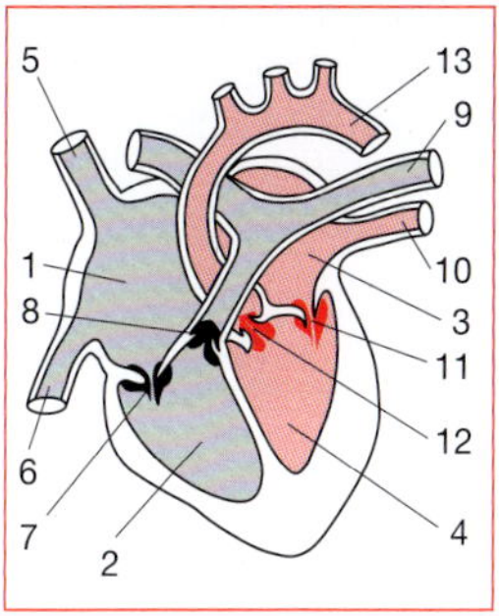

1 rechter Vorhof
2 rechte Kammer
3 linker Vorhof
4 linke Kammer
5 obere Hohlvene
6 untere Hohlvene
7 dreizipflige Segelklappe
8 Pulmonalklappe
9 Lungenarterie
10 Lungenvene
11 Mitralklappe (zweizipflige Segelklappe)
12 Aortenklappe
13 Aorta

5 Nennen Sie die Schichten der Herzwand.

Herzinnenhaut = Endokard
Herzmuskel = Myokard
Herzaußenhaut = Epikard

6 Wo befinden sich die Segelklappen?

Zwischen den Vorhöfen und den Kammern.
Zwischen dem rechten Vorhof und der rechten Kammer befindet sich die *dreizipfelige Segelklappe (Tricuspidalis).*
Zwischen dem linken Vorhof und der linken Kammer befindet sich die *zweizipfelige Segelklappe (Bicuspidalis oder Mitralis).*

7 Welche Aufgabe haben die Segelklappen?

Sie verhindern das Zurückfließen des Blutes in die Vorhöfe bei der Kammersystole.

8 Wo befinden sich die Taschenklappen?

Taschenklappen befinden sich zwischen den Herzkammern und den abgehenden großen Gefäßen, den Arterien.

9 Welche Aufgabe haben die Taschenklappen?

Sie verhindern das Zurückfließen des Blutes in die Herzkammern bei der Kammererschlaffung (= Diastole).

10 Das Herz ist mit einem eigenen Reizbildungs- und Reizleitungssystem ausgestattet.
a) Wie nennt man das Erregungsbildungszentrum?
b) Welchen Weg nimmt die Erregung?

a) Sinusknoten
b) Vom Sinusknoten über die Vorhöfe zum Atrioventrikularknoten. Von dort über das Hiss-Bündel und dessen rechten und linken Schenkel zu den Purkinje-Fasern in der Kammermuskulatur.

11 Welche Untersuchung kann Aufschluss geben über Erregungsbildung, Erregungsablauf und ihre Störungen?

Das *Elektrokardiogramm (EKG)* – Herzstromkurve

12 Die folgende Abbildung zeigt eine typische EKG-Aufzeichnung.
Benennen Sie die einzelnen Zacken und Wellen (1–3).

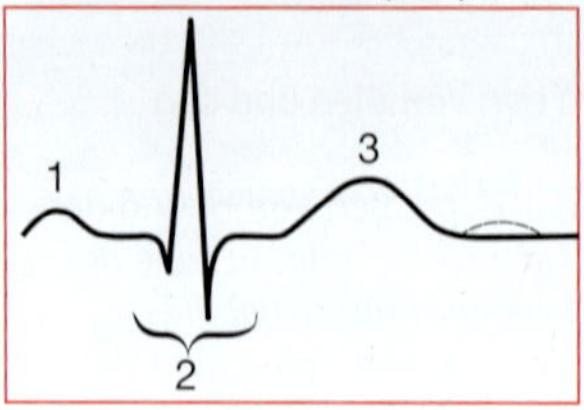

1 P-Welle
2 QRS-Komplex
3 T-Welle

13 Bei der Herzaktion werden zwei Phasen unterschieden. Nennen Sie diese.

a) ***Systole***
= Phase der Herzmuskelzusammenziehung
b) ***Diastole***
= Phase der Herzmuskelerschlaffung

14 Woraus setzt sich der „Herzschlag" zusammen?

Aus der Vorhofsystole mit gleichzeitiger Kammerdiastole ***und*** der Kammersystole mit gleichzeitiger Vorhofdiastole.

15 Was geschieht bei der Kammersystole?

Durch die Zusammenziehung der Kammermuskulatur wird das in den Kammern befindliche Blut in die Arterien →

▷ *Fortsetzung der Antwort* ▷

ausgetrieben. Gleichzeitig kommt es zu einer Vorhoferschlaffung und das Blut von den Venen wird in die Vorhöfe eingesaugt.

16 Wo entspringen die Herzkranzgefäße?

Sie entspringen aus der Aorta, knapp oberhalb der Taschenklappe.

17 Welche Aufgabe haben die Herzkranzgefäße?

Sie versorgen die Herzmuskulatur vor allem mit Sauerstoff und Nährstoffen wie Zucker und Fettsäuren.

Bau und Funktion von Blutkreislauf und Blutgefäßen

1 Welchen Abschnitt bezeichnet man als
a) Lungenkreislauf
b) Körperkreislauf?

a) ***Lungenkreislauf:***
der Weg von der rechten Herzkammer über die Lunge zum linken Vorhof

b) ***Körperkreislauf:***
der Weg von der linken Herzkammer durch den Organismus zum rechten Vorhof

2 Welche Aufgabe erfüllt der Lungenkreislauf?

Die Sauerstoffsättigung des Blutes. Das sauerstoffarme und kohlendioxidreiche Blut gibt beim Durchfließen der Lungenkapillaren aufgrund von Diffusionsvorgängen Kohlendioxid ab und nimmt Sauerstoff auf.

3 Welche Gefäße werden unterschieden?

a) Arterien = Schlagadern
b) Kapillaren = Haargefäße
c) Venen = Blutadern

4 Welche Gefäße bezeichnet man als
a) Arterien
b) Venen?

a) ***Arterien:***
alle vom Herzen ***weg***führenden Gefäße

b) ***Venen:***
alle zum Herzen ***hin***führenden Gefäße

5 Nennen Sie die drei Wandschichten, aus denen Arterien und Venen aufgebaut sind.

a) *Innere Schicht:*
→ ***Intima,*** überwiegend Epithelgewebe

→

▷ *Fortsetzung der Antwort* ▷

b) *mittlere Schicht:*
→ ***Media***, aus glatter Muskulatur

c) *äußere Schicht:*
→ ***Adventitia***, überwiegend aus Bindegewebe

Im Gegensatz zu den Arterien setzen sich die Wandschichten der Venen weniger deutlich voneinander ab.

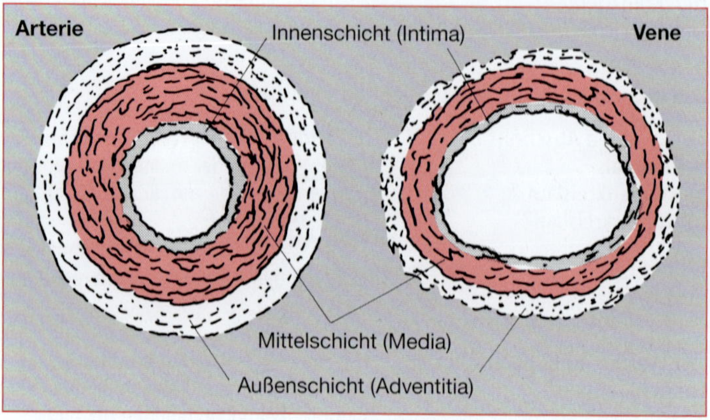

6 Nennen Sie weitere Unterschiede zwischen Arterien und Venen.

Arterien haben eine wesentlich stärkere Muskelschicht als Venen. Diese ermöglicht es, die vom Herzen kommende Druckwelle aufzufangen und durch Eng- und Weitstellung der Gefäße die Durchblutung bestimmter Körperregionen zu regulieren.
Venen besitzen Venenklappen, welche die Richtung des Blutstromes garantieren.

7 Woraus besteht die Wand der Kapillaren?

Aus einem einschichtigen Plattenepithel. Diese dünne Wand ermöglicht den Sauerstoffaustausch zwischen Blut und Körperzellen.

8 Welche Venen führen sauerstoffreiches Blut?

Die Lungenvenen

9 Welche Aufgaben im Kreislaufsystem übernehmen
a) das Herz
b) die Arterien
c) die Kapillaren
d) die Venen

a) Das ***Herz*** ist der Motor des Kreislaufs und hält die Blutzirkulation aufrecht.
b) Über die ***Arterien*** wird das Blut in den Körper verteilt.
c) In den ***Kapillaren*** findet der Gasaustausch statt.
d) Die ***Venen*** führen das Blut zum Herzen zurück.

Puls- und Blutdruckmessung

1 Wo kann der Puls getastet werden?

Grundsätzlich überall dort, wo eine Arterie oberflächlich verläuft und gegen eine harte Unterlage (wie Knochen, Muskulatur usw.) gedrückt werden kann.
Besonders geeignet sind
- Speichenschlagader (Arteria radialis)
- Halsschlagader (Arteria carotis)

2 Erläutern Sie die Technik des Pulsfühlens an der Speichenschlagader.

1. Der Patient hält sein Handgelenk leicht gebeugt und entspannt.
2. Die ZFA legt die Fingerkuppen von Zeige-, Mittel- und Ringfinger auf die Arterie, die an der Daumenseite des peripheren Speichenendes zu tasten ist.
3. Man zählt die Pulsschläge während einer Viertelminute und multipliziert das Ergebnis mit 4.
4. Ist der Puls in irgendeiner Weise auffällig, dann wird eine ganze Minute gezählt.

3 Wie hoch ist die Pulsfrequenz normalerweise?
a) Bei Erwachsenen,
b) bei Kindern bis ca. 10 Jahren,
c) bei Greisen?

a) 60 – 80 Schläge pro Minute
b) 90 – 120 Schläge pro Minute
c) 70 – 90 Schläge pro Minute

4 Wie nennt man
a) Eine Abweichung der Pulsfrequenz nach oben?
b) Eine Abweichung der Pulsfrequenz nach unten?

a) Tachykardie (Pulsbeschleunigung)
b) Bradykardie (Pulsverlangsamung)

5 Wie entsteht der Blutdruck?

Der Blutdruck entsteht, wenn das Herz das Blut mit Druck in das arterielle Gefäßsystem pumpt.

6 Wovon hängt der Blutdruck ab?

Der Blutdruck hängt von der Pumpleistung des Herzens und vom Gefäßwiderstand ab.

7 Bei der Blutdruckmessung erhält man zwei Werte, den oberen, systolischen Wert und den unteren, diastolischen Wert. Wie kommt es zu den zwei Werten?

Der systolische Wert entsteht bei der Kammersystole, wenn das Blut ausgeworfen wird. Der diastolische Wert ist während der Diastole, der Kammerentspannung zu messen.

8 Blutdruckwerte
a) In welcher Maßeinheit werden die Blutdruckwerte angegeben?
b) Nennen Sie die Normalwerte für Erwachsene.

a) Die Blutdruckwerte werden in mm Hg (= Millimeter Quecksilbersäule) angegeben.
b) Normalwerte für Erwachsene liegen systolisch zwischen 120 – 140 und diastolisch zwischen 80 – 90 (man schreibt z. B. 120/80)

9 Welche Blutdruckmessgeräte werden unterschieden?

a) Blutdruckmessgeräte nach Riva-Rocci mit *Quecksilbermanometer*;
b) Blutdruckmessgeräte nach Recklinghausen mit *Dosenmanometer*
c) *elektronische* Blutdruckmessgeräte

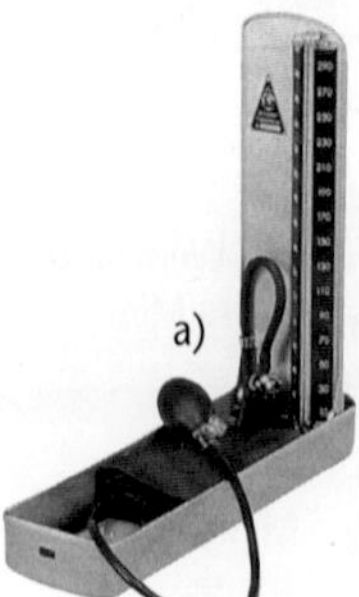
a)

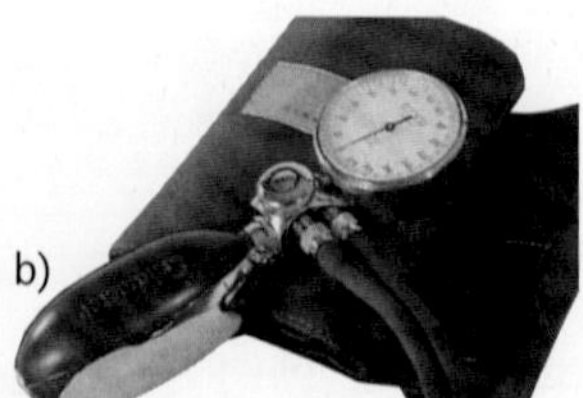
b)

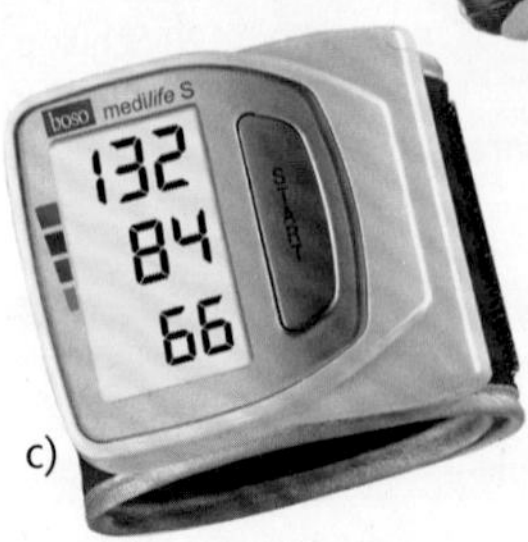

c)

10 Bringen Sie die einzelnen Schritte der Blutdruckmessung in die richtige Reihenfolge.

a) Beim ersten Geräusch wird der systolische Wert abgelesen.
b) Der Manschettendruck wird um 2-3 mm Hg/sec verringert.
c) Die luftleere Manschette wird am sitzenden oder liegenden Menschen angelegt.
d) Der Manschettendruck wird bis ca. 30 mm Hg über den zu erwartenden systolischen Druck aufgepumpt.
e) Beim letzten Geräusch wird der diastolische Wert abgelesen.

Richtige Reihenfolge:
c, d, b, a, e

Beachten Sie:
Bei der Erstmessung sollte der Manschettendruck immer auf 200 mm Hg aufgepumpt werden, um gegebenenfalls eine auskultatorische Lücke mit zu erfassen.

11 Eine Manschette wird so lange aufgeblasen, bis der Puls an der Arteria radialis nicht mehr tastbar ist. Wie verhält sich der Manschettendruck im Vergleich zum Arterieninnendruck?

Der Manschettendruck liegt jetzt über dem Innendruck der Arterie, sodass kein Blut durch die Arterie fließt.

12 Nennen Sie drei Fehlermöglichkeiten bei der Durchführung der Blutdruckmessung.

a) Zu schmale oder zu breite Manschetten
b) falsche Armhaltung unter- oder oberhalb des Herzens
c) zu rasches Ablassen des Manschettendrucks über 2–3 mm Hg/sec

Bau und Funktion des lymphatischen Systems

1 Welche Organe zählt man zu den lymphatischen Organen?

a) Milz
b) Lymphknoten
c) Thymusdrüse
d) Mandeln
e) Appendix
f) Lymphfollikel in den Atemwegen und im Darmrohr

2 Wie entsteht die Lymphe?

Lymphe entsteht als Ultrafiltrat im Kapillargebiet. D.h., Blutflüssigkeit wird durch den hohen Druck aus den Kapillaren ausgepresst und sammelt sich zwischen den Zellen. Man nennt sie deshalb auch Gewebsflüssigkeit oder Zwischenzellflüssigkeit.

3 Erläutern Sie die Zusammensetzung der Lymphe.

Die Zusammensetzung der Lymphe entspricht annähernd derjenigen der Blutflüssigkeit. Sie enthält jedoch kaum Eiweiße, da Eiweißmoleküle zu groß sind und die Kapillarwände nicht passieren können.

4 Beschreiben Sie den Aufbau des Lymphsystems.

Die blind endenden **Lymphkapillaren** vereinigen sich zu dünnwandigen **Lymphgefäßen.** Mehrere Lymphgefäße münden in einen **Lymphknoten,** von welchem wieder ein größeres Lymphgefäß entspringt. Die Lymphgefäße sammeln sich im **Milchbrustgang,** welcher in den linken Venenwinkel mündet. Durch rhythmische Kontraktionen (Zusammenziehungen) und zahlreiche Klappen werden der Lymphfluss und die richtige Strömungsrichtung garantiert.

5 Welche Hauptaufgaben haben die Lymphknoten?

a) Produktion der Lymphozyten
b) Entzündungsabwehr durch Filterung der Lymphe

6 Wie nennt man eine krankhafte Ansammlung von Lymphe?

Ödem

Atmungssystem

1 Nennen Sie die Hauptaufgaben der Atmung.

a) Versorgung des Organismus mit ausreichend Sauerstoff
b) Entfernung des überschüssigen Kohlendioxids
c) Erhaltung des Gleichgewichts des Säure-Basen-Haushaltes in Zusammenarbeit mit den Nieren

2 Benennen Sie die Zahlen 1–6 in der nachfolgenden Abbildung.

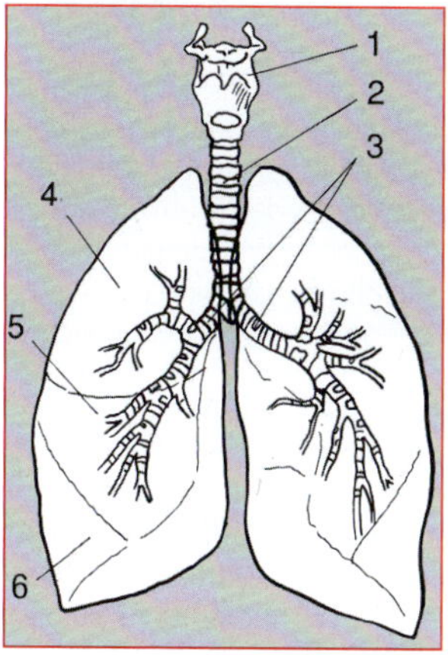

1 Kehlkopf (Larynx)
2 Luftröhre (Trachea)
3 linker und rechter Stammbronchus
4 Oberlappen
5 Mittellappen
6 Unterlappen

3 Welche Aufgaben hat die Nase?

Reinigung, Erwärmung und Anfeuchtung der Atemluft

4 Zählen Sie die Nasennebenhöhlen auf und geben Sie an, wozu sie dienen.

a)
- zwei Kieferhöhlen
- zwei Stirnhöhlen
- rechte und linke Siebbeinzellen
- zwei Keilbeinhöhlen

b) Sie dienen als Resonanzorgan und zur Erleichterung des Schädels.

5 Wofür ist der Kehlkopf zuständig?

Für die Stimmbildung

6 Welcher Knorpel des Kehlkopfes verschließt beim Schluckakt den Eingang zur Luftröhre?

Der Kehldeckel

7 Beschreiben Sie den Schluckakt.

Das Gaumensegel hebt sich und verschließt die Nasenhöhlen, der Kehldeckel senkt sich und verschließt den Eingang zum Kehlkopf. So kann der Speisebrei die Atemwege kreuzen.

8 Wo liegen die Lungen?

Die Lungen liegen vom Brustfell (Pleura) überzogen im Brustkorb (man nennt den Raum auch Pleurahöhle). Der Brustkorb ist nach unten vom Zwerchfell abgeschlossen.

9 Beschreiben Sie den Bau und die Aufgabe des Brustfells (Pleura).

Die Pleura besteht aus zwei Blättern, dem ***Lungenfell,*** das die Lunge überzieht, und dem ***Rippenfell,*** das den Brustkorb auskleidet. Zwischen beiden Blättern befindet sich ein schmaler, flüssigkeitsgefüllter Spalt, der *Pleuraspalt.* Dieser ermöglicht es, dass sich beide Blätter gleitend gegeneinander verschieben, sich jedoch nicht voneinander abheben lassen.

10 Welchen Weg nimmt die Atemluft bei der Einatmung durch die Nase?

Nase → Rachen → Kehlkopf → Luftröhre → Stammbronchien → Bronchien (Verästelungen der Luftröhre) → Bronchiolen (feinste Verästelungen der Bronchien) → Alveolen (Lungenbläschen)

11 Erklären Sie, was man unter äußerer Atmung versteht.

Den Gasaustausch in der Lunge.
Sauerstoffreiche Atemluft wird eingeatmet und gelangt über die Atemwege in die Lungenalveolen (Lungenbläschen). Dort erfolgt der Gasaustausch; O_2 gelangt in das Blut, CO_2 in die Ausatemluft. Anschließend wird die kohlendioxidreiche Luft ausgeatmet.

12 Erläutern Sie, was man unter innerer Atmung versteht.

Den Gasaustausch zwischen Blutkapillaren und Zellen.
O_2 wird aus dem Blut an die Zellen abgegeben, CO_2 wird von den Zellen in das Blut aufgenommen.

13 Wie ist die Atemluft zusammengesetzt?

- 21 % Sauerstoff (O_2)
- 78 % Stickstoff (N_2)
- 1 % Edelgase
- Kohlendioxid (CO_2)

14 Wodurch wird die Atemtätigkeit gesteuert?

Durch das Atemzentrum im verlängerten Mark im Gehirn. Dieses Atemzentrum reagiert auf den Kohlendioxidanstieg im Blut während der Atempause.

15 Wie gelangt die Atemluft in die Lungen?

Durch das Anheben des Brustkorbes mithilfe der Zwischenrippenmuskulatur und das Abflachen der Zwerchfellkuppeln wird der Brustkorbinnenraum zur Seite und nach unten hin erweitert. Der dadurch entstehende Unterdruck bewirkt, dass die Luft eingesaugt wird.

16 Was geschieht bei der Ausatmung?

Die Zwischenrippenmuskulatur erschlafft, dadurch senkt sich der Brustkorb. Durch die Erschlaffung des Zwerchfellmuskels treten die Zwerchfellkuppeln nach oben. Es kommt dadurch zur Verkleinerung des Brustkorbinnenraumes und es entsteht ein Überdruck.
→ Folge: Die Luft strömt nach außen.

17 Wie hoch ist die normale Atemfrequenz eines Erwachsenen?

16–20 Atemzüge

Besondere Notfallsituationen in der Zahnarztpraxis

1 Kommt es in einer Zahnarztpraxis zu einem Notfall, ist es hilfreich, wenn alle nach einem vorher festgelegten Notfallplan handeln. Nennen sie die wichtigsten Schritte eines solchen Notfallplanes in der richtigen Reihenfolge.

Wenn der Notfall eintritt

a) Behandlung unterbrechen
b) Ruhe bewahren
c) Behandlungsteam über ein vereinbartes Codewort über die Sprechanlage zu Hilfe rufen.
d) Vitalzeichen kontrollieren
e) evtl. Notruf absetzen
f) Patienten entsprechend ihrer Störung lagern
g) ggf. Herz-Lungen-Wiederbelebung
h) Nachsorge

2 Anja ist neu in der Praxis. Beschreiben Sie ihr Ihr Vorgehen, wenn Sie einen Notruf absetzen müssen.

Je nach Notfall die entsprechende Nummer wählen:

- Notruf: 112
- Feuerwehr: 112
- Polizei: 110

Dann der Leitzentrale die wichtigsten Informationen mitteilen, dabei nach den 5 W-Fragen vorgehen:

- ***WO*** ist der Notfall? (Name und Adresse der Praxis, genaue Angaben zum Eingang)
- ***WAS*** ist geschehen?
- ***WIE VIELE*** Verletzte/Betroffene sind zu versorgen?
- ***WELCHE*** Krankheitszeichen oder Verletzungen haben die Betroffenen?
- ***Warten*** Sie immer auf Rückfragen der Rettungsleitstelle

3 Wie äußert sich ein drohender orthostatischer Kollaps?

a) Gähnen
b) plötzliche, auffallende Blässe
c) Schweißperlen auf Oberlippe und Stirn
d) Schwanken

4 Welche Maßnahmen ergreifen Sie, wenn ein Patient in der Zahnarztpraxis kollabiert?

a) Den Patienten in Rückenlage bringen, die Beine anheben
b) Zahnarzt verständigen
c) Puls und Blutdruck kontrollieren
d) Befindet sich der Patient auf dem Behandlungsstuhl, Kopf- und Rückenteil so weit wie möglich senken, Fußteil heben.

5 Aspiration
a) Was versteht man darunter?
b) Wie äußert sie sich?
c) Welche Folgen kann eine Aspiration haben?

a) Einatmen von Flüssigkeiten oder festen Stoffen in die Trachea.
b) Plötzliche Atemnot mit Hustenreiz, Würgen, pfeifendem Atemgeräusch.
c) – lebensbedrohliche Einengung der Atemwege
   – Spätfolge: Lungenentzündung

6 Wie können Sie bei einer Aspiration erste Hilfe leisten?

a) Versuchen mit Hilfe des Absaugers die Atemwege wieder frei zu machen
b) Patienten vornüberbeugen und durch energische Schläge mit der flachen Hand zwischen die Schulterblätter versuchen, Hustenstöße auszulösen
c) Notarzt rufen

7 Der Patient hat während der Behandlung einen Gegenstand verschluckt. Was können Sie tun?

- Bleibt der Gegenstand in der Speiseröhre stecken, löst er Schluckbeschwerden und Schmerzen aus
  → Überweisung an einen Facharzt
- Ist der Gegenstand giftig
  → Giftnotrufzentrale anrufen und genaue Verhaltensweisen erfragen
- Ist es ein ungefährliches Kleinteil
  → abwarten, ob es von selbst ausgeschieden wird.

8 Ein Patient bekommt in der Praxis einen Krampfanfall. Wie verhalten Sie sich?

a) Den Zahnarzt verständigen
b) Für die Sicherheit des Patienten sorgen. Den krampfenden Patienten an einem sicheren Ort lagern, evtl. mit Kissen und Decken seitlich stützen (gefährliche Gegenstände aus der unmittelbaren Umgebung des Patienten entfernen).
c) Nach dem Anfall den Patienten in stabile Seitenlage bringen, um Aspiration von Blut und Erbrochenem zu verhindern.

9 Erläutern Sie, was man unter Hyperventilationstetanie versteht.

Hyperventilationstetanie:
Eine verstärkte Atmung (vor allem der Ausatmung) ohne organische Ursache, die zu neuro-muskulären Störungen führt.

10 Wie äußert sich eine Hyperventilationstetanie?

a) Schnelle, tiefe Atmung
b) Pfötchenstellung der Hände
c) Der Patient klagt über:
   - Schwindel, Benommenheit
   - Kribbeln und Steifigkeit der Finger
   - schmerzhafte Krämpfe der Unterarm- und Handmuskulatur
   - Herzklopfen, Herzstechen

11 Welche Erste-Hilfe-Maßnahmen ergreifen Sie bei einer Hyperventilationstetanie?

a) Patienten sicher lagern und beruhigen
b) Patienten über einen Plastikbeutel rückatmen lassen
c) Arzt verständigen

12 Was versteht man unter einer akuten Dyspnoe?

Unter einer ***akuten Dyspnoe*** versteht man eine plötzliche Atemnot.

13 Mit welchen Maßnahmen können Sie einem Patienten mit akuter Dyspnoe (plötzlicher Atemnot) helfen?

a) Patienten mit erhöhtem Oberkörper lagern
b) das Aufstützen der Arme mithilfe von Polstern (z. B. Kissen, aufgerollte Decken) ermöglichen, damit der Patient die Atemhilfsmuskulatur einsetzen kann
c) Fenster öffnen
d) den Patienten nicht alleine lassen

14 Welches Krankheitsbild wird Asthma bronchiale genannt?

Eine überwiegend anfallsweise auftretende schwere Atemnot mit einer erschwerten, pfeifenden und verlängerten Ausatmung

15 Welche Faktoren können einen Asthma-Anfall auslösen?

a) *Direkt auslösend:* Allergenzufuhr (Beispiele: Blütenpollen,Pilzsporen, Hausstaub, Tierhaare)
b) *Indirekt auslösend:* Infektionen, psychische/klimatische Einflüsse

16 Wodurch wird die Atemnot beim Asthma verursacht?

a) Schwellung der Schleimhaut in den Bronchien
b) Bronchialspasmus
c) vermehrte Sekretbildung

17 Während der Behandlung bekommt ein Patient einen Asthma-Anfall. Wie können Sie helfen?

a) Nach Hilfe rufen, den Patienten nicht allein lassen
b) Oberkörper hochlagern
c) Beengende Kleidung öffnen
d) Fenster öffnen
e) Hat der Patient sein Dosieraerosol („Asthmaspray") dabei (z. B. in Mantel- oder Handtasche) dieses schnell herbeiholen und inhalieren lassen
f) Notfallmedikamente (z. B. Bricanyl®, Salbutamol®, Euphyllin® und Decortin®) und Sauerstoff bereitstellen
g) Notarzt rufen

18 Wodurch können in der Zahnarztpraxis schwere allergische Reaktionen ausgelöst werden?

Durch die Verabreichung von Lokalanästhethika, Antibiotika, Quecksilber usw.

19 im Woran erkennen Sie allergische Reaktionen?

Die Anzeichen treten kurz nach der Verabreichung der entsprechenden Mittel auf. Man kann die Erscheinungen in verschiedene Schweregrade einteilen:

1. Hautausschlag mit Juckreiz, Unruhe, Schwindel
2. Pulsanstieg, Übelkeit mit Erbrechen, evtl. Durchfall
3. Schocksymptome, Bronchospasmus, Bewusstseinseintrübung
4. Herz- und Atemstillstand

20 Welche Notfallmedikamente sollten zur Bekämpfung allergischer Reaktionen bereitliegen?

a) Antihistaminika
b) Cortison
c) Adrenalin
d) Volumenersatzmittel

21 Erläutern Sie, was man unter Angina pectoris versteht.

Anfallsweise auftretende Schmerzen in der Herzgegend als Folge eines Sauerstoffmangels des Herzmuskels

22 Wie äußert sich ein Angina-pectoris-Anfall?

a) Starke Schmerzen in der Brust, in den linken Arm ausstrahlend
b) Angst, Unruhe
c) Luftnot

23 Mit welchem Medikament kann man im Allgemeinen einen Angina-pectoris-Anfall unterbrechen?

Mit Nitroglyzerin

24 Welche Krankheitszeichen treten bei einem akuten Myokardinfarkt auf?

a) Plötzlich auftretender Schmerz in der Herzgegend, der in Hals, Nacken und/oder den linken Arm ausstrahlt
b) Atemnot
c) Unruhe, Beengungsgefühl mit Todesangst
d) Schockzeichen

25 Nennen Sie Maßnahmen zur Behandlung eines akuten Myokardinfarktes.

a) Den Patienten mit erhöhtem Oberkörper lagern
b) Gabe von Sauerstoff
c) Gabe von Schmerz- und Beruhigungsmitteln
d) Schockbehandlung
e) Krankenhauseinweisung (Notarztwagen)

26 Welches Geschehen steht bei allen Schockarten im Vordergrund?

Bei allen Schockarten kommt es zu einer akuten Verminderung der Gewebedurchblutung, daraus folgt ein Sauerstoffmangel der Zellen, der zur Gewebeschädigung führt.

27 Unterscheiden Sie verschiedene Schockarten sowie ihre Ursachen.

Schockarten	
kardiogener Schock	ausgelöst durch Herzinfarkt, Herzrhythmusstörungen, Herzinsuffizienz, Vergiftungen
hypovolämischer Schock	ausgelöst durch große Blutverluste, nach innen oder außen, Flüssigkeitsverluste, (z. B. bei Verbrennungen)
neurogener Schock	ausgelöst durch maximale Gefäßweitstellung, z. B. bei Schädel-Hirn-Trauma, Querschnittslähmung, Schmerzen
anaphylaktischer Schock	ausgelöst durch allergische Reaktionen mit maximaler Gefäßweitstellung. Ursache: – Medikamente – Insektenstiche – sonstige Allergene
septischer Schock	ausgelöst durch reaktive Gefäßerweiterung bei Einschwemmung von Bakterientoxinen in die Blutbahnen

28 Welches Organ liefert dem Ersthelfer erste Hinweise auf ein Schockgeschehen?

Die Haut. Die Haut ist kalt, feucht und sieht grau-blass bis zyanotisch aus („Patient sieht sehr schlecht aus“).

29 Nennen Sie Symptome des Schockgeschehens bei einem hypovolämischen Schock.

a) Blutdruck abfallend
b) Puls ansteigend
c) blass-zyanotische, feuchte, kühle Haut
d) Übelkeit bis zum Erbrechen
e) eingefallenes Aussehen

Im Endstadium:

- ist der Blutdruck nicht mehr messbar
- Bewusstlosigkeit
- Krämpfe

30 Welche Erste-Hilfe-Maßnahmen ergreifen Sie bei einem hypovolämischen Schock?

a) Schocklagerung (Kopf tief – Beine hoch)
b) Blutung stillen
c) Patienten warm halten

In der Praxis zusätzlich:

- Notfallkoffer bereitstellen
- Medikamente und Infusion von Volumenersatzmitteln nach Anweisung des Zahnarztes vorbereiten

31 Wann spricht man von einem Koma?

Von einem ***Koma*** spricht man bei tiefer Bewusstlosigkeit, aus der der Patient durch äußere Reize nicht mehr zu erwecken ist.

32 Erklären Sie den Unterschied zwischen
a) diabetischem Schock und
b) diabetischem Koma.

a) ***Diabetischer Schock:***
Hypoglykämie (Unterzuckerung), die z. B. durch erhöhte Insulinzufuhr oder zu geringe Nahrungsaufnahme ausgelöst werden kann. Symptome: Hunger, Schwäche, Schweißausbruch, Zittern, Herzklopfen, Verwirrtheit bis zur Bewusstlosigkeit. Die Therapie besteht in sofortiger Glucosezufuhr.

b) ***Diabetisches Koma:***
Hyperglykämie (Überzuckerung), mit vermehrtem Anfall von sauren Stoffwechselprodukten, ausgelöst z. B. durch fehlende oder zu geringe Insulinzufuhr, Diätfehler, Infekte usw. Symptome: Meist kommt es im Verlauf einiger Tage (bei Kindern auch weniger Stunden) über Erbrechen, Übelkeit, Muskelschwäche und →

▷ *Fortsetzung der Antwort* ▷

Schläfrigkeit, häufiger und vermehrter Harnausscheidung sowie starkem Durstgefühl zur zunehmenden Bewusstseinstrübung und Bewusstlosigkeit. Der Patient zeigt eine vertiefte, verlangsamte Atmung, die Ausatemluft riecht obstähnlich nach Azeton, die Schleimhäute sind trocken, die Augäpfel weich. Es kommt zur Hypotonie bis zum Schock. Die Therapie besteht in Insulinzufuhr, Regulierung des Säure-Basen-Haushalts und in Elektrolytinfusionen.

33 Frau Berger kommt zum ersten Mal in die Praxis. Bei der Anamnese gibt sie an, an Diabetes mellitus zu leiden. Erläutern Sie, weshalb diese Erkrankung einen akuten sowie einen chronischen Risikofaktor für die Patientin darstellt.

Akute Risikofaktoren: Bei schlecht eingestelltem Diabetes kann sowohl eine Hyperglykämie als auch eine Hypoglykämie auftreten.

Chronische Risikofaktoren: Durch den Diabetes können die Gefäße und in der Folge die Organe chronisch geschädigt werden. Dadurch steigt das Risiko für eine koronare Herzkrankheit oder Nierenschäden mit Hypertonie usw.

34 Frau Berger sitzt seit 10 Minuten im Wartezimmer. Da meldet sie sich, es gehe ihr nicht gut. Sie klagt über Schweißausbrüche, Herzrasen, Zittern und Heißhunger. Die überlastete Aushilfe an der Rezeption versucht sie zu beruhigen: „Sie brauchen keine Angst haben, die Behandlung wird nicht so schlimm. Es dauert auch nicht mehr lange." Damit schickt sie Frau Berger wieder ins Wartezimmer zurück. Ihr Zustand bessert sich aber nicht.

a) Welche Notfallsituation ist bei Frau Berger eingetreten?

b) Nennen Sie die Notfallmaßnahmen und die Folgen, wenn keine Behandlung erfolgt.

a) Notfallsituation: Hypoglykämie

b) Notfallmaßnahmen: Zufuhr von schnell verfügbaren Kohlenhydraten (Traubenzucker, zuckerhaltige Getränke), nach Stabilisierung auch länger verfügbare Kohlenhydrate (Vollkornbrot); Überwachung der Vitalfunktionen; bei Bewusstseinstrübung sofort den Notarzt alarmieren.
Folgen: diabetischer Schock mit Bewusstlosigkeit, evtl. Krampfanfällen, Koma, Tod

35 Erklären Sie den Begriff Apoplexie.

Unter ***Apoplexie*** versteht man den ***Schlaganfall,*** der durch eine *Gehirnblutung* (Zerreißung eines Hirngefäßes) oder einen *Hirninfarkt* (Verschluss eines Hirngefäßes) hervorgerufen werden kann.

36 Welche Grundleiden können einen Schlaganfall auslösen?

a) Arterienverkalkung (Arteriosklerose)
→ vorwiegend Hirninfarkt
b) Bluthochdruck (Hypertonie)
→ vorwiegend Gehirnblutung

37 Nennen Sie drei Symptome des Schlaganfalls.

a) Bewusstseinsstörungen bis zum Koma
b) Halbseitenlähmung (Hemiplegie)
c) Krampfanfälle
d) Sprachstörungen

38 Woran erkennt man den Erfolg der Reanimation (Wiederbelebung)?

a) Verengung der Pupillen
b) die Hautfarbe wird rosiger
c) der Patient beginnt spontan zu atmen
d) der Blutdruck ist messbar
e) Pulse sind tastbar

39 Woran erkennt man
a) eine arterielle Blutung?
b) eine venöse Blutung?
c) eine kapilläre Blutung?

a) ***arterielle Blutung:***
Hellrotes Blut spritzt stoßweise oder im Bogen aus der Wunde.
b) ***venöse Blutung:***
Dunkelrotes Blut quillt stark aus der Wunde.
c) ***kapilläre Blutung:***
Dunkelrotes Blut sickert aus der Wunde.

40 Welche Symptome sprechen für eine starke innere oder äußere Blutung?

a) Tachykardie (beschleunigter Herzschlag)
b) Blutdruckabfall
c) Blässe, Schweißausbruch
d) Schwäche und Unruhe
e) Patient äußert Durstgefühl
f) Schockzustand

41 Bei chirurgischen Eingriffen können Blutungen im Mundbereich auftreten. Erläutern Sie die verschiedenen Ursachen.

- ***Frühblutungen*** nach Abklingen der Lokalanästhesie, wenn der gefäßverengende Effekt nachlässt. Tritt meist in den ersten Stunden nach einer Zahnextraktion auf.
- ***Spätblutungen*** nach mehreren Tagen, wenn das die Wunde schützende Blutkoagel z. B. beim Zähneputzen aus der Wunde herausgespült wird oder durch eine Infektion herausgelöst wird.
- ***Blutungsneigung*** des Patienten, z. B. durch gerinnungshemmende Medikamente oder Bluterkrankheit.

42 Wenn eine Blutung im Mundbereich aufgetreten ist, gibt es verschiedene Möglichkeiten der Abhilfe. Erklären Sie diese.

Frühblutung: Patient soll auf einen zusammengerollten Tupfer oder ein zusammengerolltes sauberes Stofftaschentuch beißen, durch den Druck wird meistens die Blutung gestillt. Hilft dies nicht, kann die Blutung durch Übernähung der Wunde, Einlage von blutstillenden Medikamenten, Herstellung von dauerhaften Druckverbänden gestillt werden.
Spätblutung: Hier ist eine gezielte und längerfristige Nachbehandlung notwendig, unter Umständen wird eine erneute Operation der Wunde (Revision) durchgeführt.
Blutungsneigung: Durch sorgfältige Anamnese werden die Risiken bewertet und Maßnahmen ergriffen, z. B. Herstellung von Verbandplatten, Wundtamponade, Einsatz von Fibrinklebern usw.

Lebensrettende Sofortmaßnahmen

1 Worauf achten Sie, bevor Sie im Notfall mit Erste-Hilfe-Maßnahmen beginnen?

Gegebenenfalls die Unfallstelle absichern, Gefahrenquellen beseitigen, den Patienten aus der Gefahrenzone bringen

2 Wie lagern Sie einen bewusstlosen Patienten bei ausreichender Atmung?

In der stabilen Seitenlage

3 Beschreiben Sie, wie Sie den Patienten in die stabile Seitenlage bringen.

Klassische Variante:

- Seitlich an den Patienten herantreten.
- Becken anheben und den gleichseitigen Arm des Patienten gestreckt unter das Gesäß schieben.
- Bein der gleichen Seite in Knie- und Hüftgelenk abwinkeln. Dabei die Ferse möglichst nahe an das Gesäß des Patienten stellen.
- Arm der Gegenseite auf den Körper legen.
- Patienten, an Schulter und Hüfte der Gegenseite gefasst, mit leichtem Schwung zu sich herüberziehen.
- Kopf überstrecken.
- Hand des vorne liegenden Armes zur Fixierung unter das Kinn schieben (Handfläche nach unten!).
- Mund öffnen.
- Anderen Arm leicht unter dem Patienten Richtung Rücken heraus ziehen und im Ellenbogengelenk abwinkein.

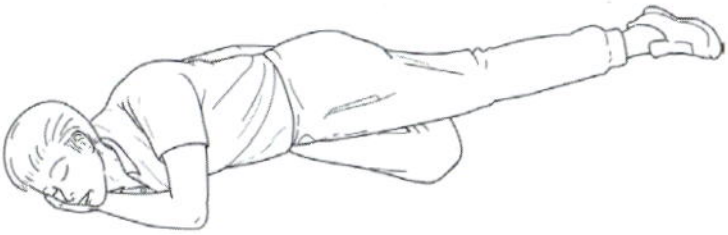

→

▷ *Fortsetzung der Antwort* ▷

Vereinfachte Variante:

- Seitlich neben dem Betroffenen knien.
- Beine des Betroffenen strecken.
- Den nahen Arm des Bewusstlosen angewinkelt nach oben legen, die Handinnenfläche zeigt dabei nach oben.
- Fernen Arm des Betroffenen am Handgelenk greifen.
- Arm vor der Brust kreuzen, die Handoberfläche des Betroffenen an dessen Wange legen.
- Hand nicht loslassen.
- An den fernen Oberschenkel greifen und Bein des Betroffenen beugen.
- Den Betroffenen zu sich herüber ziehen.
- Das oben liegende Bein so ausrichten, dass der Oberschenkel im rechten Winkel zur Hüfte liegt.
- Kopf nach hinten neigen, damit die Atemwege frei werden.
- Mund des Betroffenen leicht öffnen.
- Die an der Wange liegende Hand so ausrichten, dass Atemwege frei bleiben.
- Betroffenen zudecken.
- Bis zum Eitreffen des Rettungsdienstes beruhigen, betreuen, trösten und beobachten, wiederholt Bewusstsein und Atmung prüfen.

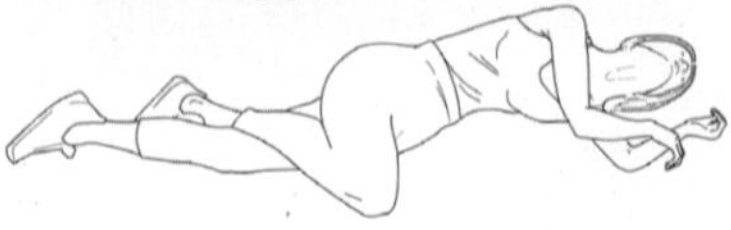

4 Was bewirkt die stabile Seitenlage?

Sie soll die Atemwege freihalten und das Einatmen von Erbrochenem verhindern.

5 Erläutern Sie das Vorgehen, wenn Sie einen bewusstlosen Patienten auffinden.	1. Bewusstsein kontrollieren 2. Atemwege freimachen 3. Atmung kontrollieren 4. sofort mit Wiederbelebung beginnen
6 Nennen Sie mindestens drei Symptome eines Kreislaufstillstandes.	a) Bewusstlosigkeit b) fehlende Pulsation der Arteria carotis c) blassgraue Verfärbung der Haut und Schleimhäute d) Schnappatmung oder Atemstillstand e) weite Pupillen
7 Welche Maßnahme ergreifen Sie vor Beginn der Herzdruckmassage?	Den Patienten mit dem Rücken auf eine harte Unterlage legen
8 Wo liegt der richtige Druckpunkt für die Herzdruckmassage?	Nach den neuen Regeln wird kein Druckpunkt mehr gesucht, sondern es wird die Mitte des Brustkorbs mit einer Frequenz von 100/min komprimiert.
9 In welchem Rhythmus sollten Herzdruckmassage und Beatmung durchgeführt werden?	30:2 (d. h. nach 30 Herzkompressionen folgen zwei Atemspenden, dann wieder 30 Herzkompressionen usw.) unabhängig davon, ob von einem oder zwei Helfern reanimiert wird. Es sollten 100 – 120 Kompressionen (5–6 cm tief) pro Minute erreicht werden. Die Atemspende sollte die Herzdruckmassage nur kurz unterbrechen. Beherrscht man die Atemspende nicht, wird nur die Herzdruckmassage durchgeführt.
10 Auf welche Art und Weise können Sie die Atemspende durchführen?	a) Mund-zu-Mund-Beatmung b) Mund-zu-Nase-Beatmung c) Mund-zu-Hilfsmittel-Beatmung d) Mund-zu-Mund-Nase-Beatmung
11 Worauf müssen Sie bei der Atemspende achten?	a) Atemwege freimachen (Zahnprothese, Fremdkörper, Schleim entfernen) b) Kopf des Patienten im Nacken überstrecken →

▷ *Fortsetzung der Antwort* ▷

c) Unterkiefer nach vorn ziehen
d) darauf achten, dass die eingeblasene Luft nicht entweichen kann (je nachdem: Mund bzw. Nase verschließen)

12 Welche Hilfsmittel zur Beatmung sollte der Notfallkoffer enthalten?

a) Beatmungsbeutel
b) Masken
c) Endotrachealtubi und Laryngoskop

13 Jede Zahnarztpraxis sollte einen Notfallkoffer besitzen.
a) Was ist bei der Aufbewahrung des Koffers zu beachten?
b) Zählen Sie die Gegenstände auf, die der Notfallkoffer mindestens enthalten sollte.

a) Der Notfallkoffer sollte deutlich sichtbar, leicht zugänglich und immer an der selben Stelle aufbewahrt werden. Er sollte nicht in unmittelbarer Nähe der Heizung und nicht in der Sonne stehen.
b)
- Beatmungsbeutel, Masken, Guedel-Tuben verschiedener Größen
- venöse Zugänge
- Infusionsbesteck
- Notfallmedikamente
- Infusionslösungen (Ringerlösung, Glukoselösung 5 % und 40 %)
- Intubationsbesteck und Intubationstuben
- Stethoskop und Blutdruckmessgerät

14 Ein Notfallkoffer muss regelmäßig überprüft werden.
a) Welche Hilfsmittel erleichtern die Überprüfung?
b) Worauf achten Sie bei der Überprüfung?

a)
- Flussdiagramm für das Vorgehen bei der Kontrolle
- Checkliste für den Inhalt zum Abhaken
- Zuständigkeit festlegen, wer für die Wartung verantwortlich ist
- Genaue Wartungstermine festlegen

b) Vollständigkeit des Inhalts mithilfe der Checkliste überprüfen, verfallene Medikamente austauschen, Materialien auf schadhafte Verpackungen kontrollieren und ggf. austauschen. Medikamente und Infusionen können auch durch große Temperaturschwankungen im Koffer geschädigt werden → auf Trübungen und Flockungen achten.

Chirurgische Behandlungen begleiten

Zahnhalteapparat und dessen Krankheiten

1 Nennen Sie die vier Bestandteile des Zahnhalteapparates einschließlich der Fachbegriffe.

- Zahnfleisch (Gingiva)
- Knöchernes Zahnfach (Alveole)
- Wurzelzement (Caementum)
- Wurzelhaut (Desmodont)

2 Welche zwei unterschiedlichen Gewebearten trennt die Mukogingivallinie?

Die Mukogingivallinie trennt die nicht verschiebbare auf der Knochenunterlage haftende Gingiva von der verschiebbaren freien Gingiva.

3 Welche Aufgaben hat der Zahnhalteapparat?

Der Zahnhalteapparat verankert den Zahn im Knochen und schützt den Zahn vor Überbelastung. Desweiteren vermittelt er über die Nerven Druck- und Berührungsgefühle.

4 Was sind fortgeleitete Parodontitiden?

Entzündungen des Zahnhalteapparates durch Bakterien, durch Fremdkörper, hemische Schadstoffe oder physikalische Einflüsse, die im Nachbargewebe entstehen.

5 Wie unterscheidet man fortgeleitete Parodontitiden?

a) Akute apikale Parodontitiden mit schweren Symptomen und raschem Verlauf.
b) Chronisch apikale Parodontitiden, die häufig symptomarm verlaufen und eher zufällig entdeckt werden.

6 Welche zwei Verlaufsformen der chronisch apikalen Pardodontitiden können Sie kurz beschreiben?

a) Ein apikales Granulom (lat. Körnchen) entsteht als Abwehrreaktion auf Keime im Bereich der Wurzelspitze. Dadurch wird der Knochen abgebaut, erkennbar an der sogenannten apikalen Aufhellung im Röntgenbild. Als Therapie kommen eine Wurzel- →

▷ *Fortsetzung der Antwort* ▷

behandlung mit medikamentösen Einlagen, ggf. eine Wurzelspitzenresektion oder bei weiterem Anhalten der Symptome eine Extraktion in Frage.

b) Eine Zyste ist ein krankhafter Hohlraum, der aus einem geschlossenen bindegewebigen Balg besteht und von Epithelgewebe ausgekleidet ist. Zysten enthalten Flüssigkeiten oder breiige Massen und wachsen verdrängend im Weichgewebe oder Knochengewebe. Es gibt dentogene (vom Zahn ausgehende) Zysten und nicht dentogene (vom Zellgewebe ausgehende) Zysten.

7 Was ist eine Fistel?

Eine Fistel hat eine trichterförmige eingezogene Fistelöffnung, aus der Eiter oder Flüssigkeit austritt. Durch Einführung eines Guttaperchastiftes lässt sich im Röntgenbild der betroffene Zahn darstellen und die Ursache kann durch chirurgische Maßnahmen (Wurzelspitzenresektion, Entfernung des Zahns) beseitigt werden.

8 Welche fünf akuten apikalen Parodontitiden können Sie kurz beschreiben?

a) Ostitis ist eine Knochenentzündung der Kompakta und der Spongiosa.
b) Periostitis ist eine Entzündung der Knochenhaut, die äußerst schmerzhaft ist.
c) Osteomyelitis ist eine Knochenmarksentzündung, die häufig eine Ostitis und Periostitis mit einbezieht.
d) Abszess ist eine umkapselte Eiteransammlung in einer nicht vorgeformten Körperhöhle, der je nach Verlauf akut oder chronisch sein kann.
e) Phlegmone sind eitrige sich schrankenlos ausbreitende Infektionen mit meist schwerem Verlauf an den betreffenden Körperstellen.

9 **Abszesse werden je nach ihrer Art in dentale Abszesse und mandibuläre Abszesse eingeteilt. Beschreiben Sie anhand einer Tabelle die unterschiedlichen Verlaufsformen.**

Art des Abszesses: **Dentale Abszesse**	**Beschreibung**
subperiostaler Abszess	äußerst druckschmerzhafte Eiteransammlung unter der Knochenhaut
submuköser Abszess	der häufigste odontogene Abszess; liegt unter der vestibulären Schleimhaut des Ober- oder Unterkiefers und entsteht meist als Folge von nicht behandelten apikalen Entzündungen
parodontaler Abszess	entsteht als Folge einer infizierten, vertieften Zahnfleischtasche
Mandibuläre Abszesse	
paramandibulärer Abszess	entsteht aus einem submukösen Abszess im Unterkiefer, der sich in die Wangenweichteile ausbreitet
submandibulärer Abszess	liegt meist unter dem (noch tastbaren!) Unterkieferrand
perimandibulärer Abszess	meist odontogener Abszess, der um den Unterkieferknochen herum gelegen ist (Knochenrand des Unterkiefers ist nicht mehr tastbar)

10 **Vor jedem chirurgischen Eingriff hat eine Aufklärung, Einwilligung und Dokumentation zu erfolgen. Welche Inhalte sind hier wichtig und sollten aus forensischer Sicht schriftlich dokumentiert werden?**

- Anamnese
- Diagnose
- Röntgenbefunde
- Beschwerden/Schmerzen des Patienten
- Therapievorschläge
- Therapie
- Art und Dosierung einer Medikation
- Verlaufsprotokoll
- Besonderheiten/ Komplikationen
- Zahnbezug/Region
- Aufklärung (z. B. Zeitpunkt und Instrumente Umfang)

Instrumente

1 Man unterscheidet verschiedene Gruppen zahnärztlicher chirurgischer Instrumente. Nennen Sie diese.

a) Zangen
b) Hebel
c) Schneidende Instrumente
d) Schabende Instrumente
e) Fassende Instrumente
f) Haltende Instrumente
g) Nahtinstrumente
h) Rotierende Instrumente
i) Sonden
j) Stopfer
k) Elektrochirurgiegeräte

2 Benennen Sie die einzelnen Teile der abgebildeten Extraktionszange.

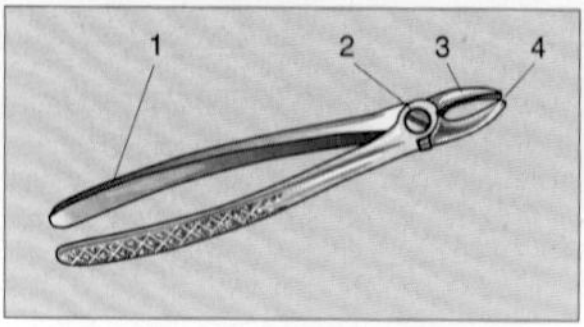

1 = Zangengriff
2 = Zangenschloss
3 = Zangenbranchen
4 = Zangenmaul

3 Welcher wesentliche Unterschied besteht zwischen Extraktionszangen für den Oberkiefer und zwischen Extraktionszangen für den Unterkiefer?

a) ***Oberkieferzangen*** sind für den Frontzahnbereich gerade und für den Seitenzahnbereich je nach Gebiet mehr oder weniger stärker *s-förmig* über das Zangenschloss gebogen.
b) ***Unterkieferzangen*** sind *rechtwinklig* über das Zangenschloss gebogen (Rabenschnabel)
Ausnahme: Sonderformen wie die Bajonettzange oder die Berliner Zange

4 Was bedeutet der Merkspruch: „Zacke zur Backe"?

Die molaren Zangen für den Oberkiefer haben auf einer Seite eine Zacke. Diese Zangen sollen so gereicht werden, dass mit der Zacke zwischen die beiden bukkalen Zahnwurzeln gegriffen werden kann. D.h. die Zacke muss sich an der wangennahen Branche befinden.

5 Nennen Sie einige Instrumente, die für Extraktionen und einfache chirurgische Eingriffe verwendet werden.

a) Zangen zur Extraktion von bleibenden Zähnen, Wurzelresten und Milchzähnen
b) Hebel zur Luxation von Zähnen und Wurzeln, wobei gerade und abgewinkelte Hebel in unterschiedlicher Breite im Dentalhandel angeboten werden
c) Scharfe Löffel zum Auskratzen von Knochenwunden oder Granulationsgewebe
d) Tamponadenstopfer zum Einlegen von Tamponaden und Drainagestreifen
e) Knopfsonden zur Abtastung der Alveole im Oberkiefer (um eine mögliche Kieferhöhlenverbindung auszuschließen).
f) Elevatorium zum Abheben des Periosts vom Knochen.
g) Raspatorium zum Ablösen des Periosts von der knöchernen Unterlage.
h) Periotom zum Durchtrennen der Sharpey'schen Fasern vor der Extraktion.

6 Welche von den abgebildeten Zangen ist eine Oberkieferzange, welche eine Unterkieferzange?

1 = Oberkieferzange
2 = Unterkieferzange

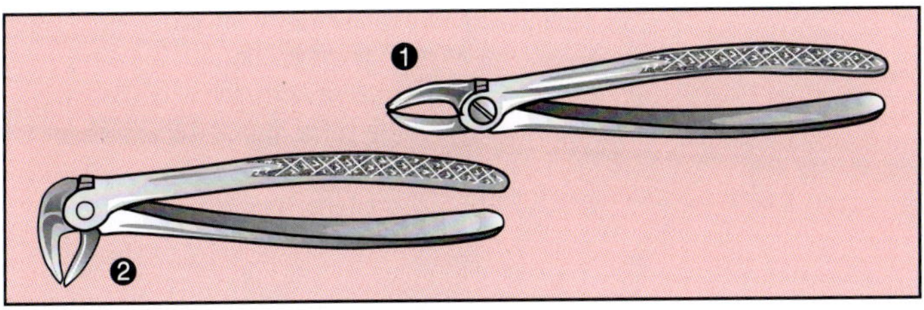

7 Wie werden die abgebildeten Instrumente genannt?

1 = Hebel nach Bein
2 = Scharfer Löffel
3 = Tamponstopfer nach Luniatschek
4 = Silbersonde (Bowmansonde)

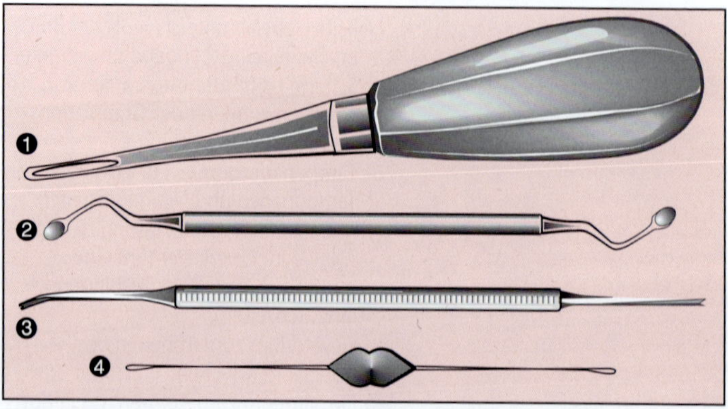

8 Welche Instrumente legen Sie als Zahnmedizinische Fachangestellte für eine Wurzelspitzenresektion/-amputation bereit?

a) Skalpelle zum Abtrennen des Muko-Periost-Lappens,
b) gerade und/oder gebogene Zahnfleischscheren/Präparierscheren zum Trennen von Gewebsschichten
c) Raspatorium/Elevatorium zum Lösen des Muko-Periost-Lappens vom Knochen
d) Anatomische Pinzette (stumpf) zum Abdrücken, chirurgische Pinzetten (spitze Haken am Ende) zum Halten von Schleimhaut
e) Wundhaken zum Abhalten von Weichgewebe/Zunge
f) Fräsen zum Abtragen von Knochen
g) Scharfe Löffel in unterschiedlichen Größen
h) Nahtmaterial (Nadeln, Fäden) und Nadelhalter

9 Wozu werden Elektrochirurgiegeräte überwiegend eingesetzt?

a) zum Durchtrennen von Gewebe
b) zur Blutstillung
c) zur Gewebsentfernung

10 Nennen Sie Knochenfräser, die im Hand- und Winkelstück verwendet werden.

- Lindemannfräsen zum großflächigen Freilegen.
- Chirurgische Rosenbohrer zum kleinflächigen Freilegen.

11 Nennen Sie drei haltende Instrumente.

a) chirurgische Pinzette
b) scharfe und stumpfe Haken
c) Wundspreizer

12 Worin unterscheidet sich die chirurgische von der anatomischen Pinzette?

Chirurgische Pinzetten sind am Arbeitsende mit feinen Häkchen ausgestattet, die zahnartig ineinandergreifen. Anatomische Pinzetten sind am Arbeitsende stumpf.

13 Wie wird das chirurgische Messer genannt?

Skalpell

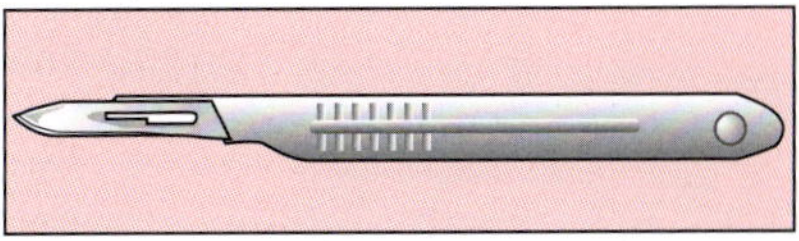

14 Welcher Unterschied besteht zwischen traumatischen und atraumatischen Nadeln?

a) ***Traumatische Nadeln*** haben ein Fädel- oder Federöhr.
b) Bei den ***atraumatischen Nadeln*** ist der Faden direkt am Nadelende befestigt, ein besonderes Nadelöhr entfällt, dadurch wird das Gewebe besonders geschont.

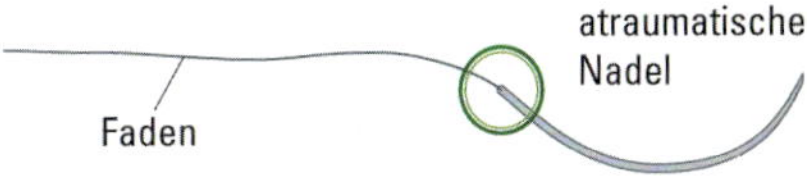

15 Beim Nähen muss außer Nadeln und Nahtmaterial noch ein weiteres Instrument vorbereitet werden. Nennen Sie dieses.

Nadelhalter

16 Worin unterscheiden sich resorbierbare von den nicht resorbierbaren Fäden?

a) ***Resorbierbare Fäden*** lösen sich auf und werden vom Körper aufgenommen.
b) ***Nicht resorbierbare Fäden*** können sich nicht auflösen. Sie müssen deshalb entfernt werden.

17 Wofür werden scharfe, dreikantig geschliffene Nadeln verwendet und wofür benutzt man runde Nadeln?

a) Scharfe, dreikantig geschliffene Nadeln werden für festes Gewebe verwendet.
b) Runde Nadeln werden für empfindliches Gewebe verwendet.

18 Neben den klassischen Instrumenten kommen zunehmend auch andere Geräte zum Einsatz. Beschreiben Sie drei verschiedene Geräte.

1) Elektrochirurgiegeräte arbeiten mit hochfrequentem Strom und können Gewebe abtragen, eine Blutung stillen und auch Gewebe schneiden.
2) Lasergeräte können sehr feine Weichgewebe trennen oder zeigen bei Excisionen eine viel schönere Wundheilung.
3) Piezochirurgiegeräte bearbeiten den Knochen auf schonende Art und Weise. Die Ultraschalltechnologie ermöglicht bei geringem Druck ein präzises Bearbeiten des Knochens ohne Verletzung der Weichgewebe und Nerven.

Chirurgische Eingriffe

1 Nennen Sie die Aufgabengebiete der modernen zahnärztlichen Chirurgie.

a) Zahnextraktion
b) Osteotomie (= operative Zahnentfernung)
c) Chirurgische Zahnerhaltung
d) Operationen von Zysten
e) Operationen von Tumoren
f) Traumatologische Therapie
g) Präprothetische Chirurgie
h) Implantologie
i) Chirurgische Parodontaltherapie

2 Erklären Sie den Unterschied zwischen Extraktion und Osteotomie.

a) ***Extraktion:***
Ein in die Mundhöhle ragender Zahn wird aus der Alveole entfernt.
b) ***Osteotomie:***
Ein noch im Kiefer befindlicher Zahn wird durch Knochenabtragung aus dem Knochen entfernt.

3 Welche Gründe sprechen für eine Extraktion?

- Stark gelockerte Zähne (Lockerungsgrad II)
- Stark kariös zerstörte Zähne
- Zahnwurzel- oder Zahnfrakturen
- Zähne mit dauerhaften Wurzelentzündungen
- Perforation der Wurzel bei einer Wurzelkanalbehandlung
- Kieferfrakturen
- Zahnüberzahl
- Kieferorthopädische Gründe

4 Schildern Sie den Ablauf einer Extraktion.

Nach Anästhesie wird das Zahnfleisch mit einem Raspatorium abgelöst, dann kann der Zahn mit einem Hebel vorsichtig aus dem Alveolarfach luxiert werden. Durch hebelnde oder leicht rotierende Bewegungen mit der entsprechenden Zange kann der Zahn aus dem Alveolarfach vollständig entfernt werden. Es folgt eine Entfernung des Granulationsgewebes mittels scharfem Löffel, ggf. Naht und Kompression mit Tupfer.

5 Erläutern Sie den Begriff „Germektomie".

Unter ***Germektomie*** versteht man die operative Entfernung eines Zahnkeimes.

6 Welche Komplikationen können nach einer Zahnextraktion auftreten?

a) Nachblutungen
b) Dolor post extractionem
(= Schmerz nach der Zahnentfernung)

7 Worauf weist Dolor post extractionem hin?

Der starke Schmerz, der am zweiten bis dritten Tag nach der Extraktion auftreten kann, ist ein Zeichen für eine Wundinfektion.

8 Was ist eine Hemisektion?

Eine Hemisektion ist eine Entfernung einer nicht erhaltungswürdigen Zahnwurzel eines mehrwurzeligen Zahnes. Im Unterkiefer nennt man dies auch Prämolarisierung.

9 Welche Möglichkeiten bestehen, um Blutungen einer Extraktionswunde zu stillen?

a) Druckverband mit Aufbisstupfer (Patient soll 1–2 Stunden auf den eingelegten Aufbisstupfer beißen)
b) Anlegen einer dichten Wundnaht
c) bei Gefäßverletzung → Umstechen des Gefäßes
d) bei Knochenblutung → Verbolzung

10 Erläutern Sie, was man unter einer Wurzelspitzenamputation versteht.

Bei einer ***Wurzelspitzenamputation*** wird die Wurzelspitze des zu erhaltenden Zahnes operativ freigelegt und entfernt.

Anmerkung: Häufig wird auch von Wurzelspitzenresektion gesprochen; es handelt sich um dieselbe Operationsmethode.

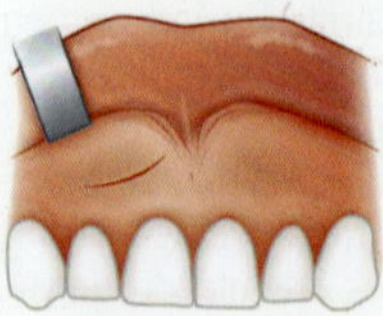

a) bogenförmiger Schnitt

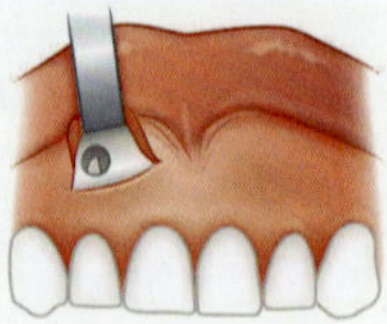

b) Anlegen einer Mukoperiostlappens

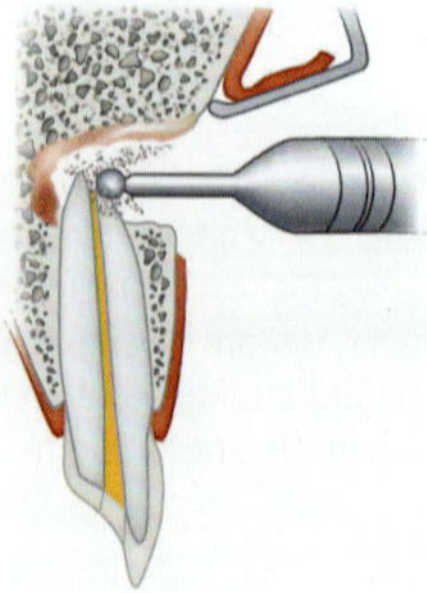

c) Resektion der Wurzelspitze

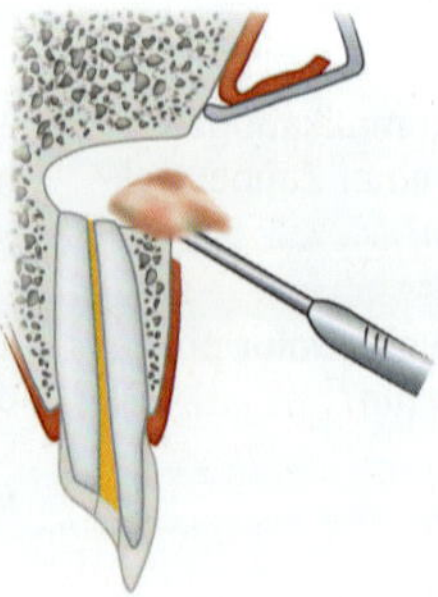

d) Auskratzen des entzündeten Gewebes

11 Nennen Sie die Behandlungsschritte einer Wurzelspitzenamputation (Wurzelspitzenresektion).

a) Aktuelle Röntgenaufnahme des betreffenden Zahnes
b) Anästhesie
c) Bildung eines Muko-Periost-Lappens
d) Freilegung der Wurzelspitze mit anschließender Trennung und Entfernung der Wurzelspitze
e) ggf. vollständige Entfernung des Zystenbalges nach vorheriger Wurzelfüllung (falls nicht bereits wurzelgefüllt)
f) Wundversorgung mit Nachschau

12 Erläutern Sie den Unterschied zwischen Inzision und Exzision.

a) *Inzision:* Scharfer Schnitt in die Schleimhaut oder Haut („Einschneiden")
b) *Exzision:* Vollständiges Entfernen von Gewebe („Herausschneiden")

13 a) Wie nennt man eine Verbindung zwischen Mund- und Kieferhöhle?
b) Welche Möglichkeiten kennen Sie, diese zu diagnostizieren?

a) Mund-Antrum-Verbindung (MAV)
b) – Nasenblasversuch
   – Sondieren
   – Backen aufblasen lassen

14 Wie wird eine Mund-Antrum-Verbindung (MAV) therapiert?

Bei einer ***Mund-Antrum-Verbindung (MAV)*** ist eine plastische Deckung notwendig, d. h., es muss ein Schleimhaut-Periost-Lappen über der Alveole dicht vernäht werden.

15 Wie entstehen radikuläre Zysten?

Radikuläre Zysten gehen von devitalen Zähnen aus, wobei sie sich meist unbemerkt vergrößern und dabei andere anatomische Strukturen verdrängen oder auflösen.

16 a) Welcher Unterschied besteht zwischen einer Zystektomie und einer Zystostomie?
b) Wie nennt man die Operationen?

a) • Die ***Zystektomie*** wird bei kleineren Zysten durchgeführt. Hier wird der Zystenbalg vollständig herausgeschält. Anschließend wird die Wurzelspitze entfernt und die verbleibende Zahnwurzel mit einer Wurzelfüllung versorgt. Die Wunde wird mit einem Muko-Periost-Lappen verschlossen, der über der entstandenen Höhle vernäht wird.

→

▷ Fortsetzung der Antwort ▷

- Die ***Zystostomie*** wird bei großen Zysten durchgeführt. Die Zyste wird eröffnet, der Zystenbalg wird ***nicht*** entfernt. Nach Wurzelspitzenresektion und Wurzelfüllung wird die Zystenhöhle so versorgt, dass sie zur Mundhöhle hin offen bleibt. Durch den fehlenden Druck kann sich das Knochengewebe neu bilden und der Hohlraum verkleinert sich.

b)
- Zystektomie → Partsch II
- Zystostomie → Partsch I

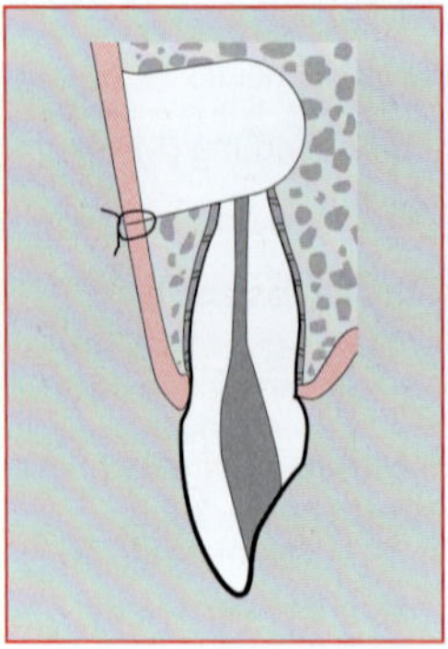

Zystektomie mit vollständiger Ausschälung des Zystenbalges

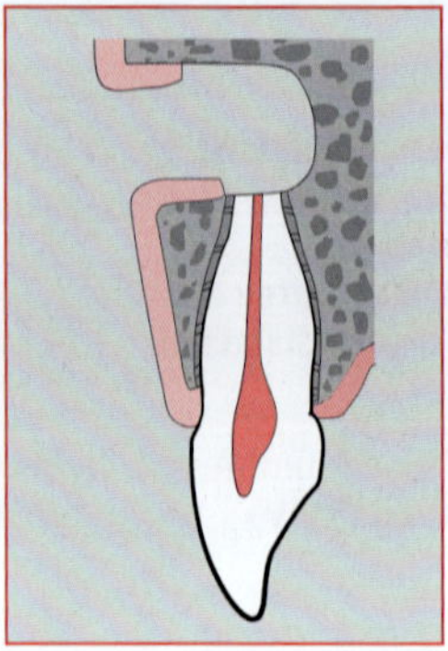

Zystostomie: Zyste ist zur Mundhöhle hin geöffnet

17 Welcher wesentliche Unterschied besteht zwischen einer Reimplantation und einer Transplantation?

a) ***Reimplantation:*** (= Wiedereinpflanzung), z. B. vollständig aus der Alveole herausgelöste Zähne können bei intakter Wurzelhaut wieder in die Alveole gesetzt werden und einheilen.

b) ***Transplantation:*** (= Verpflanzung, Übertragung von lebendem Gewebe), z. B. Zähne oder Zahnkeime werden an einer anderen Stelle des Kiefers wieder eingepflanzt. Dabei muss die entsprechende Alveole angepasst werden.

18 Erklären Sie den Begriff „Dentitio difficilis".

Ein Zahn ist unvollständig durchgebrochen und zum Teil noch von einer Zahnfleischkapuze bedeckt, so dass Bakterien und Speisereste dort eine Entzündung hervorrufen.

19 Erläutern Sie den Begriff „präprothetische Chirurgie".

Alle zahnärztlichen chirurgischen Eingriffe, die zu einer Verbesserung des Prothesenlagers führen.

20 Nennen Sie die wichtigsten präprothetischen Maßnahmen.

a) Beseitigung störender Schleimhautbänder (SMS)
b) Entfernung eines Schlotterkamms
c) Abtragung scharfer Knochenkanten (KnR)
d) Kieferkammaufbau
e) Ausformung des Mundbodens

21 Sie sollen den Patienten nach einem chirurgischen Eingriff über Vorsichtsmaßnahmen aufklären, die dazu dienen, Nachblutungen und Infektionen zu verhindern. Welche Verhaltensregeln empfehlen Sie dem Patienten?

Der Patient soll
a) sich nicht körperlich anstrengen;
b) keine kreislaufanregenden Medikamente einnehmen, sofern sie nicht ausdrücklich vom Zahnarzt angeordnet worden sind;
c) keinen Kaffee, schwarzen Tee oder Alkohol zu sich nehmen;
d) heiße Getränke vermeiden;
e) 3–4 Stunden nach dem Eingriff nichts essen;
f) um Schwellungen zu verhüten: den Wundbereich mit feucht-kalten Umschlägen kühlen;
g) Extraktionswunden möglichst 24 Stunden in Ruhe lassen → Keine Mundspülungen vornehmen, damit sich ein stabiles Blutgerinnsel in der Alveole bilden kann;
h) in den folgenden Tagen nach jeder Mahlzeit vorsichtig die Zähne putzen; das Wundgebiet soll dabei ausgespart werden. Außerdem soll er den Mund vorsichtig ausspülen;
i) milchhaltige Speisen vermeiden.

22 Wie kann sich der Patient bei einer Nachblutung selbst helfen?

a) Der Patient soll eine sterile Kompresse oder ein frisch gebügeltes Taschentuch zusammenrollen, auf die blutende Wunde legen und zubeißen.
b) Ist die Blutung auf diese Art nach einer halben Stunde nicht gestillt, dann ist die telefonische Rücksprache mit der Zahnarztpraxis erforderlich.
c) Bei starken Blutungen ergreift der Patient die bereits erwähnten Maßnahmen und sucht sofort die Zahnarztpraxis auf.

23 Warum treten Nachblutungen meistens erst auf, wenn der Patient schon zu Hause ist?

Mit dem Nachlassen der örtlichen Betäubung verliert auch der gefäßverengende Zusatz im Lokalanästhetikum seine Wirkung. Die Gefäße erweitern sich und können das Blutgerinnsel, das die Wunde verschließt, ausspülen.

Implantate

1 Ein Patient fragt Sie: „Was ist eigentlich ein Implantat"? Was antworten Sie?

Sie erklären, dass Implantate künstliche Zahnwurzeln sind, die anstelle des verloren gegangenen Zahnes in den Kieferknochen eingepflanzt werden.

2 Der Patient fragt Sie, aus welchem Material ein solches Implantat besteht.

Je nach System und Lage des geplanten Implantates werden Implantate aus Kalziumhydroxylapatit (schmelzartig), Titan (Metall) oder Aluminiumoxidkeramik (Keramik) verwendet.

3 Der Patient möchte nun noch wissen, wie solche Implantate bei ihm im Knochen verankert werden.

a) Schraubenimplantate werden wie eine Schraube in den Knochen durch vorherige Fräsung eingedreht.
b) Zylinderimplantate werden durch Vorbohren in den Knochen festgeklopft.
c) Blattimplantate werden unter großflächigen Knochenfräsungen im UK versenkt.

4 Nennen Sie drei Indikationen für ein Implantat.

a) Verlust eines Einzelzahnes bei kariesfreien Nachbarzähnen.
b) Bei einem atrophierten Kieferkamm (UK) wird der Prothesenhalt verbessert.
c) Statt einem herausnehmbaren Zahnersatz ist ein fest sitzender Zahnersatz möglich.

5 Welche zwei verschiedene Anwendungsprinzipien von Implantaten kennen Sie?

a) Offene Systeme ragen nach der Implantation durch die Schleimhaut heraus und werden sofort zum Tragen der Suprakonstruktion eingesetzt.
b) Abgedeckte Systeme werden nach dem Setzen des Implantats unter der Schleimhaut für ca. 3–6 Monate belassen, und erst nach einer erfolgreichen Einheilphase freigelegt und mit einer Suprakonstruktion versorgt.

6 Welche Folgen haben
a) offene
b) abgedeckte
Systeme für den Patienten?

a) Sofortige, d. h. zeitnahe Versorgung mit definitivem Zahnersatz ist möglich, wobei ein Misserfolg wegen der geringen Einheilphase häufiger ist.
b) Eine Interimsversorgung mit meist herausnehmbarem Zahnersatz während der Einheilphase ist notwendig, bevor die definitive Versorgung mit Zahnersatz erfolgen kann.

7 Wie werden eigentlich Implantatpfeiler für die Herstellung von Suprakonstruktionen abgeformt?

Hierzu werden spezielle baukastenartige Instrumentensätze bzw. Pfeileraufsätze auf das Implantat gesetzt, die nach der Abformung im Abformmaterial fixiert sind, sodass der Zahntechniker die Aufsätze auf das Modell übertragen kann.

8 Welche zahnmedizinisehen Voraussetzungen für Implantate müssen vorliegen?

- Ausreichend Kieferknochen in Höhe und Breite
- Ausreichende Qualität des Knochens
- Entzündungsfreies Gewebe
- Gute Mundhygiene

9 Wenn nicht ausreichend Knochen vorhanden ist, müssen vor der Implantation augmentative Verfahren durchgeführt werden. Welche Möglichkeiten gibt es?

- Einbringen von Knochenersatzmaterial
- Knochendistraktion, d.h. Dehnung des Knochens
- Knochenspreizung (Bone-Splitting), z.B. Längsspaltung des Alveolarknochens mit anschließender Dehnung mit Osteomen
- Sinuslift, hierzu wird der dünne Knochen über der Kieferhöhle entfernt, die Kieferhöhlenschleimhaut vorsichtig von der Kieferhöhle gelöst und Knochenersatzmaterial in den freiwerdenden Raum eingebracht.

10 Wie kann man Knochenersatzmaterial unterscheiden?

- Autogenes Knochenersatzmaterial: eigener Knochen des Patienten wird verwendet.
- Allogenes Knochenersatzmaterial: stammt ähnlich einer Blutkonserve aus vorbehandeltem Knochen anderen Menschen.
- Alloplastisches Knochenersatzmaterial: wird synthetisch oder halbsynthetisch hergestellt.

11 Ein Patient fragt Sie, wie eine Implantation abläuft. Erklären Sie ihm dies bitte in einzelnen Schritten.

Die Implantation erfolgt unter örtlicher Betäubung und startet mit der Freilegung der zu implantierenden Region unter Bildung eines Schleimhaut-Knochenhautlappens. Anschließend wird eine Bohrschablone zur besseren Positionierung der Implantate angelegt. Mit den Implantatbohrern wird die Bohrung vorgenommen und anschließend das Implantat langsam und kontrolliert eingebracht (geschraubt oder gehämmert). Die Einheilung kann offen oder geschlossen erfolgen. Die Einheilphase dauert im Unterkiefer etwa drei Monate und im Oberkiefer etwa sechs Monate.

Verletzungen der Zähne und Kiefer

1 Eine Reihe von Erkrankungen und Verletzungen erfordern eine spezielle Behandlung, die nach einer Grundversorgung unter Umständen in Spezialpraxen und in Kliniken durchgeführt wird.
Nennen Sie hierzu mindestens drei Beispiele.

a) Spaltbildungen (einseitige und doppelseitige Lippen-Kiefer-Gaumenspalten)
b) Gelenkverletzungen und Gelenkerkrankungen
c) Versorgung von Frakturen im Alveolar- und Kieferbereich

2 Kiefer- und/oder Zahnverletzungen können aufgrund eines Unfalles entstanden sein. Welche Einzelheiten für den Behandler sind in diesem Zusammenhang aus forensischen (gerichtlichen) Gründen wichtig?

- ***Hergang*** des Unfalles
- ***Zeit*** des Unfalles
- ***Ort*** des Unfalles
- ***Zeugen*** des Unfalles
- ***Beteiligte*** am Unfall
- ***privater*** Unfall (Sport, Freizeit, Heim)
- ***beruflicher*** Unfall (Wegeunfall)

3 Erklären Sie, was man unter folgenden Begriffen versteht:
a) Teilluxation
b) Luxation
c) Fraktur

a) ***Teilluxation:*** Man versteht darunter die gewaltsame Lockerung des Zahnes. Die Haltefasern des Desmodonts sind teilweise zerrissen. Der Zahn kann teilweise aus dem Alveolarfach entfernt sein.
b) ***Luxation:*** Man versteht darunter den gewaltsamen Verlust des Zahnes. Die Haltefasern des Desmodonts sind völlig zerrissen. Der Zahn ist völlig aus dem Alveolarfach entfernt worden.
c) ***Fraktur:*** Man versteht darunter einen Bruch. Von einer Zahnfraktur spricht man beim Bruch eines Zahnes, von einer Knochenfraktur beim Bruch eines Knochens.

4 Nennen Sie stichwortartig die Behandlungsschritte, die erforderlich sind, wenn ein luxierter Zahn versorgt werden soll.

a) Zahn vorsichtig säubern (dies darf nur der Zahnarzt)
b) Wurzelhaut nicht verletzen
c) Zahn wieder ins Alveolarfach setzen (= reimplantieren)
d) Schienung des Zahnes
e) Vitalitätskontrollen

5 Zählen Sie Gründe auf, die eine Reimplantation (Wiedereinsetzung) verschlechtern können.

a) Die Zeit, die der Zahn außerhalb des Mundes war
b) Schädigung des Desmodonts
c) Einwirkung von Schmutz und Keimen
d) Trockenheit

6 Eine Mutter ruft in der Praxis an. Sie berichtet, dass ihr Kind eben einen Unfall hatte, bei dem ein Zahn herausgeschlagen wurde. Wozu raten Sie der Frau?

a) Die Mutter soll den Zahn ungesäubert in die Wange des Kindes legen. Dann soll sie sofort mit Zahn und Kind in die Praxis kommen.
b) Bei Blutungen aus der Wunde soll sie ein sauberes Taschentuch zusammenrollen, auf die Wunde legen und das Kind zubeißen lassen.

Anmerkung: Das Kind muss in der Praxis sofort behandelt werden.

7 Beschreiben Sie fünf Anzeichen, die für eine Knochenfraktur sprechen.

a) Abnorme Knochenform
b) gesteigerte Beweglichkeit
c) Reibegeräusche beim Bewegen
d) sichtbares Knochenstück aus einem offenen Bruch
e) Röntgenbild mit deutlichem Befund

8 Nennen Sie drei Gründe, die neben Gewalteinwirkungen zu einer Knochenfraktur führen können.

a) Schädigung der Knochenstruktur durch eine Zyste
b) Tumorwachstum
c) extreme Atrophie

9 Definieren Sie die konservative und die operative Frakturbehandlung.

a) ***Konservative Frakturbehandlung:*** Ruhigstellung der Fraktur mittels Verband, Schiene oder Gipsverband
b) ***operative Frakturbehandlung:*** Operative Fixierung der Bruchfragmente mit Schrauben und Platten, Schlingen und Nägeln

10 Eine Kieferfraktur muss behandelt werden. Erläutern Sie kurz die Vorgehensweise.

a) Die Bruchflächen müssen in die ursprüngliche Lage gebracht werden (= Reposition).
b) Die Bruchstücke werden mittels Draht, Schiene oder Osteosyntheseplatten fixiert.
c) Wenn kein Impfschutz besteht, dann muss bei offenen Wunden zur Vorbeugung einer Tetanusinfektion (= Wundstarrkrampf) eine Tetanusimpfung vorgenommen werden.
d) Bei offenen Frakturen müssen Antibiotika verabreicht werden, damit eine Knochenmarksentzündung (= Osteomyelitis) vermieden wird.

Merke: Kinn-Kopf-Verband
- Herstellen normaler Okklusion
- Anlegen einer vertikalen (ums Kinn) und einer horizontalen (um den Hinterkopf) Bindentour im Wechsel
- Fixieren der Enden der Binden

11 Wonach kann man Zahnfrakturen unterscheiden?

a) nach Kronenfrakturen
b) nach Wurzelfrakturen

12 Teilen Sie Kronenfrakturen in Grade ein.

- ***Grad I:*** Schmelzfraktur
- ***Grad II:*** Schmelz-Dentin-Fraktur
- ***Grad III:*** Schmelz-Dentin-Fraktur mit gleichzeitiger Eröffnung der Pulpa

13 Beschreiben Sie kurz die Therapie bei Grad I–III.

Grad I: Beseitigen scharfer Kanten, Wiederherstellen der Kronenform mittels SÄT; Sensibilitätskontrollen in 3, 6, 12 Monaten →

▷ *Fortsetzung der Antwort* ▷

Grad II: Abdecken des Dentins; (indirekte Überkappung); analog Grad I

Grad III:

a) direkte Überkappung des Dentins mit anschließender Abdeckung; analog Grad I
b) Vitalamputation mit Überkappung der Kanaleingänge, analog Grad IIIa

14 Wonach teilt man die Wurzelfrakturen ein?

a) *Längsfrakturen*
b) *Querfrakturen*
   - im koronalen Drittel
   - im mittleren Drittel
   - im apikalen Drittel

15 Beschreiben Sie die Therapiemöglichkeiten von Wurzelfrakturen.

a) Längsfrakturen/Trümmerfrakturen: Extraktion
b) Therapie mit Fraktur im koronalen Drittel: Wurzelbehandlung mit anschließender Stabilisation durch Wirz-Schraube.
c) Therapie mit Fraktur im mittleren bzw. apikalen Drittel: Wurzelbehandlung mit Schienung, später transdentale Fixation.

16 Erläutern Sie folgende Begriffe:
a) Arthritis
b) Arthrose

a) ***Arthritis:***
   = entzündliche Gelenkerkrankung, verursacht durch Fehlbelastungen (Parafunktion) oder Okklusions- bzw. Artikulationsstörungen
b) ***Arthrose:***
   = degenerative Gelenkerkrankung, verursacht durch Gelenksveränderungen, die zu einer eingeschränkten Funktion führen

17 An welchen Symptomen sind Gelenkerkrankungen zu erkennen?

a) Schmerzen im Gelenkbereich bei Bewegungen und beim Betasten, die auch auf andere Gebiete ausstrahlen
b) Bewegungsgeräusche (Reiben, Knacken)
c) Funktionseinschränkung (geringere Mundöffnung)

Arzneimittellehre

1 Was sind Arzneimittel und wozu dienen Sie?

Arzneimittel sind Wirk- und Hilfsstoffe, die zu verabreichungsfähigen Arzneiformen verarbeitet sind. Sie dienen zur Behandlung, Linderung und Verhütung von Krankheiten und Beschwerden.

2 Nennen Sie die gesetzlichen Grundlagen, die den Umgang mit Arzneimitteln regeln.

a) Arzneimittelgesetz (AMG)
b) Betäubungsmittelgesetz (BtMG)
c) Betäubungsmittel-Verschreibungsverordnung (BtMW)

3 Erklären Sie folgende Angaben:
Arzneimittel sind
a) frei verkäuflich
b) apothekenpflichtig
c) verschreibungspflichtig.

a) ***frei verkäuflich:***
Diese Arzneimittel können außer in Apotheken auch in Drogerien und Supermärkten verkauft werden.
b) ***apothekenpflichtig:***
Sie dürfen nur in Apotheken abgegeben werden.
c) ***verschreibungspflichtig:***
Die Arzneimittel dürfen in Apotheken nur gegen ein ordnungsgemäß ausgefülltes Rezept abgegeben werden.

4 Welche Angaben muss ein ordnungsgemäß ausgestelltes kassenärztliches Rezept enthalten?

- Name der Krankenkasse
- Name, Vorname, Geburtsdatum, Anschrift des Patienten
- Kassen-Nummer, Versicherten-Nummer, Versicherten-Status
- Vertragsarzt-Nummer
- Gültigkeitsdauer der Versichertenkarte
- Ausstellungsdatum des Rezepts
- Bezeichnung des Medikaments bzw. der Rezeptur
- Applikationsart und Zeitpunkt
- Vertragsarztstempel
- Eigenhändige Unterschrift des verordnenden Arztes
- Angekreuzt werden Vermerke, wie gebührenfrei, Hilfsmittel, Impfstoff u. a.

5 Nennen Sie mindestens fünf Arnzeiformen.

a) Salben
b) Pasten
c) Tropfen
d) Tabletten
e) Dragees
f) Kapseln
g) Injektionslösungen
h) Inhalate
i) Suppositorien
j) Tee

6 Wie lautet die deutsche Bezeichnung für Applikation?

Anwendung, Verabreichungsform

7 Worin unterscheiden sich lokale und systemische Applikation?

Lokale Applikation: Das Arzneimittel wird örtlich begrenzt angewendet, z. B. Salben, Mundspüllösungen, Aufbringen von fluoridierten Lacken auf die Zähne.
Systemische Applikation: Verabreichung des Arzneimittels in einer Form, in der es vom Blut aufgenommen werden kann. Über den Blutkreislauf wird es dann im ganzen Körper verteilt. Dies kann enteral (über den Verdauungstrakt) oder parenteral (unter Umgehung des Verdauungstrakts) erfolgen.

8 Erläutern Sie die nachfolgenden Applikationsarten:
a) nasal
b) lingual
c) oral
d) per inhalationem
e) i. c. (intrakutan)
f) i.v. Infusion
g) instillieren
h) intraartikulär
i) intralumbal
j) rektal
k) intravaginal

a) ***nasal***
in die Nase einbringen
b) ***lingual***
auf der Zunge zergehen lassen
c) ***oral***
zu schlucken
d) ***per inhalationem***
inhalieren
e) ***i. c. (intrakutan)***
in die Haut zu spritzen
f) ***i. v. Infusion***
als Dauertropf in die Vene
g) ***instillieren***
in eine Höhle einbringen (z. B. Blase)
h) ***intraartikulär***
in das Gelenk einspritzen
i) ***intralumbal***
in den Lumbalsack zu spritzen
j) ***rektal***
in den After einführen
k) ***intravaginal***
in die Scheide einführen

9 Wann ist bei nachfolgenden Applikationsarten mit dem Wirkungseintritt des Arzneimittels zu rechnen?
a) sublingual
b) i. v. Injektion
c) i. m. Injektion

a) sublingual:
innerhalb von Minuten
b) i.v. Injektion:
sofort
c) i. m. Injektion:
nach ca. 30 Minuten

10 Wovon hängen Applikationsart und -ort sowie die Wahl der Arzneiform ab?

a) von den physikalischen und chemischen Eigenschaften des Arzneistoffs
b) vom gewünschten Wirkungseintritt und der gewünschten Wirkungsdauer
c) vom Ort, an dem das Arzneimittel wirken soll
d) vom Zustand des Patienten

11 Nach welchen Gesichtspunkten müssen Arzneimittelbestände regelmäßig kontrolliert werden?

a) Vollständigkeit
b) Haltbarkeit
c) ordnungsgemäße Lagerung

12 Nennen Sie mindestens fünf Punkte, die Sie beim Aufbewahren von Arzneimitteln beachten sollen.

a) ordentliche und übersichtliche Aufbewahrung
b) Herstellerangaben zur Aufbewahrung beachten wie z. B.:
   - vor Wärme schützen = unter 20 °C
   - kühl = 4–15 °C
   - kalt = 2–10 °C (z. B. für Sera, Impfstoffe, Gammaglobulin → sie dürfen auf keinen Fall im Gefrierfach gelagert werden)
   - Lichtschutz
c) angemessener Arzneimittelvorrat
d) regelmäßig die Haltbarkeit überprüfen (Verfallsdatum)
e) Betäubungs- und Suchtmittel (nach Betäubungsmittelgesetz) unter Verschluss aufbewahren
f) Mehrdosisbehälter für Injektionsflüssigkeit und Augentropfen nach der Erstentnahme mit Anbruchsdatum versehen
g) Arzneimittel grundsätzlich in den Originalbehältern aufbewahren

13 Betäubungsmittel müssen a) nach dem Betäubungsmittel- b) gesetz aufbewahrt werden. Worauf ist hierbei zu achten?

a) Lagerung unter Verschluss
b) Über den Bestand der Betäubungsmittel müssen Aufzeichnungen geführt werden. Es müssen alle Ein- und Abgänge (mit Namen des Patienten und Mengenangabe) verzeichnet werden.
c) Betäubungsmittel können nur über spezielle Betäubungsmittelrezepte (Dreifachsatz nur über das Bundesinstitut für Arzneimittel und Medizinprodukte – Bundesopiumstelle in Berlin, erhältlich) angefordert oder verschrieben werden.
   - BtM-Rezepte ebenfalls unter Verschluss aufbewahren
   - rechtzeitig neue Rezepte (schriftlich oder per Fax – nicht telefonisch) anfordern

14 Wie werden verfallene Medikamente entsorgt?

- möglichst keine Medikamente horten
- kleine Mengen verfallener Medikamente kindersicher dem Hausmüll beigeben
- größere Mengen über die Apotheke oder von der Praxis direkt als Sondermüll entsorgen

15 Erläutern Sie, was man unter Nebenwirkungen von Arzneimitteln versteht.

Unerwünschte Nebenerscheinungen, die außer der Hauptwirkung auftreten. Bei fast allen Arzneistoffen muss mit Nebenwirkungen gerechnet werden, die mehr oder weniger schwerwiegend sein können.

16 Arzneimittel werden in verschiedene Gruppen eingeteilt. Nennen Sie die Wirkungsweise folgender Gruppen:
a) Sedativa
b) Antikoagulantia
c) Kardiaka
d) Hypnotika
e) Antipyretika
f) Analgetika
g) Antibiotika
h) Tranquilizer
i) Vasokonstringentia

a) ***Sedativa:*** Beruhigungsmittel
b) ***Antikoagulantia:*** Substanzen, die in den Vorgang der Blutgerinnung hemmend eingreifen
c) ***Kardiaka:*** Herzmittel
d) ***Hypnotika:*** Schlafmittel
e) ***Antipyretika:*** fiebersenkende Mittel
f) ***Analgetika:*** Schmerzmittel
g) ***Antibiotika:*** von Mikroorganismen gebildete Stoffe, die andere Mikroorganismen in ihrem Wachstum hemmen oder abtöten
h) ***Tranquilizer:*** beruhigende Mittel mit Angst lösender, schlaffördernder und muskelentspannender Wirkung
i) ***Vasokonstringentia:*** gefäßverengende Mittel

17 Inwieweit bestehen zwischen einzelnen Medikamenten Wechselwirkungen?

Werden dem Körper verschiedene Stoffe gleichzeitig zugeführt, so können sich diese in ihrer Wirkung verstärken (= Synergismus) oder auch abschwächen (= Kompetition), verlängern oder verkürzen.

18 Erläutern Sie den Vorgang der Kumulation.

Wird ein Medikament vom Körper nicht vollständig ausgeschieden, bevor ihm die nächste Dosis zugeführt wird, kann sich der Stoff im Blut und in den Geweben allmählich anreichern und die im Körper wirksame Medikamentenmenge wird immer größer: sie ***kumuliert.*** Im schlimmsten Falle kann es zu Vergiftungserscheinungen kommen. (Wichtig bei mehrfacher Verabreichung von Lokalanästhetika in einer Sitzung.)

19 Man unterscheidet verschiedene Arzneimittelgruppen zur Schmerzbekämpfung. Nennen Sie diese Arzneimittelgruppen.

- Analgetika
- Lokalanästhetika*
- Narkotika*

* *siehe auch: Schmerzausschaltung S. 70 ff.*

20 Nach der Art ihrer Wirkung und ihres Wirkungsansatzes können zwei Gruppen von Analgetika unterschieden werden. Nennen Sie diese.

a) ***Zentral angreifende Analgetika*** (im Wesentlichen Morphin und Morphinabkömmlinge [= Opiate]) werden für schwere und schwerste Schmerzzustände eingesetzt. Die Medikamente dieser Gruppe führen bei regelmäßiger Anwendung zur Gewöhnung und Sucht.

b) ***Peripher angreifende Analgetika*** (z. B. Acetylsalicylsäure [Aspirin®], Paracetamol). Medikamente dieser Gruppe haben neben ihrer schmerzstillenden (= analgetischen) Wirkung noch eine fiebersenkende (= antipyretische) und eine entzündungshemmende (= antiphlogistische) Wirkung.

21 Welche Besonderheit besteht bei den zentral angreifenden Analgetika?

Sie unterliegen fast alle dem Betäubungsmittelgesetz und der Betäubungsmittelverschreibungsverordnung, die besondere Vorschriften zur Aufbewahrung, Verordnung und Verabreichung enthalten.

22 Mit welcher Medikamentengruppe können Infektionen behandelt werden?

Infektionen werden mit ***Chemotherapeutika*** behandelt. Man unterscheidet hierbei:

- *synthetische,* d.h. auf chemischem Weg hergestellte Wirkstoffe zur Behandlung von Infektionen (z.B. Sulfonamide)
- *Antibiotika,* von Mikroorganismen gebildete Stoffe, die das Bakterienwachstum hemmen bzw. die Bakterien abtöten (z.B. Penizillin).
  In der Zahnarztpraxis werden in der Regel Antibiotika eingesetzt.

23 Welche Mittel kann man zur lokalen Wundbehandlung einsetzen?

Antiseptika, z.B. Chlorhexidin-Lösung zur Mundspülung, 3%ige Wasserstoffperoxid-Lösung zur Wundbehandlung. Diese chemischen Mittel haben eine keimhemmende Wirkung und können direkt auf die entzündeten Stellen aufgebracht werden.

24 Wie nennt man die Mittel gegen Pilzinfektionen?

Antimykotika

25 Worauf sollte bei der Antibiotika-Behandlung geachtet werden?

a) auf die Anwendung des richtigen Antibiotikums
b) auf die richtige Dosierung
c) auf die richtige Anwendungsdauer

26 Welche Gefahren bestehen bei einer Antibiotika-Therapie?

a) Gegen das eingesetzte Antibiotikum
   - kann der Patient eine Allergie entwickeln
   - kann der Infektionserreger unempfindlich (= resistent) sein oder eine Unempfindlichkeit entwickeln (Resistenzbildung)

b) Antibiotika können außerdem zu Magen-Darm-Störungen und – durch Schädigung der körpereigenen Bakterienflora – zu Pilzbesiedelung der Haut und Schleimhäute führen.

Behandlungen von Erkrankungen der Mundhöhle und des Zahnhalteapparates begleiten

Erkrankungen des Zahnhalteapparates und der Mundschleimhaut

Ursachen und Arten

1 Worin unterscheiden sich Gingivitis und Stomatitis?

Gingivitis ist eine Entzündung, die auf das Zahnfleisch begrenzt ist.
Stomatitis ist eine Entzündung der gesamten Mundschleimhaut.

2 Erläutern Sie drei verschiedene Krankheiten, die weißliche Beläge hervorrufen, und gegebenenfalls deren Erreger.

a) ***Aphten:*** sehr schmerzhafte, weißliche, von rotem Rand umgebene, nicht infektiöse Defekte der Mundschleimhaut
b) ***Stomatitis aphtosa:*** ähnliches Erscheinungsbild wie unter a), jedoch heftiger und schmerzhafter.
Mit Fieber und regionalen Lymphknotenschwellungen einhergehend.
Erreger: Herpes-Simplex-Virus
c) ***Candidiasis (Soor):*** Pilzinfektion mit fest haftenden Stippchen bis zu flächenförmigen weißlichen Belägen.
Erreger: Candida albicans

3 Welche weiteren weißlichen Veränderungen der Mundschleimhaut sind Ihnen bekannt?

a) ***Leukopiakie:*** weißlicher, nicht abwischbarer Fleck der Schleimhaut
b) ***Liehen:*** Knötchenflechte mit netzförmigen, milchigen Streifen auf der Schleimhaut

4 Welche internationale Einteilung von Parodontalerkrankungen gibt es?

1. Gingivale Erkrankungen kann man nochmals in plaqueinduzierte bzw. durch Bakterien induzierte Gingivitis und in nicht-plaqueinduzierte Gingivalerkrankungen (Herpesinfektion, Zahnfleischwucherungen) unterscheiden. →

▷ *Fortsetzung der Antwort* ▷

2. Chronische Parodontitis ist eine langsam verlaufende, plaqueinduzierte Entzündung des gesamten Zahnhalteapparates (älterer Patienten).
3. Aggressive Parodontitis ist eine akute Parodontitis mit schnell fortschreitender Zerstörung des parodontalen Gewebes (jüngerer Patienten).
4. Parodontitis als Manifestation einer Systemerkrankung durch Sichtbarwerden am Zahnhalteapparat (Leukämie).
5. Nekrotisierende Parodontalerkrankungen mit rasch fortschreitender Zerstörung des parodontalen Gewebes (NUG-nekrotisierende Gingivitis/NUP-nekrotisierende Parodontitis).
6. Parodontalabszesse als Folge einer chronischen oder aggressiven Parodontitis mit Eiteransammlungen im parodontalen Gewebe.
7. Parodontitis im Zusammenhang mit endodontalen Läsionen durch Besiedelung des parodontalen Gewebes über das Foramen apicale und /oder Seitenäste.
8. Entwicklungsbedingte oder erworbene Deformationen und Zustände durch Zahnfehlstellungen oder Fehlbelastungen.

5 Wie bestimmt man eine Gingivaentzündung?

a) Durch Sondierung des Zahnfleischsulcus
b) durch Erhebung des ***Sulcus-Blutungs-Index*** (S.B.I.)
S.B.I. in %

$$= 100 \times \frac{\text{Blutungsanzahl}}{\text{Anzahl der Approximalräume}}$$

6 Nennen Sie drei verschiedene Traumen der Gingiva und deren Ursache.

a) *Thermisches Trauma:*
Ursachen: z. B. heiße Speisen, Getränke
b) *mechanisches Trauma:*
Ursachen: z. B. falsche Putztechnik, alte Zahnbürste
c) *chemisches Trauma:*
Ursache: z. B. Säureneinwirkung

7 Wie nennt man Schleimhauteinrisse am Mundwinkel?

Rhagaden (Schrunden)

8 Wodurch können Druckstellen entstehen?

a) durch Prothesen
b) durch KFO-Apparaturen

9 Woran erkennt man eine allergische Reaktion der Mundschleimhaut?

Allergische Reaktionen der Mundschleimhaut:
a) starke Rötung
b) Ulzerationen (offene Stellen der Schleimhaut)
c) Geschmacksstörungen
d) heftige Reaktion auf Medikamente oder andere Substanzen, die in Kontakt mit der Schleimhaut getreten sind (Prothesen, Metalle)

10 Welche Umstände führen zu einer vermehrten Plaquebildung oder zur erschwerten Reinigung der Zähne?

- Schlechte Mundhygiene
- Zuckerreiche Ernährung, Zwischenmahlzeiten
- Verschachtelte Zahnstellung
- Unkorrekt gestaltete Füllungs- und Kronenränder
- Mangelnder Speichelfluss

11 Welches sind die wichtigsten Risikofaktoren zur Auslösung einer Gingivitis bzw. Parodontitis?

a) Rauchen begünstigt Ablagerungen an den Zähnen; Nicotin vermindert die Mikrodurchblutung der Gingiva und Teerprodukte beeinträchtigen die Funktion der Leukozyten.
b) Diabetes mellitus führt zu übersteigerten Entzündungsreaktionen und schränkt die Funktion der Granulozyten ein.

12 Wodurch ist eine Gingivitis gekennzeichnet?

- Schwellung der marginalen Gingiva mit glasigem Aussehen
- Erhöhte Sondierungstiefe
- Rötung
- Blutungsneigung bei mechanischer Reizung wie Zähne putzen oder Sondierung der Taschentiefe
- Schmerzen

13 Was ist ein Attachmentverlust?

Das Saumepithel am Zahn wird durch entzündliche Prozesse zerstört und es kommt zur Bildung von Zahnfleischtaschen.

14 Wie kann man die Verlaufsformen einer Parodontitis einteilen?

- Lokalisierte Form (weniger als 30 % aller Zähne sind betroffen)
- Generalisierte Form (mehr als 30 % aller Zähne sind betroffen)
- Leichte Parodontitis mit klinischem Attachmentverlust (CAL = clinical attachment loss) von 1 bis 2 mm.
- Mittelschwere Parodontitis mit 3 bis 4 mm CAL
- Schwere Parodontitis mit mehr als 5 mm CAL

15 Welche Therapie hilft bei einer Gingivitis sehr schnell?

1. bessere Mundhygiene
2. Entferung aller harten und weichen Beläge
3. Aufbringen von Dontisolon-Salbe

16 Welches Medikament wird bei einem Herpes labialis verschrieben?

Eine antivirale Salbe, z. B. Aciclovir®, Zovirax®

17 Nennen Sie vier Ursachen einer Parodontalerkrankung.

a) Lokale Ursachen, bedingt durch eine unzureichende Mundhygiene (weiche und harte Zahnbeläge)
b) Anlagerung und Einwanderung von Mikroorganismen mit Zerstörung des Zahnhalteapparates →

▷ *Fortsetzung der Antwort* ▷

c) funktioneile Ursachen, wie Zahnfehlstellungen und Parafunktionen (z. B. Knirschen, Pressen)
d) schädigende innere Ursachen mit Einfluss auf die Abwehrkraft (z. B. Stoffwechselstörungen)

18 a) Beschreiben Sie die Gingivahyperplasie.
b) Welche Medikamente können eine Gingivahyperplasie verursachen?

a) ***Gingivahyperplasie:*** derbe Verdickung der Gingiva, verursacht durch überschießendes Wachstum von faserigem Bindegewebe
b) Hydantoinpräparate, die zur Behandlung von zentralen Anfallsleiden eingesetzt werden.

Entzündung

1 Erläutern Sie, was man unter einer Entzündung versteht.

Eine ***Entzündung*** ist eine Abwehrreaktion des Körpers gegen verschiedenartige schädigende Reize.

2 Nennen Sie vier verschiedene Ursachen für Entzündungen.

a) Mechanische Einwirkungen (Reibung, Druck, Fremdkörper)
b) chemische Einwirkungen (Säuren, Laugen)
c) physikalische Einwirkungen (Strahlen, Hitze, Kälte)
d) Mikroorganismen (Bakterien, Viren, Pilze)
e) Reize vom Körperinneren (Zellzerfall)

3 Welches sind die fünf klassischen Entzündungszeichen bei einer lokalen Entzündung?

a) Hitze (Calor)
b) Rötung (Rubor)
c) Schwellung (Tumor)
d) Schmerz (Dolor)
e) Funktionseinschränkung (Functio laesa)

4 Nach der Art ihrer Absonderungen unterscheidet man unterschiedliche Entzündungsformen. Nennen Sie drei davon.

a) ***Seröse Entzündung:***
→ ein eiweißreiches Exsudat wird abgesondert

b) ***fibrinöse Entzündung:***
→ Fibrinklebstoffe werden abgesondert

c) ***eitrige Entzündung:***
→ Eiter (bestehend aus reichlich Leukozyten, Bakterien, Gewebstrümmern) wird abgesondert

5 Beschreiben Sie den Ablauf einer lokalen Entzündungsreaktion.

1. Durchblutungsstörung mit verlangsamtem Blutabfluss
2. Austritt von Blutplasma (Transsudation) und Leukozyten ins Gewebe. Die ausgetretene Flüssigkeit wird als Exsudat bezeichnet
3. Vermehrung und Wucherung ortsständiger Zellen (Proliferation)

6 Neben den lokalen Entzündungszeichen kommt es noch zu allgemeinen Entzündungszeichen. Zählen Sie drei davon auf.

a) Fieber
b) Tachykardie
c) erhöhte Blutkörperchensenkungsgeschwindigkeit
d) Leukozytose
e) Müdigkeit

7 Erklären Sie folgende Begriffe:
a) Abszess
b) Empyem
c) Phlegmone
d) Furunkel

a) ***Abszess***
Eiteransammlung in einer nicht vorgebildeten Körperhöhle

b) ***Empyem:***
Eiteransammlung in einer vorgebildeten Körperhöhle

c) ***Phlegmone:***
sich flächenhaft ausbreitende Eiteransammlung

d) ***Furunkel:***
eitrige Entzündung eines Haarbalges und seiner Talgdrüse

8 Woraus besteht Eiter?

Eiter besteht aus eingeschmolzenem Gewebe, abgesonderten Leukozyten und Krankheitserregern.

9 Unter welcher Voraussetzung spricht man von Fieber?

Wenn die Körpertemperaturen über 38 °C liegen.

10 Beurteilen Sie folgende Temperaturwerte:
a) 40,0 °C d) 35,6 °C
b) 37,7 °C e) 38,6 °C
c) 37,0 °C f) 39,1 °C

a) **40,0** °C: *sehr hohes Fieber*
b) **37,7** °C: *erhöhte Temperatur – subfebrile Temperatur*
c) **37,0** °C: *normale Temperatur*
d) **35,6** °C: *Untertemperatur*
e) **38,6** °C: *mäßiges Fieber*
f) **39,1** °C: *hohes Fieber*

Befunderhebung und Diagnostik der Parodontalerkrankungen

1 Eine exakte Diagnose ist die Grundvoraussetzung einer erfolgreichen Therapie. Welche Faktoren müssen berücksichtigt werden?

1. Ausführliche Anamnese (familiäre Anamnese, Medikamenteneinnahme und allgemeine Erkrankungen) erstellen.
2. Spezielle Anamnese (subjektive Beschwerden) erstellen.
3. Erhebung aller Abweichungen vom Normalzustand bei Zähnen, Gingiva, dentogingivalem Übergang und dem Alveolarfortsatz.

2 Erklären Sie folgende Begriffe:
a) Parodontologie
b) Parodontopathie
c) Parodontitis
d) Parodontose
e) marginale Parodontopathie

a) ***Parodontologie:*** Lehre vom Zahnhalteapparat und seinen Erkrankungen
b) ***Parodontopathie:*** Erkrankung des Zahnhalteapparates (Überbegriff)
c) ***Parodontitis:*** Entzündung des Zahnhalteapparates mit Bildung von Zahnfleischtaschen
d) ***Parodontose:*** nicht entzündliche Rückbildung des Zahnhalteapparates
e) ***marginale Parodontopathie:*** vom Zahnfleischrand ausgehende Erkrankung des Zahnhalteapparates

3 Wie teilt man die Zahnlockerungsgrade ein?

I = spürbar bis 1 mm horizontal beweglich
II = spürbar und sichtbar mehr als 1 mm beweglich
III = auf Lippen- und Zungendruck beweglich

4 Welche Möglichkeiten gibt es, um die Taschentiefen zu messen?

a) Sonden mit Maßeinheiten aus Metall (starr) oder aus Kunststoff (beweglich)
b) Parodontometer (Drahtschlaufen)

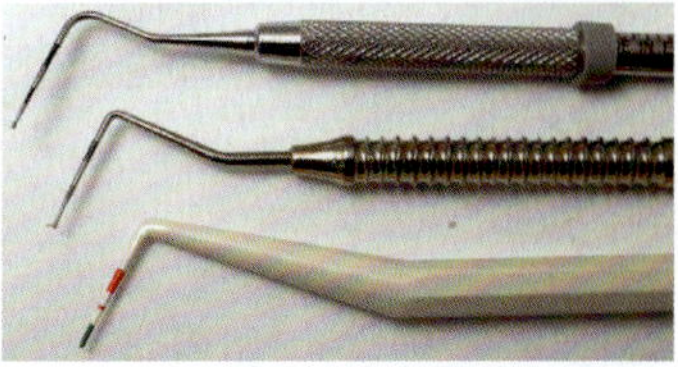

c) Elektronische Messung mit automatisierten Sonden, die einen gleichmäßigen Sondierungsdruck gewährleisten.

5 Welche Bedeutung haben folgende Eintragungen 2 im PA-Status?

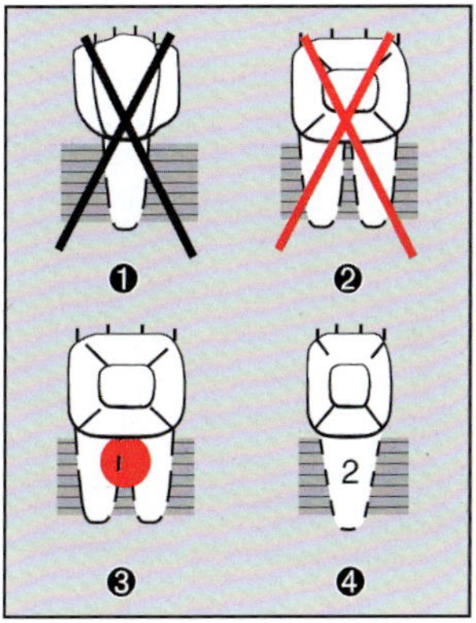

1 = fehlende Zähne
2 = tief zerstörte, nicht erhaltungswürdige Zähne, auch geplante Extraktionen
3 = freiliegende Bi- oder Trifurkationen
Grad 1 = horizontaler Abbau bis 3 mm
Grad 2 = horizontaler Abbau über 3 mm
Grad 3 = durchgängige Furkation
4 = Rezession von 2 mm

6 Welche Befunde können zusätzlich in den PA-Status eingetragen werden?

a) Karies
b) Wurzelfüllungen
c) Zahnersatz
d) freiliegende Zahnhälse
e) Vitalität
f) Zahnbeweglichkeit
g) Abrasion
h) abstehende Kronenränder

7 Wie lange müssen Behandlungsunterlagen einer PA-Therapie aufbewahrt werden?

a) Behandlungsunterlagen, 5 Jahre
b) Röntgenbilder 10 Jahre

8 Welche diagnostischen Möglichkeiten bestehen zur Einteilung der marginalen Parodontopathien?

a) Sondierung der Zahnfleischtaschen
b) Feststellen des Lockerungsgrades
c) Röntgenbefunde (Status und/oder OPC)
d) Gingivaverlauf anhand von Orientierungsmodellen

9 Erklären Sie den PSI-Code.

Der Parodontale Screening-Index (PSI) soll möglichst viele Befunde einfach, schnell und frühzeitig erfassen und einen entsprechenden Behandlungsbedarf ableiten. Hierzu wird das Gebiss in Sextanten (S1 bis S6) eingeteilt und an den Zähnen wird jeweils an sechs verschiedenen Stellen sondiert, die je nach Tiefe und Blutungen in Codes von 0 bis 4 eingeteilt werden.

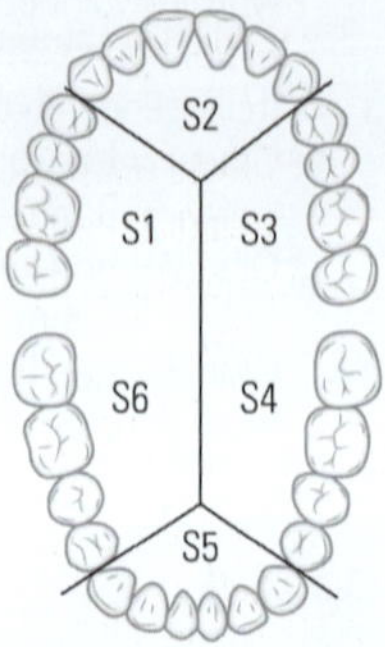

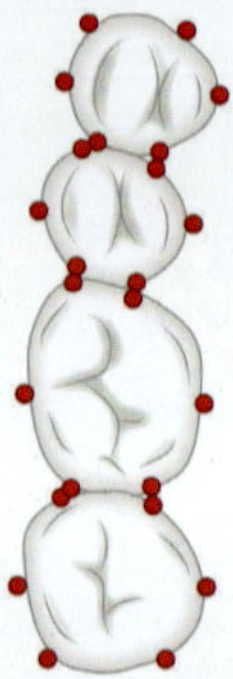

10 Definieren Sie die Codes von 0 bis 4.

Code 0

- schwarzes Band der Sonde immer vollständig sichtbar
- gesunde Gingiva
- kein Zahnstein, keine defekten Restaurationsränder

Code 1

- schwarzes Band der Sonde immer vollständig sichtbar
- Blutung nach Sondieren
- kein Zahnstein oder defekte Restaurationsränder →

▷ *Fortsetzung der Antwort* ▷

Code 2

- schwarzes Band der Sonde immer vollständig sichtbar
- Blutung nach Sondieren
- Zahnstein und/oder defekte Restaurationsränder

Code 3

- schwarzes Band der Sonde nur teilweise sichtbar (Sondierungstiefe über 3,5 mm)
- Befunde von Code 1 und 2 evtl. zusätzlich vorhanden

Code 4

- schwarzes Band der Sonde verschwindet vollständig (Sondierungstiefe größer als 5,5 mm)
- Befunde von Code 1 bis 3 evtl. zusätzlich vorhanden

11 Welche Arbeitsunterlagen müssen vor einer Parodontalbehandlung erstellt worden sein?

a) PAR Blatt 1: Anamnese + Diagnose
b) PAR Blatt 2: Parodontalstatus
c) Röntgenstatus bzw. Orthopantomogramm

12 Welche Eintragungen werden auf Blatt 1 des PA-Status vorgenommen?

a) Allgemeine Vorgeschichte
b) Spezielle Vorgeschichte
c) Befund
d) Diagnose mit Stempel und Unterschrift des Behandlers
e) Behandlungsplan oder Therapieergänzung ankreuzen bzw. ausfüllen

13 Welche Eintragungen müssen im PA-Status vorgenommen werden (sog. obligate Eintragungen)?

Eintragungen im PA-Status:

a) fehlende Zähne
b) Sondierungstiefen in mm (mesial/distal oder fazial/oral)
c) freiliegende Bi- oder Trifurkationen
d) Zahnlockerungen (Grad I-III)
e) Rezessionen in mm
f) offenes oder geschlossenes Vorgehen

Systematische Parodontalbehandlung

1 Wann kann mit einer systematischen Parodontaltherapie begonnen werden?

a) Wenn ein PSI-Code von 3 oder 4 festgestellt wurde.
b) Wenn die Compliance, d.h. die Mitarbeit des Patienten sichergestellt ist bzw. der A.P.I. unter 30% liegt.

2 Die systematische Parodontaltherapie schreibt eine gute Mundhygiene vor einer operativen Behandlung vor. Ab welchem Wert kann eine Kürettage begonnen werden?

Wenn der A. P. I. unter 30% liegt.

Anmerkung: Nach den Richtlinien in der PAR-Therapie ist der Patient seit 1.1.2004 zur Mitarbeit in Eigenverantwortung verpflichtet. Dabei ist das Behandlungsziel bei fehlender Mundhygiene des Patienten vom Behandler neu festzulegen.

3 Wie kann die Mundhygiene kontrolliert werden?

a) Erhebung eines A. P. I. (*A*pproximal-*P*laque-*I*ndex)
b) Erhebung eines S. B. I. (*S*ulcus-*B*lutungs-*I*ndex)/P. B. I. (*P*apillen-*B*lutungs-*I*ndex
c) Sichtbarmachen von Belägen
d) Abstrich von Belägen und Anlegen von Kulturen
e) Darstellung der Mikroorganismen des Zahnbelages unter Zuhilfenahme eines Mikroskopes

4 Wozu dient die Speicheldiagnostik?

Zur individuellen Keimbestimmung, wobei die Anzahl und die Bakterienart, sowie das jeweilige Kariesrisiko des Patienten bestimmt werden kann.

5 Wann muss eine gezielte Antibiotikatherapie einsetzen?

Wenn bestimmte Risikokeime wie Streptococcus sanguis und Actinomyces viscosus verstärkt vorliegen.

6 Ein Patient fragt nach der Möglichkeit, einen verloren gegangenen Kieferknochen wieder zu ersetzen. Welche Antwort geben Sie?

Es gibt mehrere Möglichkeiten:

a) ***Die gesteuerte Cewebsregeneration (GTR):*** Zum Aufbau von Knochengewebe mit resorbierbaren Folien, die um den Zahn fixiert werden und unter dem Zahnfleisch längere Zeit verbleiben, wobei sich neue knochenbildende Zellen (Osteoblasten) anheften. →

▷ *Fortsetzung der Antwort* ▷

b) ***Die Endocaintherapie:*** Hierbei wird ein gelartiges Knochenmaterial mittels Säure-Atztechnik auf den Knochen aufgetragen und von der Gingiva abgedeckt.
c) ***Die Knochentransplantation (autolog):*** Es wird patienteneigener Knochen vom Kinn oder von Implantaten (Fräsmaterial) auf den Knochendefekt aufgebracht und verbleibt unter der Schleimhaut.
d) ***Die Knochentransplantation (heterolog):*** Es wird künstliches Knochenmaterial auf den Knochendefekt aufgebracht und verbleibt unter der Schleimhaut.

7 Erklären Sie den Unterschied zwischen einer
a) geschlossenen Kürettage und einer
b) offenen Kürettage.

a) ***Geschlossene Kürettage:*** Taschen werden ohne Aufklappung in örtlicher Betäubung ausgeschabt.
b) ***offene Kürettage:*** Bildung eines Schleimhaut-Periost-Lappens und Kürettage unter direkter Sicht.

8 Was versteht man unter Vector-Therapie?

Vector-Therapie ist ein neuartiges Ultraschallverfahren, bei dem verschiedene Instrumentenaufsätze durch lineare Schwingungen in nur eine Richtung in den Parodontalspalt bis zu Taschentiefen von 8 mm eingeführt werden. Erzielt wird die Ablösung von Konkrementen ohne Aufklappung, oftmals auch ohne Anästhesie, sowie die gleichzeitige schonende Spülung des Alveolarknochens durch Hydroxylapatit.
Hierdurch kann eine Wiederbefestigung des Zahnhalteapparates (Reattachment) und eine Verknöcherung der Alveole (Reossifaktion) erzielt werden.

9 Wofür wird ein Pado-Test angewendet?

Der Pado-Test ist ein neuartiger Gensondentest. Vor und nach einer Parodontalbehandlung wird eine mikrobielle Analyse der Keime aus der Zahnfleischtasche unter Risikoabwägung vorgenommen. Ermittelt werden die Keimart und Keimmenge des gemessenen Zahnfleischtascheninhalts. Aufgrund des Ergebnisses können exakte therapeutische Maßnahmen eingeleitet werden (tiefes Reinigen der Zahnfleischtasche/Deep Scaling, Wurzelglättung/Root Planing, ggf. gezielte Antibiotikatherapie/Metronidazol und Ormidazol).

10 Welche Maßnahmen gehören zur mukogingivalen Chirurgie?

a) Verbreiterung der befestigten Gingiva
b) Behandlung von Rezessionen
c) Beseitigen von Bändern
d) Abdecken von freiliegenden Wurzelflächen mittels Verschiebelappen oder freien Schleimhauttransplantaten

11 Wie wird die Zahnfleischwunde nach einem chirurgischen Eingriff abgedeckt?

Mit einem so genannten Zahnfleischverband (Coe-pak bzw. Peripac), der im Bereich der marginalen Gingiva angelegt und nach 2 bis 3 Tagen wieder entfernt wird.

12 Erklären Sie, was man unter einer Gingivektomie versteht.

Unter einer ***Gingivektomie*** versteht man die Entfernung von überschüssigem Gewebe aufgrund von krankhaften Gewebsneubildungen (hyperplastischen Parodontalerkrankungen).

13 Wie läuft in der Regel eine Parodontalbehandlung ab? Beginnen Sie mit der Ausgangsdiagnose.

1. ***Phase:***
Vorbehandlung (Initialbehandlung) Kontrolle nach 2–4 Wochen, Definitiver Befund + Kassenantrag.

2. ***Phase:***
nicht chirurgische Parodontalbehandlung, Kontrolle nach 6–8 Wochen

3. ***Phase:***
chriurgische Parodontalbehandlung, Kontrolle nach 6–8 Wochen

4. ***Phase:***
Erhaltungstherapie (alle 3–6 Monate)

14 Erklären Sie den Unterschied zwischen Scaling und Root-Planing (Wurzelglättung).

- Unter Scaling versteht man die vollständige mechanische Entfernung der subgingivalen bakteriellen Plaque und der Konkremente mit Gracey-Küretten.
- Die Wurzelglättung umfasst das Abtragen der obersten entzündlich veränderten und toxinhaltigen Wurzelschicht mit Gracey-Küretten.

Merke: Beide Verfahren werden zu den geschlossenen Verfahren gezählt, bei denen man ohne Sicht nur nach dem Tastempfinden arbeitet.

15 Wie wirken Ultraschallscaler?

Ultraschallscaler haben verschiedene Aufsätze und wirken mit ihren hochfrequenten Schwingungen auf die Konkremente ein, sodass diese von der Wurzeloberfläche abplatzen. Durch die Spülwirkung werden die Taschen gesäubert, wobei das Aerosol stark mit Bakterien belastet ist.

16 Was verstehen Sie unter einer Full-Mouth-Therapie (FMT)?

Oftmals wird die geschlossene Therapie quadrantenweise in mehreren Etappen durchgeführt. Bei der FMT werden alle Quadranten innerhalb von 24 Stunden behandelt, damit eine Neubesiedlung der gereinigten Taschen verhindert wird.

17 Wenn die geschlossene Kürettage nicht ausreicht, muss eine offene Kürettage im Nachgang erfolgen.
Beschreiben Sie die Vorgehensweise bei einer offenen Kürettage.

Es werden verschiedene Schnitttechniken verwendet. Um jedoch unter Sicht zu kürettieren, ist eine Lappenoperation oftmals angezeigt. Hier wird nach marginaler Inzision die Gingiva vom Zahn und vom Alveolarknochen gelöst und ein Mukoperiostlappen gebildet. Anschließend kann man unter Sicht kürettieren, erkranktes Gingivagewebe entfernen und dann den Lappen mit Interdentalnähten wieder reponieren; ggf. mit Coe-Pak als Wundverband abdecken.

18 Beschreiben Sie das Vorgehen bei einer Gingivektomie.

Eine Gingivektomie dient der Entfernung von überschüssigem (hyperplastischem) Gingivagewebe und der Wiederherstellung der normalen Gingivaform. Hierzu werden nach Anästhesie mit einer Taschenmarkierungspinzette Blutpunkte gesetzt, um die Excision mittels Skalpell zu erleichtern. Die Wunden werden mit Kochsalz gespült und mit der Gingivaschere in Form gebracht. Es kann auch mit dem Elektrotom die Ginigva modelliert werden. In jedem Fall erfolgt ein Wundverband für sieben Tage.

19 Welche Maßnahmen werde unter dem Begriff der mukogingivalen Parodontalchirurge zusammengefasst?

- Gingivaextension/freies Schleimhauttransplantat
- Horizontaler/vertikaler Verschiebelappen zur Deckung von Rezessionen
- Durchtrennung von Lippen- und Wangenbändern (Frenotomie oder Lösung bzw. Frenektomie)

20 Wie wird eine Gingivaextension durchgeführt?

Dies ist ein zweiteiliges Verfahren, in dem im ersten Schritt ein horizontaler Schnitt im Bereich der Mukogingivalgrenze gesetzt wird. Im Anschluss wird die Schleimhaut vom Periost gelöst und in der Tiefe des Vestibulums mit Einzelnähten fixiert. Anschließend wird vom Gaumen Schleimhaut entnommen und auf die freie Perioststelle angepasst und mit Nähten und/oder Gewebekleber fixiert. Abschließend werden beide OP-Gebiete mit einem Zahnfleischverband abgedeckt.

Störungen des Wachstums und Stoffwechsels von Zellen und Geweben

1 a) Erklären Sie, was man unter einer Atrophie versteht.
b) Nennen Sie zwei Ursachen.

a) ***Atrophie***
= Rückbildung von Organen, Geweben oder Zellen

b) *Druckatrophie:*
→ Ständiger Druck (z. B. durch Tumore) bedingt die Rückbildung des betroffenen Organs.
Inaktivitätsatrophie:
→ Durch Ruhigstellung von Extremitäten (z. B. durch Gipsverband) kommt es zur Rückbildung des Muskelgewebes.

2 a) Erläutern Sie, was man unter einer Hypertrophie versteht.
b) Wie kommt sie zu Stande?

a) ***Hypertrophie:***
Vergrößerung eines Organs durch Vergrößerung seiner Einzelzellen
b) durch Beanspruchung (z. B. Sportlerherz, Harnblasenhypertrophie bei Harnentleerungsstörungen)

3 Erklären Sie, was man unter einer Hyperplasie versteht, und geben Sie hierzu ein Beispiel an.

Hyperplasie:
Vergrößerung eines Organs durch Zunahme seiner Zellzahl.
Beispiel: Kropfbildung bei Jodmangel.

4 Geben Sie an, was man unter den folgenden Begriffen versteht:
a) Ulkus
b) Nekrose
c) Gangrän

a) ***Ulkus:*** Gewebedefekt (Geschwür) der Haut oder Schleimhaut
b) ***Nekrose:*** örtlicher Gewebstod
c) ***Gangrän:*** Gewebstod durch Ernährungs- und Durchblutungsstörungen (Brand)

5 Was versteht man unter einem Ödem?

Ein ***Ödem*** ist eine schmerzlose Wasseransammlung im Zwischenzellraum (Wassersucht). Die Ursachen sind vielfältig, z. B. erhöhter hydrostatischer Druck bei Stauungen, Eiweißmangel, Kapillarwandschädigungen, gestörter Lymphabfluss usw.

6 Erklären Sie folgende Begriffe:
a) Ischämie
b) Hyperämie

a) ***Ischämie:*** starke Minderdurchblutung bis zur totalen Unterbrechung der Blutzufuhr; kann bis zur Nekrose (örtlicher Gewebstod) führen
b) ***Hyperämie:*** starke Durchblutung (Blutfülle) eines Organs

7 Wodurch sind bösartige Tumoren gekennzeichnet?

Sie wachsen schnell, infiltrieren umgebende Gewebe und zerstören dabei das ursprüngliche Gewebe. Sie enthalten veränderte, atypische Zellen und bilden Tochtergeschwülste = Metastasen.

8 Wodurch sind gutartige Tumoren gekennzeichnet?

Sie wachsen langsam, verdrängend, sind scharf abgegrenzt und bestehen aus reifen, normal aufgebauten Zellen.

9 Was bezeichnet man als Präkanzerosen?

Präkanzerosen sind Krebsvorstufen. Man versteht darunter Zell- bzw. Gewebeveränderungen, die bei unveränderten Bedingungen mit großer Wahrscheinlichkeit zu einer Krebsbildung führen.

10 Fibrom, Sarkom, Myom, Lipom, Karzinom. Welche der genannten Tumoren zählt man
a) zu den gutartigen Tumoren
b) zu den bösartigen Tumoren?

a) ***Gutartige Tumoren:***
- Fibrom
- Myom
- Lipom

b) ***bösartige Tumoren:***
- Sarkom
- Karzinom

11 Auf welchen drei Wegen kann die Metastasierung von Tumoren erfolgen?

a) auf dem Blutweg (hämatogen)
b) auf dem Lymphweg (lymphogen)
c) durch natürliche Körperkanäle (kanalikulär)

12 Nennen Sie jeweils das Ausgangsgewebe für folgende Tumorarten:
a) Karzinom
b) Fibrom
c) Lipom
d) Myom
e) Sarkom

a) Karzinom: Epithelgewebe
b) Fibrom: Bindegewebe
c) Lipom: Fettgewebe
d) Myom: Muskelgewebe
e) Sarkom: Bindegewebe

13 Wofür steht die Abkürzung PE?

PE steht für ***Probeexzision.*** Man versteht darunter die Entnahme einer Gewebsprobe zu histologischen Untersuchungen.

14 Wann sollte eine PE vorgenommen werden?

a) Bei jeder unklaren Schleimhautveränderung
b) zur Früherkennung von Tumoren.

15 Erklären Sie, was man unter Epulis versteht.

Unter ***Epulis*** versteht man eine knotenförmige Wucherung der Gingiva, die auf den Bereich eines oder mehrerer benachbarter Zähne beschränkt ist.

16 Wie nennt man den Zahnfleischschwund an einzelnen Zähnen?

Den Zahnfleischschwund einzelner Zähne bezeichnet man als singuläre parodontale Rezession, wobei die zurückgezogene Gingiva häufig wulstig verdickt ist (sog. Mc Call-Girlande).

Craniomandibuläre Dysfunktion

Kiefergelenk

1 Beschreiben Sie den Aufbau des Kiefergelenks.

Das Kiefergelenk besteht aus Gelenkköpfchen des Unterkieferfortsatzes, der Gelenkgrube (oder Gelenkpfanne) und dem Gelenkhöcker des Schläfenbeins sowie der Gelenkkapsel, die das Gelenk umschließt. Zwischen Gelenkköpfchen und Gelenkgrube befindet sich die knorplige Gelenkzwischenscheibe.

2 Beschriften Sie die nachfolgende Abbildung des Kiefergelenks in deutsch und in den medizinischen Fachbegriffen.

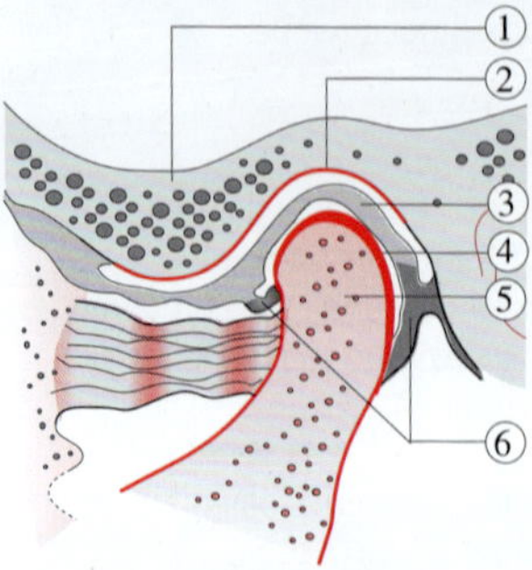

① Gelenkhöcker (Tuberculum articulare)
② Gelenkgrube (Fossa articularis)
③ Gelenkzwischenscheibe (Discus articularis)
④ Gelenkknorpel (Chondron articulare)
⑤ Kiefergelenkköpfchen (Condylus articularis)
⑥ Gelenkkapsel (Capsula articularis)

3 Wie nennt man das walzenförmige Gelenkköpfchen?

Condylus

4 Was versteht man unter
a) oberer Gelenkkammer?
b) unterer Gelenkkammer?

a) ***obere Gelenkkammer:*** Der Raum zwischen der Gelenkpfanne (Fossa articularis) und der Gelenkzwischenscheibe
b) ***untere Gelenkkammer:*** Der Raum zwischen Gelenkzwischenscheibe und dem Gelenkköpfchen (Condylus)

5 Wann entsteht eine Kiefersperre?

Eine ***Kiefersperre*** entsteht, wenn das Gelenkköpfchen über die Gelenkgrube (Fossa articularis) hinausgerutscht ist und nicht mehr zurückgleiten kann. Der Mund kann dann nicht mehr geschlossen werden.

6 Das Kiefergelenk ist ein Dreh-Gleitgelenk. Zählen Sie die wichtigsten Bewegungsmöglichkeiten des Kiefergelenks auf.

a) Öffnen und Schließen des Mundes (Drehbewegung)
b) Vor- und Zurückschieben des Kinns (Gleitbewegung)
c) Seitwärts-, Mahlbewegung (Dreh-Gleitbewegung)

(Anmerkung: Beim Kauen kommt es zu kombinierten Dreh-Gleitbewegungen des Kiefergelenks)

7 Wie bezeichnet man die Bewegung des Unterkiefers
a) nach rückwärts?
b) nach vorne?
c) zur Seite?
d) zur Mitte?

a) rückwärts = *Retrusion*
b) vorwärts = *Protrusion*
c) seitwärts = *Laterotrusion*
d) zur Mitte = *Mediotrusion*

8 Nennen Sie einige Therapiemöglichkeiten bei Kiefergelenkserkrankungen.

a) Beseitigung der Ursachen
b) Entlastung des Gelenks mittels Aufbissschienen
c) Bestrahlung (Mikrowelle, Kurzwelle)
d) Lasertherapie

Gesichts- und Kaumuskulatur

1 Welche zwei Arten von Kopfmuskeln werden unterschieden?

Man unterscheidet die Kaumuskulatur und die mimische Muskulatur.

2 Die mimische Muskulatur verleiht dem Gesicht seine Ausdruckskraft und spiegelt die jeweilige Stimmungslage wider. Wie heißen die drei wichtigsten Muskelgruppen?

Mimische Muskulatur:
a) Ringmuskel der Augen (M. orbicularis oculi)
b) Ringmuskel des Mundes (M. orbicularis oris)
c) Wangen-(oder Trompeter-)muskel (M. buccinator)

3 Welcher Nerv versorgt die mimische Muskulatur?

Der Nervus facialis

4 Ordnen Sie die am Kauvorgang beteiligten Muskeln in einer Tabelle nach Kieferschließmuskulatur (S) und Kieferöffnungsmuskulatur (Ö) an und nennen Sie deren Ursprung und Ansatz. (Verwenden Sie die deutsche und die lateinische Bezeichnung.)

Am Kauvorgang beteiligte Muskelgruppen		Ursprung	Ansatz
Kieferschließ-muskulatur (S)	Schläfenmuskel (Musculus temporalis)	Seitenfläche des Schläfenbeins	Muskelfortsatz des Unterkiefers
	Großer Kaumuskel (Musculus masseter)	Jochbein	Kieferwinkel Außenfläche
	Innerer Flügelmuskel (Musculus pterygoideus medialis)	Keilbeinflügel	Kieferwinkel Innenseite
Kiefer-öffnungs-muskulatur (Ö)	Unterkieferzungenbeinmuskel (Musculus mylohyoideus)	Innenseite Unterkiefer	Zungenbein
	Kinnzungenbeinmuskel (Musculus geniohyoideus)	Innenseite (Kinn)	Zungenbein
	Zweibäuchiger Muskel (Musculus biventer)	Innenseite Kinn	Schädelbasis
	Äußerer Flügelmuskel (Musculus pterygoideus lateralis)	Keilbeinflügel	Gelenkfortsatz

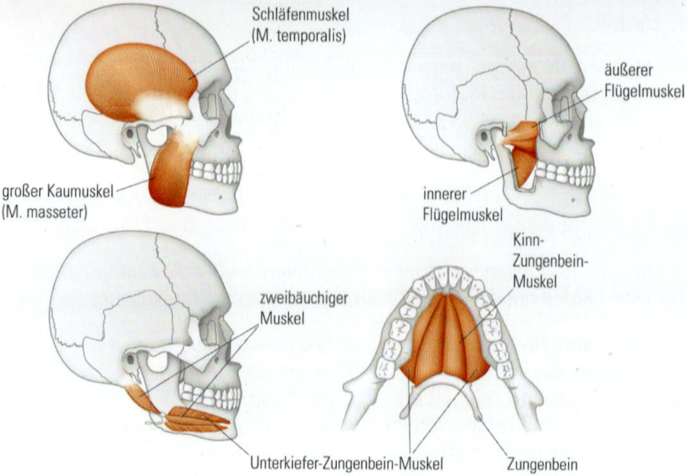

5 Welcher der zwölf Kopfnerven innerviert (versorgt) die Kaumuskulatur?

Der dritte Ast des N. trigeminus (V_3), der N. mandibularis

Röntgen und Strahlenschutzmaßnahmen vorbereiten

Anwendung von Röntgenstrahlen in der zahnärztlichen Praxis

Grundlagen

1 Erklären Sie, was man unter Röntgenstrahlen versteht.

Röntgenstrahlen sind kurzwellige elektromagnetische Strahlen. Sie werden in Röntgenröhren erzeugt.

2 Nennen Sie fünf Eigenschaften der Röntgenstrahlen.

Röntgenstrahlen
- sind für den Menschen nicht wahrnehmbar.
- durchdringen feste Körper und werden dabei abgeschwächt.
- können fotografische Platten schwärzen.
- können bestimmte Salze zur Lichtemission anregen.
- haben ionisierende Wirkung.

3 Wie ist eine Röntgenröhre aufgebaut?

Die Röntgenröhre besteht aus einer Heizwendel, der Glühkathode (-) und einer gegenüberliegenden Anode (+) mit einer Wolframscheibe. Beide sind von einer Hochvakuumröhre aus Bleiglas umgeben.

4 Bezeichnen Sie die einzelnen Teile der Abbildung.

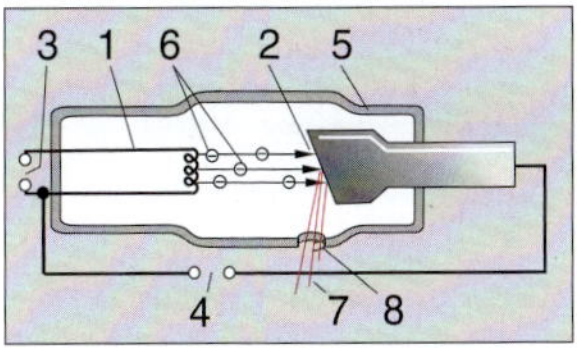

1 Heizwendel (Kathode)
2 Wolframscheibe
3 Heizspannung
4 Hochspannung
5 hoch evakuierter Bleiglashohlkörper
6 beschleunigte Elektronen
7 Röntgenstrahlen
8 Strahlenaustrittsfenster

5 Beschreiben Sie, wie in der Röntgenröhre Röntgenstrahlen erzeugt werden.

Durch die Erhitzung der Heizwendel (= Kathode) werden Elektronen von der Heizwendel abgesprengt. Wegen der angelegten Hochspannung werden sie auf die Anode zu beschleunigt und treffen dort mit hoher Geschwindigkeit auf. Die schlagartige ***Abbremsung*** verursacht Wärme (99 %) und Röntgenstrahlen (1 %).

6 Was bedeuten folgende Angaben auf einer Röntgenröhre:
a) 10 mA?
b) 70 kV?

a) ***10 mA*** = Angabe der maximalen ***Heizstromstärke*** der Heizwendel
b) ***70 kV*** = Angabe der maximalen ***Hochspannung*** zwischen Anode und Kathode

7 Welche drei Schaltdaten beeinflussen die Qualität des Röntgenbildes?

Röhrenspannung (in kV), Stromstärke (in mA), Belichtungszeit (in s)

8 Wie können Sie die Bildqualität eines Röntgenbildes verändern?

a) Die Erhöhung der Stromstärke in der Heizwendel und die Verlängerung der Belichtungszeit (= mAs-Produkt) bewirken, dass mehr Elektronen beteiligt sind. Die Folge: die Strahlenmenge wird größer (Strahlenquantität). *Das Bild wird deutlicher bei gleich bleibender Durchdringungsfähigkeit.*
b) Die Erhöhung der Hochspannung zwischen Kathode und Anode bewirkt, dass die Elektronen schneller auf die Anode hin beschleunigt werden. Der Aufprall ist härter. Die Folge: Es entstehen harte Röntgenstrahlen mit hoher Durchdringungsfähigkeit (Strahlenqualität). *Das Bild wird dunkler.*

9 Auf welchem Prinzip beruht die Röntgendiagnostik?

Röntgenstrahlen werden von den verschiedenen Körpergeweben verschieden stark absorbiert. Die Strahlen, die →

▷ *Fortsetzung der Antwort* ▷

den Körper verlassen, sind deshalb unterschiedlich stark und schwärzen den Röntgenfilm entsprechend mehr oder weniger. Es entsteht ein Schattenbild, bei dem z. B. Knochen und Zähne (Gewebe mit hoher Strahlenabsorption) hell und Fett- und Bindegewebe (Gewebe mit geringer Strahlenabsorption) dunkler dargestellt werden.

10 Warum erscheint ein Knochen auf einer (fertigen) Röntgenaufnahme hell?

Knochen absorbieren Röntgenstrahlen sehr stark, sodass es nur zu einer geringen Belichtung (Schwärzung) des Röntgenfilms kommt.

**11 Die beim Röntgen auftretenden Strahlen werden in drei Arten eingeteilt.
Nennen und beschreiben Sie diese kurz.**

a) ***Primärstrahlen***
(= Nutzstrahlen) sind die Strahlen, die vom Gerät direkt auf den Patienten gestrahlt werden.
b) ***Sekundärstrahlen***
(= Streustrahlen) sind Strahlen, die vom Patienten, von Teilen des Gerätes oder der Raumeinrichtung aus ihrer ursprünglichen Richtung abgelenkt werden und sich in alle Richtungen ausbreiten.
c) ***Leckstrahlen***
(= Störstrahlen) sind Strahlen, die durch Defekte am Gerät austreten.

**12 Erläutern Sie folgende Aussage:
Röntgenstrahlen haben eine ionisierende Wirkung.**

Röntgenstrahlen können Atome ionisieren, indem sie Elektronen aus dem Atomverband herauslösen. Dadurch können die Moleküle in ihrer Struktur verändert oder zerstört werden und neue, zellfremde Substanzen entstehen.

13 Welche Zellen sind besonders empfindlich für Strahlenschäden?

Zellen mit hoher Teilungsfähigkeit wie z. B. Blut bildende Organe, lymphatische Organe, Schleimhautzellen, Keimdrüsen, embryonales Gewebe.

14 Welche Arten von Strahlenschäden werden unterschieden?

a) ***Somatische Schäden:*** Schäden am Körper des bestrahlten Patienten
   - *Frühschäden:* z. B. Übelkeit, Erbrechen, Müdigkeit, Hauterscheinungen, Blutbildveränderungen
   - *Spätschäden:* z. B. Leukämie, Krebs, grauer Star

b) ***Genetische Schäden:*** Veränderungen des Erbgutes (Mutationen der DNS), die erst in der nächsten oder in einer späteren Generation sichtbar werden

c) ***Teratogene Schäden:*** Schädigung des Ungeborenen

15 Zu welcher Art Schaden gehört
a) eine Röntgenverbrennung?
b) die Schädigung des Embryos während der Schwangerschaft?

a) Somatischer Strahlenschaden
b) teratogener Strahlenschaden

Röntgenfilme

1 Zählen Sie die gängigen Zahnfilmformate für intraorale Aufnahmen auf und geben Sie an, wozu sie verwendet werden.

a) 3 × 4 cm: Standardfilm für bis zu drei Zähne
b) 2 × 3 cm: Kinderfilm oder für Einzelzahnaufnahmen
c) 2,5 × 5,5 cm: Film für Bissflügelaufnahmen zur Diagnostik von Approximalkaries
d) 4 × 5 cm: großer Zahnfilm oder kleiner Aufbissfilm
e) 5,5 × 7,5 cm: Aufbissfilm

2 Beschreiben Sie die Verpackung der intraoral anzuwendenden Zahnfilme.

Der Röntgenfilm steckt in einem schwarzen Umschlag, in den rückwärtig eine Metallfolie eingelegt ist. Dieser Umschlag ist entweder in eine Plastikhülle oder in eine wasserdichte Papierhülle eingeschweißt.

3 Welche Aufgabe hat die Metallfolie, die sich hinter dem Röntgenfilm befindet?

Die Metallfolie soll die Strahlenbelastung des Patienten mindern. Des Weiteren soll sie eine Verschlechterung der Bildqualität durch Streustrahlen aus dem Gewebe verhindern.

4 Beschreiben Sie den Aufbau eines intraoralen Zahnröntgenfilms.

Auf dem ***Schichtträger*** befindet sich beidseitig zuerst je eine Haftschicht, dann folgt jeweils eine lichtempfindliche ***Emulsion*** und je eine ***Schutzschicht.*** Der Zahnfilm besteht somit aus sieben Schichten.

5 Woraus bestehen die einzelnen Schichten eines intraoralen Zahnröntgenfilms?
a) Schichtträger
b) Haftschicht
c) lichtempfindliche Emulsion
d) Schutzschicht

a) Der Schichtträger besteht aus Polyester.
b) Die sehr dünne Haftschicht besteht aus Gelatine und Kunststoff.
c) Die lichtempfindliche Emulsion besteht aus Gelatine und Silberbromidkörnchen.
d) Die Schutzschicht besteht aus stark gehärteter Gelatine.

6 Man unterscheidet grobkörnige und feinkörnige Röntgenfilme.

Wie wirkt sich die Körnung auf die Empfindlichkeit des Films und die Qualität des Röntgenbildes aus?

Grobkörnige Filme sind empfindlicher als feinkörnige, ihre Bildqualität ist jedoch schlechter.

7 Wodurch wird die Schwärzung des Röntgenfilms beeinflusst?

Durch die Silberbromidkristalle der lichtempfindlichen Emulsion.

8 Was geschieht mit den Silberbromidkristallen beim
a) Belichten
b) Entwickeln
c) Fixieren?

a) ***Belichten:*** Energiereiche Strahlen reduzieren die Silberbromidkristalle zu reinem Silber.
b) ***Entwickeln:*** Durch die Entwicklung wird das Brom abgespalten und →

▷ *Fortsetzung der Antwort* ▷

geht in Lösung. Auf dem Film bleibt das schwarze metallische Silber, welches das Bild sichtbar macht.

c) ***Fixieren:*** Die unbelichteten Silberbromidkristalle werden aus der Emulsion entfernt und die Filmoberfläche wird gehärtet.

9 Woran können Sie später die Vorder- und die Rückseite des Röntgenfilms erkennen?

Auf der Rückseite des Filmpäckchens befindet sich in einer Ecke ein kleiner Kreis. Darunter ist auf dem Röntgenfilm im Päckchen ebenfalls eine kleine Delle. Der Röntgenfilm soll nun immer so in den Mund eingelegt werden, dass die Delle stets nach hinten und die kleine runde Vorwölbung nach vorne zeigt. Zudem soll die Delle in der Filmpackung koronal liegen.

10 Röntgenfilmkassetten:

a) Für welche Aufnahmen werden Röntgenfilme in eine Kassette eingelegt?

b) In der Kassette liegen vor und hinter dem Röntgenfilm so genannte Verstärkerfolien. Wozu dienen sie?

a) Für extraorale Aufnahmen legt man Röntgenfilme in eine Kassette ein.

b) *Verstärkerfolien* sind mit einem fluoreszierenden Stoff belegt. Dieser leuchtet beim Durchtritt der Röntgenstrahlen auf. Bei der Röntgenaufnahme wird nun der Röntgenfilm zu einem geringen Teil von den durchtretenden Röntgenstrahlen selbst und zu einem großen Teil von den aufleuchtenden Verstärkerfolien belichtet. Dadurch kann die Belichtungszeit erheblich verkürzt werden – die Strahlenbelastung des Patienten ist geringer.

11 Beschreiben Sie den Aufbau einer Filmkassette, die für ein Orthopantomogramm verwendet wird, beginnend an der Vorderwand.

- Kassettenvorderwand mit Verstärkerfolie
- Röntgenfilm
- Verstärkerfolie
- Schaumstoff oder Filz
- Kassettenhinterwand mit Bleieinlage

Aufnahmetechnik

1 Unterscheiden Sie zwischen extraoralen und intraoralen Aufnahmen.

a) Bei der ***extraoralen*** Aufnahme wird der Röntgenfilm außerhalb des Mundes angelegt.
b) Bei der ***intraoralen*** Aufnahme wird der Röntgenfilm in den Mund eingelegt.

2 Nennen Sie drei Beispiele für intraorale Aufnahmetechniken.

a) Halbwinkeltechnik
b) Paralleltechnik
c) Rechtwinkeltechnik

3 Was bezeichnet man als Zentralstrahl?

Einen gedachten Strahl in der Mitte des Primärstrahlenbündels.

4 Wozu dient der Tubus am zahnärztlichen Röntgengerät?

Der Tubus ist eine Röhre aus Plastik oder Plexiglas. Gemeinsam mit der im Anfangsteil enthaltenen Bleiblende ist er ein Hilfsmittel zur Begrenzung des Strahlenbündels. Außerdem erleichtert der Tubus das Ausrichten des Zentralstrahls und sorgt für einen festen Fokus-Haut-Abstand.

**5 Für eine Röntgenaufnahme soll die Halbwinkeltechnik angewandt werden.
Zeichnen Sie in die Abbildung folgende Linien ein:**
a) Zahnachse (ZA)
b) Filmebene (FE)
c) Winkelhalbierungsebene (WHE)
d) Zentralstrahl (ZS)

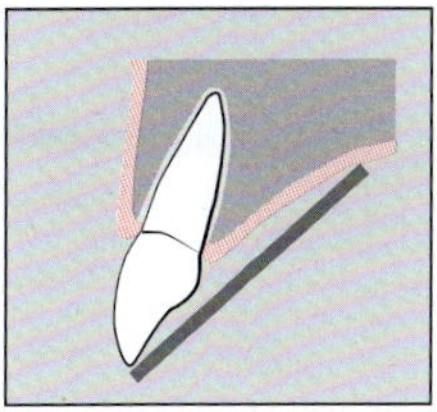

Lösung:

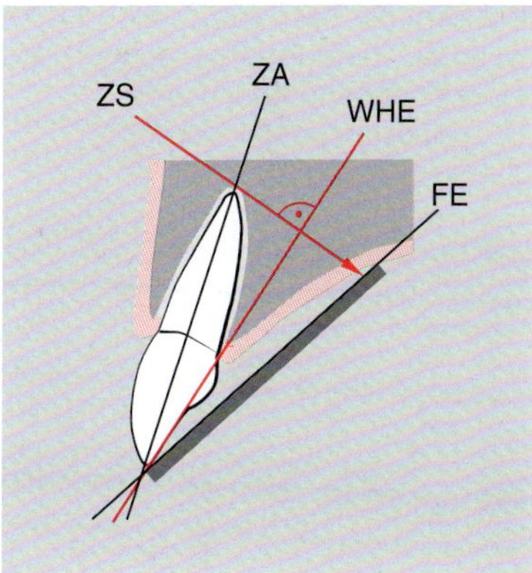

6 Bei welchen Zähnen wird die Halbwinkeltechnik/Winkelhalbierungstechnik angewandt?

Die Winkelhalbierungstechnik wird nur noch bei Zähnen im Oberkiefer angewandt, da der Zahnfilm aus anatomischen Gründen nicht immer parallel zur Zahnachse angeordnet werden kann.

7 Wie wird der Zentralstrahl bei der Winkelhalbierungstechnik eingestellt?

Der Zentralstrahl wird durch den Wurzelbereich des Zahnes senkrecht zu einer Winkelhalbierenden, die den Winkel zwischen Zahnachse und Filmebene teilt, eingestellt. Dadurch wird gewährleistet, dass die Zahngröße richtig abgebildet wird.

8 Warum ist es wichtig, dass bei der Halbwinkeltechnik der Zentralstrahl genau im rechten Winkel zur Winkelhalbierungsebene eingestellt wird?

Da sonst der Zahn verzerrt abgebildet wird.

9 Halbwinkeltechnik: Wie wird der Zahn dargestellt, wenn der Zentralstrahl
a) zu flach eingestellt wurde
b) zu steil eingestellt wurde?

a) Der abgebildete Zahn ist verlängert dargestellt.
b) Der abgebildete Zahn ist verkürzt dargestellt.

10 Um welche Aufnahmetechnik handelt es sich bei der folgenden Abbildung?

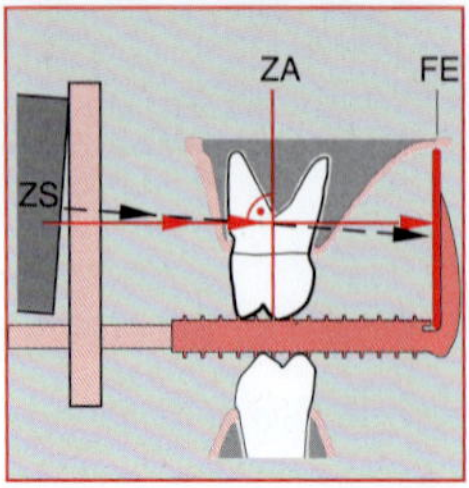

Die Abbildung stellt die ***Paralleltechnik*** dar.
Die Filmebene liegt parallel zur Zahnachse. Der Zentralstrahl wird im rechten Winkel zur Zahnachse eingestellt. Um die Wurzelspitzen auf dem Röntgenbild abzubilden, ist gelegentlich eine etwas steilere Einstellung des Zentralstrahls nötig (siehe gestrichelte Linie).

11 Beschreiben Sie die Rechtwinkeltechnik.

Bei der ***Rechtwinkeltechnik*** wird der Zahnfilm so im Mund fixiert, dass der Zentralstrahl immer im rechten Winkel auf die Mitte der Filmebene trifft. Man verwendet dazu eine spezielle Halterung, die mit dem Tubus starr verbunden ist. Es muss dann nur noch darauf geachtet werden, dass die Zahnachse parallel zur Filmebene liegt.

12 Erklären Sie, was man unter einem Röntgenstatus versteht?

Der ***Röntgenstatus*** ermöglicht einen umfassenden Überblick über die gesamte Zahn- und Kiefersituation. Dabei werden mit Hilfe von ca. 10–14 aneinandergereihten Einzelaufnahmen alle Zähne, bezahnte und zahnlose Kieferabschnitte röntgenologisch dargestellt.

13 a) Wozu dienen Bissflügelaufnahmen?
b) Welche Besonderheiten haben die dafür verwendeten Zahnfilme?

a) ***Bissflügelaufnahmen*** dienen der Karies- und Parodontaldiagnostik.
b) Die Verpackungen der Zahnfilme haben eine Aufbisslasche, den Bissflügel, mit dem der Film durch Aufbeißen in der richtigen Position fixiert werden kann.

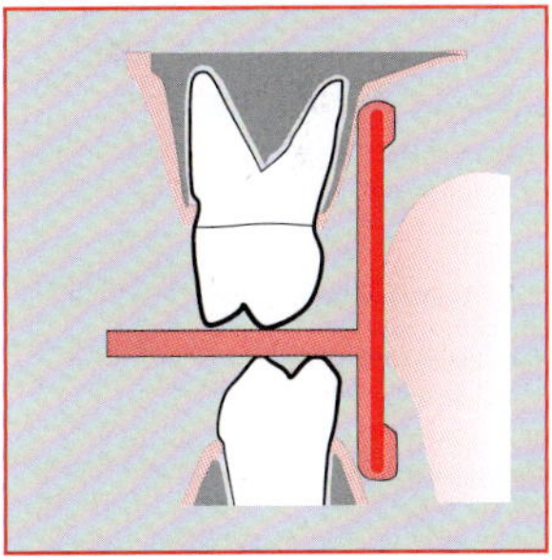

14 Was wird auf einer Bissflügelaufnahme
a) dargestellt
b) nicht dargestellt?

a) Die oberen und die unteren Zahnkronen
b) Die Zahnwurzeln

15 Begründen Sie, warum bei Bissflügelaufnahmen keine distal- oder mesialexzentrische Einstellung erfolgen darf.

Die Approximalräume würden überlagert.

16 a) Wozu dient die Aufbissaufnahme?
b) Wie wird der Film in den Mund eingelegt?

a) ***Aufbissaufnahmen*** geben eine Übersicht über Oberkiefer und Gaumen oder Unterkiefer und Mundboden. Sie ermöglichen eine Lagebestimmung von verlagerten Zähnen, großen Zysten oder Speichelsteinen im Mundboden.
b) Der Film wird in der Kauebene zwischen die Zahnreihen eingelegt und durch leichten Zubiss festgehalten.

17 Was versteht man unter der orthoradialen Einstellung?

Bei der ***orthoradialen Einstellung*** wird der Zentralstrahl senkrecht auf den abzubildenden Zahnbogenabschnitt und auf die Mitte der Zahnfläche ausgerichtet.

18 Nachfolgend sind zwei unterschiedliche Kopfhaltungen abgebildet. Geben Sie an, welche Haltung richtig ist für Aufnahmen im Oberkieferbereich, und welche richtig ist für Aufnahmen im Unterkieferbereich.

a) Richtige Haltung für eine Oberkieferaufnahme.
b) Richtige Haltung für eine Unterkieferaufnahme.

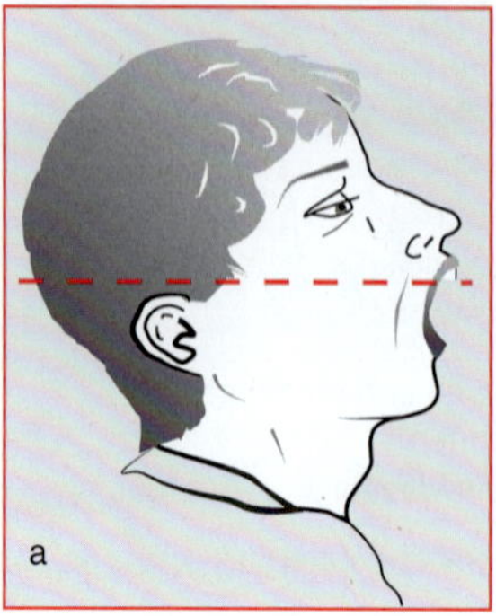

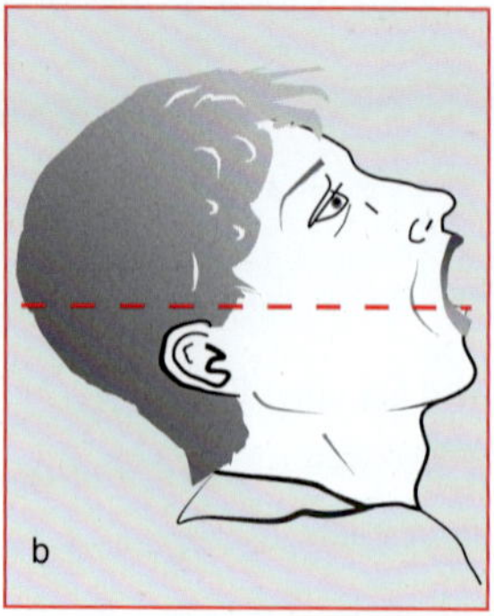

19 Welchen Verlauf des Zentralstrahls bezeichnet man als mesial exzentrisch, welchen als distal exzentrisch?

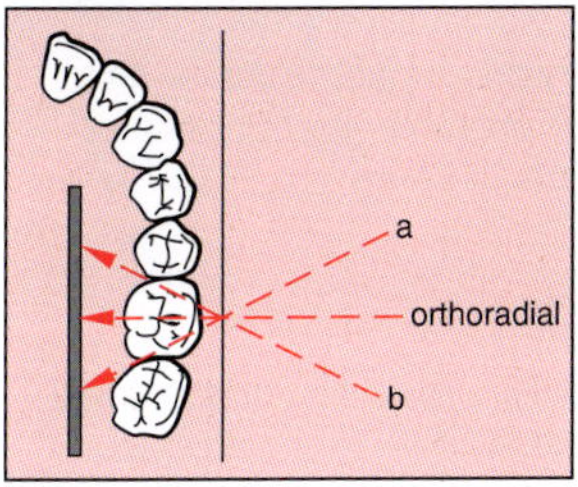

a = mesial exzentrisch
b = distal exzentrisch

20 Wie wird eine intraorale Röntgenaufnahme durchgeführt?

a) Der Patient soll Schmuck (Ohrringe, Halsketten), Brille, Haarnadeln ablegen, herausnehmbaren Zahnersatz entfernen
b) Den Patienten aufrecht in den Behandlungsstuhl setzen
c) Röntgenschürze oder Schutzschild anlegen
d) Kopf in die richtige Position bringen (die Kauebene des zu untersuchenden Kiefers soll parallel zum Fußboden stehen)
e) Röntgenfilm einlegen
f) Zentralstrahl einstellen
g) Belichtungszeit einstellen
h) Kontrollbereich möglichst verlassen und auslösen
i) Röntgenfilm aus dem Mund nehmen und desinfizieren
j) Film entwickeln

21 Häufig leiden die Patienten bei intraoralen Aufnahmen unter einem Würgereiz. Wie kann dieser vermindert werden?

a) Patienten zum langsamen Atmen durch die Nase auffordern
b) leichte, ca. 2 min. lange Massage der Schläfen
c) Auftragen eines Oberflächenanästhetikums

22 Nennen Sie drei Beispiele für extraorale Aufnahmen.

a) Panoramaaufnahmen
b) Kiefergelenkaufnahmen
c) seitliche Fernröntgenaufnahmen

23 Was kann mit Hilfe der Panorama-Schichtaufnahme (= Orthopantomogramm) dargestellt werden?

Eine Übersichtsaufnahme des gesamten Kauorgans mit Ober- und Unterkiefer, allen Zähnen, Kiefergelenken und Teilen der Kieferhöhlen.

24 Worin unterscheidet sich die Panorama-Schichtaufnahme grundsätzlich von der Panoramavergrößerungsaufnahme?

a) Bei der ***Panorama-Schichtaufnahme*** befinden sich die Strahlungsquelle und der Röntgenfilm außerhalb des Mundes. Sie liegen sich rechts und links vom Kopf des Patienten gegenüber. Während der Röntgenaufnahme umkreisen sie den auf einer Kinnstütze liegenden Kopf des Patienten.
b) Bei der ***Panorama-Vergrößerungsaufnahme*** befindet sich die Strahlungsquelle im Mund, der Röntgenfilm wird von außen um den Kiefer gelegt und vom Patienten im Wangenbereich gehalten.

25 Welche Röntgenaufnahme ist vor allem für die kieferorthopädische Diagnostik wichtig?

Die ***Fernröntgenseitenaufnahme*** des Kopfes.

26 Beim Betrachten von Röntgenbildern spricht man von Aufhellungen und Verschattungen. Was meint man damit?

Röntgenbilder sind ***Negativbilder,*** d.h., Hell und Dunkel sind vertauscht.

a) *Verschattung:*
Gewebe oder Materialien, welche die Röntgenstrahlen stärker (Knochen) oder ganz (Amalgamfüllungen) absorbieren, werfen einen „Schatten" auf das Röntgenbild. Es entsteht *keine Schwärzung* des Films, man spricht von Verschattung. →

▷ *Fortsetzung der Antwort* ▷

b) *Aufhellung:*
Gewebe mit hoher Strahlendurchlässigkeit ermöglichen eine gute Beleuchtung des Röntgenfilms, wodurch er geschwärzt wird. Diese Schwärzung bezeichnet man als Aufhellung.

27 Wie muss der Zentralstrahl eingestellt werden
a) zur Diagnose einer Approximalkaries?
b) zur getrennten Darstellung der Wurzeln bei Prämolaren oder Molaren?

a) Orthoradial
b) Exzentrisch

Röntgenfilmentwicklung und Fehleranalyse

1 Worauf achten Sie beim Auspacken des Röntgenfilms?

a) Der Film darf nur an den Kanten angefasst werden.
b) Der Film darf nicht zerkratzt (z. B. mit langen Fingernägeln) oder geknickt werden.
c) Den Film nicht zu schnell aus der Packung ziehen.

2 Beschreiben Sie den Ablauf der konventionellen Filmentwicklung von Hand bei einer Temperatur von 20 °C.

a) Der Röntgenfilm wird in der Dunkelkammer aus der Verpackung entnommen.
b) Danach wird der Film 4 min. ins Entwicklerbad eingelegt und gelegentlich hin und her bewegt.
c) Anschließend wird er entnommen und mindestens 15 sec. zwischengewässert.
d) Danach wird der Film 10 min. ins Fixierbad eingelegt.
e) Nach der Entnahme aus dem Fixierbad wird 20 min. in fließendem Wasser schlussgewässert.

3 Weshalb ist vor dem Fixierbad eine Zwischenwässerung nötig?

Gelangt die alkalische Entwicklerlösung in das saure Fixierbad, so wird dieses verdorben. Deshalb werden die Reste der Entwicklerlösung durch eine Zwischenwässerung von mindestens 15–20 sec. gründlich vom Film abgespült.

4 Beschreiben Sie den technischen Ablauf beim Bearbeiten eines belichteten Films im Entwicklungsautomaten.

Die Entwicklung im Entwicklungsautomaten verläuft wegen *höherer Temperaturen* (40°) und *spezieller Zusätze des Entwicklers* sowie *entsprechender Röntgenfilme* wesentlich schneller. Im Einzelnen läuft sie folgendermaßen ab:

a) Den Röntgenfilm in der Dunkelkammer aus der Verpackung nehmen.
b) Den Film in den Entwicklungsautomaten einlegen.
c) Der Röntgenfilm wird durch die einzelnen Bäder mit Hilfe eines Rollensystems transportiert.
d) Da beim Durchpressen des Films durch die Transportwalzen die Entwicklerflüssigkeit ausgepresst wird, entfällt der Schritt der Zwischenwässerung.

5 Warum darf in der Dunkelkammer nicht geraucht werden?

Auch kleinste Lichteinfälle schwärzen die Filme.

6 Wie können Sie einen Lichttest in der Dunkelkammer durchführen?

Der Film wird auf den Tisch gelegt und ein Gegenstand daraufgestellt. Anschließend wird der Film entwickelt. Dabei darf sich der Gegenstand nicht abbilden.

7 Wodurch können folgende Erscheinungen auf dem Röntgenbild verursacht worden sein?
a) Fingerabdrücke
b) helle Flecken
c) dunkle Flecken
d) gelbe, undurchsichtige Flecken
e) helle Flecken mit dunklem Rand
f) in allen Farben schillernder Schleier (= dichroitischer Schleier)
g) Gelbschleier
h) halbmondförmige schwarze Kratzer
i) Grauschleier
k) schwarze „Bruchlinien" im Film
l) Fischgrätenmuster auf dem Röntgenfilm

a) *Fingerabdrücke:* Der Film wurde nicht vorschriftsmäßig aus der Packung genommen, auf der Schichtfläche berührt.
b) *helle Flecken:* Fixierer wurde auf das noch nicht entwickelte Bild getropft.
c) *dunkle Flecken:* Entwicklertropfen
d) *gelbe, undurchsichtige Flecken:* Während der Filmentwicklung befanden sich Luftbläschen auf der Filmoberfläche. Filme sollen deshalb nach dem Einhängen in den Entwickler etwas bewegt oder abgeklopft werden.
e) *helle Flecken mit dunklem Rand:* Auf den fertigen, schon trockenen Film kamen Wassertropfen.
f) *in allen Farben schillernder Schleier (= dichroitischer Schleier):* Die Fixierlösung wurde mit Entwicklerlösung verunreinigt (z. B. auch durch zu kurze Zwischenwässerung).
g) *Gelbschleier:* Der Entwickler ist zu alt.
h) *halbmondförmige schwarze Kratzer:* Fingernagelabdruck
i) *Grauschleier:* Ein zu alter Film wurde benutzt, defektes Dunkelkammerlicht.
k) *schwarze „Bruchlinien" im Film:* Der Film wurde stark abgeknickt, z. B. beim Einbringen in den Mund.
l) Film wurde durch die Rückseite belichtet, das Muster stammt von der Bleifolie.

8 Nennen Sie mögliche Ursachen für ein
a) zu dunkles Bild
b) zu helles Bild.

a) ***Ursachen eines zu dunklen Bildes:***
- der Film wurde überbelichtet
- der Entwickler ist zu konzentriert oder zu warm
- die Entwicklungszeit war zu lang
- der Film wurde falsch gelagert
- der Film wurde vorbelichtet
- die Filmempfindlichkeit ist zu hoch

b) ***Ursachen eines zu hellen Bildes:***
- der Film wurde unterbelichtet
- der Entwickler ist zu schwach, verbraucht oder zu kühl →

▷ Fortsetzung der Antwort ▷

- die Entwicklungszeit war zu kurz
- die Filmempfindlichkeit ist zu gering

9 Die Oberkieferfrontzähne erscheinen auf einer Aufnahme viel zu kurz. Welcher Fehler wurde gemacht?

Einstellung zu steil von oben

10 Was geschieht mit den verbrauchten Entwickler- und Fixierlösungen?

Entwickler- und Fixierlösungen werden in Kunststoffkanistern gesammelt und durch spezielle ***Entsorgungsunternehmen*** entsorgt. Fixierlösungen unterliegen dem Abfallbeseitigungsgesetz. Man sollte sich deshalb vom Entsorgungsunternehmen eine Bescheinigung ausstellen lassen über Art und Menge der abgegebenen Lösung.

Strahlenschutzgesetz (StrlSchG) und Strahlenschutzverordnung (StrlSchV)

1 Was bedeutet das folgende internationale Symbol?

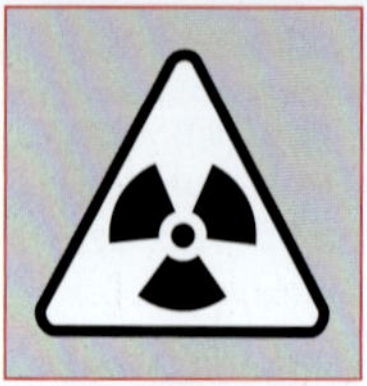

Dieses Symbol ist der Warnhinweis vor radioaktiven Stoffen oder ionisierenden Strahlen.

2 Zahnmedizinische Fachangestellte dürfen nach der Strahlenschutzverordnung (vom 1.1.2019) unter bestimmten Voraussetzungen röntgen. Nennen Sie diese Voraussetzungen.

a) abgeschlossene Berufsausbildung
b) Zahnmedizinische Fachangestellte dürfen ausschließlich unter ständiger Aufsicht und Verantwortung eines fachkundigen Zahnarztes röntgen.
c) Zahnmedizinische Fachangestellte müssen über Kenntnisse im Strahlenschutz verfügen (Vorlage einer Bescheinigung). Die Kenntnisse müssen alle fünf Jahre durch eine anerkannte Fortbildungsmaßnahme aktualisiert werden.
d) Sie müssen vorher unterwiesen werden. Die Unterweisung muss einmal jährlich wiederholt werden.

3 Wer darf in der Zahnarztpraxis Röntgenaufnahmen anordnen?

Nur der Zahnarzt, der Arzt und der Diplomstomatologe, d.h. eine approbierte Medizinalperson mit der erforderlichen Fachkunde im Strahlenschutz, wenn eine rechtfertigende Indikation vorliegt (Dokumentation!)

4 Welche drei Grundregeln müssen von jeder Fachangestellten eingehalten werden, um Strahlenschäden zu vermeiden?

a) Einhaltung des Abstands
b) Begrenzung der Aufenthaltszeit
c) Verwendung einer Abschirmung (z.B. Bleischutz)

5 Wie verändert sich die Strahlenbelastung, wenn der Abstand verdoppelt wird?

Bei Verdoppelung des Abstands sinkt die Strahlenbelastung auf ein Viertel. Begründung: Die Strahlenintensität nimmt quadratisch mit der Entfernung ab ***(Abstandsquadratgesetz).***

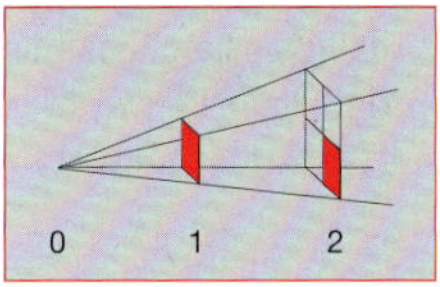

6 Warum verwendet man Blei zur Abschirmung von Röntgenstrahlen?

Die hohe Dichte von Blei führt zu einer starken Absorption von Röntgenstrahlen.

7 Welchen Bleigleichwert muss Röntgenschutzkleidung für Patienten mindestens haben?

0,4 mm Bleigleichwert

8 Welche Daten sind bei jeder Röntgenaufnahme, die in der Praxis hergestellt wird, aufzuzeichnen?

a) ***Personenbezogene Daten:***
→ Name, Vorname, Geburtsdatum
b) ***Ergebnis der Befragung:***
→ frühere Anwendung von Röntgenstrahlen? Bestehende Schwangerschaft?
c) ***Standarddaten:***
→ technische Daten der Röntgen-Einrichtung, festgelegte Untersuchungsparameter
d) ***variable Daten:***
→ Zeitpunkt, Art der Anwendung, untersuchte Körperregion →

▷ *Fortsetzung der Antwort* ▷

→ Angaben zur rechtfertigenden Indikation
→ den erhobenen Befund
→ Strahlenexposition des Patienten (soweit erfasst)
→ Strahlenexposition von Begleit- und Betreuungspersonen

9 Die Strahlenschutzverordnung (StrlSchV) v. 1.1.2019 unterscheidet drei wichtige Strahlenschutzbereiche. Nennen und erklären Sie diese.

a) ***Kontrollbereich:*** In diesem Bereich können Personen im Kalenderjahr eine effektive Dosis von mehr als 6 mSv (Millisievert) oder eine Organ-Äquivalentdosis von mehr als 15 mSv für die Augenlinse oder 150 mSv für die Hände, die Unterarme, die Füße und Knöchel oder eine lokale Hautdosis von mehr als 150 mSv erhalten.
b) ***Betrieblicher Überwachungsbereich:*** Betriebliche Bereiche, die nicht zum Kontrollbereich gehören und in denen Personen im Kalenderjahr eine effektive Dosis von mehr als 1 mSv oder eine Organ-Äquivalentdosis von mehr als 50 Millisievert für die Hände, die Unterarme, die Füße und Knöchel oder eine lokale Hautdosis von mehr als 50 mSv erhalten können.
c) ***Sperrbereich:*** Liegt innerhalb eines Kontrollbereichs, die Ortsdosis kann höher als 3 mSv pro Stunde sein.

10 Dürfen Schwangere den Kontrollbereich betreten?

Ein grundsätzliches Betretungsverbot gibt es nicht, allerdings müssen besondere Dosisgrenzwerte für die Strahlenexposition zum Schutz des Ungeborenen eingehalten, überwacht (wöchentlich bei beruflich exponierten Personen) und dokumentiert werden. Die Aufzeichnungen müssen 5 Jahre ab Zutritt aufbewahrt werden. Der **Sperrbereich** innerhalb des Kontrollbereichs darf nur betreten werden, wenn dies für die eigene Untersuchung oder Behandlung erforderlich ist.

11 Bei Kindern oder alten Patienten ist oft Hilfe bei Röntgenaufnahmen nötig. Wie verhalten Sie sich?

Hilfestellung soll von Begleitpersonen geleistet werden, auf keinen Fall von Mitgliedern des Praxisteams. Begleitpersonen müssen über die Maßnahme aufgeklärt werden, sie müssen über 18 Jahre alt und dürfen keinesfalls schwanger sein. Es muss Strahlenschutzkleidung angelegt werden und die Aufnahme im Röntgenpass vermerkt werden.

12 Wie kann man die Strahlenbelastung durch Röntgenaufnahmen für Patienten so gering wie möglich halten?

- Frage nach früheren Aufnahmen oder Einsicht in den Röntgenpass, um evtl. geeignete Aufnahmen anzufordern
- Optimale Schutzkleidung für Patienten
- Digitales Röntgen
- Fluoreszierende Folien
- Röntgenfilme mit hoher Empfindlichkeit
- Optimale Ausbildung der Person, die die Röntgenaufnahmen macht
- Optimale Wartung der Geräte (Konstanzprüfungen)

13 Unterscheiden Sie die beiden Personenkreise „Strahlensch utzverantwortliche" und „Strahlenschutzbeauftragte".

a) ***Strahlenschutzverantwortliche:***
Dies sind die Betreiber der Röntgeneinrichtung (z. B. der Zahnarzt in der Zahnarztpraxis). Sie übernehmen die Verantwortung für die Durchführung und die Einhaltung des Strahlenschutzes.

b) ***Strahlenschutzbeauftragte:***
Sie werden vom Strahlenschutzverantwortlichen schriftlich bestellt. Sie übernehmen die Leitung und Beaufsichtigung der Röntgentätigkeit im Rahmen und Umfang ihrer Bestellung. Strahlenschutzbeauftragte müssen die erforderliche Fachkunde im Strahlenschutz besitzen (z. B. Medizinischtechnische Radiologieassistenten/-innen oder ZFA mit Nachweis eines absolvierten Strahlenschutzkurses) und genießen Kündigungsschutz. Dieser Nachweis muss alle 5 Jahre aktualisiert werden.

14 Die Strahlenschutzverordnung unterscheidet beruflich strahlenexponierte Personen der Kategorie A und beruflich strahlenexponierte Personen der Kategorie B.
a) Welche Personen gehören der Kategorie A, welche gehören der Kategorie B an?
b) Zu welcher Personengruppe gehören Zahnmedizinische Fachangestellte, die Röntgenaufnahmen anfertigen?

a) ***Kategorie A:***
Personen, die im Kontrollbereich tätig sind. Sie sind verpflichtet, ein Dosimeter zu tragen und einen vollständig geführten und von der zuständigen Behörde registrierten Strahlenpass vorzulegen.
Kategorie B:
Personen, die im Überwachungsbereich tätig sind.

b) Zur Kategorie B

15 Ionendosis, Energiedosis, Äquivalentdosis sind Begriffe aus der Dosimetrie (= Strahlendosis-Messverfahren). Erklären Sie diese Begriffe.

a) Die ***Ionendosis*** gibt an, wie viel Ionen in einer bestimmten Menge Luft durch Strahlung erzeugt werden. Sie wird folgendermaßen ausgedrückt:

$$\frac{C}{kg} = \frac{\text{Coulomb (= Ladung der erzeugten Ionen)}}{\text{Kilogramm (= Masse der Luftmenge)}}$$

b) Mit der ***Energiedosis*** wird das Verhältnis zwischen der vom durchstrahlten Stoff absorbierten Energie (= Strahlenmenge) und seiner Masse ausgedrückt. Die Energiedosis wird in Gray (Gy) angegeben.

$$1\ Gy = \frac{\text{Joule (= absorbierte Strahlenenergie)}}{\text{Kilogramm (= Masse des durchstrahlten Stoffes)}}$$

c) Den Begriff ***Äquivalentdosis*** verwendet man nur im Strahlenschutz von Personen. Da die verschiedenen Strahlenarten entsprechend ihrer Masse und Energie sehr unterschiedlich auf den menschlichen Körper wirken, →

▷ *Fortsetzung der Antwort* ▷

wird für die Berechnung der Äquivalentdosis die Energiedosis mit dem so genannten Schädigungsfaktor (q) multipliziert. Die Äquivalentdosis wird in Sievert (Sv) ausgedrückt.

$$\text{Sievert (Sv)} = \frac{\text{Joule} \cdot \text{Schädigungsfaktor}}{\text{kg}}$$

(Der Schädigungsfaktor wurde nach biologischen Erkenntnissen vereinbart und festgesetzt. Er beträgt für Röntgenstrahlen 1 und kann deshalb in der Röntgenlehre vernachlässigt werden.)

16 Unterscheiden Sie effektive Dosis und Organ-Äquivalentdosis.

a) ***Effektive Dosis:*** Organe sind unterschiedlich strahlensensibel, deshalb werden die bestrahlten Körperbereiche jeweils mit einem speziellen Gewebe-Wichtungsfaktor multipliziert. Man erhält damit ein Maß für die Ganzkörperdosis, mit dem das Strahlenrisiko bezüglich einer Erkrankung an Leukämie oder Krebs abgeschätzt werden kann.
b) ***Organ-Äquivalentdosis:*** Die Strahlendosis, die von einem bestimmten Organ aufgenommen wurde.

17 Dosismessung:
a) Wie wird die Körperdosis für Personen, die sich im Kontrollbereich aufhalten, bestimmt?
b) Wo werden die Messungen vorgenommen?

a) Zur ***Dosismessung*** dienen
   - Filmplaketten
   - Stabdosimeter
b) Die Messungen erfolgen am Rumpf unter der Schutzkleidung, (gegebenenfalls können zusätzliche Dosimeter, z. B. an den Armen, notwendig werden)

18 Unterweisung gemäß § 63 Strahlenschutzverordnung:
a) Wann sind Personen, die Röntgenstrahlen anwenden, zu unterweisen?
b) Worüber sind sie zu unterweisen?
c) Welche Vorschriften bestehen hinsichtlich der Dokumentation der Unterweisungen?

a) Die genannten Personen sind vor dem Zutritt zum Kontrollbereich und anschließend jährlich zu unterweisen.

b) • Sie müssen unterwiesen werden über
- Arbeitsmethoden
- mögliche Gefahren
- anzuwendende Sicherheits- und Schutzmaßnahmen
- die für sie wesentlichen Inhalte des Strahlenschutzrechts, der Strahlenschutzanweisung
- sowie die zur Überwachung von Dosisgrenzwerten erforderliche Verarbeitung und Nutzung personenbezogener Daten.

• Frauen sind darauf hinzuweisen, eine Schwangerschaft wegen möglicher Gefährdung des ungeborenen Kindes möglichst früh mitzuteilen.

c) Zeitpunkt und Inhalt müssen aufgezeichnet und von den unterwiesenen Personen unterschrieben werden.
Die Aufzeichnungen über die erste Unterweisung müssen fünf Jahre, alle weiteren ein Jahr lang aufbewahrt werden.

19 a) Wer führt die Abnahmeprüfung einer Neueinrichtung durch?
b) Wer führt die Konstanzprüfung einer Röntgenanlage durch?

a) Hersteller bzw. Lieferant unter Einbindung des Strahlenschutzverantwortlichen
b) Anwender

20 Wie lange müssen die Aufzeichnungen über das Ergebnis der Abnahmeprüfung aufbewahrt werden?

Für die Dauer des Betriebs, mindestens jedoch drei Jahre nach Abschluss der nächsten vollständigen Abnahmeprüfung.

21 Konstanzprüfung des Röntgengeräts:
a) Wozu dient sie?
b) Wie wird sie durchgeführt?
c) Wie oft muss sie durchgeführt werden?
d) Wie lange müssen die Aufzeichnungsdaten inkl. Prüfkörperaufnahmen aufbewahrt werden?

a) Die Konstanzprüfung dient der Qualitätssicherung.
b) Bei der Konstanzprüfung werden Röntgenaufnahmen von einem speziellen Prüfkörper mit verschiedenen Dichtestufen unter genau festgelegten Bedingungen (Belichtungszeit, Spannungswert, Filmmaterial) angefertigt und mit den Bildern und Angaben der Abnahmeprüfung verglichen. Die Bildqualität und die Höhe der Strahlenexposition müssen den Angaben der Abnahmeprüfung entsprechen.
c) Die Konstanzprüfung ist mindestens monatlich, die Konstanzprüfung für die Filmverarbeitung arbeitswöchentlich durchzuführen.
d) 10 Jahre

22 Wie oft ist eine Röntgenanlage von einem Sachverständigen zu überprüfen?

Alle 5 Jahre

23 Wer darf in der Zahnarztpraxis die Konstanzprüfung durchführen?

Zahnarzt, Zahnmedizinische Fachangestellte mit den erforderlichen Kenntnissen im Strahlenschutz

24 Weshalb ist es sinnvoll, wenn Patienten einen Röntgenpass (Röntgennachweisheft) mit sich führen?

Durch den ***Röntgenpass*** können unnötige Röntgenaufnahmen vermieden werden, da der Arzt oder Zahnarzt sich über bereits vorliegende Aufnahmen informieren kann (Röntgenpässe müssen vom Zahnarzt bereitgehalten und der untersuchten Person angeboten werden).

25 Was wird in den Röntgenpass eingetragen?

Zeitpunkt, Art der Untersuchung, untersuchte Körperregion, Angaben zum untersuchenden Zahnarzt

26 Wie lange müssen
a) Röntgenaufnahmen bzw. Aufzeichnungen über Röntgenuntersuchungen
b) Aufzeichnungen über Röntgenbehandlungen aufbewahrt werden?

a) 10 Jahre – Bei Personen, die das 18. Lebensjahr noch nicht vollendet haben, müssen die Aufzeichnungen bis zur Vollendung des 28. Lebensjahres aufbewahrt werden.
b) 30 Jahre

Digitale Bildverarbeitung

1 Worin besteht der Unterschied zwischen dem herkömmlichen und dem digitalen Röntgenverfahren?

Durch das digitale Röntgensystem kann auf den klassischen Röntgenfilm und die damit verbundene aufwändige Entwicklungstechnik verzichtet werden. An die Stelle des Films tritt ein digitaler Röntgensensor oder eine Speicherfolie. Bei dem Sensor wird das Röntgenbild über einen bildgebenden Computer auf dem Bildschirm darstellt. Das Bild ist sofort verfügbar. Die Speicherfolie wird mit einem Laser-Scanner eingelesen und erscheint dann ebenfalls über den Rechner auf dem Monitor. Die Bilder können am Bildschirm ausgewertet und gegebenenfalls bearbeitet werden (Vergrößerung von Details).

2 Welche Nachteile hat ein Röntgensensor?

Da der Sensor ziemlich dick und starr ist, zudem über ein Kabel mit dem Computer verbunden sein muss, ist die Positionierung im Mund schwierig und für den Patienten unangenehmer. Im Röntgenraum muss zudem Platz für den Computer vorhanden sein.

3 Nennen Sie Vor- und Nachteile von digitalen Röntgenaufnahmen.

Vorteile:
- geringere Strahlendosis
- schneller Bildzugriff (Vernetzung)
- Platz sparende Archivierung
- keine Dunkelkammer
- keine Filme
- Bilder können nachträglich bearbeitet und optimiert werden
- Kein zusätzliches Röntgen-Kontrollbuch erforderlich
- Keine Chemikalien

Nachteile:
- geringere Auflösung (Bild ist unschärfer)
- keine Bissflügel- und Okklusalaufnahmen möglich
- Sensor-Positionierung ist schwieriger
- Druckerleistung ist nicht ausreichend

4 Welche Vorschriften gelten nach der Strahlenschutzverordnung für die Aufzeichnung digitaler Röntgenaufnahmen?

Röntgenaufzeichnungen und Röntgenaufnahmen müssen so gespeichert werden können, dass ihre Wiedergabe mit den Primäraufzeichnungen bildlich und inhaltlich übereinstimmen, wenn sie wieder lesbar gemacht werden. Während der Aufbewahrungsfrist müssen sie jederzeit verfügbar sein und lesbar gemacht werden können.

Prophylaxemaßnahmen planen und durchführen

Wichtige Grundlagen – Begriffsklärung

1 Jeder Mensch ist für seine Gesundherhaltung verantwortlich. Was können Sie tun, um einer Erkrankung vorzubeugen?

- sorgfältige Körperpflege
- gesunde, abwechslungsreiche Ernährung
- Einschränkung von Genussmitteln (Alkohol, Kaffee)
- regelmäßige sportliche Betätigung
- ausgewogener Lebensstil
- Inanspruchnahme von Vorsorge- und Früherkennungsuntersuchungen

2 Erklären Sie
a) den Begriff „Prävention"
b) Nennen Sie präventive Maßnahmen.

a) *Prävention* ist die vorbeugende Gesundheitspflege.
b) *Präventive Maßnahmen* sind Vorsorge- und Früherkennungsprogramme, wie z. B. Jugendarbeitsschutzuntersuchungen, Krebsfrüherkennungsuntersuchungen.

3 Man unterscheidet die Primär-, Sekundär- und Tertiärprävention. Erklären Sie den Unterschied.

- ***Primärprävention:*** setzt beim gesunden Menschen an und hat das Ziel Erkrankungen zu vermeiden, z. B. Mundhygiene, Fluoridierung, zahngesunde Ernährung.
- ***Sekundärprävention:*** versucht Erkrankungen, z. B. Karies möglichst frühzeitig zu erkennen und zu behandeln, z. B. durch halbjährliche Kontrolluntersuchungen
- ***Tertiärprävention:*** hat das Ziel bei bestehenden Krankheiten, z. B. ausgeprägte Karies, den bestmöglichen Zustand wieder herzustellen (z. B. durch Kronen, Brücken etc.) und Folgekrankheiten zu verhindern.

4 a) Was versteht man unter Prophylaxe?
b) Nennen Sie prophylaktische Maßnahmen?

a) Unter ***Prophylaxe*** versteht man vorbeugende Maßnahmen, die gezielt gegen ganz bestimmte Erkrankungen gerichtet sind.
b) – z. B. Fluoridierung zur gezielten Kariesprophylaxe
– z. B. Zahn- und Mundhygienemaßnahmen zur Karies- und Parodontalprophylaxe

5 Je nachdem wie viele Menschen man mit einer prophylaktischen Maßnahme erreichen will, unterscheidet man Individual-, Gruppen-, und Kollektivprophylaxe.
Erklären Sie die Begriffe und nennen Sie jeweils ein Beispiel.

– Unter ***Individualprophylaxe*** versteht prophylaktische Maßnahmen, die auf einen ganz bestimmten Menschen abgestimmt sind, z. B. Fluoridierung der Zähne.
– Bei der ***Gruppenprophylaxe*** wird eine ganze Gruppe einer prophylaktischen Maßnahme unterzogen, z. B. alle Kinder einer Kindergartengruppe lernen richtig die Zähne zu putzen.
– Unter ***Kollektivprophylaxe*** versteht man Maßnahmen mit denen man ganze Bevölkerungsgruppen erreicht, z. B. durch Fluoridierung des Trinkwassers oder von Speisesalz.

6 Beschreiben Sie die Begriffe Vorsorge- und Früherkennungsuntersuchung.

Vorsorgeuntersuchung:
Untersuchung von Menschen, um sie vor bestimmten gesundheitlichen Gefahren zu bewahren.
Früherkennungsuntersuchung:
Evtl. bereits vorliegende Erkrankungen sollen in einem möglichst frühen Stadium erkannt und behandelt werden.
Eine klare Trennung ist nicht immer möglich. So können auch bei Vorsorgeuntersuchungen behandlungsbedürftige Befunde entdeckt werden.

7 Geben Sie ein Beispiel für eine Vorsorgeuntersuchung.

Jugendarbeitsschutzuntersuchungen für Personen unter 18 Jahren:

Erstuntersuchung:
vor dem Berufseintritt

Erste Nachuntersuchung:
nach Ablauf eines Jahres

Weitere Nachuntersuchungen können nach Ablauf jedes weiteren Jahres stattfinden.

8 Nennen Sie drei Vorschriften, die arbeitsmedizinische Vorsorgeuntersuchungen für bestimmte Tätigkeiten im Gesundheitsdienst fordern.

a) Strahlenschutzverordnung
b) Röntgenverordnung
c) Gefahrstoffverordnung
d) Biostoffverordnung
e) Betriebssicherheitsverordnung

9 Zählen Sie Früherkennungsuntersuchungen auf.

a) Kinderfrüherkennung bis zum vollendeten 6. Lebensjahr
b) Jugendgesundheitsuntersuchung zwischen 12 und 14 Jahren
c) Krebsfrüherkennung bei Frauen, beginnend ab dem Alter von 20 Jahren
d) Gesundheits-Check-up für Frauen und Männer ab 35 Jahren
e) Krebsfrüherkennung bei Männern, beginnend ab dem Alter von 45 Jahren

10 Welche Leistungen umfassen die ärztlichen Maßnahmen bei der Gesundheitsuntersuchung?

a) Anamnese
b) Untersuchung (Ganzkörperstatus)
c) Laboruntersuchungen (Blut: Gesamtcholesterin, Glukose, Harnsäure, Kreatinin; Urin: Eiweiß, Glukose, Erys, Leukos, Nitrit)
d) Beratung
e) gegebenenfalls weitere Diagnostik und Therapie

11 Zur rechtzeitigen Erkennung und Behandlung von Zahnkrankheiten werden Zahnvorsorgeuntersuchungen empfohlen.
a) Wie häufig sollten sie durchgeführt werden?
b) Welche Untersuchungen werden durchgeführt?

a) – bei Kindern bis zum Alter von 6 Jahren → dreimal pro Jahr
– bei Kindern und Jugendlichen im Alter von 6-18 Jahren → einmal je Kalenderhalbjahr
– bei Erwachsenen → einmal je Kalenderhalbjahr

b) – bei Kindern und Jugendlichen bis zum Alter von 18 Jahren Einschätzung des Kariesrisikos
  - Inspektion der Mundhöhle
  - Mundhygiene-Beratung
  - Motivation zur Prophylaxe

– Bei Erwachsenen
  - eingehende Untersuchung
  - Untersuchung im Rahmen des Bonusheftes

Ursachen von Karies und Parodontalerkrankungen

1 Nennen Sie die Hauptursachen für die Entstehung von Karies und Parodontalerkrankungen.

- Hoher Konsum von zucker- und stärkehaltigen Speisen
- Schlechte Mundhygiene mit der Bildung von Plaque und Zahnstein

2 Erläutern Sie, was man unter Plaque versteht.

Plaque ist ein fest haftender, nicht abspülbarer bakterieller Belag.

3 Woraus besteht Plaque?

a) Bakterien (Mikroorganismen), die sich in der Mundhöhle befinden
b) Abbauprodukten aus dem Stoffwechsel der Bakterien
c) Gewebszellen
d) Nahrungsresten
e) Säuren, die aus dem Abbau der Nahrungsreste entstehen

4 a) Erklären Sie den Begriff Zahnstein.
b) Wo ist Zahnstein zu finden?
c) Woher stammen die Kalksalze?

a) Als ***Zahnstein*** bezeichnet man die durch Einlagerung von Kalksalzen hart gewordene Plaque. Zahnstein hat eine gelb-bräunliche Färbung, die manchmal ins Grünliche geht.
b) Zahnsteinablagerungen finden sich vor allem im Bereich der Ausführungsgänge der Speicheldrüsen. Er bedeckt die Schmelzoberflächen (supragingivaler Zahnstein), vor allem der Lingualflächen der unteren Frontzähne und Bukkalflächen der oberen Molaren.
c) Vorwiegend aus dem Speichel

5 a) Was versteht man unter Konkrementen?
b) Wo sind sie zu finden?
c) Woher stammen die Kalksalze?

a) Als ***Konkremente*** bezeichnet man den subgingivalen Zahnstein. Er ist viel härter als supragingivaler Zahnstein und von etwas dunklerer Farbe.
b) Konkremente sind als fest haftende Beläge an der Wurzeloberfläche innerhalb einer Zahnfleischtasche zu finden.
c) Aus dem Blut

6 Warum müssen Zahnbeläge entfernt werden?

Zahnbeläge
a) verhindern die Remineralisation des Schmelzes.
b) lösen Zahnfleischerkrankungen aus.
c) bilden eine zähklebrige Masse und lösen Karies aus.
d) sind die Grundlage zur Zahnsteinbildung.

7 Warum führt man Speicheldiagnosen durch?

a) Um die bakterielle Zusammensetzung des Speichels zu untersuchen.
b) Zur Messung des pH-Wertes.

8 Nennen Sie Hilfsmittel zum Anfärben von Belägen.

a) Tabletten
b) Färbestäbchen
c) Tinkturen
d) Gelees

**9 Um das Kariesrisiko einzuschätzen werden sog. Kariesindizes erstellt.
Erläutern Sie den DMF-T-Wert und den DMF-T-Kariesindex.**

Der ***DMF-T-Wert*** beschreibt den individuellen Kariesbefall. Ein DMF-T-Wert von 2-1-4=7 bedeutet, dass 2 Zähne kariös sind, 1 Zahn fehlt und 4 Zähne eine Füllung aufweisen, also 7 Zähne von Karies betroffen sind.
Der ***DMF-T-Index*** ist ein Indikator zur Beschreibung der Mundgesundheit von bestimmten Bevölkerungsgruppen. Hier werden alle DMF-T-Werte der untersuchten Personen zusammengezählt und durch die Anzahl der Personen geteilt. Je höher der Index umso stärker ist der Kariesbefall in der untersuchten Personengruppe.

bleibende Zähne	Milchzähne	Erläuterung
D	d	decayed = kariös
M	m	missing = fehlend wegen Karies
F	f	filled = gefüllt wegen Karies
T	t	teeth = Zähne

Allgemeine Prophylaxemaßnahmen

1 Nennen Sie die tragenden Säulen der Karies- und Parodontalprophylaxe.

a) richtige Ernährung
b) optimale Mundhygiene
c) Fluoridierungsmaßnahmen
d) regelmäßige zahnärztliche Kontrolle

2 Welche Möglichkeiten bieten sich dem Praxisteam zur Kariesprophylaxe?

a) Motivation des Patienten zur effizienten Mundhygiene
b) Unterweisung des Patienten im Hinblick auf seine individuellen Mundhygienemaßnahmen und deren Kontrolle
c) Ernährungsberatung
d) regelmäßige Fluoridierung →

▷ Fortsetzung der Antwort ▷

e) Beseitigung von Retentionsstellen der Plaque
f) Fissurenversiegelung
g) Speicheldiagnostik mit bakterienspezifischer Kariesaktivität

3 Zahn- und Mundhygiene sind wichtige prophylaktische Maßnahmen. Was wird damit bewirkt?

a) Speisereste und Beläge werden von den Zähnen entfernt.
b) Das Zahnfleisch wird massiert und damit die Durchblutung gefördert.

Die Folge: Karies und Parodontitis werden verhindert.

4 Wo findet die Individualprophylaxe in der Regel statt?

In der zahnärztlichen Praxis.

5 Nennen Sie örtliche Möglichkeiten zur Durchführung von Gruppenprophylaxe.

a) Kindergärten
b) Vorschulen
c) Schulen
d) Aktionstage
e) mobile Einrichtungen
f) Betriebe
g) Bundeswehr

6 Wann sollte man die Zähne putzen?

a) Ca. 20 Minuten nach dem Frühstück
b) nach jedem Genuss von zuckerhaltigen Speisen
c) vor dem Schlafengehen
d) Ca. 20 Minuten nach einer Nahrungsaufnahme

7 Warum ist eine ständige Motivation des Patienten zu Prophylaxemaßnahmen notwendig?

a) Damit der Patient eine positive Einstellung zur Vorsorge bekommt.
b) Damit der Patient ein Verantwortungsbewusstsein für seine Zähne entwickelt.
c) Weil ihm dann nach und nach neue Techniken und Hilfsmittel demonstriert werden können, die er ausprobieren kann.

8 Beschreiben Sie stichpunktartig den Behandlungsablauf einer Fissurenversiegelung mit Kunststoff.

a) Reinigung der Kauflächen mit einer Polierpaste und anschließende sorgfältige Spülung
b) Trockenlegung
c) Auftragen der Ätzlösung mit Wattepellets, Kunststoffschwämmchen oder einem dünnen Pinsel
d) Einwirkzeit ca. 60 Sekunden
e) Ätzlösung gründlich abspülen
f) Schmelz kontrollieren – soll opakweiß (undurchsichtig) erscheinen
g) Auftragen des Versiegelungskunststoffes
h) ggf. Aushärten mit UV-Licht

9 Wie wird eine erweiterte Fissurenversiegelung durchgeführt?

Häufig findet man an den Kreuzungsstellen der Fissuren oberflächlich kariös veränderte Stellen, welche exkaviert oder weggeschliffen werden. Anschließend muss ggf. ein Dentinschutz vor der Fissurenversiegelung vorgenommen werden. Es empfiehlt sich eine halbjährliche Kontrolle.

10 Was versteht man unter einer PZR?

Eine PZR ist eine professionelle Zahnreinigung, die von qualifizierten Mitarbeiterinnen (ZMP, ZMF, DH) selbstständig durchgeführt wird. Es ist eine zeitaufwändige Reinigung aller Zahnbereiche, welche als private Leistung auf Wunsch des Patienten durchgeführt wird.
Sie umfasst folgende Schritte:

- vollständige Entfernung aller harten und weichen Beläge
- Reinigung der supragingivalen Zahnflächen und -zwischenräume
- Politur der Zahnkronen und Wurzeloberflächen mit Polierinstrumenten und Pasten
- abschließend Kontrolle, Nachreinigung und Fluoridierung

11 Beschreiben Sie die AIR-Flow-Methode.

Bei der AIR-Flow-Behandlung wird ein spezielles Pulverstrahlgerät auf die Multifunktionsspritze gesetzt. Damit werden mit einem Luft-Wasser-Gemisch und beigefügtem Salz unter Druck Verfärbungen durch Nikotin, Teein, Koffein oder Rotwein entfernt. Es ist hierbei mit äußerster Sorgfalt vorzugehen, um keine parodontalen Schäden zu verursachen. Die Augen des Patienten sollten durch eine spezielle Schutzbrille geschützt werden.

Zahnputztechniken

1 Zählen Sie sieben Anforderungen auf, die eine Zahnbürste erfüllen sollte.

a) anatomisch geformter Stiel
b) abgewinkelter, nicht zu großer Bürstenkopf, ca. 2 cm lang
c) kleines Borstenfeld, 3–4 Borstenreihen
d) dichtes Borstenfeld (multi-tufted)
e) abgerundete und polierte Borsten
f) Kunststoffborsten
g) mittelharte Borsten
h) langer Griffwulst mit leichter Abwinklung

2 Ein Patient putzt regelmäßig seine Zähne. Wann sollte die Zahnbürste erneuert werden?

Die Zahnbürste sollte erneuert werden,
a) wenn sich die Borsten verbiegen.
b) wenn der Bürstenkopf verformt ist.
c) nach längstens acht Wochen.

3 Beschreiben Sie kurz drei übliche Bürsttechniken.

a) **Modifizierte Bass-Technik: (→ Jugendliche/Erwachsene)**
Die Zahnbürste wird im Winkel von 45° zur Zahnachse angesetzt. Unter leichtem Druck werden kleine kreisende oder rüttelnde Bewegungen durchgeführt.
b) ***Stillman-Methode: (→ Rezessionen)***
Die Zahnbürste wird im Winkel von 45° zur Zahnachse cervikal angesetzt und zur Kaufläche unter rüttelnder Drehbewegung abgerollt. →

▷ Fortsetzung der Antwort ▷

c) ***KAI-Methode (→ Kinder)***
Hierbei werden mit der Zahnbürste zuerst die **K**auflächen, danach die **A**ußenflächen und zum Schluss die **I**nnenflächen in leichten Kreisbewegungen gereinigt.

d) ***Rotationstechnik nach FONES (→ Kleinkinder)***
Hier werden die Vestibulärflächen in Kopfbissstellung durch kreisende Bewegungen gereinigt; im Anschluss die Kauflächen und die Zahninnenseite ebenfalls mit kreisenden Bewegungen.

4 Warum ist das horizontale Zähneputzen, die sog. „Schrubbmethode“ nicht zu empfehlen?

Durch das horizontale Hin- und Herbewegen des Bürstenkopfes kann der Zahnfleischsaum so geschädigt werden, dass er zurückweicht. Der Zahnschmelz am Zahnhals wird abgerieben und der Zahnzement am Zahnhals kann keilförmig abgetragen werden. Außerdem werden bei dieser Methode die Zahnzwischenräume nicht geräubert.

5 Zählen Sie sechs verschiedene Hilfsmittel zur Interdentalraumhygiene auf.

a) Zahnseide (gewachst/ungewachst)
b) Interdentalraumbürsten
c) Zahnhölzer
d) Stimulatoren
e) Superfloss

6 Nennen Sie weitere Hilfsmittel, die zur Zahnreinigung und Mundhygiene dienen.

a) Einbüschel-Zahnbürsten
b) Sulkus-Zahnbürsten
c) Mundduschen
d) Zahnpflegekaugummis
e) Zungenbürste

7 Aus welchen Bestandteilen besteht eine Zahnpasta? Zählen Sie mindestens fünf Bestandteile auf.

a) Putzkörper (feines, mildes Schleifmittel)
b) Bindemittel
c) Feuchthaltemittel
d) Netzmitttel
e) Farbstoffe
f) Aromastoffe
g) Süßstoffe
h) Konservierungsmittel
i) Fluoridzusätze

Fluoridierung

1 Welche lokalen/direkten Applikationsformen werden zur Fluoridierung angewandt?

a) Gel
b) Lack
c) Zahnpasta
d) Spüllösung

2 Welche Möglichkeiten bestehen, Fluoride systemisch/indirekt zu sich zu nehmen?

a) Verwendung von fluoridiertem Speisesalz
b) Trinkwasserfluoridierung
c) Einnahme von Fluoridtabletten

3 Ein Kindergartenkind spült täglich die Zähne mit einer fluoridhaltigen Lösung. Wie kommt die Prophylaxewirkung zustande?

Fluoride stören den Bakterienstoffwechsel. Es werden deshalb weniger Säuren gebildet. Die Säurelöslichkeit des Schmelzes wird verringert. Fluoride fördern zudem die Remineralisation der Zahnhartsubstanzen.

4 Welche modernen Verfahren kann man Patienten anbieten, die einen Kariesrisikotest machen möchten?

- einfache Bestimmung des pH-Wertes des Speichels mittels pH-Meter bzw. Farbindikator
- mikrobiologische Speicheluntersuchung mit Kariesrisikobestimmung hinsichtlich kariogener Keime (z. B. Dento-buff ®-System)
- Speichelfließratenbestimmung mittels Parafilm® in zeitabhängiger Messung

5 Eine besorgte Mutter fragt nach der richtigen Zahnpasta für ihren dreijährigen Sohn. Wie reagieren Sie?

Ab dem 3. Geburtstag sollte eine spezielle Kinderzahnpasta (nur 250 ppm/kg Fluorid) verwendet werden. Dabei reicht eine Stranglänge von ca. 5 mm bei zweimaligem Zähneputzen aus.

Anmerkung: ppm = Parts per million;
1 ppm ≅ 1,0 mg/kg

Zudem bei Süßigkeiten auf das Symbol des „Zahnmännchens" achten! Die so ausgezeichneten Süßigkeiten verursachen weder Karies noch Zahnerosionen und eignen sich daher zum Naschen „zwischendurch".

6 In ihrer Praxis werden häufig Fluoridtabletten verschrieben. Welche Dosismengen sind hierbei nach den Angaben der Gesellschaft für Präventive Zahnheilkunde (GPZ) in Abhängigkeit vom Trinkwasser und Alter zu empfehlen?

Alter	Fluoridmenge im Trinkwasser	
(Jahr)	unter 0,3 mg/l	0,3-0,7mg/l
	Fluoridtabletten, Dosierung	
0–0,5	–	–
0,5–1	0,25 mg/Tag	–
1–3	0,25 mg/Tag	–
3–6	0,5 mg/Tag	0,25 mg/Tag
ab 6	1 mg/Tag	0,5 mg/Tag
Bei Trinkwasser mit mehr als 0,7 mg/l Fluoridgehalt ist keine zusätzliche Verabreichung notwendig.		

Verdauungsorgane

1 Welche Aufgaben hat das Verdauungssystem zu erfüllen?

a) Mechanische Zerkleinerung der Nahrung
b) Abbau der Nahrung in ihre kleinsten Bausteine mithilfe von Enzymen
c) Aufnahme der Bausteine über die Darmschleimhaut ins Blut
d) Ausscheidung unverdaulicher Schlacken

2 Benennen Sie die abgebildeten Teile des Verdauungssystems (1–15).

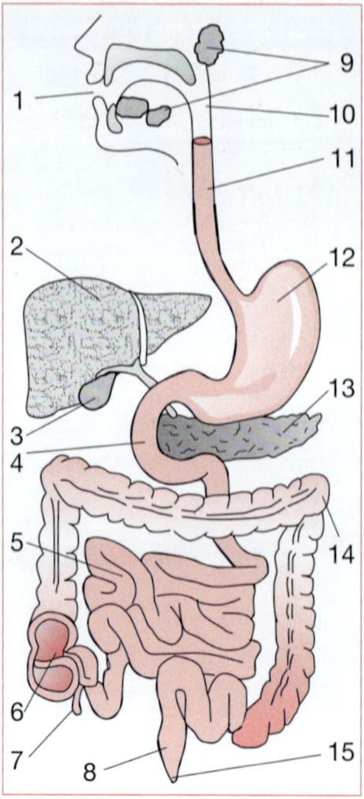

1 Mundhöhle (Cavum oris)
2 Leber (Hepar)
3 Gallenblase (Vesica fellea)
4 Zwölffingerdarm (Duodenum)
5 Dünndarm (Intestinum tenue)
6 Blinddarm (Caecum)
7 Wurmfortsatz (Appendix vermiformis)
8 Mastdarm (Rektum)
9 Speicheldrüsen (Glandulae salivales)
10 Rachen (Pharynx)
11 Speiseröhre (Ösophagus)
12 Magen (Gaster, Ventriculus)
13 Bauchspeicheldrüse (Pankreas)
14 Dickdarm (Colon)
15 After (Anus)

3 Die Verdauung der Nahrung beginnt schon in der Mundhöhle. Was geschieht mit der Nahrung in der Mundhöhle?

Die Nahrung wird durch die Zähne mechanisch zerkleinert und mit Hilfe des Speichels gleitfähig gemacht. Das im Speichel enthaltene Enzym α-Amylase leitet die Kohlenhydratverdauung ein.

4 Nennen Sie die wichtigsten Organe der Mundhöhle.

a) Zunge
b) Zähne
c) Speicheldrüsen

5 Welche großen Speicheldrüsen gibt es?

Der Mensch besitzt drei paarige große Speicheldrüsen:
a) die Ohrspeicheldrüsen
b) die Unterkieferdrüsen
c) die Unterzungendrüsen

6 Welche wichtige Aufgabe hat der Speichel außer der Einleitung der Kohlenhydratverdauung noch?

Der Speichel umfließt die Zähne und reinigt sie. Außerdem neutralisiert er im Mund entstandene oder mit der Nahrung zugeführte Säuren (z. B. aus Orangensaft). Dies ist für die Kariesprophylaxe von besonderer Bedeutung.

7 Wie viele Zähne umfasst
a) das Milchgebiss
b) das Dauergebiss?

a) Das ***Milchgebiss*** umfasst 20 Zähne, und zwar:
   - 8 Schneidezähne
   - 4 Eckzähne
   - 8 Milchmolaren
b) Das ***Dauergebiss*** umfasst 28–32 Zähne, und zwar:
   - 8 Schneidezähne
   - 4 Eckzähne
   - 8 Prämolaren
   - 8–12 Molaren

8 Welche Aufgaben hat der Magen?

Im Magen wird der Speisebrei mit dem Magensaft durchmischt. Der niedrige pH-Wert des sauren Magensaftes tötet Krankheitserreger ab und führt zur Denaturierung von Eiweiß (Eiweiß flockt aus). Das Enzym Pepsin leitet die Eiweißverdauung ein.

9 Woraus besteht der Magensaft?

Er enthält Schleim, Salzsäure und Eiweiß spaltende Enzyme.

10 Welche Aufgaben erfüllt die Leber?

a) Gallensaftproduktion und -ausscheidung in die Gallenblase
b) Regulationsorgan für Eiweiß-, Fett- und Kohlenhydratstoffwechsel
c) Speicherung von Glykogen
d) Entgiftung des Körpers
e) Blutbildung in der Fetalzeit

11 In der Leber wird täglich ca. 1 l Galle gebildet.
a) Woraus besteht die Galle?
b) Welche Aufgaben hat sie?

a) *Die Galle besteht aus:*
- Wasser
- Schleim
- Gallensäuren
- Cholesterin
- Gallenfarbstoff (Bilirubin)
- verschiedenen Salzen

b) *Die Aufgaben der Galle:*
- Zerteilung der Fette in feine Tröpfchen (Emulgierung)
- Aktivierung Fett spaltender Enzyme (Lipasen)

12 Nennen Sie die zwei Organe, die Sekrete bilden und diese in den Zwölffingerdarm abgeben.

a) Die Bauchspeicheldrüse bildet Bauchspeichel.
b) Die Leber bildet Galle, die in der Gallenblase gespeichert und bei Bedarf in den Zwölffingerdarm abgegeben wird.

13 Welche Vorgänge spielen sich im Dünndarm ab?

a) Im Dünndarm findet die *Hauptverdauung* statt, d. h. die einzelnen Nährstoffe werden durch Enzyme in ihre kleinsten Bausteine zerlegt.
b) Resorption der Nährstoffe durch die Darmwand in das Blut und die Lymphe.

14 Erläutern Sie die Resorption der Nährstoffe.

- Aminosäuren, Einfachzucker, kurzkettige Fettsäuren werden ins Blutgefäßsystem aufgenommen und über die Pfortader der Leber zugeführt.
- langkettige Fettsäuren werden bereits in der Darmwand wieder zu Triglyzeriden zusammengesetzt, als Fetttröpfchen in die Lymphbahnen aufgenommen und über den Milchbrustgang dem venösen Teil des Kreislaufs zugeführt.

15 Erklären Sie, was mit dem Speisebrei im Dickdarm geschieht.

a) Im Dickdarm wird durch Wasserentzug der Speisebrei ***eingedickt.***
b) Durch Einwirken von zahlreichen Bakterien (u. a. Kolibakterien) wird der Gärungs- und Fäulnisprozess eingeleitet. Hierbei können sich Darmgase bilden.

Zahngesunde Ernährung

1 Welche Aufgaben hat die Ernährung?

Sie liefert die Nährstoffe für die Energiegewinnung des Organismus und für den Aufbau von Körpersubstanzen und Wirkstoffen.

2 In welcher Einheit wird der Energiegehalt der Grundnährstoffe ausgedrückt?

Die internationale Einheit ist das Joule.
1000 J (Joule) = 1 kJ (Kilojoule)

3 Teilen Sie unsere Nahrung in ihre Grundbestandteile ein.

1. Nährstoffe
   - Eiweiß, Fett, Kohlenhydrate
   - Mineralstoffe
   - Vitamine
   - Spurenelemente
   - Wasser
2. Ballaststoffe
3. Färb-, Duft- und Geschmacksstoffe

4 Nennen Sie die drei Energie liefernden Grundnährstoffe und ihre Bausteine.

1. Kohlenhydrate, bestehend aus Zuckermolekülen mit den Bausteinen Glukose, Fruktose, Galaktose
2. Eiweiße, bestehend aus Aminosäuren
3. Fette, bestehend aus Glycerin und Fettsäuren

5 Übersetzen Sie die Begriffe Lipide, Saccharide, Proteine.

Lipide = Fette
Saccharide = Kohlenhydrate
Proteine = Eiweiße

6 Welche Aufgaben erfüllen Mineralstoffe im menschlichen Organismus?

Mineralstoffe

- tragen zur Bildung des Skeletts und der Zähne bei (Calcium)
- regulieren den Zelldruck der Körperzellen und halten den Wasserhaushalt konstant (Natriumchlorid und Kaliumchlorid)
- sind verantwortlich für die Nervenleitung (Kaliumchlorid, Natriumchlorid, Calcium)

7 Welche Bedeutung haben Spurenelemente?

Spurenelemente werden nur in Kleinstmengen benötigt, z. B.

- Eisen als Bestandteil des roten Blutfarbstoffs
- Jod für den Aufbau der Schilddrüsenhormone
- Fluor für einen widerstandsfähigen Zahnschmelz

8 Was sind Vitamine?

Vitamine sind lebensnotwendige Substanzen, die der Körper zum Aufbau stoffwechselsteuernder Wirkstoffe (Enzyme und Coenzyme) braucht.

**9 Nach ihrer Löslichkeit werden zwei Arten von Vitaminen unterschieden.
Nennen Sie die zwei Vitamingruppen mit ihren zugehörigen Vitaminen.**

Fettlösliche Vitamine
→ Vitamin A, D, E, K
Wasserlösliche Vitamine
→ Vitamin B_1, B_2, B_6, B_{12}, C, Folsäure, Biotin, Niazin, Pantothensäure

10 Welche Bedeutung haben Ballaststoffe in unserer Ernährung?
Geben Sie drei Lebensmittel an, in denen Ballaststoffe enthalten sind.

a) Sie sorgen für eine Anregung der Darmbewegung.
b) Beispiele: Obst, Gemüse, grobes Brot

11 In welchen Nahrungsmitteln finden sich
a) Kohlenhydrate,
b) Eiweiß und
c) Fette?

a) In Süßwaren, Getreide, Kartoffeln, Reis, Hülsenfrüchten, Gemüse und Obst.
b) In tierischen Produkten wie Fleisch, Fisch, Eiern, Milch und Milchprodukten; in pflanzlichen Produkten wie Getreide und Hülsenfrüchten.
c) In tierischen Produkten wie fettes Fleisch und Wurstwaren, fetter Fisch, Butter und Käse; in pflanzlichen Produkten wie Pflanzenöl, Samen und Nüssen.

12 Falsche Ernährung begünstigt das Auftreten mancher Zivilisationskrankheiten. Nennen Sie drei Erkrankungen

a) ***Diabetes mellitus*** als Folge von Übergewicht (hauptsächlich bedingt durch Bewegungsmangel und überkalorische Kost)
b) ***Obstipation*** (Verstopfung) durch ballaststoffarme Ernährung
c) ***Karies*** durch häufige Zuckeraufnahme (Zucker bildet den besten Nährboden für Bakterien)

13 Nennen Sie die wichtigsten Ernährungsregeln zur Vorbeugung von Karies.

a) Wenige geregelte Mahlzeiten (mit anschließender Zahnpflege)
b) Mahlzeiten sollen vitamin-, mineralstoff- und faserreich sein
c) harte Nahrungsmittel bevorzugen
d) Zuckerkonsum weitgehend einschränken (möglichst nur zu den Hauptmahlzeiten)
e) keine Naschereien zwischendurch

14 Nennen Sie Nahrungsmittel, die sich zu Zwischenmahlzeiten eignen. Geben Sie zusätzlich eine kurze Begründung dazu an.

a) Äpfel (haften nicht an den Zähnen)
b) Zitrusfrüchte (vitaminreich)
c) zahnfreundliche Süßwaren (Zuckeraustauschstoffe)

15 Welcher Nährstoff gilt als hauptverantwortlich für die Entstehung von Karies?

Zucker ist heute in vielen industriell gefertigten Lebensmitteln vorhanden, auch in Lebensmitteln, wo man keinen Zucker vermutet, z. B. in Fertigpizza und Senf.

16 Warum fördern zucker- und stärkehaltige Speisen Karies?

Zucker- und stärkehaltige Speisen bieten den Bakterien in unserer Mundhöhle die Grundlage für die Produktion von Säuren, die die Zahnhartsubstanz schädigen.

17 Erklären Sie, weshalb hochmolekulare Kohlenhydrate (Stärke) nicht so kariogen sind wie niedermolekulare Kohlenhydrate (Zucker).

Stärke muss erst langsam abgebaut werden, Zucker spalten die Bakterien der Mundhöhle schnell, sodass es zur raschen gefährlichen Säurebildung kommt.

18 Welche Empfehlung geben Sie Patienten, die überwiegend Fruchtsäfte trinken?

Da der Zucker und die in den Säften enthaltenen Säuren den Zahnschmelz stark angreifen, sollte Fruchtsaft auf einmal ausgetrunken werden und nicht immer wieder in kleinen Schlucken zu sich genommen werden.

19 Geben Sie Ihren Patienten Tipps für eine zahngesunde Ernährung.

- Ernähren Sie sich abwechslungsreich und ausgewogen.
- Essen sie häufig Lebensmittel, die stark gekaut werden müssen, sie regen den Speichelfluss an.
- Meiden sie Süßigkeiten mit einer klebrigen Konsistenz, da sie lange am Zahn anhaften und den Zahnschmelz angreifen.
- Essen und Naschen Sie nicht zwischendurch.
- Trinken Sie viel ungesüßte Getränke, z. B. Mineralwasser um den Spüleffekt im Mund zu verstärken.

20 Welche Mineralstoffe sind aus zahnmedizinischer Sicht besonders bedeutend?

- Calcium → wichtiger Baustoff für Zähne und Knochen, notwendig für die Blutgerinnung
- Fluorid → fördert die Remineralisation, wirkt zahnhärtend

21 Warum sollte auch Obst nur in Maßen und nicht ständig zwischendurch genossen werden?

Obst ist je nach Sorte mehr oder weniger stark säurehaltig und kann damit den Zahnschmelz angreifen, es kann zu Erosionen der Zahnhartsubstanz kommen.

22 Eine Mutter hält ihr Kind gewissenhaft unmittelbar nach jedem Essen zur Zahnpflege an. Ist dies auch nach dem Genuss von sauren Speisen zu empfehlen?

Nein, mit dem Zähneputzen sollte eine halbe Stunde gewartet werden. Durch unmittelbares Zähneputzen nach dem Genuss von sauren Speisen wird der durch die Säuren angelöste Zahnschmelz verstärkt abgerieben und der Zahn geschädigt. Hier ist es besser, den Mund mit klarem Wasser zu spülen und zuckerfreie Kaugummis zu kauen. Dadurch wird die Speichelproduktion angeregt und die Neutralisation der Säure unterstützt.

Kieferorthopädische Maßnahmen planen und durchführen

Zahn- und Kieferanomalien

1 Welche Aufgaben fallen in das Gebiet der Kieferorthopädie?

a) Vorbeugung von Zahn- und Kieferstellungsabweichungen
b) Erkennung von Zahn- und Kieferstellungsabweichungen
c) Behandlung von Zahn- und Kieferstellungsabweichungen

2 Erläutern Sie folgende Begriffe:
a) Eugnathie
b) Dysgnathie

a) ***Eugnathie:*** ein anatomisch regelrechtes und funktionell einwandfreies Gebiss (regelrechtes Gebiss)
b) ***Dysgnathie:*** jegliche Abweichung von der Eugnathie (Gebissfehlentwicklung)

3 Dysgnathien haben verschiedene Ursachen. Nennen Sie mindestens vier verschiedene Ursachen.

a) Fetale Störungen durch Medikamente, Rausch- und Suchtmittel oder Strahlung
b) genetische Ursachen
c) bad habits
d) Vitaminmangel
e) frühzeitiger Zahnverlust durch Karies

4 Zählen Sie einige so genannte „bad habits" (schlechte Angewohnheiten) auf.

Schlechte Angewohnheiten sind z. B.:
a) Daumenlutschen, Fingerlutschen
b) Nägelkauen
c) Lippenbeißen und -saugen
d) Zungenpressen

5 Weshalb ist eine überwiegende Mundatmung schlecht?

Eine überwiegende Mundatmung
a) kann zur Ausbildung von Dysgnathien führen bzw. Dysgnathien verstärken.
b) begünstigt die Kariesentstehung
c) begünstigt Atemwegsinfekte.

6 Welche Maßnahmen können die Eltern ergreifen, um Anomalien der Zähne und des Kiefers ihrer Kinder zu verhindern?

a) Fluorprophylaxe
b) Vitamin-D-Prophylaxe (Rachitis)
c) gesunde Ernährung
d) frühzeitige Abgewöhnung von sog. „bad habits"
e) regelmäßige Zahnarztkontrolle
f) Überprüfung der Mundhygiene
g) ggf. HNO-Arzt-Besuch bei Mundatmung

7 Welche Bezugsebenen benötigt man zur exakten Beschreibung von Stellungsanomalien?

a) Sagittalebene
b) Transversalebene
c) Vertikalebene

8 a) Wie nennt man eine Zahnüberzahl?
b) Nennen Sie zwei Beispiele.

a) Eine Zahnüberzahl bezeichnet man als ***Hyperdontie.***
b) – Mesiodens (zusätzlicher mittlerer Schneidezahn)
– Distomolar (weiterer, hinter dem Weisheitszahn gelegener Molar)

9 a) Wie nennt man eine Zahnunterzahl?
b) Welche Zähne sind dabei häufig nicht angelegt?

a) Eine Zahnunterzahl bezeichnet man als ***Hypodontie.***
b) – seitlicher Schneidezahn
– 1. Prämolar
– 18-Jahr-Molar (Weisheitszahn)

10 Erläutern Sie, was man unter Anodontie versteht.

Unter ***Anodontie*** versteht man eine völlige Nichtanlage des Milchgebisses und/oder des bleibenden Gebisses.

11 a) Welche Zahnformabweichungen kennen Sie?
b) Wodurch werden sie verursacht?

a) *Zahnformabweichungen:*
– Verkümmerungen (Zapfenzähne)
– Verschmelzungen (Zwillingszähne)
– Formabweichungen (Sichelzähne)
b) – durch Medikamente
– durch Traumen

12 Nennen Sie zwei genetisch bedingte Anomalien der Zahnhartsubstanzen mit klinischem Befund.

a) *Amelogenesis imperfecta:*
Fehlbildung des Schmelzes mit bräunlicher Verfärbung
b) *Dentinogenesis imperfecta:*
Fehlbildung des Dentins mit bläulicher Verfärbung (sog. Glaszähne)

13 Nennen Sie drei Abweichungen von Zahnstellungen bei durchgebrochenen Zähnen.

a) Drehung: Der Zahn ist um seine Zahnachse gedreht.
b) Kippung: Der Zahn ist gekippt.
c) Fehlstellung: Der Zahn steht am falschen Platz.
d) Diastema: Zwischen zwei benachbarten Zähnen besteht eine Lücke.

14 a) Wie nennt man den fehlenden oder den verzögerten Zahndurchbruch eines einzelnen Zahnes?
b) Wodurch kann er bedingt sein? (mind. vier Ursachen)

a) ***Retention***
b)
- Engstand der Zähne
- Verlagerung
- Zahnüberzahl
- Verletzungen usw.

15 a) Erklären Sie den Begriff „Milchzahnpersistenz".
b) Welche Gründe kommen dafür in Frage?

a) ***Milchzahnpersistenz:*** Über den normalen Zeitraum hinaus verbleibt der Milchzahn im Mund.
b)
- Nichtanlage des bleibenden Zahnes
- Verlagerung, Retention des bleibenden Zahnes

16 Welche Nachteile entstehen durch einen frühzeitigen Milchzahnverlust?

a) Raummangel für bleibende Zähne
b) Wanderung, Kippung und Elongation in die bestehende Lücke
c) verfrühter Zahndurchbruch des bleibenden Zahnes

17 Welche Zähne bezeichnet man als Antagonisten?

Antagonisten sind Zähne, die normalerweise aufeinander beißen (Gegenzähne).

18 Erläutern Sie, was man unter Elongation versteht.

Fehlt einem Zahn der Kontakt zu seinem Antagonisten (= Gegenzahn), dann kommt es zu einer Verlängerung des Zahnes über das Okklusionsniveau hinaus. Diesen Zustand bezeichnet man als ***Elongation.***

19 Erklären Sie folgende Begriffe:
a) Okklusion
b) Artikulation

a) ***Okklusion:*** Kontakt der Zahnreihen bei zwanglosem Kieferschluss
b) ***Artikulation:*** Gleitbewegungen der Zahnreihen aufeinander, z.B. während des Kauens

20 Nennen Sie zwei unterschiedliche Fehlstellungen der Frontzähne.

a) ***Protrusion:*** Die Frontzähne sind nach vorne gekippt.
b) ***Retrusion:*** Die Frontzähne sind nach hinten gekippt.

21 Erklären Sie den Unterschied zwischen
a) Overbite
b) Overjet.

a) ***Overbite*** ist der frontale Überbiss, d. h., die vertikale Distanz der Schneidezähne (Inzisivi) von OK und UK.
b) ***Overjet*** ist die sagittale Frontzahnstufe, d. h., der Abstand der Schneidezähne (Inzisivi) von OK zu UK parallel zur Kauebene.

22 Welche zwei Bezugspunkte kennzeichnen den Neutralbiss?

a) Der mesiobukkale Höcker des 1. Molaren (OK) greift in die Querfissur des 1. Molaren (UK).
b) Die Spitze des Eckzahnes (OK) ragt zwischen Eckzahn und 1. Prämolaren (UK).

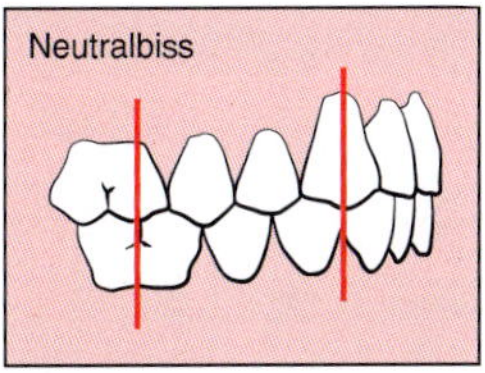

23 Erläutern Sie die Bisslagen Distalbiss und Mesialbiss.

a) ***Distalbiss:*** Im Vergleich zum Neutralbiss sind die Zahnkontakte des Unterkiefers nach distal verschoben.

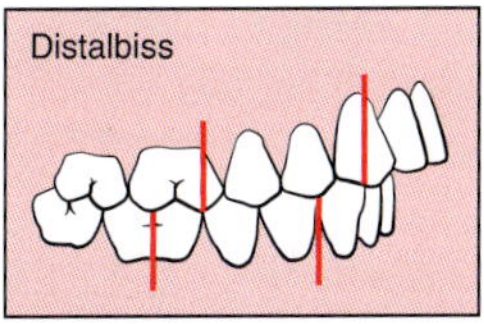

b) ***Mesialbiss:*** Im Vergleich zum Neutralbiss sind die Zahnkontakte des Unterkiefers nach mesial verschoben.

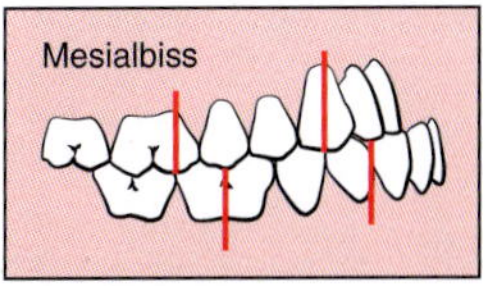

24 Nennen Sie fünf Bissanomalien, die sich nur auf die Frontzähne beziehen.

a) Tiefer Biss
b) offener Biss
c) Kopfbiss
d) frontaler Kreuzbiss
e) Deckbiss

25 Geben Sie bei den folgenden Abbildungen an, welche Bissanomalie vorliegt.

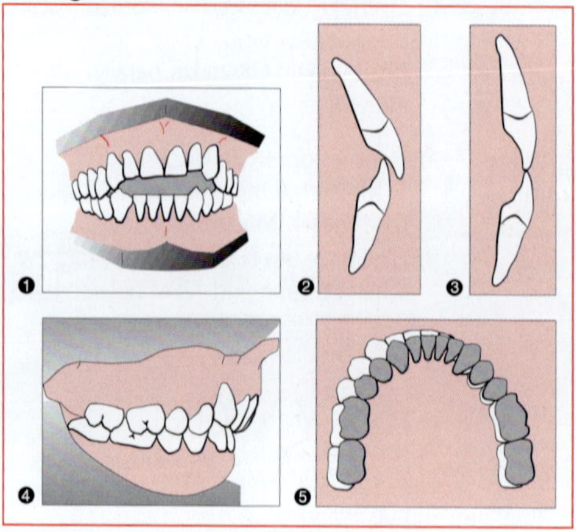

1 = Frontal offener Biss
2 = tiefer Biss
3 = Kopfbiss
4 = Deckbiss
5 = einseitiger seitlicher Kreuzbiss

26 Erklären Sie, was man unter einer Mittellinienverschiebung versteht.

Von einer ***Mittellinienverschiebung*** spricht man, wenn die Mittellinie zwischen den mittleren Schneidezähnen von Ober- und Unterkiefer nicht mit der Gesichtsmitte übereinstimmt.

27 ANGLE hat die Gebissfehlstellungen in Klassen eingeteilt. Nennen Sie die verschiedenen Klassen und geben Sie das jeweilige Krankheitsbild an.

Klasse I: Anomalie mit Neutralbiss

Klasse II$_1$: Anomalie mit Distalbiss und Protrusion der OK-Front

Klasse II$_2$: Anamolie mit Distalbiss und Retrusion der OK-Front

Klasse III: Anomalie mit Mesialbiss

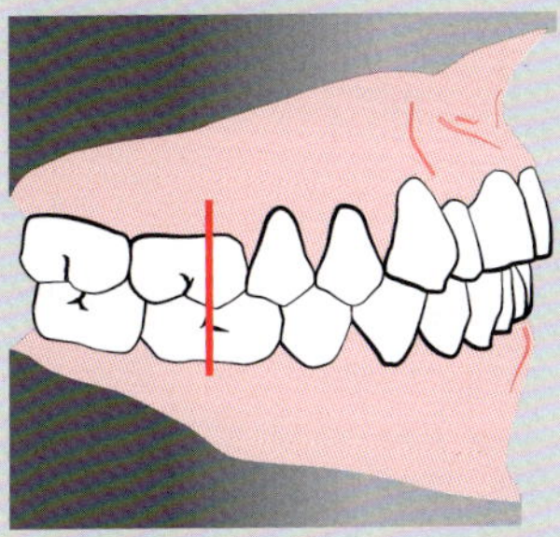

Klasse I

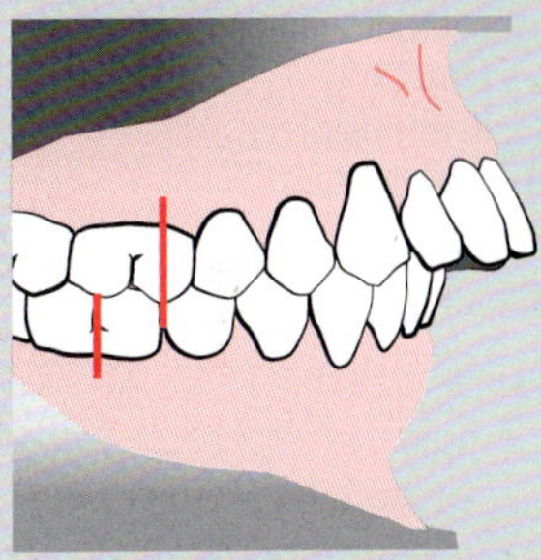

Klasse II$_1$

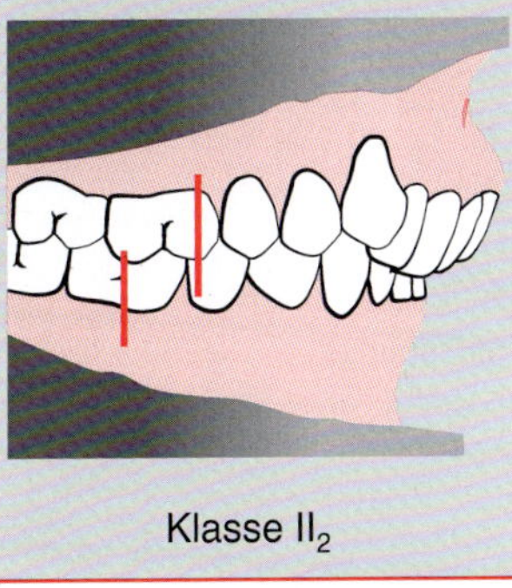

Klasse II$_2$

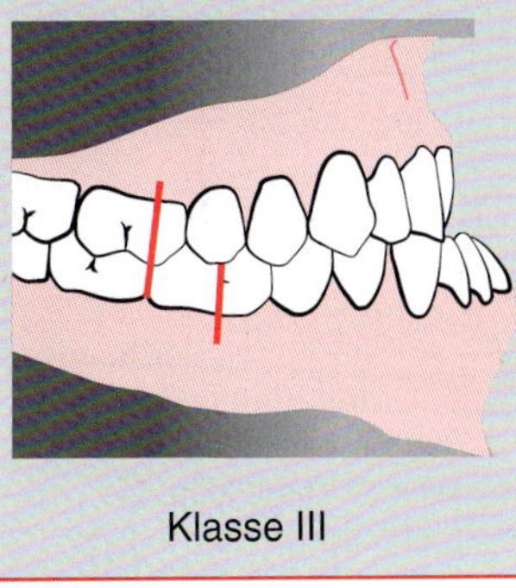

Klasse III

28 Wodurch kann die Zahnstellung nach Beendigung des Zahndurchbruches verändert werden?

a) durch Zysten
b) durch chronische Entzündungen
c) durch Wanderung
d) durch Tumore

29 Erläutern Sie den Begriff Kieferkompression in drei Stichworten.

a) schmaler Oberkiefer
b) frontaler Engstand
c) hoher Gaumen

30 Ordnen Sie den folgenden Begriffen die entsprechende Abbildung (Nr. 1–4) zu:
a) Breitkiefer
b) Engstand
c) Schmalkiefer
d) Lückenstand

a) 2 = Breitkiefer
b) 4 = Engstand
c) 1 = Schmalkiefer
d) 3 = Lückenstand

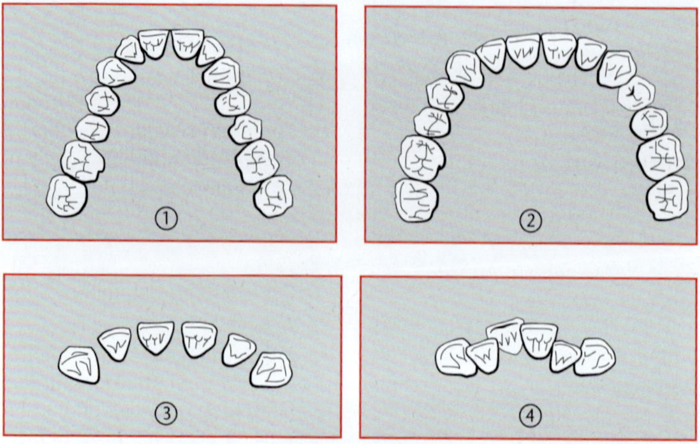

31 a) Welches ist der häufigste Grund für eine Kieferkompression?
b) Welche Folge kann die Kieferkompression nach sich ziehen?

a) Mundatmung
b) erschwerte Nasenatmung

32 Erläutern Sie den Begriff „Spaltbildung".

Zur Spaltbildung kommt es durch unvollständige Verschmelzung des Zwischenkiefers mit der Lippe, dem Gaumen und den Nasenwülsten.

33 Nennen Sie unterschiedliche Formen von Gesichtsspaltbildungen.

a) Lippenspalten
b) Kieferspalten
c) Gaumenspalten
d) Lippen-Kiefer-Gaumenspalten
e) Gesichtsspalten

34 Definieren Sie folgende Begriffe:
a) Progenie
b) Prognathie
c) Makrognathie
d) Mikrognathie

a) ***Progenie:*** Überentwicklung des Unterkiefers im Verhältnis zum Oberkiefer
b) ***Prognathie:*** Überentwicklung des Oberkiefers im Verhältnis zum Unterkiefer
c) ***Makrognathie:*** Vergrößerung eines Kiefers
d) ***Mikrognathie:*** Verkleinerung eines Kiefers

35 Was versteht man unter folgenden Begriffen:
a) mandibuläre Mikrogenie
b) maxilläre Mikrognathie

a) ***mandibuläre Mikrogenie:*** Unterentwicklung des Unterkiefers
b) ***maxilläre Mikrognathie:*** Unterentwicklung des Oberkiefers

36 In der folgenden Aufstellung (a–h) gehören jeweils zwei Begriffe zueinander. Ordnen Sie diese Begriffe richtig zu.
a) Progenie
b) Prognathie
c) mandibuläre Retrognathie
d) maxilläre Retrognathie
e) zurückstehender OK
f) zurückstehender UK
g) vorstehender UK
h) vorstehender OK

a) zu g)
b) zu h)
c) zu f)
d) zu e)

37 Ordnen Sie die beiden Abbildungen (1 und 2) folgenden Begriffen zu:
a) Progenie
b) Prognathie

1 = Prognathie
2 = Progenie

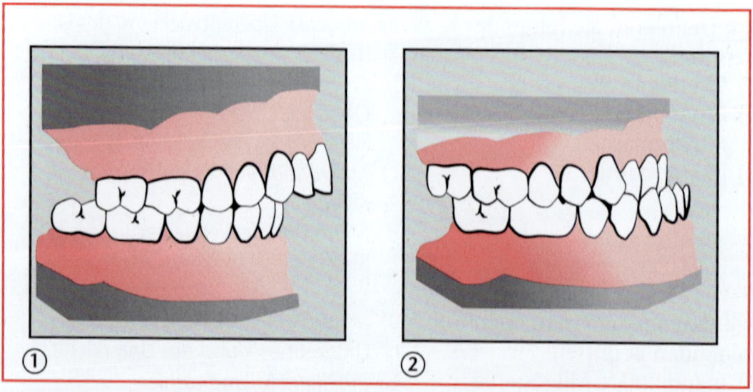

Grundlagen der kieferorthopädischen Behandlung

1 Welche Unterlagen müssen vor einer KFO-Therapie erstellt werden?

a) Anamnese
b) Allgemeiner Befund
c) Spezieller Befund (extra- und intraoral)
d) Röntgenbefund
e) Modellbefund
f) Fotobefund

2 Bei einer KFO-Therapie ist die Anamnese einschließlich der Familienanamnese besonders wichtig. Nennen Sie in diesem Zusammenhang sieben Fragen, die der Klärung bedürfen.

a) Bestehen ähnliche Gebissfehlbildungen bei Geschwistern, Eltern oder nahen Verwandten?
b) Gab es während der Schwangerschaft, der Geburt und während der Entwicklung bis zum heutigen Tage Besonderheiten?
c) Welche Medikamente wurden verordnet und zu welcher Zeit erfolgte die Verordnung?
d) Wie verlief der Zahnwechsel (mit Zeitangaben)? →

▷ *Fortsetzung der Antwort* ▷

e) War das Kind bzw. der Jugendliche oder der Erwachsene in Hals-Nasen-Ohrenarzt-Behandlung?
f) Liegen Sprachstörungen vor?
g) Welche schlechten Angewohnheiten liegen vor?

3 Erklären Sie kurz die wesentlichen Schritte bei der Modellanalyse.

a) Es wird eine dreidimensionale Modellanalyse in den drei Raumebenen vorgenommen.
b) Die Längen- und Breitenentwicklung der Zahnbögen wird mit dem normalen Gebiss verglichen, wobei die Zahnbreite der oberen Inzisiven in direktem Zusammenhang zur Zahnbogenbreite steht.
c) Bezugspunkte wie Stellung der 6-Jahr-Molaren, die Mittellinie und die Front dienen zur Beurteilung von Normabweichungen in sagittaler und transversaler Ebene.

4 Zur KFO-Diagnose benötigt man drei verschiedene röntgenologische Aufnahmetechniken. Nennen Sie diese.

a) Röntgenstatus von Ober- und Unterkiefer
b) Handröntgenaufnahme
c) Fernröntgenaufnahme

5 Wozu dient die Auswertung von Fernröntgenaufnahmen?

Fernröntgenaufnahmen geben Informationen
a) über den *Schädelaufbau,* sie helfen die Knochenstrukturen zu analysieren
b) über die *Lage des Gebisses* im Schädel
c) zur *Kieferrelation*
d) zur *Zahnstellung*
e) zum *Vergleich,* damit während der Behandlung der Behandlungsfortschritt mit der Ausgangssituation verglichen werden kann

6 Weshalb wird ein Fotobefund erhoben?

Ein Fotobefund wird erhoben, um eine Profilanalyse vorzunehmen. Dabei wird eine Frontalanalyse und Seitenanalyse des Gesichts entwickelt.

7 KFO-Apparaturen kann man in vier Gruppen einteilen. Nennen Sie diese.

a) Fest sitzende Apparaturen
b) herausnehmbare Apparaturen
c) extraorale Behandlungsgeräte
d) intraorale Behandlungsgeräte

8 Welche Gefahren birgt eine fest sitzende Apparatur?

a) Schädigung der Parodontien bis zur Wurzelresorption
b) Gefahr der Entmineralisierung bis zur Karies
c) Entzündungen des Parodontiums

9 Wie nennt man die Abschlussphase in der KFO-Therapie (mit Behandlungsbeispiel)?

Es ist die so genannte ***Retentionsphase***, in der noch Feineinstellungen (Positioner) vorgenommen werden können und in der sich das Kausystem funktionell dem neuen Gebisszustand anpasst.

10 Bei den herausnehmbaren Geräten unterscheidet man zwei große Gruppen. Nennen Sie diese und geben Sie jeweils ein Beispiel dazu an.

a) *Sog. Plattenapparaturen,* die jeweils nur in einem Kiefer wirken, z. B. aktive Platte
b) *Funktionskieferorthopädische Apparaturen,* die gleichzeitig auf beide Kiefer wirken, z. B. Aktivator

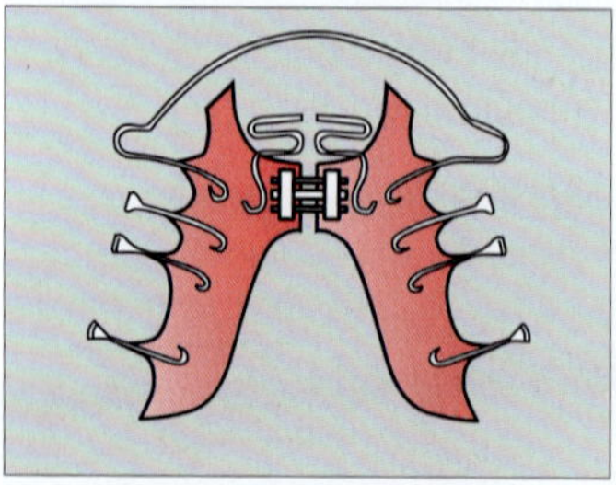

Aktive Platte mit Schraube, Labialbogen und Halteelementen

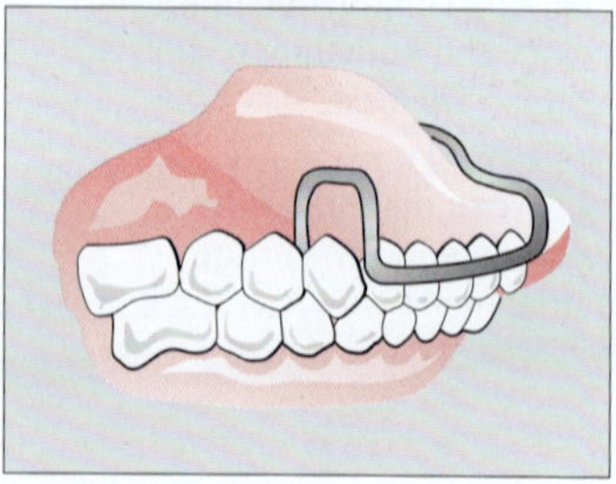

Aktivator mit Labialbügel

11 Aus welchen Hauptbestandteilen besteht eine herausnehmbare Platte? Geben Sie jeweils ein Beispiel dazu an.

a) Plattenkörper, z. B. Kunststoffkörper
b) Halteelemente, z. B. Knopfanker
c) Bewegungselemente, z. B. Dehnschraube

12 Nennen Sie vier Vorteile von herausnehmbaren Plattenapparaten.

a) Einfache Herstellung
b) geringe Beeinträchtigung der Mundhygiene
c) geringe Krafteinwirkung auf die Parodontien im Vergleich zu fest sitzenden Apparaten
d) große Variationsmöglichkeit des Gerätes

13 Erklären Sie folgende Begriffe:
a) Bracket
b) Headgear
c) Einligieren

a) Ein ***Bracket*** dient zur Aufnahme eines Bogens und ist entweder auf ein Band aufgelötet oder mithilfe der Säure-Ätz-Technik (SÄT) am Zahnschmelz befestigt. Es überträgt die Kräfte des Bogens auf den Zahn.

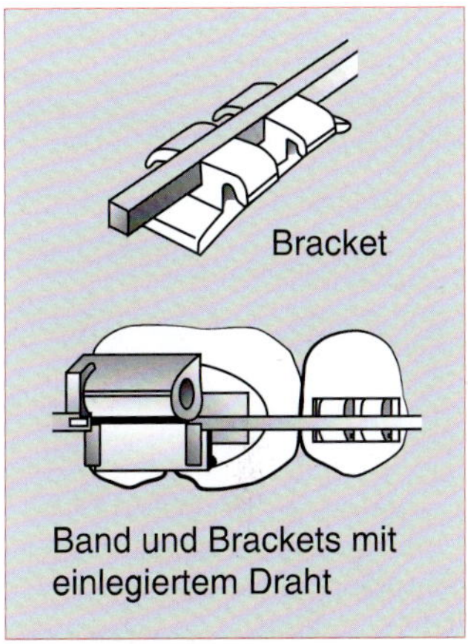

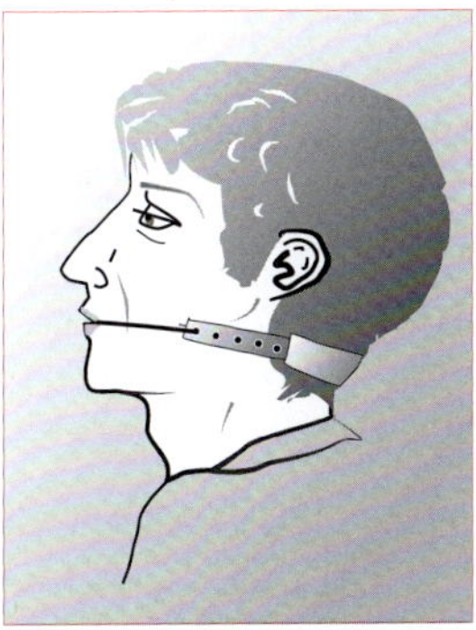

Headgear mit Zugrichtung zum Nacken

b) Ein ***Headgear*** ist ein Gesichtsbogen, dessen Außenbogen mit einem fest verbundenen Innenbogen verbunden werden kann und mit Nacken-/Kopfband verankert wird.
(Siehe nebenstehende Abb.)
c) *Unter* ***Einligieren*** versteht man die Befestigung des Drahtbogens am Bracket mittels kleiner Gummiringe.

14 Was versteht man unter Invisalign?

Invisalign ist ein amerikanisches Verfahren bei dem spezielle Kunststoffschienen auf Modellen hergestellt werden. Diese Schienen trägt man immer, außer zu Mahlzeiten, ähnlich wie Knirscherschienen. Dies ist ein für den Patienten angenehmeres Verfahren als jenes, mit festsitzenden Apparaturen.

Prothetische Behandlungen begleiten

Ältere Patienten in der Zahnarztpraxis

1 Welche Veränderungen treten bei älteren Menschen häufig auf?

- Eine schlaffere Haut, besonders um die Mundwinkel herum.
- Durch Zahnverlust wird Kieferknochen abgebaut und die Kieferkämme verlieren an Höhe.
- Die Lippen fallen ohne Unterstützung der Zähne ein, dadurch treten Nase und Kinn deutlicher hervor.
- Die Patienten sehen und hören nicht mehr so gut, können oft nicht mehr gut gehen und sind häufig sehr vergesslich.

2 Wie können Sie bereits am Empfang den älteren Patienten helfen?

- Entfernen Sie alle Hindernisse und Stolperfallen wie Bodenvasen oder Fußabstreifer.
- Begleiten Sie die Patienten beim Toilettengang.
- Sehbehinderten Patienten sollten Sie den Anamnesebogen vorlesen.
- Führen Sie sehbehinderte Patienten grundsätzlich durch die Praxis (Stolperfallen vermeiden).
- Führen Sie sehbehinderte Patienten am Arm, auch ins Wartezimmer und zur Toilette.

3 Wie verhalten Sie sich bei gehbehinderten Patienten?

Helfen Sie dem Patienten aus dem Rollstuhl, indem Sie sich dem Patienten gegenüber stellen, in die Knie gehen und dann gemeinsam mit ihm aufstehen. Der Rollstuhl sollte von einer zweiten ZFA beiseite geschoben werden, so dass Sie den Patienten rückwärts zum Behandlungsstuhl führen und ihn dort langsam absetzen können. Jetzt können Sie vorsichtig die Beine anheben und auf dem Behandlungsstuhl ablegen.

4 Worauf müssen Sie bei schwerhörigen Patienten achten?

- Sie sollten an einem ruhigen Ort ohne störende Nebengeräusche mit ihm kommunizieren.
- Sprechen Sie laut, langsam und geduldig mit dem Patienten; verwenden Sie ggf. visuelle Unterstützung.
- Sprechen Sie in normaler Tonlage mit ihm und lassen Sie sich auf die Lippen schauen.
- Schreiben Sie notfalls Themen auf.

5 Bei älteren, pflegebedürftigen Patienten ist die Mundhygiene häufig vernachlässigt. Wie kann man Abhilfe schaffen?

Schulen Sie die Verwandten oder das Pflegepersonal, indem Sie zeigen, wie die Prothesen ein- und ausgegliedert werden und wie im Mund und an den Prothesen gereinigt wird.

Zahnärztliche Werkstoffe für die Abformung

1 Wozu ist eine Abformung in der Zahnheilkunde notwendig?

Damit von der individuellen Situation im Munde des Patienten ein möglichst exaktes Modell hergestellt werden kann. Das Modell kann zu Diagnosezwecken erforderlich sein oder zur Anfertigung einer zahntechnischen Arbeit. →

▷ *Fortsetzung der Antwort* ▷

Abformungen werden benötigt bei Inlays, Zahnersatz, kieferorthopädischen Geräten sowie zu Diagnose und Behandlungsplanung. Je nach Zweck kommen unterschiedliche Abformmaterialien zur Anwendung.

2 Welche Anforderungen werden allgemein an Abformmassen gestellt?

Abformmaterialien sollen

a) eine gute Detailwiedergabe ermöglichen.
b) keine oder nur geringe Formveränderungen aufweisen, wenn sie aus dem Mund entfernt wurden.
c) bei sachgerechter Aufbewahrung Form und Volumen nicht ändern.
d) biologisch unbedenklich und gewebsfreundlich sein.

**3 Alginate sind die wichtigsten Abformmaterialien in der Zahnarztpraxis.
Woraus bestehen Alginate und wie werden sie verarbeitet?**

a) ***Zusammensetzung von Alginaten:***
   - Salze der Alginsäure, die aus Meeresalgen gewonnen wird
   - Kalziumsulfat
   - Natriumsulfat
   - Füllstoffe
b) ***Verarbeitung:***
   - Anrühren im Gumminapf
   - Zuerst die abgemessene Pulvermenge in den Napf füllen
   - Dann die erforderliche Wassermenge (20 %) zugeben. Die Pulver-/Flüssigkeitsdosierung muss exakt eingehalten werden.
   - Wie vorgeschrieben anmischen.
   - Sofort die Abformung im Mund des Patienten vornehmen (auf perforiertem Löffel).
   - Der Abdruck muss anschließend sofort ausgegossen werden.

4 Die vielfältigen Anforderungen haben auf dem Dentalmarkt zu unterschiedlichen Abformmaterialien geführt. Man teilt diese Materialien deshalb in vier große Gruppen ein. Nennen Sie diese.

Abformmassen

- **starr**
  - **irreversibel-starr:** Sie können nach der Abdrucknahme nicht mehr plastisch gemacht werden.
    z. B.:
    - Abdruckgips
    - Zink-Eugenol-Pasten
    - Kunststoff
  - **reversibel-starr:** Sie können nach der Abdrucknahme erneut plastisch gemacht werden.
    z. B.:
    - Thermoplastische Abdruckmassen („Stents", „Kerr")
    - Abdruckguttapercha
- **elastisch**
  - **irreversibel-elastisch:** Sie gehen nach dem Anmischen vom plastischen in den elastischen Zustand über. Der Vorgang ist nicht rückführbar.
    z. B.:
    - Alginate
    - Elastomere
      - Silikone
      - Polysulfide
      - Polyäther
  - **reversibel-elastisch:** Sie können durch Wärme wieder plastisch bzw. flüssig gemacht werden. Man bezeichnet sie deshalb auch als thermoplastisch.
    z. B.: Hydrokolloide

5 Worauf achten Sie bei der Aufbewahrung eines Alginatabdrucks, wenn Sie diesen nicht sofort ausgießen können?

Der Abdruck muss in einer feuchten Kammer aufbewahrt werden, da er an der Luft austrocknet und schrumpft. Wird er unter Wasser aufbewahrt, dann quillt er auf.

6 Eine weitere bedeutende Gruppe von Abformmaterialien sind die Silikone. Wie werden sie verarbeitet?

Silikone werden in verschiedenen Konsistenzen (leichtfließend, mittelfließend, zähfließend bzw. knetbar) angeboten, wobei immer eine pastenförmige Basispaste mit einem Katalysator vermischt wird. Ein vorschriftsmäßiger Gebrauch und gewissenhafter Umgang sind wichtig, damit die gewünschte Abformungsqualität erreicht wird. Die zahnmedizinische Fachangestellte muss darauf achten, dass das Abformmaterial sorgfältig durchgemischt wird und gleichmäßig durchhärtet. Des Weiteren muss sie auf Störungen wie z. B. eine hohe Zimmertemperatur reagieren, damit eine ausreichende Verarbeitungszeit verbleibt.

7 Nennen Sie die unterschiedlichen Konsistenzen, in denen Silikone angeboten werden, und beschreiben Sie, wie sich diese auf die Verarbeitung auswirken.

Für die unterschiedlichen Anforderungen werden Silikone in knetbaren, schwerfließenden, mittelfließenden und leichtfließenden Konsistenzen angeboten. Bei leicht- und mittelfließenden Materialien werden Abformspritzen verwendet. Schwerfließende und knetbare Silikone können direkt in den Abdrucklöffel gegeben werden.
Die Lagerfähigkeit, die eine oder mehrere Ausgüsse der Abformung erlaubt, hängt von der Vernetzungsart ab.
Kondensationsvernetzende Materialien sollten noch am Tag der Abdrucknahme ausgegossen werden, während additionsvernetzende Silikone längere Zeit konstant bleiben. Diese Eigenschaften sollten bei Beteiligung eines Fremdlabors berücksichtigt werden.

**8 Worauf sollte geachtet werden, wenn Polyether bei der Abdrucknahme verarbeitet wird?
Begründen Sie kurz Ihre Antwort.**

Kennzeichnend für ***Polyether*** ist die hohe Steifigkeit, die nach dem Aushärtungsprozess eine lange Lagerungszeit erlaubt. Deshalb ist es wichtig, vor der Abformung untersichgehende Bereiche auszublocken, da sonst eine Entfernung des Abformlöffels äußerst unangenehm sein kann. Nicht selten werden dabei Kronen und Brücken, ja manchmal sogar Zähne, mit dem Abdruck herausgenommen. Untersichgehende Bereiche sind die Bereiche, die sich nach unten verengen.

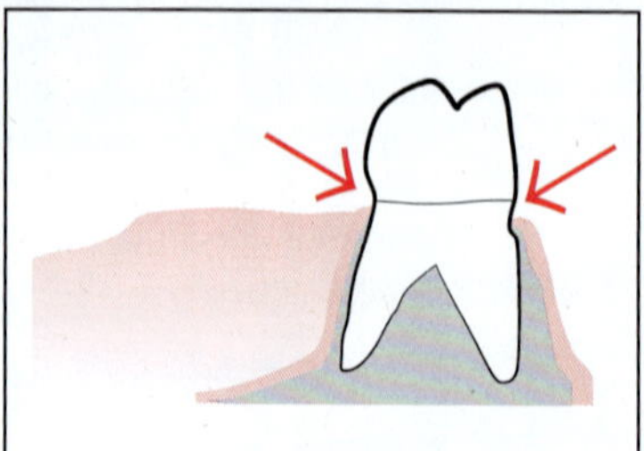

9 Hydrokolloide.
a) Welche Besonderheit besteht bei den Hydrokolloiden?
b) Welche Hilfsmittel werden benötigt, wenn Hydrokolloide verwendet werden?
c) Beschreiben Sie den Ablauf der Abdrucknahme.

a) ***Hydrokolloide*** sind Materialien, die nicht angemischt werden müssen, da sie den gewünschten Verarbeitungszustand durch Temperaturveränderung erreichen. Man spricht deshalb auch von thermoplastischen Materialien.

b) Man benötigt zur Abformung spezielle Abformlöffel mit Wasserkühlung, ein entsprechendes Schlauchsystem und Wasserbäder mit unterschiedlichen Temperaturkammern. Folgende Temperaturen werden benötigt:
100 °C zur Verflüssigung des Hydrokolloids
65 °C zur Aufbewahrung
45 °C zur Abkühlung des Hydrokolloids auf dem Abdrucklöffel unmittelbar vor der Abdrucknahme

c)
1. Das Hydrokolloid aus dem Wasserbad (65 °C) entnehmen und in den Abdrucklöffel füllen.
2. Die Masse im Abdrucklöffel im Wasserbad (45 °C) abkühlen
3. Den Abdrucklöffel herausnehmen und an das Schlauchsystem für die Wasserkühlung anschließen.
4. Das Wasser an der Oberfläche des Materials vorsichtig entfernen.
5. Den Löffel im Mund des Patienten platzieren und den Wasserdurchlauf einschalten.
6. Den abgekühlten Löffel herausnehmen, den Abdruck säubern und sofort ausgießen.

10 Welchen Vorteil bieten reversibel-starre Abformmaterialien in Bezug auf ihr Einsatzgebiet?

Der Verarbeitungszustand von ***reversibel-starren Abformmaterialien*** wird durch die jeweilige Temperatur bestimmt und kann häufig wiederholt werden. Die Materialien werden vor der Abformung erhitzt und verfestigen sich bei der Abkühlung im Munde des Patienten. Deshalb →

▷ *Fortsetzung der Antwort* ▷

eignen sich diese Materialien zur Gestaltung von Funktionsrändern und zur Einzelstumpfabformung.

11 Welche Instrumente werden neben dem Grundinstrumentarium für prothetische Behandlungen benötigt?

a) Abformlöffel/Individuelle Löffel
b) Anmischgeräte wie Spatel und Anmischblöcke
c) Spritzen zur Aufnahme von Abformmaterialien
d) Instrumente zur Eingliederung von Zahnersatz
e) Instrumente zur Entfernung von Zahnersatz

12 Welche Unterschiede bestehen zwischen den drei abgebildeten Abformlöffeln?

1 = Abformlöffel für vollbezahnte Kiefer
2 = Abformlöffel für teilbezahnte Kiefer
3 = Abformlöffel für unbezahnte Kiefer

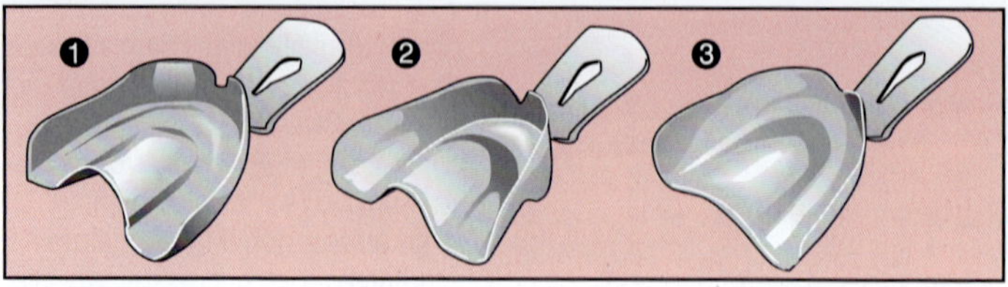

13 Wobei wird ein Folienhalter verwendet?

Bei der Eingliederung von Zahnersatz. Er enthält die Artikulationsfolie zur Überprüfung der okklusalen Kontakte.

14 Wie heißen die Instrumente, die bei der Entfernung von Zahnersatz benützt werden?

Hammer und Hirtenstab

Arten des Zahnersatzes

1 Welches Aufgabengebiet umfasst die prothetische Zahnheilkunde?

a) Wiederherstellung und Verbesserung
   - von Kau- und Sprachfunktionen
   - der Gesichts- und Mundästhetik

b) Versorgung von Defekten im Mund-Kiefer-Gesichts-Bereich (Ersatz oder Ergänzung)

2 Zahnersatz kann in drei Gruppen eingeteilt werden. Nennen Sie diese und geben Sie je ein Beispiel.

a) Herausnehmbarer Zahnersatz (z. B. Totalprothese)

b) fest sitzender Zahnersatz (z. B. Brücke)

c) kombiniert herausnehmbarer-fest sitzender Zahnersatz (z. B. Konusarbeiten)

Festsitzender Zahnersatz

1 Geben Sie bei den nachfolgenden Abbildungen die jeweils richtige Kronenart an.

1 = Mantelkrone
2 = Konuskrone
3 = Vollgusskrone
4 = Stiftkrone
5 = Teilkrone
6 = Verblendkrone

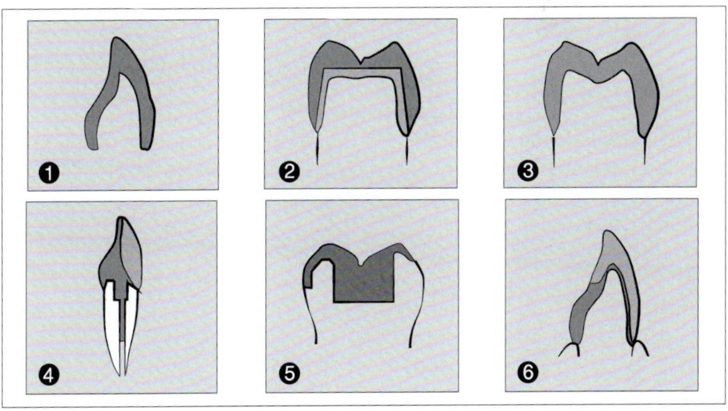

2 Woraus bestehen die in Frage 1 abgebildeten Kronen?

1. *Mantelkrone (Jacketkrone)* besteht vollständig aus Keramik, selten aus Kunststoff (Dauerprovisorium, Langzeitprovisorium).
2. *Konuskrone (Doppelkrone)* besteht aus zwei passgenauen Kronen: Der Primärkrone, welche auf der Präparierten definitiv befestigt wird und aus einer Metalllegierung oder Zirkonoxid besteht und der abnehmbaren Sekundärkrone, welche mit dem Zahnersatz in einem Stück befestigt und fingerhutartig auf der Primärkrone abnehmbar verankert ist.
3. *Vollgusskrone (Vollkrone)* besteht aus einer Metalllegierung.
4. *Stiftkrone* (nur bei wurzelbehandelten Zähnen) ist aus einem Stück und kann verblendet sein, wobei der metallische Stift mit der Krone in einem Stück gegossen wird und im Kanal verankert ist.
5. *Teilkrone* ist im Gegensatz zur Vollkrone ein Ersatz der Kauflächen einschließlich sämtlicher Höcker und ist fließend vom Onlay/Overlay abzugrenzen.
6. *Verblendkrone (Vollkrone)* besteht aus einem Metallgerüst, welches mit Keramik oder Kunststoff verblendet wird.

3 Benennen Sie die einzelnen Teile (a–c) der Abbildung.

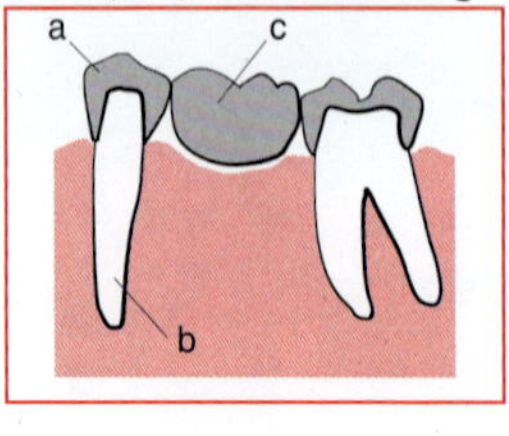

a) Brückenanker
b) Brückenpfeiler
c) Brückenglied

4 Erklären Sie die Begriffe Brückenspanne und Brückenglied.

Brückenspanne nennt man den Teil einer Brücke, welcher von einem präparierten Zahn zum nächsten präparierten Zahn oder nur zu einem Nachbarzahn verläuft. Er umfasst als Sonderform die Freiendspanne.

Brückenglied nennt man die in der Spanne ersetzten Zähne.
Man unterscheidet weiter in einspannige Brücken mit nur einer Spanne und zwei- oder mehrspannige Brücken. Ebenfalls unterschiedet man eingliedrige Brücken mit nur einem ersetzen Zahn von zwei- oder mehrgliedrigen Brücken mit zwei oder mehr ersetzten Zähnen.

einspannig:

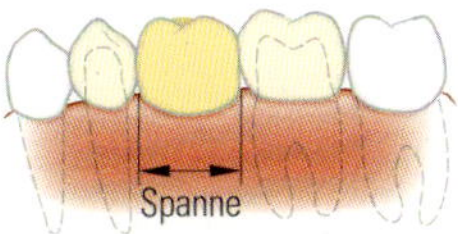

eingliedrig:

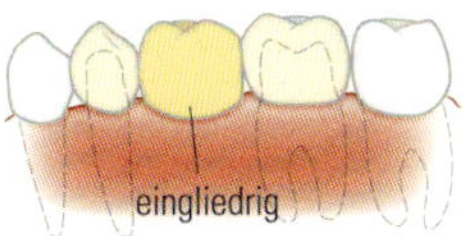

mehrspannig:

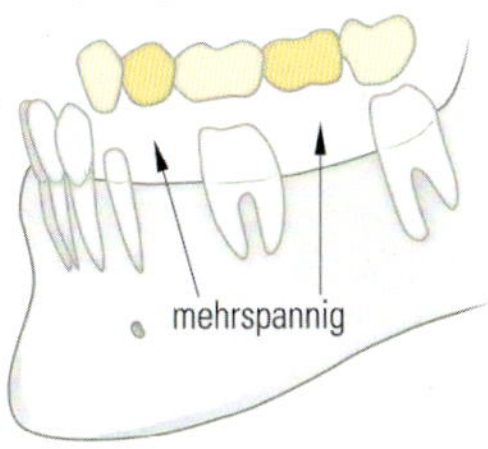

mehrgliedrig, aber einspannig:

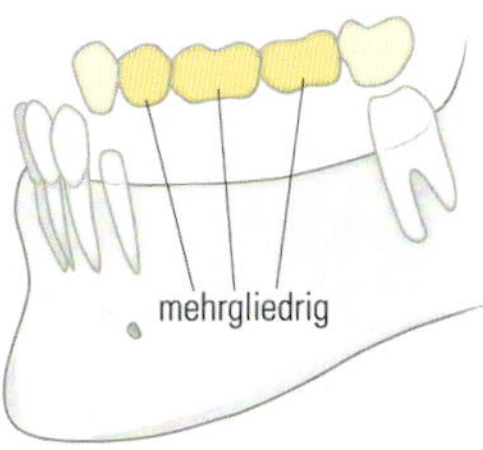

5 Welche Folgen treten bei einem Zahnverlust im Seitenzahngebiet auf?

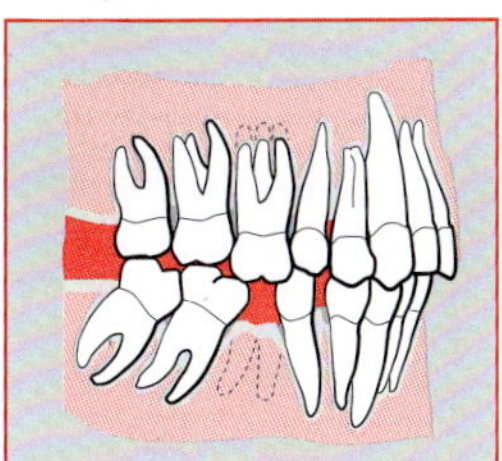

a) Kippung der Nachbarzähne in die Lücke
b) Elongation des Antagonisten
c) Störung der Okklusion und Artikulation
d) bei Milchzähnen: Platzhalterverluste mit Raummangel für die bleibenden Zähne

6 Nennen Sie drei unterschiedliche Präparationsformen von Kronen bzw. Brückenpfeilern, sowie das jeweils erforderliche Präparationsinstrument.

a) Schulterpräparation mittels torpedoförmigen Diamanten
b) Tangentenpräparation mittels Konus
c) Stufenpräparation mittels Zylinder

7 Für eine Brückenversorgung sind verschiedene Sitzungen notwendig. Welche Arbeitsabläufe sind in den einzelnen Sitzungen erforderlich?

1. *Sitzung:*
   - Situationsabdruck vom Gegenkiefer, Provisoriumabdruck
   - Beschleifen der Zähne unter Anästhesie
   - Abformung der beschliffenen Region/des Kiefers
   - Bissnahme und Farbauswahl
   - Herstellen des Provisoriums und Versorgung der beschliffenen Zähne
2. *Sitzung:*
   - Entfernen des Provisoriums, ggf. Anästhesie
   - Einprobe der Arbeit und Kontrolle der Okklusion, des Kontaktpunktes, der Farbe und des Randschlusses
   - provisorisches Eingliedern der Arbeit
3. *Sitzung:*
   - definitives Eingliedern nach ca. 1 Woche
   - Nachkontrolle

Die zahnmedizinische Fachangestellte hat zu den einzelnen Terminen die erforderlichen Behandlungsunterlagen (Röntgenbefund, Modell, Patientenkarte) und vor Beginn des Beschleiftermins den genehmigten Heil- und Kostenplan sowie unterschiedliche Mehrkostenformulare bereitzuhalten.

8 Nennen Sie sieben verschiedene Brückenarten.

a) *Einspannige Brücke:* Sie schließt eine einzelne Lücke.

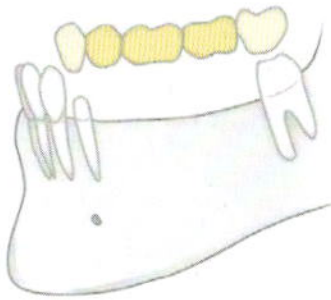

b) *mehrspannige Brücke:* Sie schließt mehrere Lücken.

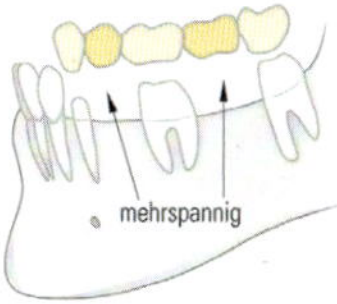

c) *Schwebebrücke:* Die Zwischenglieder liegen an der Schleimhaut nicht auf und können unterspült werden

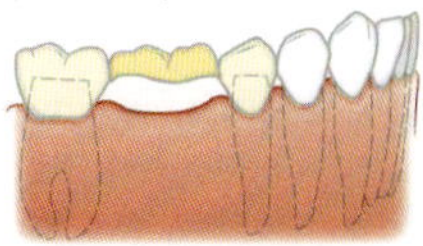

d) *Freiendbrücke:* Sie hat ein frei endendes Brückenglied.

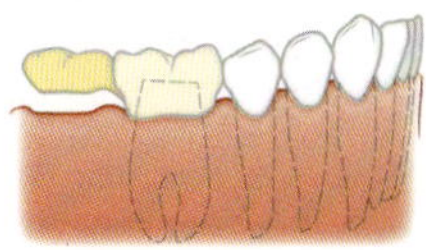

e) *Inlaybrücke:* Als Brückenanker werden Inlays verwendet.

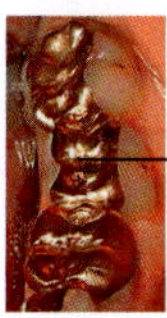

→

▷ Fortsetzung der Antwort ▷

f) *herausnehmbare Brücke:* Sie kann herausgenommen werden.

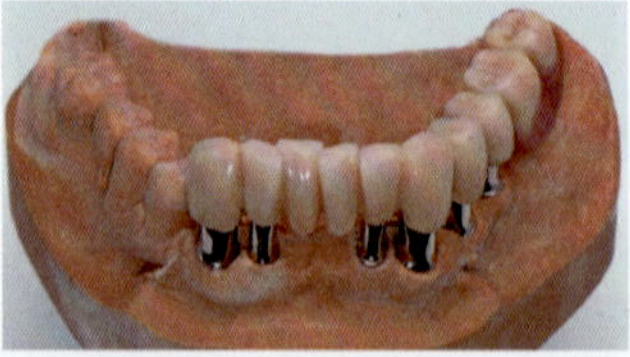

g) *Adhäsivbrücke:* Sie besitzt Metall- oder Keramikanker, mit denen sie mithilfe der Säure-Ätz-Technik und mit Komposits an den Pfeilerzähnen befestigt wird.

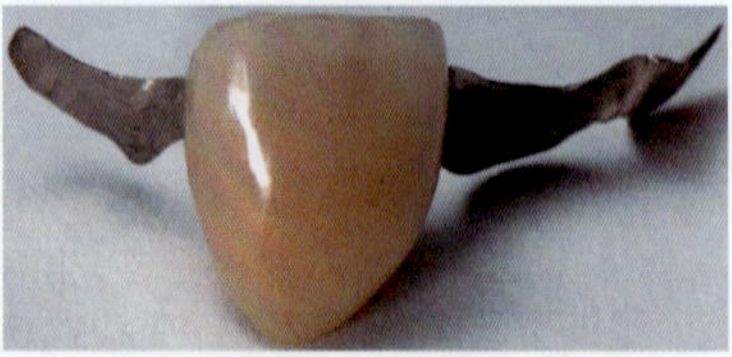

9 Nennen Sie ein Beispiel einer kombiniert fest sitzenden Arbeit.

Die Teleskopkrone. Hier ruht der Primäranker auf dem beschliffenen Zahn bzw. Zähnen und das Sekundärteil sitzt in der jeweiligen Prothese.

10 Wozu dient das Bissnahmeverfahren?

Die ***Bissnahme*** dient zur Registrierung der Lagebestimmung der Kiefer zueinander sowie der schädelbezüglichen Stellung. Das gewonnene Registrat kann nun im Artikulator die Situation im Mund wiedergeben, damit ein funktionsfähiger Zahnersatz angefertigt werden kann.

11 Erklären Sie die Begriffe *Situationsabdruck* und *Funktionsabdruck*.

a) Der *Situationsabdruck* wird mit Alginat und einem konfektionierten Löffel in den OK bzw. UK des Patienten eingebracht. Er gibt die Ausgangssituation der

→

▷ Fortsetzung der Antwort ▷

Mundverhältnisse wieder und dient der Planung oder Dokumentation sowie zur Herstellung technischer Arbeiten.

b) Der *Funktionsabdruck* wird in zwei Phasen im Munde der Patienten hergestellt, wobei ein speziell angefertigter individueller Löffel die Arbeit erleichtert. Um später einen festen Sitz der Prothese zu ermöglichen, wird zur Herstellung von Totalprothesen zuerst der Funktionsrand durch funktionelle Bewegungen aufgebaut. Danach kommt ein zähfließendes Abdruckmaterial in den Löffel, welches ggf. nochmals durch aktive und passive Bewegungen korrigiert wird.

12 Zählen Sie die notwendigen Hilfsmittel auf, die bei einer Handbissnahme bereitgehalten werden müssen.

a) Flamme und Feuerzeug
b) rosa Wachs
c) Wachsmesser (groß, klein)
d) Registrierwachs (Aluwachs)
e) Markierungshilfen, z.B. Markierungsstift
f) Schere und Zirkel
g) Holzspatel
h) Haftpulver
i) Farbring
j) Grundbesteck

13 Um prothetische Versorgungen vorzubereiten, werden häufig Stiftaufbauten bzw. Aufbaufüllungen notwendig. Welche Vorbereitungen sind für diese Maßnahmen notwendig?

a) Für *vitale Zähne* sollte die zahnmedizinische Fachangestellte so genannte parapulpäre Stifte nebst Normbohrern bereithalten.

b) Bei *devitalen Zähnen* ist dagegen eine Verankerung im Wurzelkanal unter Verwendung von Radix-Ankern, gegossenen Stiften oder Glasfaserstiften notwendig. Hierzu gibt es auf dem Dentalmarkt eine Reihe von Systemen, die sich in der Praxis bewährt haben.

14 Erläutern Sie die unterschiedlichen Verfahren bei der Herstellung von Provisorien.

Man unterscheidet zwischen direkten, indirekten und halbdirekten Verfahren.

a) Häufigste Anwendung in der Praxis ist das ***direkte Verfahren,*** d.h., individuelle Provisorien werden im Munde des Patienten nach dem Beschleifen hergestellt.
b) Beim ***indirekten Verfahren*** werden Provisorien nach der Modellherstellung im Labor angefertigt; dies geschieht häufig bei so genannten Langzeitprovisorien.
c) Eine weitere Möglichkeit bietet das ***halbdirekte Verfahren.*** Hier wird eine vorher angefertigte Tiefziehfolie über den zu versorgenden Bereich angebracht und mit Kunststoff aufgefüllt.

15 Welche Hilfsmittel sind zu einer provisorischen Versorgung mit selbsthärtendem Kunststoff notwendig?

Man benötigt für das Provisorium

a) zum ***Konturieren:*** eine Kronenschere, eine Kunststofffräse und Polierer nebst Handstück.
b) zum ***Anrühren:*** Kunststoff, Anmischblock, Spatel, Spritze.
c) zum ***Befestigen:*** provisorischen Zement nach dem Ausarbeiten und dem Polieren des Provisoriums.

**16 Bei großen festsitzenden prothetischen Arbeiten kommt es auf rasches und korrektes Anmischen von Befestigungszement an.
Worauf sollte die Zahnmedizinische Fachangestellte hierbei achten?**

Phosphatzement wird immer auf einer kühlen Glasplatte angerührt, wobei man nach und nach Pulver in die Phosphorsäure einrührt. Es ist auf eine gleichmäßige Konsistenz zu achten. Diese erreicht man durch kreisende Spatelbewegungen. Die Kronen werden bis zu den Kronenrändern mit Zement bestrichen und dann dem Zahnarzt übergeben.

17 Erläutern Sie die Vorbereitungsmaßnahmen, welche die Zahnmedizinische Fachangestellte vor der eigentlichen Abformung durchführen muss.

Die Zahnmedizinische Fachangestellte

a) saugt zur Säuberung des Präparationsfeldes im Munde des Patienten Speichel- und Blutreste ab.
b) assistiert beim Trockenlegen und legt Watterollen nach.
c) stellt Retraktionsfäden bzw. Retraktionsringe in entsprechender Länge und Größe bereit und tränkt diese ggf. zusätzlich mit Retraktionslösung. (Als hilfreich zum Einlegen der Fäden in den Sulcus hat sich der Heidemannspatel bewährt.)
d) hält Elektrokauter bzw. Elektrotome in verschiedenen Größen bereit.

18 Worauf ist bei der Bissregistrierung zu achten?

Der Patient sollte eine aufrecht sitzende und entspannte Stellung einnehmen. Der Schlussbiss soll dabei vorher mehrfach geübt und in entspannter Haltung des Patienten durchgeführt werden. Eine Dreipunktabstützung (beide Molarenbereiche und Frontbereich) auf dem Registrat ergibt eine klar definierte Position des OK.

19 Wozu dient der Gesichtsbogen?

Der Gesichtsbogen oder auch Übertragungsbogen dient zur Registrierung der Lage des Oberkiefers im Schädel des Patienten und der Übertragung zur schädelbezüglichen Montage des Oberkiefermodells in den Artikulator.

20 Welche Materialien kommen bei Kronen oder Brückenankern zum Einsatz?

- Keramik aus Aluminiumoxid oder Zirkonoxid
- Goldlegierungen aus Verbindungen von Gold mit Kupfer, Iridium und Palladium
- Palladiumlegierungen aus Verbindungen mit Silber →

▷ *Fortsetzung der Antwort* ▷

- Titanlegierungen aus reinem Titan
- NEM (***N***icht-***E***delmetall-***L***egierungen) aus Verbindungen von Kobalt, Chrom und Molybdän

21 Ein Termin zur Anfertigung von fest sitzendem Zahnersatz steht an. Wie bereitet die zahnmedizinische Fachangestellte den Arbeitsplatz vor?

Die Zahnmedizinische Fachangestellte legt Hilfsmittel für den Behandler und sich selbst bereit. Zum persönlichen Schutz des Zahnarztes und der zahnmedizinischen Fachangestellten gehören hierzu selbstverständlich der Mundschutz, die Schutzbrille sowie Handschuhe (unsteril) und für den Patienten eine Serviette bzw. ein Schutzumhang und ggf. eine Schutzbrille. Des Weiteren sind Speichelzieher, Saugeransatz, Turbine und Mikromotor an der Einheit zu bestücken, wobei auf eine gezielte Desinfektion zu achten ist. Selbstverständlich liegt auf dem Tray das Grundbesteck nebst Okklusionsfolie bzw. Schimmstockfolie und Zahnseide. Die Anrührinstrumente und -materialien werden separat bereitgehalten.

Herausnehmbarer Zahnersatz

1 Erklären Sie den Unterschied zwischen einer Teilprothese und einer Totalprothese.

Bei einer *Teilprothese* besitzt der Patient eine sogenannte Restbezahnung, woran die Teilprothese verankert wird (gingival-parodontale Verankerung).
Bei einer *Totalprothese* ist der Patient zahnlos, so dass der Prothesenhalt rein über den Saugeffekt der Schleimhaut des Kiefers erreicht wird (gingivale Verankerung).

2 Wie werden die Teilprothesen eingeteilt?

- Schaltprothesen mit Lücken innerhalb der Zahnreihen.
- Freiendprothesen mit Lücken bei verkürzten Zahnreihen. →

▷ *Fortsetzung der Antwort* ▷

- Prothesen mit parodontaler Abstützung, wobei die Kaukraft vollständig auf die Restzähne übertragen wird.
- Prothesen mit gingivaler Abstützung, wobei die Abstützung auf die Weichgewebe übertragen wird.

3 Was sind Ausgleichselemente? Nennen Sie jeweils ein Beispiel.

Ausgleichselemente übertragen den Kaudruck auf andere Abschnitte der Prothese oder auf Restzähne.

Im Oberkiefer:

- Gaumenplatte überträgt die Kräfte auf den Gaumen.
- Transversalbügel überträgt die Kräfte auf den Gaumen und die Schaltsättel.

Im Unterkiefer:

- Sublingualbügel überträgt die Kräfte der Kieferbögen auf den Sublingualbereich.
- Rückenschutzplatte überträgt die Kaukraft auf den fortlaufenden Alveolarkamm.

4 Was sind Verankerungselemente?

Verankerungselemente besitzen verschiedene Funktionen, wie eine Haltefunktion, eine Stützfunktion, eine Führungsfunktion oder eine Kippmeiderfunktion.

5 Wie werden Klammern unterschieden?

Es gibt gebogene Klammern, die aus Draht individuell an den Verankerungszahn angeglichen werden oder aus vorgefertigten Standardklammern individualisiert werden. Diese Klammern werden für Interimsprothesen verwendet. →

▷ Fortsetzung der Antwort ▷

Es gibt des weiteren gegossenen Klammern, welche auf dem Modell modelliert werden und direkt auf das Modell gegossen werden. Diese Klammern werden für definitive Teilprothesen verwendet.

6 Beschreiben Sie den Aufbau einer Klammer und die jeweilige Funktion ihrer Teile.

- Der Klammerschwanz dient zur Befestigung der Klammer in die Kunststoff- oder Metallbasis.
- Die Klammerschulter verbindet den Klammerarm mit dem Klammerschwanz.
- Der Klammerarm greift in den unter dem Äquator liegenden Bereich und sichert die Klammer vor Abzugskräften.
- Die Klammerauflage überträgt den Kaudruck auf den Klammerzahn.

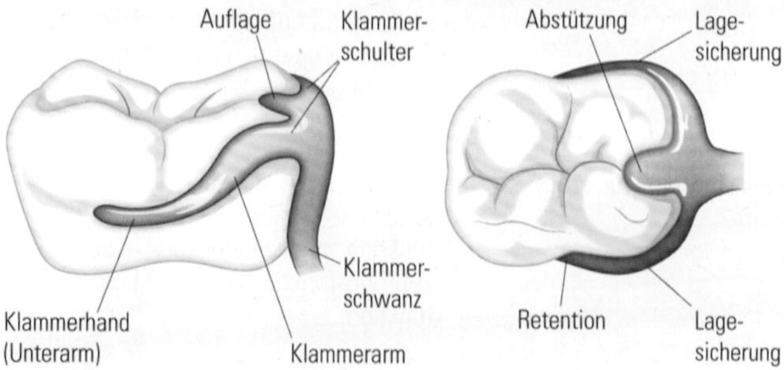

7 Benennen Sie die in den Abbildungen gezeigten Klammern.

1.
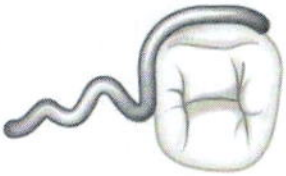

2.
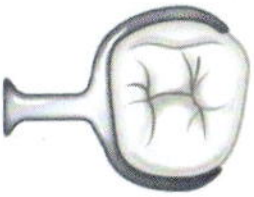

3.
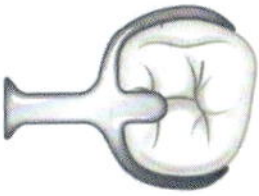

4.
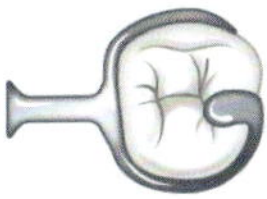

5.
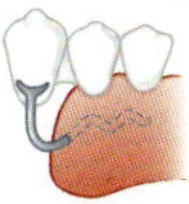

6.
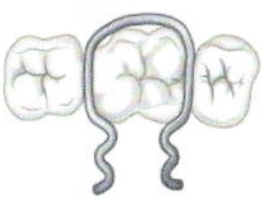

7.
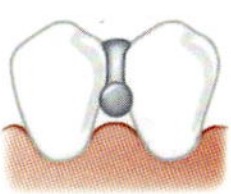

8.
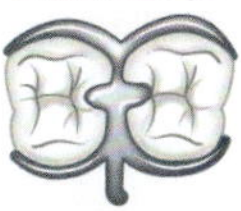

9.
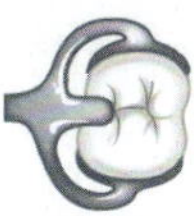

10.
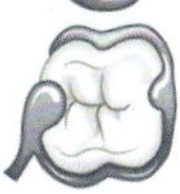

1. Einarmklammer
2. Doppelarmklammer
3. Doppelarmklammer mit Auflage
4. G-Klammer
5. J-Klammer
6. Jackson-Klammer
7. Kugelknopfklammer
8. Bonwillklammer (doppelte E-Klammer)
9. Klammer Nr. II nach Ney
10. Ringklammer nach Ney

8 Beschreiben Sie weitere Befestigungselemente.

- Ein *Steg* ist ein Metallstab, der zwei künstliche Kronen verbindet und einem passgenauen Stegreiter, welcher in der Prothese sitzt, eine stabile Verankerung ermöglicht.
- Ein *Geschiebe* besteht aus einer Matrize, welche an die Krone gegossen wird und der Patrize als bewegliche Verankerung dient. Geschiebe können als Fertigteil oder individuell gestaltet zur Verankerung über parallel gefräste Flächen dienen.
- *Riegel* werden mittels eines beweglichen Bolzens am festsitzenden Anker verriegelt.
- *Druckknopfanker* sind nach dem Druckknopfprinzip aufgebaut und rasten in der Hülse ein.
- *Doppelkronen* werden parallel als Teleskopkronen eingesetzt oder konusartig als Konuskronen verwendet.

9 Was ist eine Immediatprothese?

Hierbei wird vor der geplanten Extraktion der Zähne ein Abdruck genommen, damit die Prothese auf dem radierten Modell (zu extrahierender Zähne) vorab fertig gestellt werden kann. Nach Abschluss der Wundheilung erfolgt meistens noch eine Unterfütterung, sodass die Prothese weiterhin getragen werden kann.

10 Wenn Prothesen nicht mehr passen, werden sie unterfüttert. Welche zwei Arten der Unterfütterung kann man unterscheiden?

- Indirekte Unterfütterung: Hier wird die patienteneigene Prothese als individueller Löffel genutzt, in dem mit ihr eine funktionelle Abformung gemacht wird. Der Patient ist bis zur Fertigstellung ohne Prothese. →

▷ *Fortsetzung der Antwort* ▷

- Direkte Unterfütterung: Hier wird der Prothesenkunststoff direkt auf die aufgeraute Basis gebracht, so in den Mund des Patienten zurückgebracht und mit funktionellen Bewegungen direkt angepasst. Die Prothese verbleibt nach der Aushärtung im Mund des Patienten.

11 Erklären Sie den Ablauf einer Totalprothesenherstellung von Beginn bis zur Eingliederung.

1. *Sitzung:*
   - Anamnese
   - Extraoraler/intraoraler Befund
   - Heil- und Kostenplanerstellung
   - Genehmigung des Heil- und Kostenplans durch die Krankenkasse des Patienten
2. *Sitzung:*
   - Abformung von Oberkiefer und Unterkiefer für die Situationsmodelle
   - Provisorische Bissnahme
3. *Sitzung:*
   - Funktionsabformung mit individuellen Löffeln
   - Bissnahme
   - Gesichtsbogen
4. *Sitzung:*
   - Einprobe der Prothese in Wachs mit den aufgestellten Zähnen
   - Eventuell nur eine Frontzahnanprobe
5. *Sitzung:*
   - Einsetzen der fertigen Totalprothese

12 Was ist eine Cover-Denture-Prothese?

Dies ist eine Versorgung im gering bezahnten Gebiss mit bis zu drei oder weniger Zähnen pro Kiefer, welche mit Teleskopkronen versehen werden, um den Prothesenhalt zu gewährleisten. Der Vorteil liegt darin, dass die überkronten Zähne durch das eingebaute Spiel, →

▷ *Fortsetzung der Antwort* ▷

welches der Resilienz der Schleimhaut entspricht, nicht die gesamte Kaubelastung tragen müssen. Sollten weitere Extraktionen erforderlich sein, kann die entsprechende Krone einfach mit Kunststoff aufgefüllt werden, so dass die Prothese weiterhin getragen werden kann.

13 Für die sogenannten Suprakonstruktionen auf Implantaten müssen nach der Einheilphase und der Freilegung der Implantate Abformungen erfolgen. Zwei Verfahren haben sich dabei bewährt: Die offenen Abformung und die geschlossene Abformung. Erklären Sie diese Verfahren.

a) *Geschlossene Abformung:* Es werden Positionierungshülsen auf die Implantate gesetzt. Diese verbleiben nach Aushärten des Abformmaterials im Abdruck und geben die Lage der Implantate im Mund wieder.
b) *Offenen Abformung:* Es wird für die Abformung ein individueller Löffel verwendet, welcher an den Implantatpfosten durchgängig ist. Die Sicherungsschrauben müssen vor der Abformung entnommen und gegen die Abformpfosten ausgetauscht werden. Die Abformpfosten müssen vor dem Aushärten des Abdrucks freigelegt werden um die Aufschraubung zu lösen, damit die Pfosten im Abdruck verbleiben.

Praxisorganisation und -Verwaltung Wirtschafts- und Sozialkunde

Der Eintritt in das Berufsleben im Gesundheitswesen

Berufsausbildung

1 Welche Gesetze regeln die Berufsausbildung?

a) Berufsbildungsgesetz
b) Handwerksordnung

2 Weshalb sind die staatlich anerkannten Ausbildungsberufe 54 verschiedenen Berufsfeldern zugeordnet?

Damit soll erreicht werden, dass miteinander verwandte Berufe zumindest im ersten Berufsjahr (Grundstufe) nach gleichen Bildungsplänen unterrichtet werden können.

3 Um in anerkannten Ausbildungsberufen eine einheitliche Ausbildung sicherzustellen, werden vom jeweils zuständigen Bundesministerium Ausbildungsordnungen erlassen. Welche Mindestinhalte haben solche Ausbildungsordnungen?

Eine ***Ausbildungsordnung*** enthält:
a) Bezeichnung des Ausbildungsberufs
b) ***Ausbildungsdauer***
c) ***Ausbildungsberufsbild*** (Kenntnisse, Fertigkeiten)
d) ***Ausbildungsrahmenplan*** (sachliche und zeitliche Gliederung)
e) ***Prüfungsanforderungen***

4 Dürfen Jugendliche in nicht anerkannten Ausbildungsberufen ausgebildet werden?

Nein, nur in staatlich anerkannten Ausbildungsberufen

5 Wo ist festgelegt, ob ein Ausbildungsberuf „anerkannt" ist?

Anerkannte Ausbildungsberufe sind im „Verzeichnis der anerkannten Ausbildungsberufe" aufgeführt. Dieses Verzeichnis wird jedes Jahr neu veröffentlicht.

Berufsausbildungsvertrag

6 Wer sind die vertragschließenden Parteien beim Berufsausbildungsvertrag?

Der Ausbildungsvertrag wird zwischen dem ***Ausbildenden*** und dem ***Auszubildenden*** („Lehrling“) geschlossen. Bei Minderjährigkeit des Auszubildenden ist die Unterschrift des *gesetzlichen Vertreters* erforderlich.

7 Worauf muss beim Abschluss eines Ausbildungsvertrages geachtet werden?

Der Vertrag ist vor Ausbildungsbeginn ***schriftlich*** niederzulegen und der zuständigen Stelle vorzulegen, damit die Eintragung in das Verzeichnis der Ausbildungsverhältnisse vorgenommen werden kann.

8 Welche Mindestangaben muss ein Berufsausbildungsvertrag enthalten?

Mindestangaben eines Berufsausbildungsvertrages:

- Art, sachliche und zeitliche Gliederung der Ausbildung
- Beginn und Dauer der Ausbildung
- Dauer der Probezeit
- Vergütung (Höhe, Termin)
- Urlaubstage
- regelmäßige tägliche Arbeitszeit
- Kündigungsvoraussetzungen

9 Die Überwachung der Berufsausbildung erfolgt nach dem Berufsbildungsgesetz durch die zuständigen Stellen. Nennen Sie diese für die folgenden Bereiche:
a) Medizinische Fachangestellte
b) Zahnmedizinische Fachangestellte

a) ***Medizinische Fachangestellte:*** Ärztekammer
b) ***Zahnmedizinische Fachangestellte:*** Zahnärztekammer

10 Welche weiteren Aufgaben neben der Überwachung der Berufsausbildung haben die zuständigen Stellen?

a) Überwachung der persönlichen und fachlichen Eignung der Ausbilder
b) Erlassen von Prüfungsordnungen

→

▷ *Fortsetzung der Antwort* ▷

c) Verzeichnis der Berufsausbildungsverhältnisse führen
d) Prüfungsausschüsse bilden und Prüfungen durchführen
e) Beratung von Auszubildenden und Ausbildenden

11 Weshalb ist nach Berufsbildungsgesetz und Handwerksordnung eine Probezeit vorgeschrieben?

Beide Vertragspartner, Auszubildender ***und*** Ausbildender, sollen sehen, ob der Auszubildende für diese Tätigkeit geeignet ist und ob sie ihm gefällt.

12 Wie lange dauert die Probezeit?

Die ***Probezeit*** beträgt mindestens einen Monat und höchstens vier Monate.

**13 Auch nach Ablauf der Probezeit kann ein Berufsausbildungsverhältnis gekündigt werden.
Nennen Sie drei Gründe und geben Sie jeweils die entsprechende Kündigungsfrist an.**

a) Aus ***wichtigem Grund*** können beide Vertragspartner kündigen, z. B. Diebstahl, Beleidigung, Tätlichkeiten.
Kündigungsfrist: fristlos
b) Bei ***Berufswechsel***
Kündigungsfrist: 4 Wochen
c) Bei ***Berufsaufgabe***
Kündigungsfrist: 4 Wochen

**14 Die Rechte und Pflichten des Auszubildenden sind in Berufsbildungsgesetz und Handwerksordnung festgelegt.
Nennen Sie jeweils vier davon.**

a) ***Pflichten des Auszubildenden:***
- Berufsschulpflicht
- Lernpflicht
- Pflicht zur Arbeitsleistung
- Sorgfaltspflicht
- Schweigepflicht
- Wettbewerbsverbot
- Gehorsamspflicht

b) ***Rechte des Auszubildenden:***
- Recht auf Ausbildung
- Recht auf Ausbildungsvergütung
- Recht auf Fürsorge
- Recht auf Zeugnis

Aufgaben von Zahnmedizinischen Fachangestellten

15 Berufsbild der ZFA
a) Beschreiben Sie den Begriff „Ausbildungsberufsbild".
b) In welcher Bestimmung ist dieses Berufsbild für die Zahnmedizinischen Fachangestellten geregelt?

a) Unter dem ***Ausbildungsberufsbild*** versteht man die zu vermittelnden Kenntnisse und Fertigkeiten, die Gegenstand der Berufsausbildung sind.
b) In der ***Verordnung über die Berufsausbildung zum Zahnmedizinischen Fachangestellten und zur Zahnmedizinischen Fachangestellten*** vom 16. März 2022

16 Die Tätigkeit der Zahnmedizinischen Fachangestellten ist in verschiedene Arbeitsgebiete unterteilbar. Nennen Sie fünf davon.

a) Praxisverwaltung, z. B. Durchführung der Quartalsabrechnung
b) Hilfeleistung bei Diagnose und Therapie, z. B. Assistenz bei chirurgischen Eingriffen
c) Hilfeleistung in Notfällen (erste Hilfe)
d) Durchführung von Laborarbeiten
e) Durchführung der Praxishygiene
f) Anwendung und Pflege medizinischer Geräte

17 Geben Sie Beispiele für Verwaltungsarbeiten, die eine Zahnmedizinische Fachangestellte duchführt.

a) Erfassung von Patientendaten auf Karteikarte oder Computer
b) Abwicklung der Telefonate mit Patienten
c) Durchführung der Quartalsabrechnung
d) Terminplanung
e) Buchführung
f) Steuerung des Praxisablaufs (von der Anmeldung aus)
g) Ausstellung von Formularen (Rezepten, Überweisungen usw.)
h) Erledigung des Schriftverkehrs

Ausbildungsformen

18 Die Berufsausbildung in der Bundesrepublik Deutschland erfolgt üblicherweise im „dualen System". Erklären Sie diesen Begriff.

Im ***dualen System*** sind ***zwei Träger*** gemeinsam für die berufliche Ausbildung zuständig, nämlich der ***Ausbildungsbetrieb*** und die ***Berufsschule.***

19 Welche Hauptaufgaben haben Berufsschule und Ausbildungsbetrieb bei der Ausbildung im dualen System?

Die ***Berufsschule*** vermittelt vorwiegend Allgemeinbildung und Fachtheorie.
Der ***Ausbildungsbetrieb*** ist hauptsächlich für die fachpraktische Ausbildung zuständig.

20 Welche Vorteile bietet die Ausbildung im dualen System?

a) Sie verbindet die Praxis im Betrieb mit der Theorie in der Schule.
b) Ziel der Schule ist die Vermittlung einer möglichst breiten Berufsausbildung und die Förderung der Allgemeinbildung. Dadurch wird der Gefahr einer ausschließlich betriebsbezogenen Ausbildung vorgebeugt.
c) Eine rein schulische Ausbildung wäre für den Steuerzahler zu teuer.
d) Die Ausbildung wird abwechslungsreicher.

21 Nennen Sie zwei mögliche Nachteile des „dualen Systems".

1. Unterschiedliche Qualität der Ausbildungsbetriebe
2. Ausbildungsbetriebe sind oft zu spezialisiert
3. teilweise mangelnde Abstimmung zwischen Ausbildungsbetrieben und Schulen

22 Berufliche Qualifikationen können auch durch berufliche Vollzeitschulen erworben werden.
Welche Vollzeitschulen bieten eine
a) Berufsvorbereitung,
b) berufliche Grundbildung,
c) volle Berufsausbildung?

a) ***Berufsvorbereitung:***
- Berufsvorbereitungsjahr
- Berufseinstiegsjahr (in Baden-W.)
- Vorqualifizierungsjahr Arbeit/Beruf

b) ***berufliche Grundbildung:***
- das Berufsgrundbildungsjahr
- die einjährige Berufsfachschule
- die zweijährige Berufsfachschule

c) ***volle Berufsausbildung:***
- die dreijährige Berufsfachschule
- das Berufskolleg

Möglichkeiten beruflicher Fortbildung und Umschulung

23 Zählen Sie verschiedene Möglichkeiten der allgemeinen und beruflichen Fortbildung auf.

1. Fortbildungslehrgänge einzelner Verbände und Kammern
2. Meisterschulen
3. Fachschulen
4. Volkshochschulen
5. Abendrealschulen
6. Abendgymnasien

24 Weshalb ist eine berufliche Fortbildung für jeden Arbeitnehmer empfehlenswert?

Gründe für eine berufliche Fortbildung:
- Anpassung an den technischen Fortschritt
- Wer beruflich aufsteigen will, muss zusätzliche Qualifikationen vorweisen können.
- Persönlicher Beitrag zur Sicherung des Arbeitsplatzes.

25 Nennen Sie drei Fälle, in denen für Arbeitnehmer eine berufliche Umschulung erforderlich sein kann.

Gründe für eine berufliche Umschulung können sein:
- längere Arbeitslosigkeit,
- Berufsunfähigkeit durch Krankheit oder Unfall,
- Unzufriedenheit mit dem erlernten Beruf,
- Aussterben des erlernten Berufs.

26 Die Förderung der Berufsausbildung ist gesetzlich geregelt. Welches sind in diesem Zusammenhang die drei wichtigsten Gesetze?

a) Das Bundesausbildungsförderungsgesetz ***(BAföG)***
b) Das Sozialgesetzbuch III – Arbeitsförderung – ***(SGB)***
c) Aufstiegsfortbildungsförderungsgesetz ***(AFBG)***, sog. „MeisterBAföG

27 Welche Bildungsmaßnahmen werden im Rahmen der Arbeitsförderung nach dem Sozialgesetzbuch unterstützt?

Die ***Arbeitsförderung*** fördert die ***berufliche*** Ausbildung in einem anerkannten Ausbildungsberuf sowie gerechtfertigte Fortbildungs- und Umschulungsmaßnahmen.

28 Für welche Bildungsmaßnahmen kann ein Bildungswilliger finanzielle Unterstützung nach dem Bundesausbildungsförderungsgesetz (BAföG) beantragen?

Durch ***BAföG*** werden ***schulische*** Bildungs- und Fortbildungsmaßnahmen gefördert wie z. B. Berufsfachschulen, Berufskollegs, Hochschulen, Fachhochschulen.

29 Das Berufsbildungsgesetz beinhaltet die Bereiche Fortbildung und Umschulung. Unterscheiden Sie diese beiden Begriffe und führen Sie je ein Beispiel aus Ihrem Berufsleben an.

a) ***Fortbildung:*** Die Fortbildungsmaßnahmen erfolgen ***auf der Grundlage des erlernten Berufes.*** Sie sollen die beruflichen Kenntnisse und Fertigkeiten erweitern und die Anpassung an die technische Entwicklung sowie den beruflichen Aufstieg ermöglichen, z. B. die Zahnärztekammer bietet einen Kurs über Hygienemaßnahmen in der Zahnarztpraxis an.
b) ***Umschulung:*** Die Umschulungsmaßnahmen sollen zu einer neuen beruflichen Tätigkeit befähigen, z. B. Umschulung einer ZFA zur Hebamme.

30 Welche Aufstiegsfortbildung ist für eine Zahnmedizinische Fachangestellte möglich?

- Zahnmedizinische Prophylaxeassistentin (ZMP)
- Zahnmedizinische Fachassistentin (ZMF)
- Zahnmedizinische Verwaltungsassistentin (ZMV)
- Dentalhygienikerin (DH)

Bereiche des Gesundheitswesens

31 Erklären Sie den Begriff „Gesundheitswesen".

Unter ***Gesundheitswesen*** versteht man die Gesamtheit aller Personen und Einrichtungen zur Durchführung der medizinischen Betreuung auf den Gebieten der Prophylaxe (Vorbeugung), Diagnostik (Krankheitserkennung), Therapie (Behandlung) und Rehabilitation (Wiedereingliederung).

32 Das Gesundheitswesen in Deutschland gliedert sich in drei Bereiche. Nennen Sie diese.

1. Ambulante Versorgung
2. Stationäre Versorgung
3. Öffentlicher Gesundheitsdienst

33 Unterscheiden Sie die folgenden Formen stationärer Versorgung:
a) Allgemeine Krankenhäuser (Akutkrankenhäuser)
b) Sonderkrankenhäuser

a) ***Allgemeine Krankenhäuser*** dienen vorwiegend der Versorgung von Akuterkrankten mit kurzer Verweildauer.
b) ***Sonderkrankenhäuser*** dienen der Behandlung besonderer Personengruppen, z. B. psychiatrische Krankenhäuser

34 Erläutern Sie den Begriff „öffentlicher Gesundheitsdienst".

Unter dem ***öffentlichen Gesundheitsdienst*** versteht man die Zusammenfassung aller Gesundheitsbehörden auf Bundes-, Landes- und Kreisebene.

35 Welche Aufgabenschwerpunkte hat der öffentliche Gesundheitsdienst im Vergleich zu den Einrichtungen der stationären und ambulanten Versorgung?

Der ***öffentliche Gesundheitsdienst*** ist ***vorbeugend*** tätig und erfüllt bestimmte Verwaltungsaufgaben.
Die ***stationäre*** bzw. ***ambulante Versorgung*** dagegen ist ***kurative Medizin*** (auf Heilung ausgerichtet).

36 Nennen Sie die oberste Gesundheitsbehörde auf <u>Bundesebene</u> und geben Sie an, wofür sie zuständig ist.

a) Das Bundesministerium für Gesundheit.
b) Es ist u. a. zuständig für
– das Ausarbeiten von Gesetzesvorlagen, den Erlass von Verordnungen →

▷ *Fortsetzung der Antwort* ▷

sowie die Überwachung von Gesetzen und Verordnungen
- die gesetzliche Kranken- und Pflegeversicherung
- die Gebührenordnung der Ärzte und Zahnärzte (GOÄ, GOZ)
- die Studienordnungen und Approbationsordnungen für Ärzte und Zahnärzte
- zahlreiche Einrichtungen wie z. B. das Bundesinstitut für Arzneimittelprodukte und Arzneimittelsicherheit (BfArM)

37 Nennen Sie die Behörde, die auf Landesebene die Fachaufsicht über die Einrichtungen des öffentlichen Gesundheitsdienstes hat.

Das jeweilige Ministerium eines Bundeslandes, dem die Gesundheitsabteilung zugeordnet ist. In Baden-Württemberg ist dies z. B. das Ministerium für Soziales, Gesundheit und Integration.

38 Welche Einrichtung nimmt auf Kreisebene die Aufgaben des öffentlichen Gesundheitsdienstes wahr?

Das Gesundheitsamt.

39 Zählen Sie mindestens fünf wichtige Aufgaben der Gesundheitsämter auf.

- Aufsicht und Kontrolle über das Gesundheitswesen, z. B. Arztpraxen, Zahnarztpraxen, Apotheken, Krankenhäuser, Pflegeheime und Altenheime
- Überwachung meldepflichtiger Krankheiten nach dem Infektionsschutzgesetz
- Überwachung von Apotheken nach dem Betäubungsmittelgesetz
- Erstellung von amtsärztlichen Zeugnissen, z. B. für Arbeitsunfähigkeit oder Pensionierungen
- Erstellung von Gutachten, z. B. für Führerscheinbewerber →

▷ *Fortsetzung der Antwort* ▷

- Reihen- und Einzeluntersuchungen im Vorschul- und Schulalter
- Überwachung der Wasserversorgung

40 Eine Körperschaft des öffentlichen Rechts ist die Kassenzahnärztliche Vereinigung (KZV). Welche Aufgaben hat die KZV?

Aufgaben der KZV
– Sie stellt die vertragszahnärztliche Versorgung der Versicherten sicher. – Sie lässt die Vertragszahnärzte zu. – Sie nimmt die Interessen der Vertragszahnärzte gegenüber den Krankenkassen wahr und handelt die Honorare der Zahnärzte mit den Krankenkassen aus. – Über die KZV erfolgt die Abrechnung der vertragszahnärztlichen Leistungen und die Verteilung der Honorarüberweisungen der Krankenkassen an die Vertragszahnärzte. – Sie organisiert den zahnärztlichen Notdienst. – Sie überwacht die Wirtschaftlichkeit der vertragszahnärztlichen Leistungen. – Sie führt Fortbildungsveranstaltungen durch, z. B. bei Änderung der Abrechnungsvorschriften. – Sie führt das Vertragszahnarztregister.

41 Vertragszahnarzt
a) Welche Institution ist zuständig für die Zulassung der Vertragszahnärzte?
b) Nennen Sie zwei Pflichten des Vertragszahnarztes.

a) Der Zulassungsausschuss der Kassenzahnärztlichen Vereinigung (KZV).
b) – persönliche Durchführung der vertragszahnärztlichen Versorgung
- ausreichende Versorgung nach den Regeln der ärztlichen Kunst
- keine Erbringung unwirtschaftlicher Leistungen
- Aufzeichnungspflicht über Befunde und Behandlungsmaßnahmen

usw.

42 Wer bildet die Kassenzahnärztliche Bundesvereinigung (KZBV)?

Die KZBV wird von den „KZVen" gebildet. Sie ist ebenfalls eine Körperschaft des öffentlichen Rechts. Allerdings hat sie keine Weisungsbefugnis gegenüber den KZVen.

43 Welche Aufgabe hat die KZBV?

Die KZBV handelt mit den Verbänden der Orts-, Betriebs-, Innungs- und Landwirtschaftlichen Krankenkassen den Bundesmantelvertrag-Zahnärzte (BMV-Z) aus. Er regelt u. a.

- den Umfang der vertragszahnärztlichen Versorgung
- die Rechte und Pflichten des Vertragszahnarztes
- die Verordnung von Arznei-, Heil-, und Hilfsmitteln

44 Wie unterscheiden sich die Zahnärztekammer und die Ärztekammer hinsichtlich der Mitgliedschaft von den ärztlichen und zahnärztlichen Verbänden?

Bei den ***Ärztekammern*** und ***Zahnärztekammern*** besteht eine ***Pflichtmitgliedschaft*** für alle Ärzte bzw. Zahnärzte. Ärzte und Zahnärzte, die ärztlichen oder zahnärztlichen ***Verbänden*** wie z. B. dem „Hartmannbund" oder dem „Freien Verband deutscher Zahnärzte" angehören, sind in diesen Verbänden ***freiwillige Mitglieder.***

45 Welches Organ gilt als Berufsvertretung der Zahnärzte?

Die ***Landeszahnärztekammern.*** In jedem Bundesland gibt es eine Landeszahnärztekammer, in der alle Zahnärzte des jeweiligen Bundeslandes Pflichtmitglied sind. Landeszahnärztekammern (LZK) sind in Bezirkszahnärztekammern (BZK) und Kreiszahnärzteschaften untergliedert.

46 Wofür sind die Landeszahnärztekammern zuständig?

Aufgaben der Landszahnärztekammern sind:

a) Erstellen einer Berufsordnung;
sie regelt die Rechte und Pflichten der Zahnärzte untereinander und gegenüber den Patienten. →

▷ *Fortsetzung der Antwort* ▷

b) berufliche Fortbildung und Weiterbildung der Zahnärzte
c) Anerkennung der fachspezifischen zahnärztlichen Zusatzausbildung
d) Überwachen der Ausbildung der Zahnmedizinischen Fachangestellten und Durchführen von deren Zwischenprüfung und Abschlussprüfung
e) Altersversorgung der Zahnärzte
f) Berufsgerichtsbarkeit

47 Geben Sie an, ob in den folgenden Beispielen die Landeszahnärztekammer oder die Kassenzahnärztliche Vereinigung zuständig ist.

a) Die Zwischenprüfung einer Zahnmedizinischen Fachangestellten.
b) Die Organisation des zahnärztlichen Notdienstes.
c) Eine verbindliche Fortbildung über neue Abrechnungsvorschriften wird angesetzt.
d) Eine verbindliche Fortbildung bezüglich aktueller Gesetzesänderungen im Gesundheitsbereich wird angesetzt.
e) Die Interessenvertretung gegenüber den Krankenkassen.
f) Patienten beklagen sich, weil Dr. Grob elementare Berufspflichten fortwährend verletzt.

a) Landeszahnärztekammer
b) Kassenzahnärztliche Vereinigung
c) Kassenzahnärztliche Vereinigung
d) Landeszahnärztekammer
e) Kassenzahnärztliche Vereinigung
f) Landeszahnärztekammer

48 a) Welche Organisationen vertreten die beruflichen Interessen von Zahnmedizinischen Fachangestellten?
b) Nennen Sie wichtige Leistungen dieser Interessenverbände.

a) – Verband medizinischer Fachberufe e. V. (VMF)
– Gewerkschaft „ver.di"

b) – Vertragspartner bei Tarifverhandlungen der Zahnmedizinischen Fachangestellten
– Vertretung der Mitglieder in Fragen des Arbeits- und Sozialrechts
– Durchführung von Seminaren und Fortbildungsveranstaltungen

Einflüsse auf die menschliche Arbeitsleistung

49 Unterscheiden Sie zwischen inneren und äußeren Arbeitsbedingungen. Geben Sie zusätzlich jeweils zwei Beispiele an.

a) ***Innere Arbeitsbedingungen:***
Voraussetzungen, die der Arbeitnehmer mitbringt, wie z. B.
– Einstellung zur Arbeit
– Leistungsfähigkeit
– Leistungsschwankungen
– Leistungsbereitschaft

b) ***äußere Arbeitsbedingungen:***
Voraussetzungen, die der Arbeitnehmer am Arbeitsplatz vorfindet, wie z. B.
– Arbeitszeit
– Arbeitsplatzgestaltung
– Betriebsklima
– neue Technologien

50 Wovon hängt die Leistungsfähigkeit eines Arbeitnehmers ab?

Die ***Leistungsfähigkeit*** hängt ab von
– der Berufsausbildung,
– den Fachkenntnissen,
– der körperlichen Eignung bzw. Verfassung,
– der Berufserfahrung,
– dem Lebensalter.

51 Welche Faktoren erhöhen die Leistungsbereitschaft eines Arbeitnehmers?

Die ***Leistungsbereitschaft*** eines Arbeitnehmers kann erhöht werden durch
– angemessenen Verdienst,
– Freude an der Arbeit, →

▷ *Fortsetzung der Antwort* ▷

- gute Aufstiegschancen,
- gutes Betriebsklima,
- Selbstständigkeit.

52 Einen besonderen Einfluss auf die Arbeitsleistung hat die Gestaltung des Arbeitsplatzes. Geben Sie fünf Anforderungen an, die ein Arbeitsplatz erfüllen sollte.

1. ausreichende Beleuchtung
2. Sauberkeit
3. Schutz vor Lärm
4. Schutz vor Unfallgefahren
5. ansprechende Farben
6. angenehme Temperaturen
7. ausreichende Belüftung
8. ausreichende Größe

53 Ein schlechtes Betriebsklima kann sich negativ auf die einzelne Zahnmedizinische Fachangestellte sowie auf die gesamte Praxis auswirken. Führen Sie jeweils zwei Auswirkungen an.

a) ***Zahnmedizinische Fachangestellte:***
   - Zunahme der Krankmeldungen
   - geringe Leistungsbereitschaft
   - erhöhte Neigung zum Arbeitsplatzwechsel

b) ***Praxis:***
   - mögliche Abschreckungswirkung auf Patienten
   - schlechte Arbeitsleistungen
   - erhöhte Unfallgefahr

54 Die tägliche Leistungsfähigkeit eines Arbeitnehmers unterliegt erheblichen Schwankungen. Wie versuchen viele Betriebe diese individuellen Leistungsschwankungen zu berücksichtigen?

a) Durch die Einführung von gleitenden Arbeitszeiten
b) Durch zeitversetztes Arbeiten
c) Durch Schichtbetrieb mit längeren Freiblöcken vormittags/nachmittags

55 Einen erheblichen Einfluss auf die menschliche Arbeit haben moderne Technologien.
a) Welche Vorteile sehen Sie darin?
b) Welche Probleme sehen Sie in modernen Technologien?

a) ***Vorteile:***
   - *wesentlich schnellere und exaktere Arbeit* (z. B. bei EDV-Anlagen, Industrierobotern)
   - *Humanisierung der Arbeit,* sie verrichten Arbeiten, die für Menschen monoton oder gesundheitsschädigend sind →

▷ *Fortsetzung der Antwort* ▷

b) ***Probleme:***
- *steigende Arbeitslosigkeit*
- *erhöhte Konzentrationsanforderungen* bei Kontrolltätigkeiten
- *sich ständig ändernde Qualifikationsanforderungen* erfordern lebenslange Weiterbildung

Rechtliche Rahmenbedingungen und Schutzvorschriften in der Arbeitswelt

56 Wodurch werden die meisten Arbeitsunfälle verursacht?

a) Menschliches Versagen (80 % der Fälle)
b) fehlende Schutzvorrichtungen
c) technisches Versagen
d) Materialfehler

57 Wie können Arbeitsunfälle verhindert werden?

a) Beachtung der Unfallverhütungsvorschriften
b) Schutzvorrichtungen an Maschinen
c) regelmäßige Wartung und Überprüfung von Arbeitsmitteln und Geräten

**58 Durch zahlreiche Vorschriften soll der <u>technische Arbeitsschutz</u> die Gefahren am Arbeitsplatz und an den betrieblichen Einrichtungen vermindern.
Nennen Sie vier solcher Vorschriften.**

1. *Gewerbeordnung (GO)*
2. *Arbeitsstättenverordnung (ArbstV)*
3. *Arbeitssicherheitsgesetz (ASG)*
4. *Sozialgesetzbuch V (SGB V)* (Gesetz zur Qualitätssicherung)
5. *Biostoffverordnung (BiostV)*
6. *Gefahrstoffverordnung (GefahrstV)*
7. *Medizinproduktegesetz (MPG)*
8. *Medizinproduktebetreiberverordnung (MPBetreibV)*
9. *Arbeitsschutzgesetz*
10. *Produktsicherheitsgesetz*
11. *Infektionsschutzgesetz (IfSG)*
12. *Berufsgenossenschaftliche Vorschriften* (Unfallverhütungsvorschriften KVV)
13. *RKI-Empfehlungen* (Robert-Koch-Institut; www.rki.de)

59 Welches Gesetz ist die Grundlage des Unfallschutzes?

Die ***Gewerbeordnung*** von 1869 ist die Grundlage des Unfallschutzes. Sie wurde seitdem mehrfach durch zeitgemäße Regelungen ersetzt und erweitert. Ergänzende Gesetze sind z. B. die Arbeitsstättenverordnung, das Produktsicherheitsgesetz, die Gefahrstoffverordnung, Unfallverhütungsvorschriften oder das Arbeitsschutzgesetz.

60 a) Wer erlässt die Unfallverhütungsvorschriften (BG-Vorschriften)?
b) Wie wird die Einhaltung dieser Vorschriften überwacht?

a) ***Unfallverhütungsvorschriften*** (BG-Vorschriften) erlassen die Berufsgenossenschaften der einzelnen Wirtschaftszweige.
b) Durch die staatlichen Gewerbeaufsichtsämter und durch Aufsichtsbeamte der Berufsgenossenschaften. Beide können Geldbußen verhängen, wenn die Schutzvorschriften missachtet wurden.

61 Warum wurde in der Bundesrepublik eine Gefahrstoffverordnung erlassen?

Derzeit werden schätzungsweise mehr als 45 000 chemische Stoffe in mehr als 1 000 000 Zubereitungen auf dem Markt angeboten. Die Folge des zunehmenden Gebrauchs von Chemikalien: mehr als 18 000 Berufskrankheiten werden jährlich auf die Einwirkung gefährlicher Stoffe zurückgeführt.

62 Bei der Schädigung durch Gefahrstoffe unterscheidet man
a) Sofortschäden
b) Spätschäden
Erläutern Sie diese Begriffe.

a) ***Sofortschäden*** treten direkt nach der Einwirkung oder kurz danach auf. Hierbei kann es sich um „harmlose Übelkeit", „ungefährliche Betäubungen" oder um schwere Schädigungen für das ganze Leben handeln.
b) ***Spätschäden*** werden erst nach jahrelanger Einwirkung bemerkt. Bei Krebs beispielsweise können Jahrzehnte vergehen, bis die Krankheit ausbricht, selbst wenn man nur kurz mit dem krebserzeugenden Stoff gearbeitet hat.

63 Welche Aufgabe hat die Gefahrstoffverordnung?

Sie soll Gesundheits- und Umweltgefahren verhindern, indem sie regelt,
- wie gefährliche Stoffe in den Verkehr gebracht werden
- wie mit diesen Stoffen umgegangen wird
- wie die Stoffe aufbewahrt werden
- wie die Stoffe beseitigt werden

64 Welches Gesetz enthält Sicherheitsvorschriften für technische Arbeitsmittel (Maschinen bzw. Geräte) und verpflichtet die Hersteller, nur solche Arbeitsmittel in den Verkehr zu bringen, die den Unfallverhütungsvorschriften sowie den sicherheitstechnischen Erkenntnissen entsprechen?

Das Produktsicherheitsgesetz

65 Was regelt die Arbeitsstättenverordnung?

Die Arbeitsstättenverordnung regelt die Anforderungen an die menschenfreundliche Gestaltung der Arbeitsräume, d. h., sie enthält z. B. Vorschriften über Temperatur, Raumgröße, Lärmschutz, Beleuchtung usw.

66 Welche Aufgabe hat der soziale Arbeitsschutz?

Der ***soziale Arbeitsschutz*** soll die Belastung durch die Arbeit begrenzen.

67 Zählen Sie zwei wichtige Vorschriften oder Gesetze auf, die Regelungen zum Arbeitszeitschutz enthalten.

1. Das Arbeitszeitgesetz
2. das Jugendarbeitsschutzgesetz
3. das Mutterschutzgesetz

68 Für bestimmte Personengruppen bestehen besondere Schutzgesetze. Nennen Sie drei solcher Schutzgesetze.

1. Jugendarbeitsschutzgesetz
2. Schwerbehindertenschutz des Sozialgesetzbuchs (SGB, IX. Buch)
3. Mutterschutzgesetz

69 Welche Schutzvorschriften gelten für berufstätige werdende Mütter?

a) Verbot schwerer körperlicher Arbeiten
b) Verbot von Akkord- und Fließbandarbeit
c) Verbot von Nacht-, Sonntags- und Feiertagsarbeit
d) Gewährung von Sonderpausen
e) Kündigungsschutz
f) Beschäftigungsverbot ***6 Wochen*** vor der Entbindung und ***8 Wochen*** danach.

70 Nennen Sie vier wichtige Bestimmungen des Arbeitszeitgesetzes.

1. Die tägliche Arbeitszeit ist auf 8 Stunden begrenzt.
2. Die tägliche Arbeitszeit kann auf 10 Stunden ausgedehnt werden, wenn innerhalb von 6 Monaten im Durchschnitt nicht mehr als 8 Stunden pro Werktag gearbeitet wird.
3. Sonntags- und Feiertagsarbeit sind verboten.
4. In bestimmten Bereichen ist Sonntagsarbeit und Feiertagsarbeit erlaubt.
5. Bei einer Arbeitszeit von 6 bis 9 Stunden beträgt die Ruhezeit 30 Minuten, 45 Minuten bei einer Arbeitszeit von mehr als 9 Stunden.
6. Im Tarifvertrag können Überstunden vereinbart werden, z. B. gegen Mehrarbeitszuschlag.

71 Nennen Sie vier Bereiche, in denen das Arbeitszeitgesetz die Sonntagsarbeit und Feiertagsarbeit gestattet.

1. Bäckereien und Konditoreien
2. Gastgewerbe
3. Verkehrsbetriebe
4. Krankenhäuser
5. Rundfunk- und Fernsehanstalten
6. Theater
7. Landwirtschaft

72 Welches Einkommen erhält eine werdende Mutter während ihrer Mutterschutzfrist?

Mutterschaftsgeld, das von der Krankenkasse und vom Arbeitgeber bezahlt wird. Es entspricht dem durchschnittlichen Nettoarbeitsentgelt der letzten 3 Monate.

73 Elternzeit

a) Wer kann Elternzeit erhalten?
b) Wie lange wird Elternzeit gewährt?
c) Kann ein Arbeitgeber während der Elternzeit kündigen?

a) Die Mutter und der Vater können gleichzeitig Elternzeit nehmen.
b) Elternzeit wird 3 Jahre gewährt. Wenn der Arbeitgeber einverstanden ist, kann das dritte Jahr bis zum achten Geburtstag des Kindes genommen werden.
c) Nein, frühestens nach deren Ablauf.

74 Für Kinder, die seit dem 1. Januar 2007 geboren wurden, erhalten Eltern ein Elterngeld. Nennen Sie die wichtigsten Merkmale des Elterngeldes.

Elterngeld
- erhalten Eltern, wenn ein zuvor berufstätiger Elternteil zu Hause bleibt.
- ist einkommensabhängig; es beträgt 65 – 100 % des zuvor bezogenen Nettoeinkommens, jedoch mindestens 300 € und maximal 1.800 € im Monat.
- wird höchstens 12 Monate gezahlt.
- wird 14 Monate gezahlt, wenn auch der andere Elternteil mindestens zwei Monate das Kind betreut.
- ist steuerfinanziert und abgabenfrei.

75 Durch das Jugendarbeitsschutzgesetz sollen jugendliche Arbeitnehmer vor körperlichen und sittlichen Gefahren geschützt werden. Nennen Sie fünf Bestimmungen dieses Gesetzes.

Wichtige Bestimmungen des ***Jugendarbeitssch utzgesetzes:***

a) ***Arbeitszeit:***
höchstens 8½ Std. am Tag, 40 Std. in der Woche
b) ***Verbot*** der Kinderarbeit
c) ***Verbot*** von Akkordarbeit, gefährlichen Arbeiten und Nachtarbeit
d) ***Ein Schultag*** mit mehr als 5 Unterrichtsstunden gilt als Arbeitstag
e) ***Urlaub:***
   - 15-Jährige = 30 Werktage
   - 16 Jährige = 27 Werktage
   - 17-Jährige = 25 Werktage
f) ***Ärztliche Untersuchungen:***
   - Erstuntersuchung
   - Nachuntersuchung
g) ***Ruhepausen:***
   - 4½–6 Std. Arbeitszeit = 30 Min.
   - mehr als 6 Std. Arbeitszeit = 60 Min.

76 Dürfen jugendlliche MFA, ZFA und Pharmazeutisch-Kaufmännische Angestellte an Samstagen und Sonntagen beschäftigt werden?

Im Notdienst und in Krankenanstalten ist die Beschäftigung erlaubt.
Allerdings ***müssen*** 2 Sonntage im Monat beschäftigungsfrei sein. Zwei Samstage im Monat *sollen* beschäftigungsfrei sein.

77 Welche Institutionen überwachen die Einhaltung des Arbeitsschutzes?

a) Das Gewerbeaufsichtsamt
b) Technischer Überwachungsverein (TÜV)
c) die Berufsgenossenschaft

Sozialversicherungen

78 Nennen Sie die fünf Zweige der Sozialversicherung.

1. Krankenversicherung (KV), 2. Rentenversicherung (RV), 3. Arbeitslosenversicherung (ALV), 4. Unfallversicherung (UV), 5. Pflegeversicherung (PV)

79 Ordnen Sie den einzelnen Sozialversicherungsarten deren wichtigste Träger zu.

a) ***Krankenversicherung:***
Träger: Orts-, Innungs-, Ersatz-, Betriebskrankenkassen und Bundesknappschaft
b) ***Rentenversicherung:***
Träger: Deutsche Rentenversicherung
c) ***Arbeitslosenversicherung:***
Träger: Bundesagentur für Arbeit
d) ***Unfallversicherung:***
Träger: Berufsgenossenschaften
e) ***Pflegeversicherung:***
Träger: Pflegekassen, die bei den Krankenkassen eingerichtet wurden

80 Wer zahlt die Beiträge zu den einzelnen Sozialversicherungsarten?

	Arbeitgeber	Arbeitnehmer
KV	50%	50%[1]
RV	50%	50%
ALV	50%	50%
UV	100%	–
PV	50%	50%[2,3]

[1] Krankenkassen können Zusatzbeiträge erheben (derzeit 0,35 – 2,7%.) Diese sind von Arbeitnehmern und Arbeitgebern je zur Hälfte zu tragen.

[2] Um die Kosten der Arbeitgeber abzugleichen, strichen die Länder zunächst einen Feiertag, der stets auf einen Werktag fiel. In fast allen Bundesländern ist deshalb der Büß- und Bettag entfallen. In Sachsen wurde kein Feiertag gestrichen, deshalb ist in Sachsen der Arbeitnehmerbeitrag höher.

[3] Kinderlose Arbeitnehmerzwischen 23 und 65 Jahren zahlen 0,35% mehr. Hierfür gibt es keinen Arbeitgeberzuschuss.

81 Obwohl die Sozialversicherung eine Pflichtversicherung für alle Arbeitnehmer ist, gelten Ausnahmeregelungen für bestimmte Personengruppen. Nennen Sie diese Gruppen.

a) Beamte
b) Selbstständige
c) Rentner
d) Arbeitnehmer ab einer bestimmten Einkommenshöhe (sog. Beitragsbemessungsgrenze und Versicherungspflichtgrenze)

82 Erläutern Sie die wesentlichen Merkmale unseres Sozialversicherungssystems.

a) Die Versicherten zahlen die Hälfte der Versicherungsbeiträge.
b) Die andere Hälfte zahlt der Arbeitgeber.
c) Versicherte haben einen Rechtsanspruch auf Versicherungsleistungen.
d) Sozialversicherungen sind nach dem Selbstverwaltungsgrundsatz aufgebaut.
e) Die Sozialversicherungen erhalten erhebliche Staatszuschüsse.

83 Wovon hängt die Höhe der Sozialversicherungsbeiträge ab?

Die Sozialversicherungsbeiträge sind abhängig

- von den *Beitragssätzen*
- vom *Verdienst* des Versicherten,
- von der *Beitragsbemessungsgrenze.*

84 Erklären Sie, was man unter der *Beitragsbemessungsgrenze* versteht.

Höchstbetrag für die Beitragsberechnung. Liegt der Verdienst über der Beitragsbemessungsgrenze, dann wird der Beitrag nur bis zu dieser Grenze berechnet. Die Beitragsbemessungsgrenze wird jährlich neu festgelegt.
Ihre Höhe am 1.1.2023:

- monatlich 7300,– € (neue Bundesländer: 7100,– €) in der ***Rentenversicherung*** und ***Arbeitslosenversicherung***
- monatlich 4987,50 € in der ***Krankenversicherung*** und ***Pflegeversicherung***

85 Unterscheiden Sie zwischen Regelleistungen und Mehrleistungen der Krankenkassen.	***Regelleistungen*** sind gesetzlich vorgeschriebene Mindestleistungen, zu denen jede Krankenkasse verpflichtet ist. ***Mehrleistungen*** übersteigen die Regelleistungen, wie z. B. zusätzliche Kuren.
86 Nennen Sie die wichtigsten Regelleistungen der Krankenkassen.	a) Maßnahmen zur Vorsorge und Früherkennung von Krankheiten b) Krankenhilfe c) Mutterschaftshilfe d) Familienhilfe e) Krankengeld
87 Welche Leistungen umfasst die Krankenhilfe? (Mindestens vier Beispiele)	Die Krankenhilfe umfasst z. B. ärztliche Behandlung, zahnärztliche Behandlung, Arzneimittel, Verbandmittel, Heilmittel, Krankenhauspflege, häusliche Krankenpflege
88 In welcher Höhe wird Krankengeld bezahlt?	Es beträgt 70 % des regelmäßigen Bruttoverdienstes.
89 Wer ist in der Krankenversicherung pflichtversichert?	a) Arbeitnehmer, deren Verdienst die Versicherungspflichtgrenze nicht übersteigt. b) Studenten und Auszubildende c) Rentner d) Landwirte e) Arbeitslose
90 Erläutern Sie die Bedeutung der Versicherungspflichtgrenze in der Krankenversicherung.	Arbeitnehmer sind nur dann bei einer gesetzlichen Krankenkasse pflichtversichert, wenn ihr Einkommen die ***Versicherungspflichtgrenze*** nicht überschreitet (2023: 5550,– €). Arbeitnehmer, die der Versicherungspflicht nicht mehr unterliegen, können in eine private Krankenkasse wechseln.
91 Wer bezahlt für Arbeitslose die Krankenkassenbeiträge?	Die Bundesagentur für Arbeit

92 Wer ist in der Rentenversicherung pflichtversichert?

Alle Arbeitnehmer und Auszubildenden

Selbstständige wie Zahnärzte, Ärzte, Rechtsanwälte, Apotheker usw. können sich freiwillig versichern.

93 Welche Leistungen erbringt die Rentenversicherung?
Zählen Sie drei Beispiele auf.

a) ***Rehabilitationsmaßnahmen***, um die Arbeitskraft zu sichern oder wiederherzustellen (z. B. Umschulung, Kur)

b) ***Rentenleistungen***
   - Altersrente
   - Rente wegen Erwerbsminderung
   - Waisenrente
   - Witwen- bzw. Witwerrente

94 Ein wichtiger Begriff aus dem Rentenrecht ist die „Wartezeit".
Erklären Sie, was man darunter versteht.

Die ***Wartezeit*** ist die Mindestzeit, die man der Rentenversicherung angehören muss, um Rentenleistungen zu beanspruchen.

Die Wartezeit wird erfüllt durch:

- Beitragszeiten
- Kindererziehungszeiten
- Ausfallzeiten (z. B. Krankheit/Berufsausbildung)
- Ersatzzeiten (z. B. Wehrdienst)
- Zeiten nach dem Versorgungsausgleich bei Scheidungen

95 Man unterscheidet die große und die kleine Wartezeit.
Nennen Sie hierzu jeweils die entsprechenden Rentenleistungen.

a) Die ***kleine Wartezeit*** beträgt derzeit ***5 Jahre.***
   Sie wird verlangt für:
   - Rente wegen Erwerbsminderung
   - Altersrente nach 65. Lebensjahr (= Regelaltersrente)
   - Hinterbliebenenrente

b) Die ***große Wartezeit*** beträgt derzeit ***35 Jahre.*** Sie ist Voraussetzung für Altersrenten vor dem 65. Lebensjahr. (= Rente für langjährig Versicherte)

96 Im Zusammenhang mit der Rentenversicherung ist immer wieder vom „Generationenvertrag" die Rede.
a) Erläutern Sie diesen Begriff.
b) Welche Probleme sehen Sie in diesem Zusammenhang?
c) Machen Sie drei Lösungsvorschläge.

a) Die Beiträge der jeweils arbeitenden Generationen ermöglichen die Renten der Generationen im Ruhestand.
b) Die arbeitende Bevölkerung wird immer geringer, während die Zahl der Rentner immer mehr zunimmt, d. h., immer weniger Arbeitnehmer müssen für immer mehr Rentner zahlen.
c) *Lösungsmöglichkeiten:*
   - Erhöhung der Beiträge
   - geringere Rentenerhöhungen
   - Verlängerung der Lebensarbeitszeit (Erhöhung des Rentenalters auf über 67 Jahre)
   - staatliche Familienförderung zur Hebung der Geburtenzahl
   - Teilrenten (Altersteilzeit)
   - Absenkung des Rentenniveaus
   - Staat fördert freiwillige private Vorsorge durch Zulagen und Steuervorteile (z. B. „Riesterrente")

97 Wer ist in der Arbeitslosenversicherung pflichtversichert?

Alle Arbeitnehmer und Auszubildenden

98 Neben der Zahlung von Arbeitslosenunterstützung hat die Arbeitslosenversicherung weitere Aufgaben. Geben Sie hierzu drei Beispiele.

a) Arbeitsmarkt- und Berufsforschung
b) Arbeitsvermittlung
c) Berufsberatung
d) Unterstützung von:
   - Ausbildung
   - Fortbildung
   - Umschulung
e) Kurzarbeitergeld

99 Welcher Unterschied besteht zwischen dem Arbeitslosengeld I und dem Bürgergeld, das seit Januar 2023 das Arbeitslosengeld II ersetzt.

a) ***Arbeitslosengeld* I (Stand: 1. 1. 2023)**
   - ist höher als das Bürgergeld. Versicherte mit Kind erhalten 67 % des pauschalierten Nettoverdienstes, Versicherte ohne Kind 60 %.
   - erfordert eine Anwartschaftszeit.
   - Es besteht ein Rechtsanspruch auf Arbeitslosengeld I. →

▷ *Fortsetzung der Antwort* ▷

- Die Dauer der Zahlung ist begrenzt. Sie hängt ab vom Alter des Versicherten sowie von dessen Beschäftigungszeit.

b) ***Bürgergeld* (Stand: 1.1.2023)**
- erhalten Erwerbsfähige, die kein Arbeitslosengeld I (mehr) erhalten, sofern sie bedürftig sind.
- beträgt monatlich 502 €. Hinzu kommen z. B. Miete, Heizung und Nebenkosten für eine angemessene Wohnung.
- ist keine Leistung der Arbeitslosenversicherung, sondern wird aus Steuermitteln finanziert. Die Bundesagentur für Arbeit zahlt es lediglich aus.
- bei Nichtantritt einer zumutbaren Arbeitsstelle sind Kürzungen möglich.

100 Welche Ereignisse sind durch die gesetzliche Unfallversicherung abgedeckt?

a) *Wegeunfall* (auf dem direkten Weg zum und vom Arbeitsplatz)
b) *Unfall am Arbeitsplatz*
c) *Berufskrankheit*

101 Welche Leistungen erbringt die gesetzliche Unfallversicherung?

a) ***Unfallverhütung*** durch Erlass von Unfallverhütungsvorschriften (BG-Vorschriften) sowie die Überwachung von deren Einhaltung
b) ***Heilbehandlung*** (ärztl. Behandlung, Arzneimittel, Krankenhausaufenthalt usw.)
c) ***Verletztengeld*** (entspricht dem Krankengeld)
d) ***Verletztenrente***
e) ***Hinterbliebenenrente***
f) ***Sterbegeld***

102 Wer ist in der Pflegeversicherung versicherungspflichtig?

Versicherungspflichtig ist jeder, der krankenversichert ist, gleichgültig, ob bei einer gesetzlichen oder bei einer privaten Krankenversicherung.

103 Welche Leistungen erbringt die Pflegeversicherung?

Je nach Pflegebedürftigkeit unterschiedliche Zuschüsse zur ambulanten Pflege oder zur stationären Pflege

104 Welches Gericht ist für Streitigkeiten aus dem Sozialversicherungsrecht zuständig?

In erster Instanz das ***Sozialgericht.*** Die Berufungsinstanz bildet das ***Landessozialgericht.*** Gegen dessen Urteile kann beim ***Bundessozialgericht*** Revision eingelegt werden.

105 Welcher bedeutende Grundsatz gilt für die Verfahren vor den Sozialgerichten?

Die Verfahren vor den Sozialgerichten sind ***kostenfrei.***

Private Zusatzversicherungen (Individualversicherungen)

106 Wie unterscheiden sich Sozialversicherungen von Privatversicherungen (Individualversicherungen)?

a) ***Sozialversicherungen:***
   - sind gesetzliche Pflichtversicherungen.
   - Es gilt das *Solidaritätsprinzip,* d. h., die Beiträge richten sich nach dem Verdienst, die Leistungen nach den Erfordernissen.
   - Die Leistungen sind gesetzlich geregelt.

b) ***Individualversicherungen:***
   - werden freiwillig abgeschlossen, keine Pflicht.
   - Es gilt das *Leistungsprinzip,* d. h., die Beiträge (Prämien) richten sich nach versichertem Risiko und Leistungsumfang.
   - Im Gegensatz zu den Sozialversicherungen decken sie nicht nur die personenbezogenen Risiken ab, sondern auch sachbezogene und vermögensbezogene.

107 In welche drei Gruppen können Privatversicherungen eingeteilt werden? Geben Sie jeweils zwei Beispiele an.

a) ***Personenversicherungen:***
   - private Krankenversicherung
   - private Unfallversicherung
   - private Rentenversicherung
   - Lebensversicherung

b) ***Sachversicherungen***
   - Feuerversicherung
   - Reisegepäckversicherung
   - Hausratversicherung
   - Wohngebäudeversicherung

c) ***Vermögensversicherungen***
   - Privathaftpflichtversicherung
   - Berufshaftpflichtversicherung
   - Kfz-Haftpflichtversicherung
   - Rechtsschutzversicherung

108 Welche Aufgabe hat die Haftpflichtversicherung?

Sie übernimmt Schäden, die der Versicherte aus unerlaubter Handlung einem Dritten zugefügt hat.
Beispiel: verschuldeter Verkehrsunfall bei der Kfz-Haftpflicht

109 Unterscheiden Sie die Wohngebäudeversicherung von der Hausratversicherung.

- Die **Wohngebäudeversicherung** schützt ein Gebäude und alle Gegenstände, die **fest** mit **seinen Mauern** verbunden sind, gegen Feuer, Leitungswasser und Sturm. Elementarschäden wie Starkregen, Überschwemmung, Erdbeben, Schneedruck und Lawinen können zusätzlich abgesichert werden. Die Gebäudeversicherung richtet sich an den Eigentümer.
- Die **Hausratversicherung** sichert alle losen Besitztümer in einer Wohnung ab. Deshalb ist sie für jeden Bewohner sinnvoll, egal ob Mieter oder Eigentümer.

110 Welche Schäden werden normalerweise durch eine verbundene Hausratversicherung abgedeckt?

1. Feuer
2. Einbruch – Diebstahl
3. Leitungswasser
4. Glasbruch

111 Manche Individualversicherungen sind für bestimmte Personen Pflicht. Nennen Sie hierzu zwei Beispiele.

1. Die Kfz-Haftpflicht
2. die Gebäudebrandversicherung (in den meisten Bundesländern Pflicht)

112 In einem Kaufhaus beschädigen Sie versehentlich ein teures LCD-Fernsehgerät. Welche Privatversicherung übernimmt den Schaden?

Die private Haftpflichtversicherung

113 Welche der nachfolgend aufgeführten Versicherungen dienen nicht der privaten Vorsorge?
a) Hausratversicherung
b) Arbeitslosenversicherung
c) Reisegepäckversicherung
d) Lebensversicherung
e) gesetzliche Unfallversicherung
f) Rechtsschutzversicherung
g) gesetzliche Krankenversicherung

Nicht der privaten Vorsorge dienen:
b) Arbeitslosenversicherung
e) gesetzliche Unfallversicherung
g) gesetzliche Krankenversicherung

114 Manche Privatversicherungen sind für bestimmte Personen Pflicht. Nennen Sie hierzu zwei Beispiele.

- die **Kfz-Haftpflichtversicherung**
- die Berufshaftpflichtversicherung, z. B. bei Ärzten, Apothekern, Architekten oder Steuerberatern

115 Überprüfen Sie, ob die nachfolgend aufgeführten Privatversicherungen für die 19-jährige Zahnmedizinische Fachangestellte Martina sinnvoll sind. Martina wohnt in einer Einzimmerwohnung, die sie sich nach und nach einrichten möchte. Ihr Hobby ist Gleitschirmfliegen.

a) Hausratversicherung
b) private Unfallversicherung
c) Privathaftpflichtversicherung
d) private Rentenversicherung/ Lebensversicherung
e) Berufsunfähigkeitsversicherung

a) ***Hausratversicherung:*** Nicht sinnvoll, da Martina noch keinen wertvollen Hausrat hat.

b) ***private Unfallversicherung:*** Sinnvoll aufgrund des nicht ganz ungefährlichen Hobbys. Außerdem übernimmt die gesetzliche Krankenversicherung nur die Heilbehandlung. Zurückbleibende Schäden wie Invalidität können nur durch eine private Unfallversicherung abgesichert werden. Dies ist für Martina besonders wichtig, da sie noch keine Rentenansprüche besitzt.

c) ***Privathaftpflichtversicherung:*** Sie sollte jeder Erwachsene besitzen, da Schadenersatzforderungen enorme Höhen erreichen können.

d) ***private Rentenversicherung/Lebensversicherung:*** Sinnvoll als Altersvorsorge, da junge Beitragszahler in der gesetzlichen Rentenversicherung nur einen Teil ihrer Altersvorsorge sehen können.

e) ***Berufsunfähigkeitsversicherung:*** Sinnvoll, da die gesetzliche Rentenversicherung in den ersten Berufsjahren entweder keine oder nur geringe Renten zahlt, wenn man erwerbs- oder berufsunfähig wird.

Praxisorganisation

Gestaltung der Praxisräume

1 Weshalb muss auf die zweckmäßige Anordnung und Gestaltung der Praxisräume großer Wert gelegt werden?

Sinn der räumlichen *Praxisorganisation:*

a) Reduzierung des Zeitaufwandes für Zahnarzt und Zahnmedizinische Fachangestellte
b) Der Patient soll sich in der Praxis wohl fühlen und zurechtfinden
c) Leistungssteigerung
d) Kostensenkung

2 Von welchen Faktoren ist die räumliche Praxisorganisation abhängig? (Drei Angaben)

Die Praxisorganisation hängt ab von der:

a) Fachrichtung des Zahnarztes (z. B. Kieferchirurg, Parodontologe usw.)
b) Tätigkeitsschwerpunkte des Zahnarztes (z. B. Endodontologe, Implantologe)
c) Anzahl der notwendigen Räume
d) Anzahl der Patienten
e) Lage der Praxis (in der Stadt, auf dem Lande)

3 Man unterscheidet in einer Zahnarztpraxis drei Funktionsbereiche. Nennen Sie diese.

Funktionsbereiche einer Zahnarztpraxis:

a) *Zahnarztbereich:* 2–3 Behandlungsräume, Röntgenraum
b) *Patientenbereich:* Anmeldung, Wartezimmer, Garderobe, WC
c) *Personalbereich:* Anmeldung, Labor, evtl. Aufenthaltsraum

4 Geben Sie je zwei Punkte an, die bei der Einrichtung der Anmeldung sowie der Behandlungsräume zu beachten sind.

a) *Anmeldung:*
   - Sie muss direkt erreichbar sein
   - Es muss eine ständige Kontrolle aller Bewegungsabläufe zwischen den Praxisräumen möglich sein
   - Helle und freundliche Gestaltung

→

▷ *Fortsetzung der Antwort* ▷

b) ***Behandlungsräume:***
- Die Praxis sollte mindestens zwei Behandlungsräume haben. Zeitverluste durch Reinigung und Vorbereitung des Arbeitsplatzes zwischen den Behandlungen können dadurch vermieden werden.
- Die Räume müssen so gestaltet und eingerichtet sein, dass der Zahnarzt während der Behandlung alle Instrumente und Hilfsmittel erreicht. Des Weiteren muss er in der Lage sein, die Turbine zu steuern und die Arbeitsfeldleuchte einzustellen, ohne dass er seine Sitzposition am Patienten verlassen muss.

Verwaltung der Patientendaten

5 Das Urteil der Patienten über eine Zahnarztpraxis wird maßgeblich vom Verhalten der Zahnmedizinischen Fachangestellten mitbestimmt. Nennen Sie drei Verhaltensweisen beim Empfang eines neuen Patienten.

Die Zahnmedizinische Fachangestellte muss darauf achten, dass sie
a) Daten des Patienten nicht in Anwesenheit Dritter erfragen darf
b) eine mustergültige Ordnung an ihrem Schreibtisch hält
c) absolut korrekt schreibt (Namen, Vornamen, Adressen usw.)
d) jeden neuen Patienten aufmerksam, freundlich und lächelnd begrüßt
e) den Patienten so häufig wie möglich mit seinem Namen anspricht

6 Bei der Datenerfassung unterscheidet man zwischen
a) Stammdaten und
b) Bewegungsdaten. Erklären Sie beide Begriffe.

a) ***Stammdaten:*** Sie bleiben über einen längeren Zeitraum ***unverändert***, z. B. Name, Familienstand, Krankenkasse
b) ***Bewegungsdaten:*** Sie ***ändern sich häufig***, z. B. Leistungen

7 Das Bundesdatenschutzgesetz (BDSG) schützt die in Dateien gespeicherten personenbezogenen Daten. Erklären Sie den Begriff Datei".

Unter einer ***Datei*** versteht man eine gleichartig aufgebaute Sammlung von Daten, die ***ausgewertet*** und ***umgeordnet*** werden kann. Hierzu gehören u. a. auch die Karteikarten.

8 Nennen Sie drei Gesichtspunkte, weshalb der Zahnarzt eine Kartei führt.

a) ***Aufzeichnungspflicht des Zahnarztes*** aufgrund des Bundesmantelvertrages (BMV) und der zahnärztlichen Berufsordnung
b) Die Karteiführung ist ***Grundlage für die Abrechnung***
c) Dem Zahnarzt stehen wichtige ***Informationen über den Patienten*** sofort zur Verfügung

9 Eine wichtige Aufgabe der Zahnmedizinischen Fachangestellten ist die Führung der Patientenkartei. Was muss die ZFA hierbei beachten?

a) Geheimhaltung der Eintragungen
b) gute Lesbarkeit der Eintragungen
c) sorgfältige Eintragung
d) Eintragungen immer auf den neuesten Stand bringen

10 Welche Vorteile bietet eine Kartei gegenüber Aufzeichnungen in einem Buch? (Vier Angaben)

Vorzüge der Kartei sind:
a) die Übersichtlichkeit
b) das schnelle Einordnen
c) das schnelle Auffinden
d) die Aktualität (Ergänzung neuer, Herausnahme alter Karteikarten)
e) die guten Ordnungsmöglichkeiten

11 Die Abbildung zeigt die Bestandteile (1–4) der Kartei. Nennen Sie diese.

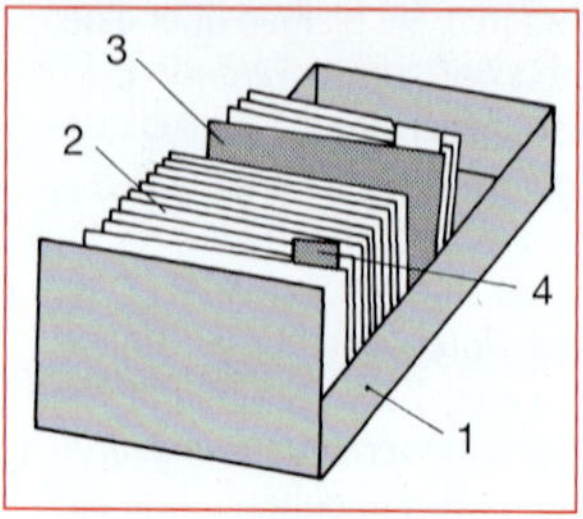

1 = Karteibehälter
2 = Kartei- oder Grundkarte
3 = Leitkarte
4 = Ordnungsmittel

12 Grundsätzlich können zwei Arten von Karteien unterschieden werden.
a) Nennen und erklären Sie diese.
b) Welche Karteiart wird in der Praxis am häufigsten verwendet?
Geben Sie den wesentlichen Grund dafür an.

a) – ***Steilkartei:*** Hierbei stehen die Karten als Block hintereinander in einem Behälter (Karteikasten, Karteitrog).
– ***Staffelkartei:*** Die Karteikarten (-taschen) stehen, liegen oder hängen schuppenförmig gestaffelt über- oder nebeneinander.

b) Die Steilkartei ist die häufigste Karteiform, da sie wenig Platz benötigt.

13 Wie ist eine Karteikarte gegliedert?
Welche Angaben enthalten diese Kartenteile?

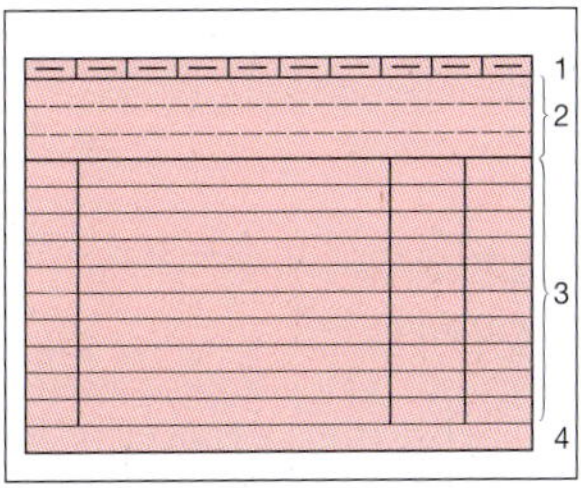

Aufbau einer Karteikarte:
1 = ***Kartenleiste:*** dient zum Anbringen von Ordnungsmitteln
2 = ***Kartenkopf:*** enthält gleich bleibende Angaben wie Personalangaben, Dauerdiagnosen usw.
3 = ***Kartenrumpf:*** nimmt fortlaufende Eintragungen auf
4 = ***Kartenfuß:*** enthält Angaben über den Hersteller, die Bestellnummer usw.

14 Welche vier Arten von Karteikarten werden in der Zahnarztpraxis verwendet?

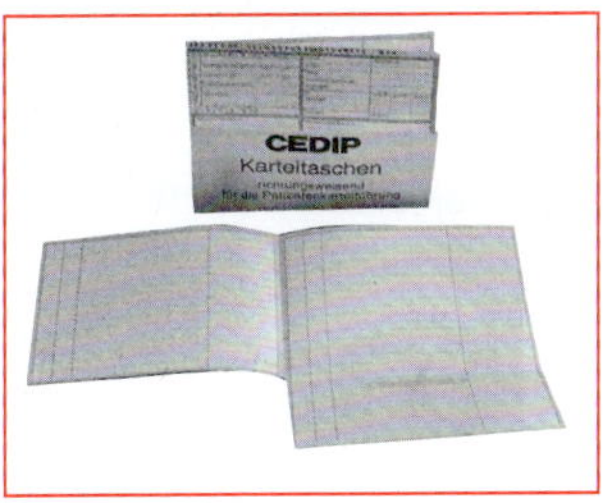

a) Einfache Karteikarten (ohne Einlegemöglichkeit von Befunden etc.)
b) Karteimappen (Klappkarten)
c) Karteitaschen
d) elektronische Karteikarten (Der PC verdrängt zunehmend die Kartei).

15 Um die Bearbeitung einer Kartei zu beschleunigen, gibt es bestimmte Ordnungshilfsmittel.
Welche sind hier abgebildet und wodurch unterscheiden sie sich hinsichtlich der Änderungsmöglichkeiten?

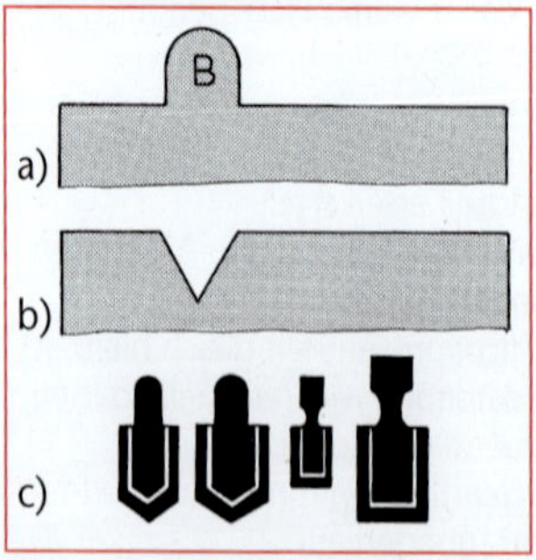

a) Tab, unveränderliches Ordnungshilfsmittel
b) Kerbe, unveränderliches Ordnungshilfsmittel
c) Reiter, veränderliches Ordnungshilfsmittel

16 Viele Zahnarztpraxen verwenden für ihre Karteikarten unterschiedliche Farben.
a) Geben Sie zwei Beispiele an, bei denen sich diese Unterscheidung anbieten könnte.
b) Wann erweist sich diese farbliche Unterscheidung als Nachteil?

a) – Unterscheidung von Kassen- und Privatpatienten
 – Unterscheidung von Primärkassen- und Ersatzkassenpatienten
b) Ein Nachteil ist immer bei Änderungen der Kassenzugehörigkeit des Patienten vorhanden, da sich dadurch auch die Karteikartenfarbe ändert.

17 a) Welchen Vorteil hat die farbliche Markierung der Anfangsbuchstaben des Familiennamens?
b) Ordnen Sie die Patientennamen alphabetisch nach DIN 5007: Mayer, Hugo / Maier, Alois / Maier-Bach, Anne / Maier, Anton, Dr. / Mayer, Hugo Anton

a) Dadurch können falsch einsortierte Karteikarten sofort entdeckt werden, da diese die aufsteigende Linie in der Kartei unterbrechen.
b) Maier, Alois / Maier, Anton, Dr. / Maier-Bach, Anne / Mayer, Hugo / Mayer, Hugo Anton

18 Nennen Sie Gründe für die Aufbewahrung von Schriftgut.

a) Einhaltung der gesetzlichen Aufbewahrungsfristen
b) Auskünfte an Kollegen und Krankenkassen über zurückliegende Behandlungen werden möglich.
c) eigene Gedächtnisstütze

19 In welche Wertstufen lässt sich das Schriftgut hinsichtlich der Aufbewahrungszeit einteilen? Geben Sie jeweils ein Beispiel.

a) Schriftgut mit Tageswert: Werbeschreiben, unverlangte Angebote
b) Schriftgut mit Prüfwert: Angebote, Bewerbungsschreiben
c) Schriftgut mit Gesetzeswert: Karteikarten, Durchschriften der Berichtsvordrucke
d) Schriftgut mit Dauerwert: Kassenarztzulassung, Zeugnisse

20 Welche gesetzlichen Aufbewahrungsfristen haben folgende Unterlagen?
a) Buchungsbelege
b) Karteikarten
c) Aufzeichnungen über Unterweisung des Röntgenpersonals

a) 10 Jahre
b) 10 Jahre
c) 5 Jahre

Postbearbeitung und Telekommunikation

21 Welche Arbeitsgänge führen Sie beim Eingang der Post nacheinander durch?

a) Sortieren nach Geschäftspost und Privatpost
b) Öffnen der Geschäftspost
c) Prüfen, dass keine Unterlagen im Umschlag bleiben und alle im Anlagenvermerk angegebenen Anlagen vorhanden sind, evtl. Fehlvermerke →

▷ *Fortsetzung der Antwort* ▷

d) Briefe mit Eingangsstempel versehen
e) Sortieren nach Werbesendungen und Geschäftsbriefen
f) Weitere Bearbeitung nach Anweisung des Zahnarztes

22 Sie arbeiten mit Ihrer Kollegin Ute Geschwind in der Praxis Dr. Gessert und haben die Aufgabe, die eingehende Post zu bearbeiten.
Welcher Brief darf von Ihnen geöffnet werden?
Begründen Sie Ihre Aussage.

a) Praxis
Dr. Gessert
Frau Ute Geschwind
Postfach 10 62 83
70019 Stuttgart

b) Frau
Ute Geschwind
Praxis Dr. Gessert
Postfach 10 62 83
70019 Stuttgart

Lösung: a)
Der Brief a) darf geöffnet werden, da er an die Praxis adressiert ist. Die Angabe „Frau Ute Geschwind" bedeutet lediglich, dass der Brief von Frau Geschwind bearbeitet werden soll, sofern sie anwesend ist.

Anmerkung: Nach einem Urteil des Landesarbeitsgerichts Hamm kann sogar *die* Firmenpost geöffnet werden, bei der der Name des Empfängers über dem des Firmennamens steht. Um dies zu vermeiden, ist es ratsam, den Vermerk „vertraulich" bzw. „persönlich" aufzubringen.

23 Bringen Sie die einzelnen Bearbeitungsstufen beim Postausgang in die richtige Reihenfolge.
① Falten und Kuvertieren
② Kontrolle der Anschrift, Unterschrift, Blattzahl und Anlagen
③ Frankieren
④ Bestimmung der Sendungsart und Versendungsform
⑤ Feststellung des Gewichts und der Maße der Sendung

②, ①, ④, ⑤, ③

24 Nennen Sie die Hilfsmittel bei der Bearbeitung der Ausgangspost.

a) Aktuelles Gebührenverzeichnis der Dt. Post AG und anderer Postdienste
b) Briefwaagen
c) Frankiermaschinen
d) Maßschablone für Abmessungen
e) Kalkulator zur Gebührenberechnung (Internetservice der Dt. Post AG)

25 Nennen Sie Versandzusatzleistungen der Deutschen Post AG.

a) Einschreiben
b) Einschreiben Einwurf
c) Nachnahme
d) Rückschein
e) Eigenhändig
f) Express

26 Nachrichtenübermittlung

a) Nennen Sie drei verschiedene Möglichkeiten der Übermittlung von Nachrichten.

b) Geben Sie jeweils einen Vor- und Nachteil der jeweiligen Übermittlungsform an.

	Brief	Telefax	E-Mail	Telefongespräch
Vorteil	schriftlicher Nachweis, jeder ist erreichbar	sehr schnell, schriftlicher Nachweis	sehr schnell, schriftlicher Nachweis	sehr schnell, leichter für Rückfragen
Nachteil	dauert relativ lange	besondere Anlage erforderlich	Internetanschluss erforderlich	kein schriftlicher Nachweis

27 Geben Sie für Päckchen und DHL-Pakete

a) das Höchstgewicht **b) die Haftung der Deutschen Post AG an.**

	Päckchen	DHL-Paket
Höchstgewicht	2 kg (Bei Pluspäckchen [Packset mit Motivmarke] bis 20 kg)	31,5 kg
Haftung	keine	bis 500 €, bei höherem Wert bis 25 000 € „Transportversicherung" (Stand 2023)

28 **Briefe unterteilt die Post AG in vier Untergruppen (Basisprodukte). Nennen Sie diese.**

a) Standardbrief
b) Kompaktbrief
c) Großbrief
d) Maxibrief

29 **Sie schicken an eine Bekannte ein Nachnahme-DHL-Paket. Welche Voraussetzung müssen Sie hierzu erfüllen?**

Sie benötigen dazu ein Girokonto bei der Postbank oder bei einem Kreditinstitut.

30 **Welche Aussage stimmt? Die Post AG haftet pauschal mit 25,00 € bei Verlust von**
a) DHL-Paketen
b) DHL-Päckchen
c) gewöhnlichen Briefen
d) Einschreiben
e) Express-Briefen (DHL)

Lösung: d)

31 **Unterscheiden Sie Einschreiben Einwurf und Einschreiben.**

a) ***Einschreiben Einwurf:***
von der Dt. Post AG dokumentierter Einwurf in Briefkasten oder Postfach es Empfängers
b) ***Einschreiben:***
Vom Empfänger dokumentierte Übergabe der Sendung

32 **Nennen Sie drei Ersatzempfänger für die Zustellung eines Einschreibebriefes.**

- Angehörige des Empfängers
- Angestellte des Empfängers
- Inhaber oder Vermieter der Wohnung der des Geschäftsraumes des Empfängers

33 **Dr. Maier sendet einen wichtigen Brief. Für seine Akten möchte er einen Beleg darüber, dass der Brief ausgeliefert wurde. Welche Zusatzleistung muss Dr. Maier wählen?**

Einschreiben mit Rückschein

34 Welche Zusatzleistung bzw. Sendungsart müssen Sie wählen?

a) Nur der Empfänger oder ein besonders Bevollmächtigter soll den Brief ausgehändigt bekommen.

b) 300 Patienten werden mit einem inhaltsgleichen Recall-Brief an die Gesundheitsuntersuchung erinnert.

c) Eine Sendung soll schon am Tag nach der Einlieferung bei einem Empfänger innerhalb Deutschlands sein.

a) Man muss die Zusatzleistung „Eigenhändig" wählen (nur bei Einschreiben und Nachnahme)
b) Man kann die DIALOGPOST EASY wählen (bis zu 500 inhaltsgleiche Sendungen im gesamten Bundesgebiet).
c) Man muss die Sendung per Post-Express (z. B. DHL-Express Easy National) versenden. Gegen Extra-Entgelt kann man unterschiedlich früh zustellen lassen. Ebenso kann gegen Extra-Entgelt an Sonn- und Feiertagen zugestellt werden.

35 Wovon hängen im Festnetz die Kosten für ein Telefongespräch ab?

Die Kosten sind abhängig von
a) der Flatrate; ins Ausland zudem von
b) dem Tarifbereich
c) der Tarifzeit (Tageszeit und Wochentag, zu dem ein bestimmter Tarif gültig ist)
d) der Rededauer
e) dem Verbindungspreis in Zusammenhang mit einem Zeittakt oder Flatrate
f) der Art des Anschlusses (analog oder digital)
g) dem Netzbetreiber

36 Warum sind für ein Faxgerät und das Telefon zwei getrennte Telefonanschlüsse oder ein ISDN- bzw. DSL-Anschluss sinnvoll?

Damit die Telefaxleitung nicht durch Gespräche mit Patienten (usw.) blockiert wird.

Anmerkung: Mit ISDN- oder DSL-Anschluss kann gleichzeitig telefoniert und gefaxt werden.

37 Was versteht man unter ISDN?

ISDN = Integrated Services Digital Network (= Dienste integrierendes digitales Fernmeldenetz)
Es können gleichzeitig Sprache, Text, Daten und Bilder übertragen werden.

38 Welchen Vorteil hat DSL gegenüber ISDN?

Die Übertragungsgeschwindigkeit von DSL (**D**igital **S**ubscriber **L**ine) ist höher.

39 In welchen Fällen kann ein telefonischer Anrufbeantworter eingesetzt werden? (Drei Beispiele)

Einsatz des Anrufbeantworters zur Angabe der
a) Sprechzeiten
b) Ferien, Vertretung und Sprechzeiten der Vertretung
c) Adresse und Telefonnummer des Notfalldienstes

40 Ordnen Sie die Begriffe „fixe Kosten" und „variable Kosten" den folgenden Gebühren zu:
a) Anschlussgebühr
b) Gesprächsgebühren
c) Grundgebühr

a) Fixe Kosten
b) variable Kosten
c) fixe Kosten

41 Geben Sie jeweils drei traditionelle und drei neue Möglichkeiten der Telekommunikation an.

Traditionell: Telefon, Telegramm (derzeit nur noch im Inland), Telex, Telefax
Neu: SMS, Online-Dienste, Mobilfunk, E-Mail, E-Postbrief

42 Erläutern Sie, was man unter einer Reihenanlage versteht.

Anrufe können zu jedem Telefon weitergeleitet werden. Die Telefone können untereinander durch Tastendruck verbunden werden.

43 Bevor Sie ein wichtiges Telefongespräch führen, müssen Sie bestimmte Vorbereitungen treffen. Nennen Sie diese.

a) Schreibgeräte und Vordrucke für Telefonnotizen bereitlegen
b) notwendige Unterlagen bereithalten
c) evtl. wichtige Stichpunkte zum Gesprächsinhalt sammeln

44 Buchstabieren Sie den folgenden Namen nach der amtlichen Buchstabiertafel (Inland): Ivan Lazic

*I*ngelheim, *V*ölklingen, *A*achen, *N*ürnberg *L*eipzig, *A*achen, *Z*wickau, *I*ngelheim, *C*hemnitz

Deutsche Buchstabiertafel für Wirtschaft und Verwaltung

A	=	Aachen	J	=	Jena	S	=	Salzwedel
Ä	=	Umlaut Aachen	K	=	Köln	ß	=	Eszett
B	=	Berlin	L	=	Leipzig	T	=	Tübingen
C	=	Chemnitz	M	=	München	U	=	Unna
D	=	Düsseldorf	N	=	Nürnberg	Ü	=	Umlaut Unna
E	=	Essen	O	=	Offenbach	V	=	Völklingen
F	=	Frankfurt	Ö	=	Umlaut Offenbach	W	=	Wuppertal
G	=	Goslar	P	=	Potsdam	X	=	Xanten
H	=	Hamburg	Q	=	Quickborn	Y	=	Ypsilon
I	=	Ingelheim	R	=	Rostock	Z	=	Zwickau

45 Mobilfunk

a) Welche Kosten können bei einem Handy anfallen?

b) Welche drei Handy-Netze gibt es derzeit?*) (Stand 1/2023)

c) Was bedeutet „SMS“? Welche Möglichkeiten gibt es zum Versenden von „SMS“?

d) Was bedeutet „MMS“?

a)
- einmalige Anschlussgebühr
- Monatsgrundpreis
- Geprächsgebühren

b)
- D1 Telekom
- Vodafone D2
- (Telefonica Deutschland 0_2)

c) SMS = Short Message Service (Kurznachrichtendienst): Kurze Textmitteilungen werden über die Tastatur des Handys eingegeben und zum Empfänger-Handy geschickt. Sie erscheinen dort auf der Anzeige des Gerätes. Weitere Möglichkeiten des Versendens: per Operator über das Mobilfunk- bzw. Festnetz oder per PC über das Internet, SMS im Festnetz bzw. ins Festnetz, ...

d) MMS = **M**ultimedia **M**essaging **S**ervice: Für kurze Textmitteilungen zum Versenden von Bildern, Sprachbotschaften und Tönen.

46 Definieren Sie den Begriff „Internet“.

Weltweites Computernetz, bei dem Daten über Telefonleitungen ausgetauscht werden. Beispiele für Internetdienste sind: elektronische Post (E-Mail), Diskussionsforen, World Wide Web (www), „Herunterladen“ von Programmen

47 Was versteht man unter
a) Call by Call
b) Pre-Selection?
c) Flatrate?

a) ***Call by Call:***
Kunden suchen jeweils billigsten Tarif und wählen von Zeit zu Zeit unter Angabe einer Netzvorwahl andere Anbieter als den Anschlussbetreiber (meist Telekom).

b) ***Pre-Selection*** (Vorauswahl):
Kunden entscheiden sich für *eine* bestimmte Telefonfirma; alle Gespräche laufen ohne gesonderte Vorwahl über das Netz der neuen Firma

c) ***Flatrate:***
Pauschaltarif für Telekommunikationsdienstleistungen wie Telefonie und Internetverbindungen

48 Welche Vorteile bietet ein Telefaxgerät?

a) Über die normale Telefonleitung können Originalkopien von Briefen, Zeichnungen usw. schnellstmöglich übertragen werden.
b) kostengünstige Übertragung
c) Empfänger kann abwesend sein
d) einfache Bedienung

49 Worauf muss geachtet werden, wenn die Kosten für die Übermittlung einer DIN-A4-Seite mit Telefax möglichst gering gehalten werden sollen? Nennen Sie mindestens drei Punkte.

a) Günstigen Telefontarif wählen (z. B. zeitversetzt nachts senden)
b) weißes Papier verwenden, da dadurch die Übermittlungsdauer kürzer ist
c) aufwendige Grafiken vermeiden.

50 Unterscheiden Sie Online-Dienste und Provider.

a) Online-Dienste bieten neben dem Internetzugang Serviceleistungen wie die Zusammenstellung von Nachrichten usw. (z. B. T-Online, AOL)
b) Provider dagegen sind Unternehmen, die ausschließlich den Zugang zum Internet ermöglichen.

Qualitätsmanagement

51 Was versteht man unter Qualität in der Zahnarztpraxis?

Qualität in der Zahnarztpraxis bedeutet
- eine optimale Versorgung des Patienten
- die Erfüllung der Erwartungen der Patienten
- die Abwesenheit von Fehlern
- keine Verschwendung

52 Was versteht man unter Qualitätsmanagement?

Qualitätsmanagement ist:
- eine *systematische Methode,* eine Praxis zu führen
- dabei die *Qualität* immer in den Mittelpunkt zu stellen und
- dabei den *Kundenanforderungen* gerecht zu werden

53 Unterscheiden Sie
a) Strukturqualität
b) Prozessqualität
c) Ergebnisqualität

a) Unter Strukturqualität versteht man den Rahmen, in dem die zahnärztlichen Leistungen erbracht werden, z. B. Praxisräume (Lage und Gestaltung) und technische Ausstattung der Praxis (medizinische Geräte, Computersysteme), die Organisationsstruktur sowie die personellen Gegebenheiten (Ausbildungsstand, Qualifikationen der Mitarbeiter)
b) Die Prozessqualität umfasst alle Maßnahmen, die in einer Praxis ergriffen werden, um den Patienten zu heilen, bzw. seine Beschwerden zu lindern, z. B. Terminvergabe, Patientenempfang, Anamnese, Diagnostik, Therapie, Patienteninformation
c) Unter Ergebnisqualität versteht man das Ergebnis aus Struktur- und Prozessqualität. Sie umfasst das Behandlungsergebnis und die Patientenzufriedenheit

54 Ordnen Sie die Aussagen den Qualitätsdimensionen Struktur-, Prozess- und Ergebnisqualität zu.

a) Die Zahnarztpraxis verfügt über ein digitales Röntgengerät.

b) Frau Maier wurde nach der Entfernung ihrer Weisheitszähne nicht darüber aufgeklärt wie sie sich verhalten soll, damit die Wunde schnell heilt.

c) Bei Herrn Müller wurde eine kariöse Stelle übersehen.

d) Die Stühle im Wartezimmer sind sehr unbequem.

e) Der 8-jährige Martin ist glücklich, weil die Behandlung überhaupt nicht schmerzhaft war.

f) Frau Berger ist mit dem Aussehen der neuen Zähne im Frontzahnbereich sehr zufrieden.

g) Melanie kann die Röntgenbilder von Herrn Sauter nicht finden.

Strukturqualität: a, d
Prozessqualität: b, c, g
Ergebnisqualität: e, f

55 Was ist ein Praxisleitbild?

Im Praxisleitbild beschreibt die Zahnarztpraxis ihre Aufgaben, ihr Selbstverständnis, ihre Kultur und ihr Praxisziel unter folgenden Fragestellungen:

- Wer sind wir, wer wollen wir sein?
- Was tun wir, was wollen wir tun?
- Warum tun wir das, wie tun wir das?

56 Bei der Festlegung von Qualitätszielen kann die SMART-Regel hilfreich sein. Erklären Sie ausführlich, was man darunter versteht.

Die SMART-Regel ist eine Hilfe zur Erstellung von Qualitätszielen. Die Buchstaben stehen für
S → spezifisch → Die Ziele sollen möglichst konkret benannt werden
M → messbar → Ob das Ziel erreicht wurde oder nicht, muss messbar sein
A → akzeptabel → Die Ziele sollen nicht nur erreichbar, sondern auch vertretbar sein
R → relevant → Ziele sollen sich auf die wichtigen Vorgänge in der Praxis beziehen
T → terminierbar → Ziele sollen mit einer Zeitangabe versehen werden, bis wann sie erreicht werden sollen

57 Eine ständige Verbesserung der Arbeitsabläufe in einer Praxis kann mit dem PDCA-Zyklus erreicht werden. Erklären Sie diesen Zyklus.

P = Plan → Planen einer QM-Maßnahme
D = Do → Umsetzung des Vorhabens in den Praxisalltag
C = Check → Überprüfung, taugen die Maßnahmen für unsere Praxis?
A = Act → Konsequenzen aus der Überprüfung und ggf. Verbesserungsmaßnahmen, die dann in einen neuerlichen PDCA-Zyklus münden

58 Die Grundlage des Qualitätsmanagements ist das QM-Handbuch. Wozu dient es? (3 Angaben)

- Das QM-Handbuch dient neu eingestellten Mitarbeitern zur Orientierung und als Nachschlagewerk
- Es beschreibt Strukturen, Prozesse und Abläufe der Praxis
- Es dokumentiert den QM-Entwicklungsprozess
- Es bildet die Grundlage für eine Praxiszertifizierung

59 Welche Dokumente gehören in das QM-Handbuch?

Praxisbeschreibung, Praxisleitbild, Organigramm, Stellenbeschreibungen, Verfahrensanweisungen, Arbeitsanweisungen, Checklisten, Informationsblätter, Formblätter

60 Wie sollte ein QM-gerechtes Dokument gestaltet sein?

In der Kopfzeile
- Einheitliches Format
- Einheitlicher Kopf mit LOGO und Einordnungshinweis
- Titel für jedes Dokument
- Nummer, durch die sich das Dokument jederzeit zuordnen lässt

In der Fußzeile
- Verfasser
- Erstellungsdatum
- Überprüfer und wann das Dokument freigegeben wurde
- Version des Dokuments

Inhaltlich
- Übersichtlich und klar gegliedert
- Aktuell, d.h. bei Veränderungen muss entweder ein altes Dokument überarbeitet oder neues Dokument gestaltet werden
- Angaben verständlich, kompakt, in Teilschritten und mit möglichen Fehlerquellen versehen

61 Was versteht man unter einem Organigramm?

In einem Organigramm wird die Aufbauorganisation einer Praxis grafisch dargestellt, Weisungsbefugnisse und Zuständigkeiten werden geklärt.

62 Beschreiben Sie fünf Vorteile von schriftlichen Arbeitsanweisungen für Mitarbeiter der Zahnarztpraxis.

- Neue Mitarbeiter können leichter eingearbeitet werden
- Mitarbeiter arbeiten einheitlich und strukturiert
- Mitarbeiter vergessen keine wichtigen Schritte
- Mitarbeiter sparen sich zeitraubendes Nachfragen
- Mitarbeiter haben die Gewissheit richtig zu arbeiten
- Es passieren weniger Fehler
- Mitarbeiter können sich besser gegenseitig vertreten

63 In welcher Form können Arbeitsabläufe dargestellt werden?

Für Arbeitsabläufe eignet sich die Darstellung als Ablauf- oder Flussdiagramm.

64 Was zeichnet eine Checkliste aus?

Eine Checkliste beschreibt genau, was zu tun ist. Sie hat die Form einer systematischen Liste, die der Reihe nach abgearbeitet und abgehakt werden kann.

65 Wozu dienen Stellenbeschreibungen?

Stellenbeschreibungen beschreiben klar das Aufgabenfeld der Stelleninhaber und welche Qualifikationen und Voraussetzungen dafür notwendig sind. Damit ist sichergestellt, dass jeder Mitarbeiter einer Praxis seine Aufgaben und Verantwortlichkeiten kennt.

66 Teambesprechungen sollten ein fester Bestandteil der Praxisorganisation sein. Welche Vorteile haben Teambesprechungen?

- Praxisablaufe können im Team diskutiert und optimiert werden
- unter den Mitarbeiterinnen sind bessere Absprachen möglich
- Probleme im Praxisalltag und unter den Mitarbeitern können besprochen werden
- Teambesprechungen wirken positiv auf die Motivation der Mitarbeiter, da sie den Praxisablauf mitgestalten können
- Anregungen und Ideen können zu konkreten Verbesserungsvorschlägen führen

67 Nennen Sie vier Regeln, die für Teambesprechungen gelten sollten.

Regelmäßig, festgelegte Dauer, für angenehme Atmosphäre sorgen, Protokoll führen

68 „Der Patient denkt mit den Füßen." Was meint man damit?

Fühlt sich ein Patient in der Praxis schlecht versorgt, beschwert er sich in der Regel nicht, sondern er sucht in Zukunft eine andere Praxis auf.

Termin- und Personaleinsatzplanung

69 Nennen Sie zwei Hilfsmittel für die Terminplanung.

a) Plantafel
b) Patienten-Terminbuch
c) Terminierungsvordrucke
d) Terminplanung mithilfe des PCs

70 Welche Faktoren müssen bei der Einplanung der Behandlungszeiten berücksichtigt werden?

a) Art und Dauer der Behandlung: Erst-, Weiter-, Nachbehandlung, technische und therapeutische Leistungen?
b) individuelle Besonderheiten des Patienten, z. B. Diabetes oder Blutgerinnungsstörungen
c) Kapazität der benötigten Räume (z. B. Röntgen, Labor)

71 Welche drei Systeme lassen sich bei der Terminplanung in der Zahnarztpraxis unterscheiden?

a) Das ***Bestellsystem:*** Die Behandlungen sind ***zeitlich geplant.***
b) Das ***Sprechstundensystem:*** Die Patienten sind ***nicht einbestellt*** und werden in der Reihenfolge ihres Eintreffens behandelt.
c) ***Mischsysteme:*** Mischung aus Bestell- und Sprechstundensystem

72 Nennen Sie drei Gründe, weshalb für eine Zahnarztpraxis ein Bestellsystem zweckmäßig ist.

a) Vermeidung langer Wartezeiten für den Patienten
b) relativ gleichmäßige Verteilung der Patienten auf die einzelnen Tage
c) gleichmäßigere Auslastung der Praxis
d) bessere Personalplanung

73 Erklären Sie vier Grundregeln, die für die richtige Handhabung des Bestellsystems wichtig sind.

a) Zeitreserven für Notfälle und nicht angemeldete Patienten einplanen
b) bestellten Patienten normalerweise den Vorrang geben →

▷ Fortsetzung der Antwort ▷

c) Patienten mit Spezialbehandlungen möglichst auf bestimmte Tage einbestellen
d) nicht angemeldete Patienten warten lassen, sofern es sich um keine Notfälle handelt
e) nie mehrere Erstpatientenuntersuchungen hintereinander einteilen, sondern mit Routineuntersuchungen mischen

74 Weshalb ist in einer Zahnarztpraxis ein Personaleinsatzplan sinnvoll?

Mithilfe eines ***Personaleinsatzplans*** kann man die verschiedenen Praxisbereiche und damit die in einer Praxis anfallenden Aufgaben den einzelnen Zahnmedizinischen Fachangestellten zuordnen. Diese Einteilung der Verantwortungsbereiche führt zu einer höheren Effektivität der Praxis.

75 Welche Größen (Variablen) sind für die Personaleinsatzplanung bedeutsam?

a) Anzahl der Zahnärzte
b) Anzahl der Patienten
c) Anzahl der Behandlungszimmer
d) Krankheit, Urlaub, Mutterschutz, Berufsschulzeiten

76 Nennen Sie zwei Ursachen, die zu personellen Engpässen führen können.

a) Krankheit
b) Urlaub
c) Fortbildung

Lagerorganisation

77 Welcher Zusammenhang besteht zwischen der Beschaffung und der Lagerhaltung?

Nur in den seltensten Fällen werden die beschafften Güter sofort vom Zahnarzt verbraucht oder verkauft. Daher erfolgt nach der Beschaffung zunächst eine Lagerung. Die für den Verkauf und für die Arbeit im Salon benötigten Produkte werden durch die Lagerhaltung bereitgehalten, damit es nicht zu Behandlungsstockungen oder Zeitverzögerungen kommt.

78 Begründen Sie, weshalb in einer Zahnarztpraxis eine umfangreiche Lagerhaltung sinnvoll ist.

- Die Lagerhaltung gleicht Schwankungen im Materialverbrauch aus und verhindert, dass eine Behandlung wegen fehlenden Materials abgebrochen werden muss.
- Viele Lieferanten gewähren Mengenrabatte. Bei größeren Bestellmengen werden dadurch günstigere Einkaufspreise erzielt.
- Transport- und Verpackungskosten verteilen sich auf eine größere Bestellmenge, dadurch wird der Bezugspreis günstiger.
- Durch die Lagerhaltung können Sonderangebote ausgenützt werden.
- Die Bestellung größerer Mengen beansprucht das Praxispersonal weniger, als wenn es häufig kleine Mengen bestellt. Dies spart Zeit und Kosten.
- Bestellte Waren können zu spät oder in zu geringer Menge angeliefert werden.

79 Nennen Sie drei Arbeiten, die im Lager zu bewältigen sind.

- Warenannahme
- Warenpflege
- Warenausgabe
- Lagerkontrolle

80 Weshalb ist es nicht sinnvoll, zu große Warenmengen zu bestellen, nur um hohe Rabatte auszunutzen?

Große Warenmengen verursachen hohe ***Lagerkosten***, insbesondere
- Zinsverlust für das im Lager gebundene Kapital
- Kosten durch Wertverlust wie Verderb, Schwund oder abgelaufenes Mindesthaltbarkeitsdatum
- Personalkosten für die Lagerverwaltung und Reinigung
- Kosten der Versicherung
- Raumkosten wie anteilige Miete
- Kosten für Anschaffung und Betrieb der Lagereinrichtung wie Schränke, Regale, Kühlgeräte sowie Abschreibung der Einrichtungsgegenstände
- Betriebs- und Wartungskosten (z. B. Strom)

81 Welche Arbeiten gehören zur Lagerpflege und Lagerkontrolle?

- Inventurarbeiten
- Bestandkontrolle, d. h. überprüfen, ob Waren nachbestellt werden müssen.
- Mindestens jedes Quartal werden alle Produkte in Behandlungsräumen und Lager überprüft.
- Produkte, deren Haltbarkeit im folgenden Halbjahr abläuft, sind deutlich zu kennzeichnen, z. B. mit rotem Stift.
- Produkte, deren Verfallsdatum überschritten ist, werden entsorgt.

82 **Nennen Sie die einzelnen Schritte bei der Wareneingangskontrolle.**

1. In Anwesenheit des Lieferanten wird der Lieferschein überprüft, z. B. ob die Anschrift stimmt.

↓

2. Ebenfalls in Anwesenheit des Lieferanten wird die Verpackung kontrolliert, Beschädigungen muss der Transporteur bestätigen.

↓

3. Später werden die Begleitpapiere mit dem Inhalt der Sendung abgeglichen:
   - Wurde die bestellte Ware geliefert?
   - Wurde die bestellte Menge geliefert?
   - Wurde die bestellte Qualität geliefert?
   - Wurde unbeschädigte Ware geliefert?
   - Welches Mindesthaltbarkeitdatum hat die Ware?

↓

4. Falls erforderlich wird eine Mängelrüge verschickt.

83 **Worauf ist bei der Einlagerung von Waren zu achten?**

- Den richtigen Lagerplatz suchen, z. B. kühl zu lagernde Materialien im Kühlschrank aufbewahren.
- *Ältere Artikel nach vorn* bzw. nach oben legen.
- *Neue Artikel nach hinten* bzw. darunter legen.
- Feuergefährliche Flüssigkeiten müssen als solche gekennzeichnet werden.
- Betäubungsmittel müssen separat in einem abschließbaren Fach gelagert werden.

→

▷ *Fortsetzung der Antwort* ▷

Zu- und Abgänge sind auf speziellen Karteikarten zu vermerken.
- Materialien, die unter das Medizinproduktegesetz fallen, werden besonders erfasst, z. B. in einem Wareneingangsbuch, damit eine Rückverfolgung und zeitliche Zuordnung möglich ist.

84 Erklären Sie, was man unter der „optimalen Bestellmenge" versteht.

Die ***optimale Bestellmenge*** ist kein absoluter Wert. Sie liegt dort, wo die Summe aus Bestellkosten und Lagerkosten am niedrigsten ist. Um die optimale Bestellmenge zu ermitteln, muss man vor allem die Angebotspreise, die Kosten für die Bestellung, die Bezugskosten und die Lagerkosten berücksichtigen.

85 Nennen Sie die Aufgaben
a) des Mindestbestandes
b) des Meldebestandes.

a) Der ***Mindestbestand*** (Sicherheitsreserve) soll sicherstellen, dass auch bei unvorhergesehenen Ereignissen, wie z. B. Lieferengpässen, Streiks oder erhöhtem Bedarf immer genügend Material vorhanden ist, um den reibungslosen Praxisablauf zu gewährleisten. In solchen Notsituationen überbrückt der Mindestbestand die Zeit bis zur Anlieferung neuer Ware.

b) Sobald der festgelegte ***Meldebestand*** erreicht wird, muss neue Ware bestellt werden. Der Meldebestand muss so berechnet sein, dass während der Lieferzeit die Sicherheitsreserve (Mindestbestand) nicht angegriffen werden muss.

86 Welches Risiko geht ein Zahnarzt ein, der aus Kostengründen auf einen Mindestbestand verzichtet?

Aus verschiedensten Gründen kann die Anlieferung von Ware ausfallen oder verzögert werden.
Die Folge: Es wird sich zwangsläufig eine Störung der Behandlung von Patienten ergeben.

87 Anhand welcher Formel wird der Meldebestand berechnet?

Meldebestand = (Tagesverbrauch × Lieferzeit) + Mindestbestand

88 Wie hoch ist der Meldebestand, wenn täglich 20 Stück benötigt werden, die Lieferzeit 8 Tage beträgt, und wenn der Mindestbestand bei 50 Stück liegt?

Meldebestand = (Tagesverbrauch × Lieferzeit) + Mindestbestand

Meldebestand = 20 × 8 + 50
= 210 Stück

89 Welche Folgen ergeben sich, wenn die Lagerbestände zu groß oder zu klein sind?

- Zu große Lagerbestände entziehen der Praxis flüssige Mittel, erhöhen die Zinsen, Lagerkosten und das Risiko des Untergangs der Güter durch Brand, Diebstahl, Verderb und Schwund oder das Eintreten eines Wertverlustes durch Veralten oder Preisrückgang.
- Zu kleine Lagerbestände gefährden die Behandlungsbereitschaft und machen unter Umständen preisungünstige eilige Bestellungen nötig.

90 Weshalb werden Materialien den Patienten bzw. Kassen mit einem Lagerzuschlag in Rechnung gestellt?

Der Lagerzuschlag beträgt in der Regel zwischen 10 und 20% des Bezugspreises. Er soll die Kosten der Lagerhaltung angemessen berücksichtigen.

Wartungsvertrag

91 Zu welcher Vertragsart gehört der Wartungsvertrag?

Der Wartungsvertrag ist eine besondere Form des Werkvertrages.

92 Beschreiben Sie, wie der Abschluss eines Wartungsvertrages erfolgt.

Wie jeder Vertrag entsteht der Wartungsvertrag durch zwei übereinstimmende Willenserklärungen, den Antrag und dessen Annahme. Der Antrag kann sowohl von der Wartungsfirma als auch vom Zahnarzt ausgehen. Beispiel: Der Zahnarzt richtet Anfragen an verschiedene Wartungsfirmen und bittet um ein Angebot. Nachdem er die verschiedenen Angebote (= Antrag) verglichen hat, beauftragt er die Firma, deren Angebot ihm am meisten zusagt (= Annahme).

93 Begründen Sie, weshalb Zahnärzte ihre medizinischen Geräte in der Regel nicht durch das Praxispersonal warten lassen, sondern von speziellen Wartungsfirmen.

Medizinproduktegesetz, Medizinprodukte-Betreiberverordnung und Unfallverhütungsvorschriften schreiben u. a. vor, dass bestimmte Geräte vor der Inbetriebnahme vom Hersteller oder einem Fachkundigen auf ihre Funktion geprüft werden. Des Weiteren sind regelmäßige ***sicherheitstechnische*** und ***messtechnische*** Kontrollen vorgeschrieben. Das Praxispersonal verfügt weder über die notwendigen Fachkenntnisse noch über die erforderlichen Messinstrumente. Wird ein Patient wegen einer mangelhaften Wartung verletzt, haftet der Betreiber voll. Deshalb bieten spezialisierte Firmen Wartungsverträge an.

94 Welche Pflichten übernehmen Zahnarzt und Wartungsfirma mit dem Abschluss eines Wartungsvertrages?

- *Pflichten des Zahnarztes*
  - Abnahme der vertragsgemäß erbrachten Leistung
  - Zahlung der vereinbarten Vergütung
  - falls erforderlich, bei der Auftragsdurchführung mitwirken, z. B. indem er benötigte Wartungsunterlagen bereithält
- ***Pflichten der Wartungsfirma***
  - die vereinbarten Arbeiten mängelfrei durchführen und vereinbarte Termine und Fristen einhalten
  - sofern erforderlich, messtechnische und sicherheitstechnische Kontrollen dokumentieren

95 Der Amalgamabscheider am Behandlungsplatz eines Zahnarztes ist wegen einer fehlerhaften Wartung ausgefallen. Da Amalgam und Schmutzwasser nicht mehr getrennt werden, kann der Behandlungsplatz nicht mehr genutzt werden. Welche Rechte kann der Zahnarzt in Anspruch nehmen?

Der Zahnarzt kann verlangen, dass der Mangel in einer angemessenen Frist behoben wird (***Nacherfüllung***). Sämtliche Aufwendungen, wie Transport- oder Arbeitskosten, gehen zu Lasten der Wartungsfirma.

Ist eine *angemessene Nachfrist ergebnislos verstrichen,* dann kann der Zahnarzt wahlweise

- die Mängel selbst beseitigen (***Selbstvornahme)*** und den Ersatz seiner Aufwendungen verlangen.
- vom Wartungsvertrag ***zurücktreten.***
- einen Preisnachlass verlangen ***(Minderung).***
- ***Schadenersatz*** statt der Leistung verlangen, z. B. wegen Umsatzverlust aufgrund eines ausgefallenen Gerätes.

Buchführung

Notwendigkeit der Buchführung

96 Unterliegen auch Zahnärzte der gesetzlichen Buchführungspflicht?

Nein. Zahnärzte unterliegen weder nach Handelsrecht noch nach Steuerrecht der Buchführungspflicht.

97 Welche Gründe veranlassen einen Zahnarzt, freiwillig Buchführung zu betreiben?

a) Übersicht über die wirtschaftliche Lage einer Praxis
b) Nachweis der Praxiseinnahmen (Betriebseinnahmen)
c) Nachweis der Praxisausgaben (Betriebsausgaben)
d) Feststellung des Praxisgewinnes bzw. Praxisverlustes
e) Grundlage für die Steuerberechnung
f) Nachweis über Kreditwürdigkeit
g) Beweismittel vor Gericht
h) informiert Teilhaber, Gesellschafter etc.

98 Welche steuerlichen Folgen können sich aus fehlenden oder mangelhaften Aufzeichnungen ergeben?

Bei fehlenden oder mangelhaften Aufzeichnungen schätzt das Finanzamt die Steuerschuld. Der so ermittelte Betrag ist meist sehr ungünstig für den Steuerpflichtigen.

Vorschriften über Inhalte und Form der Buchführung

99 Für eine korrekte Buchführung müssen verschiedene gesetzliche Grundlagen beachtet werden. Geben Sie hierzu drei Beispiele.

a) Das Handelsgesetzbuch (HGB)
b) das Einkommensteuergesetz (EStG)
c) das Umsatzsteuergesetz (UStG)
d) die Abgabenordnung (AO).

100 Damit eine Buchführung ordnungsgemäß ist, müssen bestimmte Grundsätze eingehalten werden. Nennen Sie die wichtigsten Buchführungsgrundsätze.

a) Sämtliche Buchungen müssen der Wahrheit entsprechen.
b) Alle Buchungen müssen klar, übersichtlich und in chronologischer Reihenfolge ausgeführt werden.
c) Jeder Buchung muss ein Beleg zu Grunde liegen.
d) Die Seiten der Buchführungsbücher werden fortlaufend nummeriert.
e) Keine Eintragungen mit Bleistift, sondern mit Tinte, Kugelschreiber oder Schreibmaschine.
f) Keine Radierungen.
g) Fehleintragungen werden so gestrichen, dass die ursprüngliche Eintragung noch lesbar ist.
h) Leerräume werden durch Winkelstrich (Buchhalternase) entwertet.

101 Wie werden irrtümlich gemachte Eintragungen berichtigt?

Irrtümlich gemachte Eintragungen müssen leserlich durchgestrichen werden.

102 Geben Sie an, durch welche Berechnungsmethode der Gewinn einer Zahnarztpraxis ermittelt wird, und erläutern Sie diese.

Durch ***Überschussrechnung*** (§ 4 Abs. 3 EStG), d. h., indem man die Praxiseinnahmen den Praxisausgaben gegenüberstellt und so den Gewinn bzw. Verlust ermittelt.

Unterlagen der Buchführung

103 Welche Bücher werden für Aufzeichnungen in einer Zahnarzt-Buchhaltung benötigt?

a) Das Einnahmebuch
b) das Ausgabenbuch
c) das Kassenbuch (Sprechstundeneinnahmebuch)
d) das Bestandsverzeichnis

104 Wie lange müssen die Belege und Buchführungsbücher aufbewahrt werden?

10 Jahre

105 Belege sind die Voraussetzung für jede Buchung. Deshalb müssen aus Belegen bestimmte Daten ersichtlich sein. Welche sind dies?

a) Datum der Zahlung
b) Höhe der Zahlung
c) Zahlungsgrund
d) Zahlungsempfänger
e) Zahlungspflichtiger

106 Man unterscheidet verschiedene Belege. Nennen Sie
a) vier Einnahmebelege
b) vier Ausgabebelege

a) ***Einnahmebelege:***
   - Liquidationsdurchschriften
   - Quittungsdurchschriften
   - Kontoauszüge
   - Abrechnungsbescheide

b) ***Ausgabenbelege:***
   - Gehaltsabrechnungen
   - Lieferantenrechnungen
   - Überweisungsdurchschriften
   - Postabschnitte
   - Quittungen
   - Kassenbons

107 Nennen Sie die wichtigsten Angaben, die Sie einem Kontoauszug entnehmen können.

a) Kontonummer
b) alter Kontostand
c) neuer Kontostand
d) Gutschriften
e) Lastschriften
f) Buchungstag

108 Eine Privatliquidation wird durch Banküberweisung bezahlt. Welche Belege fallen an?

a) Die Liquidationsdurchschrift
b) der Kontoauszug der Bank

109 Ein Patient begleicht die Liquidation mit einem Verrechnungsscheck. Welche Belege fallen an?

a) Die Liquidationsdurchschrift
b) die Empfangsbestätigung für die Scheckeinlieferung
c) der Kontoauszug der Bank

110 Eine Lieferantenrechnung wird durch Überweisung bezahlt. Welche Belege fallen an?

a) Die Lieferantenrechnung
b) die Durchschrift der Überweisung
c) der Kontoauszug der Bank

111 Wann fertigen Sie einen Eigenbeleg an?

Ein ***Eigenbeleg*** wird angefertigt, wenn für eine Ausgabe keine Quittung vorhanden ist.

112 Welche Unterlagen muss der Zahnarzt bei einer steuerlichen Betriebsprüfung bereitlegen?

a) Bestandsverzeichnis
b) Kassenbuch
c) Einnahmebuch
d) Ausgabenbuch
e) Gehaltskonten
f) Belege
g) Kontoauszüge
h) Verträge

113 Nach welchen Ordnungskriterien sollten Belege abgelegt werden?

a) ***Unbezahlte Liquidationsdurchschriften*** alphabetisch
b) ***übrige Belege*** chronologisch, evtl. Unterteilung nach Sachgebieten, z. B.:
   - *KV-Abrechnungsbescheide*
   - *Personalunterlagen*
   - *Versicherungsbescheide*
   - *Steuerbescheide*
   - *Belege über Praxisgegenstände des Bestandsverzeichnisses entsprechend dortiger Nummerierung*
c) ***Kontoauszüge*** nach Auszugsnummern

114 Weshalb sind Kontoauszüge lückenlose Belege?

Jede Veränderung des Kontostandes wird durch einen Kontoauszug angezeigt. Die fortlaufende Nummerierung der Kontoauszüge ermöglicht eine leichte Kontrolle.

115 Welche Eintragungen enthält das Kassenbuch?

Einnahmen, die der Zahnarzt ohne Erteilung einer besonderen Rechnung sofort liquidiert.

116 Welche Angaben können dem Kassenbuch entnommen werden?

a) Datum
b) Name des Patienten
c) Anschrift des Patienten
d) Grund der Zahlung
e) Betrag

117 Die private Nutzung eines Geschäftswagens wird vom Finanzamt in der Regel pauschal angesetzt. Wie muss ein Zahnarzt vorgehen, wenn er alle beruflich gefahrenen Kilometer geltend machen will?

Der Zahnarzt sollte ein ***Fahrtenbuch*** führen, das folgende Eintragungen enthält:
- Datum
- Zielort
- Anzahl der gefahrenen Kilometer

Praxisausgaben – Kosten

**118 In einer Praxis werden verschiedene Ausgabenarten unterschieden.
Zählen Sie die wichtigsten Arten auf.**

Ausgaben für:
a) Praxisräume
b) Praxispersonal
c) Bürobedarf
d) Sprechstundenbedarf
e) Laborbedarf
f) Praxisversicherungen
g) Praxisfahrten
h) sonstige Ausgaben

119 Ordnen Sie den Ausgabenarten aus Aufgabe 118 die nachfolgend aufgeführten Ausgaben zu.
a) Sozialversicherungsbeiträge
b) Pacht
c) Reinigungsmittel für Praxisräume
d) Kittel für Zahnmedizinische Fachangestellte
e) Berufshaftpflichtversicherung
f) Schreibmaschinenpapier
g) Heizung
h) Benzinkosten
i) Kfz-Steuer u. -Versicherung

Personalkosten
- Sozialversicherungsbeiträge
- Kittel für Zahnmedizinische Fachangestellte

Praxisräume
- Pacht
- Reinigungsmittel für Praxisräume
- Heizung

Bürobedarf
- Schreibmaschinenpapier

Praxisversicherungen
- Berufshaftpflichtversicherung

Praxisfahrten
- Benzinkosten
- Kfz-Steuer und -Versicherung

120 Vom Gehalt einer Zahnmedizinischen Fachangestellten müssen die gesetzlichen Abzüge einbehalten werden. Nennen Sie diese.

Gesetzliche Abzüge:
a) die Lohnsteuer
b) Solidaritätszuschlag
c) die Kirchensteuer
d) die Arbeitnehmeranteile (50 %) zur Sozialversicherung, dies sind im einzelnen Beiträge für:
   - Arbeitslosenversicherung
   - Krankenversicherung
   - Rentenversicherung
   - Pflegeversicherung

121 Wer bezahlt die Sozialversicherungsbeiträge?

Sozialversicherungsbeiträge				
Unfall-versicherung	Kranken-versicherung[1]	Renten-versicherung	Arbeitslosen-versicherung	Pflege-versicherung[2]
100 % der Arbeitgeber	50 % der Arbeitnehmer 50 % der Arbeitgeber[3]			

122 Wer erhält die einbehaltenen Lohnabzüge?

a) Die *Lohnsteuer, die Kirchenlohnsteuer* und den *Solidaritätszuschlag* erhält das zuständige Finanzamt.
b) Die *Sozialversicherungsbeiträge* erhält die zuständige Krankenkasse. Diese behält die Krankenversicherungsbeiträge und die Pflegeversicherungsbeiträge, die Beiträge zur Arbeitslosen- und Rentenversicherung leitet sie weiter.

123 Welche Ausgaben kennen Sie aus der Gehaltsabrechnung?

Folgende Zahlungen kommen bei der Gehaltsabrechnung vor:
a) Gehaltszahlungen
b) Urlaubsgeld
c) Weihnachtsgeld
d) Überstundenvergütung
e) vermögenswirksame Leistungen
f) Heiratsbeihilfen
g) Geburtshilfen
h) Ausbildungsvergütungen
i) Fahrtkosten

1 Die Krankenkassen erheben Zusatzbeiträge (Stand Dez. 2022: 0,3 – 2,4 %). Diese sind von Arbeitnehmer und Arbeitgeber je zur Hälfte zu tragen.

2 Kinderlose Arbeitnehmer zwischen 23 und 65 Jahren zahlen 0,35 % mehr. Hierfür gibt es keinen Arbeitgeberzuschuss.
In Sachsen ist der Arbeitnehmerbeitrag für die Pflegeversicherungsbeiträge höher.

3 Bei Beschäftigten, die nicht mehr als 520,00 € pro Monat verdienen (***geringfügige Beschäftigung***, sog. Minijobs), trägt der Arbeitgeber die gesetzlichen Abzüge allein, und zwar 13 % für die Krankenversicherung sowie 15 % für die Rentenversicherung und 2 % Pauschalsteuer. In der Rentenversicherung muss der Arbeitnehmer nur 3,6 % übernehmen, nämlich die Differenz zwischen den 15 % Pauschalvertrag des Arbeitgebers und dem gültigen Beitragssatz. Leistungsansprüche erwachsen dem Versicherten daraus jedoch nicht. (Stand: 1.1.2023)

124 Was versteht man unter Personalkosten?

Personalkosten sind sämtliche Aufwendungen, die einem Arbeitgeber durch sein Personal entstehen, wie z. B. Bruttogehälter, Arbeitgeberanteil zur Sozialversicherung, sonstige Bezüge

125 Von welchem Betrag muss der Zahnarzt die Lohnsteuer seiner Beschäftigten berechnen?

Vom Bruttoarbeitsentgelt

126 Aufgrund welcher Unterlage berechnet der Zahnarzt die Lohnabzüge seines Personals?

Anhand der elektronischen Lohnsteuerkarte. Unter Angabe der Steueridentifikationsnummer und Geburtsdatum kann der Zahnarzt bei der Finanzverwaltung die Besteuerungsmerkmale abrufen.

127 Der Zahnarzt muss für jeden seiner Arbeitnehmer für jedes Jahr ein Gehaltskonto führen.
Welche Eintragungen erfolgen auf diesem Gehaltskonto und wie lange muss das Gehaltskonto aufbewahrt werden?

Auf dem Gehaltskonto müssen alle Gehaltszahlungen sowie die einbehaltenen Abzüge eingetragen werden. Das Gehaltskonto muss 10 Jahre aufbewahrt werden.

128 Unterscheiden Sie Bruttogehalt und Bruttoarbeitsentgelt.

	Bruttogehalt
+	sonstige Bezüge
=	***Bruttoarbeitsentgelt***

129 Nennen Sie drei Beispiele für sonstige Bezüge.

Sonstige Bezüge sind z. B.:
- Überstundenzuschläge
- Urlaubsgeld
- vermögenswirksame Leistungen

130 Nennen Sie jeweils ein Beispiel für Versicherungen,
a) die Praxisausgaben sind
b) die Privatausgaben sind und als Vorsorgeaufwendungen geltend gemacht werden können.

a)
- Berufshaftpflichtversicherung
- Inventarversicherung
- gesetzliche Unfallversicherung

b)
- Krankenversicherung
- private Rentenversicherung

131 Hat der Zahnarzt die Praxisräume gemietet, dann fallen neben der vereinbarten Miete weitere Kosten an. Nennen Sie vier dieser Betriebskosten für Praxisräume.

Betriebskosten für Praxisräume:

a) Hausreinigung
b) Heizungskosten
c) Gebäudeversicherungen
d) Wasserkosten und Abwassergebühren
e) Kaminreinigung
f) Hausmeister
g) Hausbeleuchtung
h) Grundsteuer
i) Müllabfuhr

132 In der nachfolgenden Abbildung sehen Sie den Verlauf von fixen Kosten und von variablen Kosten. Erklären Sie diese Kostenarten und geben sie jeweils ein Beispiel dazu an.

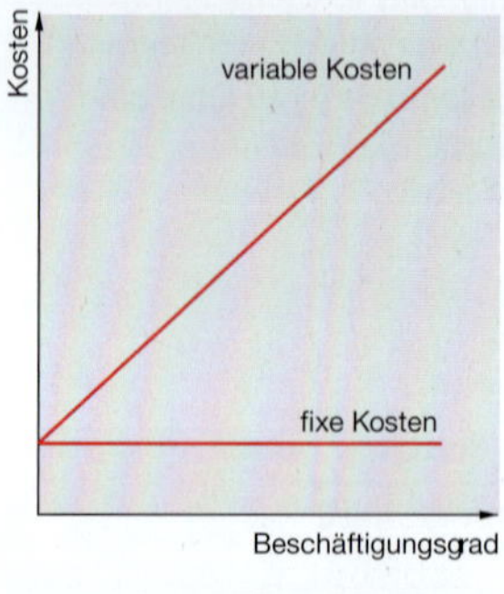

a) ***Fixe Kosten*** sind Kosten, die vom Beschäftigungsgrad unabhängig sind, d. h. sie fallen auch dann an, wenn überhaupt keine Patienten behandelt werden. Beispiele:
   - Pacht
   - Kreditzinsen
   - Abschreibungen
   - Versicherungen

b) ***Variable Kosten*** sind Kosten, die vom Beschäftigungsgrad abhängig sind, d. h. je mehr Patienten behandelt werden, desto höher sind die variablen Kosten. Beispiele:
   - Verbrauchsmaterialien wie z. B. Handschuhe, Papierauflagen
   - Strom

133 Um festzustellen, bei welchen Praxisbedarfsartikeln sich Kostenbewusstsein besonders lohnt, wendet der Zahnarzt die ABC-Analyse an. Erläutern Sie, was man darunter versteht.

Durch die **ABC-Analyse** wird berechnet, welchen Anteil Praxisbedarfsartikel am wertmäßigen Gesamtumsatz einer Praxis ausmachen. Man unterscheidet hierbei:

- über 10 % → ***A-Güter***
- 2 bis unter 10 % → ***B-Güter***
- unter 2 % → ***C-Güter***

Wenn das Praxisteam bei Lieferanten einen Sonderrabatt aushandelt oder nach günstigeren Bezugsquellen sucht, dann lohnt sich dies bei einem A-Gut deutlich mehr als bei einem C-Gut.

Behandlungsvertrag

1 Patient H. lässt sich von Dr. D. wegen Zahnschmerzen behandeln. Welchen Vertrag gehen Patient und Zahnarzt miteinander ein?

Einen ***Behandlungsvertrag*** (Dienstvertrag)

2 Welcher Hauptunterschied besteht zwischen Dienst- und Werkvertrag?

Im ***Dienstvertrag*** werden Dienste vereinbart, meist über eine bestimmte Zeit, *ohne einen festgelegten Erfolg.*
Im ***Werkvertrag*** wird die Erstellung eines Werkes vereinbart (z. B. Bau eines Hauses, Autoreparatur), *mit einem bestimmten Erfolg* (das Haus muss mängelfrei, der Schaden am Auto muss behoben sein).

3 Ein Patient erhält einen herausnehmbaren Zahnersatz und stellt erhebliche Mängel an der Prothese fest, die seiner Ansicht nach in der technischen Herstellung begründet sind. Da im Behandlungsvertrag kein Erfolg versprochen wird, überlegt er sich, ob er den Zahnersatz so hinnehmen muss. Wozu raten Sie?

Der Patient muss die Prothese nicht hinnehmen, da die technische Anfertigung nicht Inhalt des Behandlungsvertrages ist. Hier liegt ein Werkvertrag vor, für den der Hersteller (meistens der Zahntechniker) den Erfolg schuldet.

4 Wozu werden Behandlungsverträge geschlossen?

Zur Heilung und Linderung von Krankheit, Erhaltung der Gesundheit des Patienten.

5 Wie entsteht der Behandlungsvertrag normalerweise?

Durch ***schlüssiges (konkludentes) Handeln.*** Der Patient sucht den Zahnarzt auf, dieser behandelt ihn.

6 Welche Verpflichtungen beinhaltet diese Form des Dienstvertrages für
a) den Zahnarzt
b) den Patienten?

a) ***Der Zahnarzt*** ist verpflichtet, die versprochenen Dienste zu leisten, entsprechend den Regeln der ärztlichen Kunst, ohne festgelegten Erfolg.
b) ***Der Patient*** muss die vereinbarte Vergütung bezahlen.

7 Zählen Sie vier gesetzliche Pflichten der Praxis auf, die der Zahnarzt einhalten muss.

a) Schweigepflicht
b) Meldepflicht
c) Aufzeichnungspflicht
d) Aufbewahrungspflicht
e) Anzeigepflicht
f) Aufklärungspflicht

8 Bei einem Patienten soll ein kleiner chirurgischer Eingriff unter örtlicher Betäubung vorgenommen werden. Alles ist vorbereitet, das Betäubungsmittel bereits eingespritzt, da weigert sich der Patient überraschend (trotz vorheriger schriftlicher Einwilligungserklärung), den Eingriff vornehmen zu lassen.
Ist er hierzu berechtigt?

Ja, ein Patient hat das Recht, die Behandlung zu jeder Zeit abzubrechen. Der Zahnarzt hat jedoch die Pflicht, auch dann für die Sicherheit des Patienten zu sorgen. Er muss den Patienten gegebenenfalls auf Nebenwirkungen schon verabreichter Medikamente und auf eventuelle Folgen des Behandlungsabbruchs hinweisen.
Zur rechtlichen Absicherung des Zahnarztes sollte dies schriftlich erfolgen.

9 Ein Patient kommt immer betrunken in die Praxis und befolgt die Anweisungen des Zahnarztes nicht.
Kann der Zahnarzt die Behandlung ablehnen?

Ja, vorausgesetzt, es besteht keine Gefahr für Leib und Leben des Patienten.

10 Wann liegt eine Geschäftsführung ohne Auftrag vor?

Wenn der Patient infolge eines schweren Unfalls oder einer plötzlichen schweren Erkrankung keine rechtswirksame Willenserklärung abgeben kann.

11 Worauf muss der Zahnarzt bei der Geschäftsführung ohne Auftrag achten?

Die zahnärztliche Behandlung muss dem Interesse und dem mutmaßlichen Willen des Patienten entsprechen.

12 Ein 5-jähriges Kind wird ins Krankenhaus eingeliefert. Es hat lebensgefährliche Blutungen, die sofortige Bluttransfusionen notwendig machen.

a) Die Eltern des Kindes sind nicht erreichbar und können somit dem Eingriff nicht zustimmen.
Dürfen die Ärzte transfundieren?

b) Die Eltern des Kindes verweigern aus Glaubensgründen die Zustimmung zur Bluttransfusion.
Dürfen die Ärzte in diesem Fall, um das Leben des Kindes zu retten, die Bluttransfusion vornehmen?

a) Ja, es liegt eine ***Geschäftsführung ohne Auftrag*** vor. Die Ärzte können davon ausgehen, dass die Bluttransfusion im Interesse der Eltern liegt und deren mutmaßlichem Willen entspricht.

b) Im Prinzip nein. Allerdings besteht die Möglichkeit, schnellstens eine Entscheidung des zuständigen Betreuungsgerichtes herbeizuführen, das kurzfristig, für die Dauer des Eingriffs, den Eltern das Sorgerecht entzieht und die Zustimmung zum Eingriff erteilt.
Ist die Entscheidung des Betreuungsgerichts in der Kürze der Zeit nicht erreichbar, besteht für den Arzt aufgrund des ***rechtfertigenden Notstandes*** (§ 34 StGB) trotzdem noch die Möglichkeit, sich über das Sorgerecht der Eltern hinwegzusetzen. Dabei wird die Erhaltung des Lebens des Kindes als höherwertiges Rechtsgut angesetzt als die Glaubensgründe, welche die Entscheidung der Eltern bestimmen.

13 Welche Aufgabe hat die Schweigepflicht?

Die ***Schweigepflicht*** soll das Vertrauensverhältnis zwischen Arzt und Patient schützen.

14 Für welche Personenkreise gilt die gesetzliche Schweigepflicht?

a) Angehörige von Heilberufen
b) Rechtsanwälte
c) Psychologen
d) in Beratungsstellen tätige Personen
e) Personen, die in Versicherungen und Abrechnungsstellen tätig sind
f) Sozialarbeiter

15 Nennen Sie die rechtlichen Grundlagen für die Schweigepflicht von Zahnarzt und Zahnmedizinischer Fachangestellten.

a) Strafgesetzbuch
b) Berufsordnungen der Ärzte und Zahnärzte
c) Tarifverträge der Zahnmedizinischen Fachangestellten
d) Ausbildungsvertrag

16 Womit muss nach dem Strafgesetzbuch bei einem Bruch der Schweigepflicht gerechnet werden?	Mit einer Freiheitsstrafe bis zu einem Jahr oder mit einer Geldstrafe
17 Wer kann Sie von der Schweigepflicht entbinden?	Nur der betroffene Patient
18 Nennen Sie zwei Situationen, in denen Sie die Pflicht haben, Geheimnisse zu offenbaren.	a) Zur Verhütung von Kapitalverbrechen (Anzeigepflicht) b) im Rahmen der Meldepflicht nach dem Infektionsschutzgesetz
19 Sind der Zahnarzt und seine Zahnmedizinische Fachangestellte an die Schweigepflicht gebunden, wenn sie mit Krankenkassen und anderen Sozialversicherungsträgern verhandeln müssen?	Nein, denn durch den Vertrag Patient – Krankenkasse wird die Schweigepflicht ausdrücklich aufgehoben.
20 Verletzt der Arzt die Schweigepflicht, wenn er dem Gesundheitsamt namentlich mitteilt, welcher Patient in seiner Praxis an Hepatitis B erkrankt ist?	Nein, es besteht Meldepflicht.
21 In welchem Fall besteht ein Offenbarungsrecht?	a) Zur Selbstverteidigung vor Gericht b) Eintreibung von Honorarforderungen c) Zur Erfüllung einer sittlichen Pflicht (z. B.: verkehrsuntüchtiger Patient will selbst Auto fahren, Verdacht auf Kindesmisshandlung usw.)
22 Eine Patientin trifft Sie auf der Straße und erzählt Ihnen, ihr Ehemann habe ein Verhältnis mit einer sehr bekannten Persönlichkeit. Dürfen Sie Ihrer Mutter von dieser Sensation berichten?	Nein, die Neuigkeit wurde Ihnen in Ihrer Eigenschaft als Zahnmedizinische Fachangestellte mitgeteilt und unterliegt deshalb der Schweigepflicht.

23 Welche Aufgabe hat die Datenschutzgrundverordnung (DSGVO)?

Die DSGVO soll das Recht natürlicher Personen auf den Schutz ihrer personenbezogenen Daten schützen.

24 Personenbezogene Daten
a) Was versteht man ganz allgemein unter personenbezogenen Daten?
b) Nennen Sie fünf konkrete Beispiele für personenbezogene Daten.

a) Personenbezogene Daten sind alle Informationen, die sich auf eine betroffene Person beziehen.
b) Name, Anschrift, Alter, Beruf, Familienstand, Staatsangehörigkeit, Konfession, Krankheiten, Vermögensverhältnisse, Straftaten

25
a) Erläutern Sie den Begriff „Dateisystem" im Sinne der Datenschutzgrundverordnung
b) Beschreiben Sie, was man unter der „Verarbeitung" personenbezogener Daten versteht.

a) Ein „Dateisystem" ist jede strukturierte Sammlung personenbezogener Daten, die nach bestimmten Kriterien zugänglich ist.
b) Unter „Verarbeitung" versteht man **alle** Vorgänge, mit denen personenbezogene Daten bearbeitet werden, egal ob mit oder ohne automatisiertes Verfahren, z. B. das Erheben und Erfassen, die Speicherung, die Verwendung, das Löschen und die Vernichtung von personenbezogenen Daten.

26 Nennen Sie kurz die wesentlichen Inhalte der Datenschutzgrundverordnung.

- Menschen, deren Daten in irgendeiner Form verarbeitet werden, müssen darüber informiert werden, welche Daten gespeichert und wozu diese genutzt werden.
- Die betroffenen Personen müssen der Verarbeitung ihrer Daten zustimmen.
- Es dürfen nur die Daten erhoben werden, die für die Pflichterfüllung notwendig sind.
- Die Daten dürfen nur so lange gespeichert werden, wie es für die Pflichterfüllung notwendig ist. →

▷ Fortsetzung der Antwort ▷

- Betroffene Personen haben das Recht, die zu ihrer Person gespeicherten Daten zu erfahren und sie gegebenenfalls berichtigen zu lassen.
- Die Daten müssen so gespeichert werden, dass Unbefugte keinen Zugriff haben.

27 Wie wirken sich diese Vorschriften (Frage 26) auf den Umgang mit Patientendaten aus?

a) Angelegte Karteikarten und Krankenakten sind „Dateisysteme".
b) Patientenkarteien enthalten personenbezogene Daten.
c) Dem Patienten muss Einsicht in seine Unterlagen gewährt werden, wenn er ein berechtigtes Interesse daran hat.

28 Müssen Zahnarztpraxen einen Datenschutzbeauftragten benennen?

Ja, wenn mehr als 10 Personen ständig mit der automatisierten Verarbeitung personenbezogener Daten beschäftigt sind.

Jedoch ist noch nicht eindeutig geklärt, ob nicht grundsätzlich ein Datenschutzbeauftragter benannt werden muss, da es sich bei der Verarbeitung von personenbezogenen Daten in der Zahnarztpraxis vor allem um Gesundheitsdaten handelt, die besonders schützenswert sind.

29 Warum kann der Patient nicht die sofortige Löschung all seiner Daten in der Zahnarztpraxis verlangen?

Da für den Zahnarzt eine Aufzeichnungspflicht besteht und diese Aufzeichnungen einer gesetzlichen Aufbewahrungspflicht unterliegen.

30 Wozu dienen die Aufzeichnungen eines Zahnarztes?

a) Sie dokumentieren Krankheitsverlauf und zahnärztliche Behandlungsmaßnahmen.
b) Sie dienen als Beweismittel.
c) Gedächtnisstütze für den Zahnarzt.

31 Worauf muss bei der Aufbewahrung und Vernichtung von Praxisunterlagen geachtet werden?

a) Die Unterlagen müssen vor fremdem Zugriff gesichert aufbewahrt werden.
b) Nach Ablauf der Aufbewahrungsfristen müssen sie sorgfältig vernichtet werden (z. B. im Reißwolf).

32 Nennen Sie die Aufbewahrungsfristen folgender Unterlagen:
a) Aufzeichnungen über Röntgenbehandlung
b) Durchschriften der AU-Bescheinigungen
c) Inventare
d) Prospekte über Arzneimittel
e) Patientenkarte
f) Aufzeichnungen über Röntgenuntersuchungen
g) Durchschriften der Betäubungsmittelrezepte

a) 30 Jahre
b) 12 Monate
c) 10 Jahre
d) keine
e) 10 Jahre
f) 10 Jahre, bei unter 18-Jährigen bis zum vollendeten 28. Lebensjahr
g) 3 Jahre

33 Ein Patient soll über einen bevorstehenden Eingriff aufgeklärt werden.
a) Wie muss die Aufklärung erfolgen?
b) Warum besteht für den Arzt eine Aufklärungspflicht?

a) Der Patient muss so aufgeklärt werden, dass er versteht, worum es geht (keine Fachausdrücke, dem Niveau des Patienten angepasst).
b) Der Patient muss frei entscheiden können, ob er einer Behandlung zustimmen will oder nicht. Dies setzt voraus, dass er über die Folgen einer Behandlung und die Konsequenzen einer Nichtbehandlung informiert wird.

34 Aus Zeitmangel überträgt ein Zahnarzt die Aufklärung eines Patienten seiner erfahrenen Erstkraft.
Ist diese Vorgehensweise erlaubt?

Nein, die Aufklärung muss durch den Zahnarzt erfolgen, nichtärztliches Personal darf keine Aufklärung vornehmen.

35 Vor einem operativen Eingriff muss der Patient ein Schriftstück unterschreiben. Was bestätigt der Patient mit dieser Unterschrift?

Er bestätigt, dass
- er ordnungsgemäß aufgeklärt wurde,
- er mit dem Eingriff einverstanden ist.

36 a) Erläutern Sie, was man unter der Anzeigepflicht versteht.
b) In welchen Fällen muss angezeigt werden?

a) ***Anzeigepflicht:***
Pflicht, ***geplante Verbrechen*** anzuzeigen, wenn man ***glaubhaft*** davon erfährt.

b) Kapitalverbrechen wie Mord, Totschlag, Völkermord, Geiselnahme, Spionage usw.

37 a) Warum besteht in der Bundesrepublik Deutschland für bestimmte Krankheiten eine Meldepflicht und wo muss gemeldet werden?
b) In welchem Gesetz ist die Meldepflicht geregelt?

a) Zur Verhinderung großer Volksseuchen müssen bestimmte übertragbare Infektionskrankheiten in bestimmten Fällen dem zuständigen Gesundheitsamt gemeldet werden.

b) Im ***Infektionsschutzgesetz*** (IfSG)

38 Wer ist zur Meldung verpflichtet? (Drei Angaben)

a) Der behandelnde oder sonst hinzugezogene Arzt (bei Tollwut auch der Tierarzt) oder Zahnarzt meldet Verdacht oder Diagnose.

b) Der Laborleiter meldet Erregernachweis (z. B. die Leiter von Medizinaluntersuchungämtern, Krankenhauslaboratorien, privaten oder öffentlichen Untersuchungsstellen).

c) Angehörige eines Heil- oder Pflegeberufs (z. B. Krankenschwestern, Medizinische Fachangestellte, Zahnmedizinische Fachangestellte).

39 Wie muss die Meldung erfolgen?

Innerhalb von 24 Stunden, auf bundeseinheitlichen Meldebogen an das zuständige Gesundheitsamt.
Aufgrund der kurzen Zeitspanne muss die Meldung per Fax, E-Mail oder Telefon erfolgen.

40 Zählen Sie Krankheiten auf, die namentlich gemeldet werden müssen:
a) bei Krankheitsverdacht, Erkrankung und Tod
b) bei Erkrankung und Tod
c) bei Krankheitsverdacht und Erkrankung

a)
- Akute Virushepatitis
- Keuchhusten
- Meningokokken-Meningitis
- Masern
- Coronavirus-Krankheit-2019 (COVID-19)

b) Tuberkulose, behandlungsbedürftig

c)
- mikrobiell bedingte Lebensmittelvergiftung
- akute infektiöse Gastroenteritis (bei Beschäftigten im Lebensmittelgewerbe oder bei einer Epidemie)

41 Warum besteht für Aids bislang keine Meldepflicht?

Da das Gesundheitsamt die Ausbreitung der Erkrankung z. B. durch die Behandlung des Erkrankten, durch Impfungen oder durch eine Entseuchung der Wohnung nach derzeitigen medizinischen Erkenntnissen nicht verhindern kann. Deshalb wird der Schutz der Persönlichkeit des Patienten höher eingestuft als der Nutzen für die Allgemeinheit, der sich aus einer Meldepflicht ergeben würde.

42 a) Welchen Personen gegenüber ist die Zahnmedizinische Fachangestellte sorgfaltspflichtig?
b) Erläutern Sie diese Pflicht.

a) Gegenüber Zahnarzt und Patienten
b) Die Zahnmedizinische Fachangestellte muss sauber, gewissenhaft und zuverlässig arbeiten.

43 Erklären Sie den Begriff „Haftung".

Haftung ist die Verpflichtung einer Person, den Schaden zu ersetzen, den sie durch eigenes Verschulden verursacht hat.

44 Eine Verpflichtung zur Haftung kann aus unterschiedlichen Gründen entstehen. Geben Sie hierzu die zwei für den Zahnarzt wichtigsten Haftungsursachen an.

a) ***Vertragliche Haftung*** aus Behandlungsvertrag
b) ***gesetzliche Haftung*** aus unerlaubter Handlung (= Deliktshaftung)

45 In welchen Fällen handelt die Zahnmedizinische Fachangestellte
a) vorsätzlich
b) fahrlässig
c) widerrechtlich?

a) ***Vorsätzlich:***
Die Zahnmedizinische Fachangestellte ***will*** dem Patienten ***bewusst Schäden*** zufügen.
b) ***Fahrlässig:***
Die ***erforderliche Sorgfalt wird außer Acht gelassen*** (z. B. Zahnmedizinische Fachangestellte zieht falsches Medikament auf).
c) ***Widerrechtlich:***
Fremde Rechte werden verletzt (z. B. der Wille des Patienten wird missachtet) oder ***die eigenen Befugnisse werden überschritten*** (z. B. Zahnmedizinische Fachangestellte schreibt eigenmächtig Rezepte um).

46 Wann spricht man von
a) schuldhaftem Handeln
b) unerlaubter Handlung?

a) ***Schuldhaftes Handeln:***
wenn das Handeln vorsätzlich oder fahrlässig war
b) ***unerlaubte Handlung:***
wenn das Handeln schuldhaft ***und*** widerrechtlich war

47 Eine Zahnmedizinische Fachangestellte beschmutzt versehentlich die teure Seidenbluse einer Patientin. Wer haftet für den entstandenen Schaden?

Für Schäden, die dem Patienten in der Zahnarztpraxis zugefügt werden, haftet ***der Zahnarzt,*** auch wenn die Schäden von seinen ***Erfüllungsgehilfen (= Zahnmedizinische Fachangestellte)*** verursacht werden.

48 Nach einer durchgefeierten Nacht misslingt einer ZFA am nächsten Tag im Labor eine Analyse. Sie ist müde und hat keine Lust, die Analyse zu wiederholen. Deshalb schreibt sie ein mutmaßliches Analyseergebnis in die Patientenkarte. Daraufhin wird der Patient falsch behandelt und erleidet einen Gesundheitsschaden.
a) Wer haftet in diesem Fall?
b) Besteht Anspruch auf Schmerzensgeld?
c) Mit welchen Folgen muss die ZFA außerdem rechnen?

a) Die ZFA, wenn der Zahnarzt einen Entlastungsnachweis erbringen kann, d.h. er muss nachweisen, dass er die ZFA sorgfältig auswählte, ihre Tätigkeit überwachte und sich davon überzeugte, dass sie zuverlässig und sorgfältig gearbeitet hat.
b) Ja, da unerlaubte Handlung
c) – Strafe wegen fahrlässiger Körperverletzung
– Kündigung

49 Ein Patient ist der Ansicht, dass er falsch behandelt wurde und sich deshalb sein Gesundheitszustand verschlechterte. Er möchte jedoch nicht gleich gerichtlich gegen den Zahnarzt vorgehen.
Wer hilft dem Patienten weiter?

Der Patient kann sich an die ***Gutachterkommission der zuständigen Zahnärztekammer*** wenden. Sie überprüft, ob ein Behandlungsfehler vorliegt.
Die Klärung durch die Gutachterkommission ist für den Patienten ***gebührenfrei.***

50 Nennen Sie drei Handlungen, bei denen sich die Zahnmedizinische Fachangestellte strafbar macht.

a) Körperverletzung (§ 223 StGB)
b) unterlassene Hilfeleistung (§ 323c StGB)
c) Verletzung der Schweigepflicht (§ 203 StGB)
d) Verstoß gegen das Betäubungsmittelgesetz (§ 13 BtMG)

51 Eine Zahnmedizinische Fachangestellte (ZFA) teilt einer Illustrierten gegen ein entsprechendes Honorar Einzelheiten über die zahnärztliche Behandlung einer berühmten Persönlichkeit mit.

a) Gegen welchen § verstößt die ZFA?

b) Mit welchem Strafmaß muss die ZFA rechnen?

a) Gegen den § 203 StGB (Schweigepflicht)

b) Da sie einen persönlichen Vorteil durch den Bruch der Schweigepflicht erzielte, muss sie mit einer Freiheitsstrafe *über* einem Jahr oder einer entsprechenden Geldstrafe rechnen.

52 a) Darf eine Zahnmedizinische Fachangestellte den Patienten H. abweisen, der nach der Sprechstunde am Freitagabend, um 19.30 Uhr, an der Praxistür klingelt und eine Routineuntersuchung vornehmen lassen will?

b) Zur selben Zeit kommt Patient P. Er bittet um Behandlung und klagt über heftige Schmerzen. Darf die ZFA ihn an die nächste Klinik verweisen?

c) Welcher Vergehen macht sich die ZFA schuldig, wenn sie den Patienten P. wegschickt?

a) Ja, da Routineuntersuchungen ohne Gefahr für den Patienten auch zu den üblichen Sprechstundenzeiten in der kommenden Woche vorgenommen werden können.

b) Nein, hier besteht unter Umständen Gefahr für Leib und Leben des Patienten, sodass er sofort vom Zahnarzt behandelt werden sollte.

c) – Unterlassene Hilfeleistung nach § 323c StGB.
   – Erleidet der Patient durch das Wegschicken einen Gesundheitsschaden, liegt außerdem eine ***Körperverletzung*** vor.

Grundlagen des Vertragsrechts

Rechts- und Geschäftsfähigkeit

1 Unterscheiden Sie zwischen Rechtsfähigkeit und Geschäftsfähigkeit.

a) ***Rechtsfähigkeit*** ist die Fähigkeit, Träger von Rechten und Pflichten zu sein. Beispiele: Erbrecht, Steuerpflicht
b) ***Geschäftsfähigkeit:*** ist die Fähigkeit, Rechtsgeschäfte vollgültig abzuschließen. Beispiele: Kündigung, Kaufvertrag

2 Wann beginnt und wann endet die Rechtsfähigkeit von natürlichen Personen (Menschen)?

Die ***Rechtsfähigkeit*** beginnt mit der Vollendung der Geburt und endet mit dem Tod.

3 Wann beginnt und wann endet die Rechtsfähigkeit von juristischen Personen?

Die ***Rechtsfähigkeit*** von juristischen Personen beginnt mit der Eintragung in ein öffentliches Register (z. B. Vereinsregister, Handelsregister) und endet mit der Löschung.

4 Welche der folgenden Personen sind „juristische Personen"?
a) Richter
b) Vertreter eines Pharmaherstellers
c) Aktiengesellschaft
d) Staatsanwalt
e) Zahnärztekammer
f) Erna Müller
g) Stadt Stuttgart

juristische Personen sind:
c) Aktiengesellschaft
e) Zahnärztekammer
g) Stadt Stuttgart

5 Man unterscheidet drei Stufen der Geschäftsfähigkeit. Nennen Sie diese.

a) Geschäftsunfähigkeit
b) beschränkte Geschäftsfähigkeit
c) volle Geschäftsfähigkeit

6 Welche Altersgrenzen gelten für die einzelnen Stufen der Geschäftsfähigkeit?

Geschäftsfähigkeit	
Geschäftsunfähigkeit	Geburt bis 7. Lebensjahr
beschränkte Geschäftsfähigkeit	7. bis 18. Lebensjahr
volle Geschäftsfähigkeit	ab dem vollendeten 18. Lebensjahr

7 Die 5-jährige Katrin holt aus ihrer Spardose 15,00 Euro und kauft damit eine Puppe. Ist dieser Kaufvertrag gültig?

Er ist ***nichtig*** (ungültig), da 5-Jährige geschäftsunfähig sind.

8 Eine 17-jährige Zahnmedizinische Fachangestellte schließt ohne Wissen ihrer Eltern einen Kaufvertrag ab. Welche rechtliche Wirkung hat dieser Vertrag?

Der Kaufvertrag ist ***schwebend unwirksam,*** d.h., erst durch die nachträgliche Genehmigung des gesetzlichen Vertreters wird das Rechtsgeschäft voll gültig.

9 Welche Rechtsgeschäfte kann ein beschränkt Geschäftsfähiger auch ohne die Zustimmung seines gesetzlichen Vertreters abschließen?

a) Geschäfte, die er mit *eigenen Mitteln* (Taschengeld) bewirkt
b) Geschäfte, die ihm einen *rechtlichen Vorteil* bringen

10 Die 16-jährige Martina kauft von ihrem Taschengeld einen MP3-Player für 90,00 Euro.
a) Ist dieser Kaufvertrag gültig?
b) Wie ist die Rechtslage, wenn sie den Kaufpreis nicht sofort bezahlen kann und deshalb mit dem Händler Ratenzahlung vereinbart?

a) Der Kaufvertrag ist gültig, da beschränkt Geschäftsfähige über ihr Taschengeld verfügen können.
b) Der Vertrag ist nichtig (ungültig), da beschränkt Geschäftsfähige keine Ratenkäufe abschließen dürfen (→ mit Taschengeld nur Bargeschäfte).

11 Ordnen Sie die folgenden Personen den einzelnen Stufen der Geschäftsfähigkeit zu:
a) eine 19-Jährige,
b) einen 5-Jährigen,
c) einen 15-Jährigen

a) volle Geschäftsfähigkeit
b) Geschäftsunfähigkeit
c) beschränkte Geschäftsfähigkeit

Rechtsgeschäfte

12 Wodurch entstehen Rechtsgeschäfte?

Rechtsgeschäfte entstehen durch die Abgabe von ***Willenserklärungen.***

13 Unterscheiden Sie zwischen einseitigen und zweiseitigen Rechtsgeschäften. Geben Sie zusätzlich jeweils ein Beispiel an.

a) ***Einseitige Rechtsgeschäfte*** entstehen durch die ***Willenserklärung einer Seite.***
Beispiele: Kündigung, Testament, Anfechtung
b) ***Zweiseitige Rechtsgeschäfte*** entstehen durch ***übereinstimmende Willenserklärungen von zwei Seiten.***
Beispiele: Arbeitsvertrag, Kaufvertrag, Mietvertrag

14 Geben Sie drei Beispiele für einseitige Rechtsgeschäfte, die empfangsbedürftig sind.

a) Kündigung
b) Widerruf
c) Anfechtung
d) Angebot

15 Wie werden zweiseitige Rechtsgeschäfte genannt?

Zweiseitige Rechtsgeschäfte werden auch ***Verträge*** genannt.

16 Wie können Willenserklärungen abgegeben werden?

a) Mündlich
b) schriftlich
c) durch schlüssiges (konkludentes) Handeln

17 Erläutern Sie anhand eines Beispiels, wie durch konkludentes (schlüssiges) Handeln ein Vertrag entstehen kann.

a) Ein Fahrgast gibt dem Busfahrer das Fahrgeld, dieser händigt wortlos den Fahrschein aus.
b) Ein Passant nimmt am Kiosk eine Zeitung und legt das Geld hin.

18 Für viele Rechtsgeschäfte besteht ein gesetzlicher Formzwang.
Erläutern Sie kurz die Bedeutung dieses Formzwangs.

- Das Rechtsgeschäft muss in der gesetzlich vorgeschriebenen Form abgeschlossen werden.
- Wird diese Formvorschrift nicht beachtet, kann das Rechtsgeschäft nichtig sein.

19 Für den Abschluss bestimmter Rechtsgeschäfte bestehen Formvorschriften. Erläutern Sie kurz diese Formvorschriften.

a) ***Schriftform:***
Die Willenserklärung wird schriftlich festgehalten und von den Beteiligten eigenhändig unterschrieben.
Beispiele: Berufsausbildungsvertrag, Ratenkaufverträge, Kündigung von Arbeitsverträgen
b) ***öffentliche Beglaubigung:***
Die Echtheit der Unterschrift unter einem Schriftstück wird amtlich oder notariell beglaubigt.
Beispiele: Anträge auf Eintragung ins Grundbuch oder Handelsregister
c) ***öffentliche Beurkundung:***
Ein Notar hält die Willenserklärung schriftlich fest und bestätigt Inhalt und Echtheit.
Beispiele: Eheverträge, Grundstückskauf, Schenkungsversprechen

20 Überlegen Sie, weshalb der Gesetzgeber diese Formvorschriften erlassen hat.

a) Erhöhung der Rechtssicherheit (leichte Beweisbarkeit)
b) Schutz vor Übereilung und Leichtfertigkeit

21 Welcher Unterschied besteht zwischen nichtigen und anfechtbaren Rechtsgeschäften?

a) ***Nichtige Rechtsgeschäfte*** sind von Anfang an ***nichtig*** (ungültig).
b) ***Anfechtbare Rechtsgeschäfte*** sind von Anfang an voll gültig. Durch Anfechtung jedoch werden sie ***rückwirkend nichtig.***

22 Unter welchen Voraussetzungen ist ein Rechtsgeschäft nichtig?

Rechtsgeschäfte sind ***nichtig*** bei
- Gesetzesverstoß,
- Abschluss mit Geschäftsunfähigen,
- Verstoß gegen die guten Sitten,
- Scherzgeschäften,
- Scheingeschäften,
- Formmangel.

23 Nennen Sie zwei Beispiele für Rechtsgeschäfte, die gegen die guten Sitten verstoßen.

1. Mietwucher
2. Zinswucher
3. Kauf von Wählerstimmen
4. Konfessionswechsel gegen Geld

24 Geben Sie zwei Beispiele für gesetzeswidrige Rechtsgeschäfte.

1. Hehlerei (Handel mit gestohlenen Sachen)
2. Rauschgifthandel
3. Schmuggel

25 Unter welchen Voraussetzungen ist ein Rechtsgeschäft anfechtbar?

Rechtsgeschäfte sind ***anfechtbar*** bei
- arglistiger Täuschung,
- widerrechtlicher Drohung,
- Irrtum.

26 Begründen Sie, ob die folgenden Rechtsgeschäfte nichtig sind oder anfechtbar.
a) Ein Händler verkauft ein Motorrad als unfallfrei, obwohl er es selbst nach einem Totalschaden repariert hat.
b) Der kurzsichtige Juwelier verkauft eine teure Goldkette als Modeschmuck.

a) Anfechtbar wegen arglistiger Täuschung
b) anfechtbar wegen Irrtums

→

▷ Fortsetzung der Frage und Antwort ▷

c) Ein Zahnarzt droht, seine ZFA zu entlassen, wenn sie sich nicht mit seinem Sohn verlobt.
d) Ein Händler verkauft normales Obst als besonders gesunde „Bioware".
e) Die Renovierungsarbeiten in einer Praxis belaufen sich auf 20 000,00 €. Um Steuern zu sparen, einigen sich Zahnarzt und Handwerker auf eine „offizielle Rechnung" von lediglich 8 000,00 €. Der Zahnarzt will deshalb nur noch 8 000,00 € zahlen.
f) Die 6 Jahre alte Hannah holt aus ihrer Spardose 10,00 € und kauft damit Schokolade.

c) anfechtbar wegen widerrechtlicher Drohung
d) anfechtbar wegen arglistiger Täuschung
e) Die Rechnung ist nichtig, da sie zum Schein ausgestellt wurde
f) nichtig wegen Geschäftsunfähigkeit

Vertragsarten

27 Zählen Sie fünf verschiedene Vertragsarten auf.

a) Kaufvertrag
b) Mietvertrag
c) Leihvertrag
d) Pachtvertrag
e) Ausbildungsvertrag
f) Werkvertrag
g) Dienstvertrag
h) Darlehensvertrag

28 Geben Sie die Vertragspartner und die wesentlichen Inhalte von folgenden Vertragsarten an:

a) Kaufvertrag
b) Mietvertrag
c) Leihvertrag
d) Pachtvertrag
e) Darlehensvertrag
f) Dienstvertrag

Wichtige Vertragsarten	
Kaufvertrag	**Käufer – Verkäufer** Übereignung von Sachen gegen Bezahlung
Mietvertrag	**Mieter – Vermieter** **Gebrauch** von Sachen **gegen Entgelt.** Rückgabe derselben Sache, z. B. Mietauto.
Leihvertrag	**Leiher – Verleiher** **Gebrauch** von Sachen, **unentgeltlich.** Rückgabe derselben Sache, z. B. Buch aus Leihbücherei.
Pachtvertrag	**Pächter – Verpächter** **Gebrauch** von Sachen + **Ertrag, gegen Entgelt,** Rückgabe derselben Sache, z. B. Pacht eines Gartens.
Darlehens-vertrag (Sachdarlehens-vertrag)	**Darlehensgeber – Darlehensnehmer** **Verbrauch** von Sachen, entgeltlich oder unentgeltlich. Rückgabe **gleichartiger** (aber anderer) Sachen, z. B. „Ausleihen von fünf Eiern“.
Werkvertrag	**Unternehmer – Besteller** Herstellung aus Material des Bestellers oder Unternehmers gegen Vergütung, z. B. Autoreparatur.
Dienstvertrag	**Arbeitgeber – Arbeitnehmer** Leistung von Diensten gegen Bezahlung.

29 Welcher Unterschied besteht zwischen einem Mietvertrag und einem Leihvertrag?

Der *Leihvertrag* ist im Gegensatz zum Mietvertrag *unentgeltlich.*

30 Wie unterscheiden sich Mietvertrag und Pachtvertrag?

Dem Mieter steht nur der Gebrauch einer Sache zu, dem *Pächter Gebrauch und Ertrag.*

31 Welche Vertragsarten liegen in den folgenden Fällen vor?
a) Herr Baumann bringt sein Auto zur Reparatur.
b) Herr Pfiffig bringt seinem Schneider einen Anzugsstoff, um sich daraus einen Maßanzug schneidern zu lassen.
c) Frau Huber holt sich in der Stadtbücherei ein Buch.
d) Frau Putzig wählt im Einrichtungshaus einen Stoff aus und lässt sich Vorhänge daraus nähen.
e) Ein Rechtsanwalt vertritt seinen Mandanten vor Gericht.

a) Werkvertrag
b) Werkvertrag
c) Leih vertrag
d) Werkvertrag*)
e) Dienstvertrag

*) *Anmerkung: Hat ein Vertrag die Lieferung und Herstellung beweglicher Sachen zum Gegenstand, dann werden die Vorschriften über den Kaufvertrag angewendet.*

32 Wie wird der Vertrag genannt, der zwischen Zahnarzt und Patient geschlossen wird?

Behandlungsvertrag
(Siehe auch Kapitel „Behandlungsvertrag")

Warenbeschaffung

33 Weshalb muss eine Zahnmedizinische Fachangestellte immer neue Bezugsquellen ausfindig machen?

Die bisherigen Bezugsquellen könnten plötzlich versiegen. Andere Bezugsquellen könnten bessere Liefererbedingungen anbieten.

34 Zählen Sie verschiedene Möglichkeiten auf, wie neue günstige Bezugsquellen ermittelt werden können.

- In ***Branchenbüchern*** (gelbe Seiten). Sie enthalten die in Frage kommenden regionalen Anbieter. →

▷ *Fortsetzung der Antwort* ▷

- Im ***Internet***, es enthält eine riesige Zahl von Anbietern, z. B. 1,8 Mio. Treffer unter dem Stichwort Praxisbedarf bei Google.
- In ***Fachzeitschriften*** inserieren zahlreiche Anbieter aus allen Bereichen.
- Durch ***Außendienstmitarbeiter*** wie Pharmareferenten oder Vertreter von Geräteherstellern. Sie besuchen regelmäßig die Praxen, informieren über Neuigkeiten, hinterlassen Proben, Prospekte und Kataloge.

35 Bei der Auswahl des Lieferers werden verschiedene Entscheidungskriterien berücksichtigt. Nennen Sie drei Kriterien, die im Vordergrund stehen.

a) Qualität der Ware
b) Preis der Ware
c) Lieferbedingungen (Versandkosten, Zahlungsziel, Rabatt oder Skonto)
d) Lieferzeit

36 Häufig geht einem Angebot die Anfrage des Kunden voraus.
a) Welchem Zweck dient die Anfrage?
b) Welche Rechtswirkung hat die Anfrage?

a) Eine ***Anfrage*** soll informieren über Warenangebot, Preise, Qualität, Lieferungs- und Zahlungsbedingungen möglicher Anbieter.
b) Keine, da Anfragen immer ***unverbindlich*** sind.

37 Weshalb wird ein Angebotsvergleich durchgeführt?

Durch den Angebotsvergleich soll das preisgünstigste Angebot herausgefunden werden.

38 Auch wenn in einer Praxis mit günstigen Lieferern zusammengearbeitet wird, empfiehlt es sich dennoch vor einer Bestellung Vergleichsangebote einzuholen.
Begründen Sie diese Aussage.

Die meisten Anbieter arbeiten mit Mischkalkulationen. Die Folge: Einige Artikel werden mit sehr geringen Gewinnspannen kalkuliert, damit sie preiswert angeboten werden können. Zum Ausgleich werden andere Produkte mit hohen Spannen angesetzt. Sie können dann teurer sein als bei anderen Anbietern. Vergleicht das Praxisteam bei Bestellungen nicht die Preise mehrerer Anbieter, dann werden diese hohen Preise übersehen und bezahlt.

39 Welche Angaben können Sie einem Angebot entnehmen?

- Preis der Ware
- Beschreibung der Ware nach Art und Güte
- Liefertermin, Lieferbedingungen
- Garantie- bzw. Kundendienstleistungen
- Zahlungsbedingungen Erfüllungsort
- Gerichtsstand

40 Wie wird der Bezugspreis (Einstandpreis) ermittelt?

Listeneinkaufspreis (lt. Preisliste)
– Rabatt
= Rechnungspreis
– Skonto
= Bareinkaufspreis (Nettoeinkaufspreis)
+ Bezugskosten (Transport, Verpackung)
= Bezugspreis (Einstandspreis)

41 Es werden 400 Stück einer Ware benötigt. Führen Sie einen Angebotsvergleich zwischen folgenden Angeboten durch:
***Angebot A:* 140,00 € für 50 Stück, ab 250 Stück 5 % Rabatt, 2 % Skonto bei Zahlung innerhalb 7 Tagen, Fracht 40 €**
***Angebot B:* 80,00 € für 25 Stück, ab 300 Stück 8 % Rabatt, 3 % Skonto, keine Frachtkosten**

	Angebot A		Angebot B	
Listenpreis	50 Stück zu 140,00 €	1.120,00 €	25 Stück zu 80,00 €	1.280,00 €
Rabatt	ab 250 Stück 5 %	56,00 €	ab 300 Stück 8 %	102,40 €
Rechnungspreis		1.064,00 €		1.177,60 €
Skonto	7 Tage 2 %	21,28 €	7 Tage 3 %	35,33 €
Bareinkaufspreis		1.042,72 €		1.142,27 €
Transport	Fracht	40,00 €	keine Fracht	–
Bezugspreis (Einstandpreis)		**1.082,72 €**		**1.142,27 €**

Ergebnis: Bestellt wird bei A, da dieses Angebot günstiger ist.

42 Weshalb sind bereits bei der Beschaffung von Materialien Qualitätskontrollen notwendig?

Qualitätskontrollen sind notwendig, weil der Patient ein Anrecht auf einwandfreie Ware hat. Sind die beschafften Materialien minderwertig, dann hat dies möglicherweise Auswirkungen auf die Gesundheit des Patienten.
Neben haftungsrechtlichen Folgen werden schlimmstenfalls die Leistungen der Praxis nicht mehr in Anspruch genommen.

Kaufvertrag

43 Ein Kaufvertrag kommt durch zwei übereinstimmende Willenserklärungen zu Stande. Wie heißen diese Willenserklärungen?

a) ***Antrag*** (Angebot, Bestellung)
b) ***Annahme*** (Bestellung, Bestellungsannahme)

44 Welche Pflichten ergeben sich aus dem Kaufvertrag für Käufer und Verkäufer?

a) ***Käufer:***
   - Zahlung des Kaufpreises
   - Annahme der Ware

b) ***Verkäufer:***
   - Lieferung und Übereignung der Ware (mangelfrei, rechtzeitig, am rechten Ort)
   - Annahme des Kaufpreises

45 Jeder Kaufvertrag besteht aus zwei Teilen, dem Erfüllungsgeschäft und dem Verpflichtungsgeschäft. Erklären Sie diese Aussage.

Mit Vertragsabschluss verpflichten sich die Partner zu bestimmten Leistungen (= ***Verpflichtungsgeschäft***). Diese müssen dann erfüllt werden (= ***Erfüllungsgeschäft***).

46 Welche rechtliche Wirkung hat normalerweise ein Angebot für den Anbieter?

Ein Anbieter ist grundsätzlich an sein Angebot gebunden.

47 Welche Rechtswirkung hat ein Angebot für den Empfänger?

Keine, da er nicht verpflichtet ist, das Angebot anzunehmen.

48 Ist ein Händler verpflichtet, auf Wunsch des Kunden seine Schaufensterauslage zu verkaufen?

Nein, Schaufensterauslagen sind kein Angebot. ***Angebote*** sind an ***bestimmte Personen*** gerichtet und nicht an die Allgemeinheit.

49 Nennen Sie drei weitere Beispiele für Kaufaufforderungen, die rechtlich kein Angebot sind.

a) Zeitungsanzeigen
b) Postwurfsendungen
c) Fernsehwerbung
d) Prospekte

50 Wie kann ein Anbieter die Bindung an sein Angebot ausschließen?

Ein Anbieter kann die Bindung an sein Angebot durch ***Freizeichnungsklauseln*** ausschließen.
Beispiele:
- „unverbindlich"
- „so lange Vorrat reicht"
- „Angebot freibleibend"
- „Preise freibleibend"

51 Wie lange ist ein Anbieter an sein Angebot gebunden, wenn er es
a) mündlich abgegeben hat
b) durch einen Brief unterbreitet hat?

a) Ein ***mündliches Angebot*** gilt nur für die Dauer des Gesprächs.
b) Ein ***briefliches Angebot*** muss nach ca. einer Woche angenommen werden (Beförderungsdauer + Überlegungsfrist).

52 Ein Zahnarzt erhält am 3.6. des Jahres ein verbindliches Angebot über einen neuen Teppichboden für das Wartezimmer. Am 20.6. geht die Bestellung bei dem Anbieter ein.
a) Muss der Anbieter liefern?
b) Welche rechtliche Wirkung hat diese Bestellung?

a) Nein, da das Angebot verspätet angenommen wurde.
b) Eine ***verspätete Annahme*** ist rechtlich ein ***neuer Antrag,*** d.h., nimmt der Anbieter an, entsteht ein Vertrag.

53 Angenommen, der Zahnarzt hätte bei Aufgabe 52 rechtzeitig bestellt, jedoch den Teppichboden in einer anderen Farbe verlangt. Welche rechtliche Wirkung hätte diese Bestellung?

Eine ***abgeänderte Annahme*** verpflichtet den Anbieter nicht; sie ist rechtlich ebenfalls ein ***neuer Antrag.***

54 Welche Angaben sollten Sie einem Angebot entnehmen können?

a) Preisangaben
b) Angaben über die Ware
c) Lieferfristen
d) Garantie- bzw. Kundendienstleistungen
e) Zahlungsbedingungen
f) Erfüllungsort
g) Gerichtsstand

55 Häufig geht einem Angebot die Anfrage des Kunden voraus:
a) Welchem Zweck dient die Anfrage?
b) Welche Rechtswirkung hat eine Anfrage?

a) Eine ***Anfrage*** soll informieren über Warenangebot, Zahlungs- und Lieferbedingungen von möglichen Lieferanten.
b) Keine, da Anfragen ***unverbindlich*** sind.

56 Auch der Käufer kann dem Verkäufer ein Angebot machen. Welche Willenserklärung des Käufers entspricht rechtlich dem Angebot?

Durch die ***Bestellung*** verpflichtet sich ein Käufer, zu bestimmten Bedingungen Ware zu kaufen.

57 Gibt es gesetzliche Formvorschriften für den Abschluss von Kaufverträgen?

Für Kaufverträge gilt im Allgemeinen der Grundsatz der ***Formfreiheit***, d. h., sie können mündlich, schriftlich usw. abgeschlossen werden.

Ausnahmen:

- ***Ratenkäufe*** (Schriftform)
- ***Grundstückskäufe*** (notarielle Beurkundung)

58 Welche wichtigen Angaben sollten in einem schriftlichen Kaufvertrag festgehalten werden?

Ein schriftlicher Kaufvertrag sollte enthalten:

- Preis
- Art und Güte der Ware
- Liefertermine, Lieferfristen
- Garantie- bzw. Kundendienstleistungen
- Zahlungsbedingungen
- Verpackungs-, Transportkosten
- Gerichtsstand
- Preisnachlässe

59 Wie muss geliefert werden, wenn die Beschaffenheit der Ware nicht besonders vereinbart wurde?

- Die Ware muss sich für den im Vertrag *vorausgesetzten Verwendungszweck* eignen.
- Wurde keine Verwendung vereinbart, ist der *gewöhnliche Gebrauch* maßgebend, d. h. eine Beschaffenheit, wie sie bei gleichartigen Sachen üblich ist.

60 Man unterscheidet Verkaufsverpackung und Versandverpackung. Geben Sie jeweils zwei Beispiele an.

a) ***Verkaufsverpackung:***

- Gläser
- Dosen
- Tüten
- Beutel
- Flaschen
- Tuben

b) ***Versandverpackung:***

- Kisten
- Packpapier
- Kartons
- Container

61 Wer trägt die Verpackungskosten, wenn vertraglich nichts vereinbart ist?

Die Kosten der ***Versandverpackung trägt der Käufer,*** die ***Verkaufsverpackung geht zu Lasten des Verkäufers.***

62 Wer trägt die Transportkosten, wenn diesbezüglich keine Vereinbarungen getroffen wurden?

Die ***Transportkosten trägt der Käufer,*** da Warenschulden Holschulden sind.

63 Bei den Zahlungsbedingungen können Rabatt und Skonto vereinbart werden.
a) Unterscheiden Sie diese beiden Begriffe.
b) Wie ist der Abzug solcher Preisnachlässe geregelt, wenn bei Kaufvertragsabschluss hierüber nichts vereinbart wurde.

a)
- Skonto ist ein Preisnachlass für vorzeitige Zahlung. Beispiel: „Zahlbar in 30 Tagen, bei Zahlung innerhalb 10 Tagen 3 % Skonto".
- ***Rabatt*** ist ein Preisnachlass, der z. B. gewährt werden kann
  - für Stammkunden (Treuerabatt)
  - bei Mengenabnahme (Mengenrabatt)
  - für Mitarbeiter (Personalrabatt)
  - als Jubiläumsrabatt usw.

b) ***Preisabzüge*** sind nur möglich, wenn sie vertraglich vereinbart wurden.

64 Erklären Sie, was man unter dem Erfüllungsort versteht.

Der ***Erfüllungsort*** ist der Ort, an dem die vertragsmäßig vereinbarte Leistung zu erbringen ist. Hier gehen Kosten und Risiko auf den Gläubiger über.

65 Wurde vertraglich kein anderer Erfüllungsort vereinbart, dann gilt bei einem Kaufvertrag der gesetzliche Erfüllungsort.
Erläutern Sie diese Aussage.

Der gesetzliche Erfüllungsort ist der Wohn- bzw. Geschäftssitz des jeweiligen Schuldners, nämlich:
- der ***Sitz des Verkäufers*** für Ware
- der ***Sitz des Käufers*** für Geld

66 Welche Bedeutung haben die folgenden Aussagen?
a) Geldschulden sind Schickschulden.
b) Warenschulden sind Holschulden.

a) Der Käufer erfüllt den Vertrag, wenn er das Geld an seinem Wohnsitz rechtzeitig absendet. Kosten und Gefahr gehen immer zu Lasten des Käufers.

b) Der Verkäufer muss die Ware am Ort seiner Niederlassung bereithalten, der Käufer auf eigene Gefahr und Kosten abholen. Lässt er sie durch den Verkäufer zusenden, trägt er das Transportrisiko.

67 Der Gerichtsstand gibt an, an welchem Gerichtsort bei Vertragsstreitigkeiten Klage erhoben werden muss. Sofern kein vertraglicher Gerichtsstand vereinbart wurde, gilt der gesetzliche Gerichtsstand. Welche Auswirkungen hat dies für Käufer und Verkäufer?

Gesetzlicher Gerichtsstand:
- Sitz des Verkäufers für Ware
- Sitz des Käufers fürs Geld

68 Die Bestimmungen des Verbraucherschutzes schreiben bei Privatkäufen eine besondere Regelung für den Gerichtsstand vor. Nennen Sie diese.

Privatkäufer können immer nur am zuständigen Gericht ihres Wohnsitzes klagen und auch nur dort verklagt werden.

69 Unterscheiden Sie die Begriffe:
a) Besitz
b) Eigentum

a) ***Besitz:***
Besitzer ist jemand, der die tatsächliche Herrschaft über eine Sache hat, z. B. der Mieter einer Wohnung.

b) ***Eigentum:***
Eigentümer ist, wer die rechtliche Herrschaft über eine Sache hat. Beispiel: Der Vermieter ist Eigentümer einer Wohnung, der Mieter ist Besitzer.

70 In den meisten Kaufverträgen erfolgt die Lieferung unter „Eigentumsvorbehalt". Erklären Sie diesen Begriff.

Eigentumsvorbehalt besagt, dass die gelieferte Ware bis zur vollständigen Bezahlung Eigentum des Verkäufers bleibt. Dem Käufer wird die Ware zwar übergeben, aber er wird zunächst nur ihr Besitzer. Kommt er mit der Zahlung in Verzug, kann der Verkäufer sie zurücknehmen und vom Vertrag zurücktreten, wenn er zuvor erfolglos eine Nachfrist gesetzt hat.

Pflichtverletzungen bei der Erfüllung von Kaufverträgen

71 Welche Voraussetzungen muss die gelieferte Ware erfüllen, damit kein Sachmangel vorliegt?

Die Ware ist frei von Sachmängeln, wenn sie:
- **subjektive Anforderungen** erfüllt
- **objektive Anforderungen** erfüllt
- **Montageanforderungen** erfüllt

72 Wann sind die subjektiven Anforderungen erfüllt?

Die **subjektiven Anforderungen** erfüllt die Kaufsache, wenn sie sich für die im Vertrag vereinbarte Verwendung eignet und wenn sie die „**vertraglich vereinbarte Beschaffenheit**" hat. Hierzu gehören:
- Menge
- Art
- Qualität
- Funktionalität
- Kompatibilität
- Interoperabilität
- sonstige vertraglich vereinbarte Merkmale

73 Wann ist Funktionalität gegeben?

Funktionalität ist vorhanden, wenn ein Produkt seine Aufgabe entsprechend seinem Zweck erfüllt, z. B., wenn ein Heizlüfter die Raumluft erwärmt.

74 Wann ist Kompatibilität vorhanden?

Kompatibilität ist vorhanden, wenn Teile zusammen passen, z. B. Handy und Handyhülle.

75 Wann ist Interoperabilität gegeben?

Interoperabilität liegt vor, wenn unterschiedliche Systeme zusammenwirken können, z. B. ein Drucker funktioniert mit verschiedenen Computersystemen.

76 Welche Voraussetzung muss vorliegen, damit eine Ware die objektiven Anforderungen erfüllt?

Eine Ware entspricht den **objektiven Anforderungen**, wenn sie sich für die gewöhnliche Verwendung eignet, d. h., sie muss eine Beschaffenheit haben, die der Käufer üblicherweise bei gleichartigen Sachen erwarten kann.

77 Erläutern Sie den Unterschied von objektiven und subjektiven Anforderungen an einem Beispiel.

Beispiel: Für ihren Badeurlaub kauft Nina ein Smartphone. Dem Verkäufer teilt sie mit, dass es wasserdicht sein muss, weil sie damit beim Schnorcheln Fotos machen will. Das Gerät, das er ihr verkauft, ist nicht wasserdicht. Damit erfüllt es zwar die *objektiven Anforderungen*, da ein Smartphone gewöhnlich nicht wasserdicht sein muss. Die *subjektive Anforderung* von Nina bestand jedoch in einem wasserdichten Handy. Deshalb liegt ein Sachmangel vor.

78 Welche Mängel können bei einer mangelhaften Lieferung auftreten?

- **Sachmängel:**
  - *schlechte Qualität*, z. B. Nachtcreme riecht ranzig
  - *falsche Ware*, z. B. Weißwein statt Rotwein
  - *zu wenig*, z. B. 20 Stück statt 30 Stück
  - *nicht eingehaltene Werbeaussage*, z. B. Benzinverbrauch eines Autos
  - *nicht funktional*, z. B. Saugroboter saugt nicht
  - *nicht kompatibel*, z. B. Tintenpatrone passt nicht in Drucker
  - *nicht interoperabel*, z. B. Textprogramm kann keine PDF- und Word-Datei abspeichern
  - *Montagemangel*, z. B. fehlende oder fehlerhafte Montageanleitung oder unsachgemäße Montage
- **Rechtsmangel**, z. B. Verkauf eines sicherungsübereigneten Autos

79 Erläutern Sie die Beweislastumkehr beim Verbrauchsgüterkauf.

Kauft ein privater Käufer bei einem Unternehmer, dann liegt ein **Verbrauchsgüterkauf** vor. Hier gilt für die ersten 12 Monate eine **Beweislastumkehr**, d. h., es wird für diese Zeit unterstellt, dass der Mangel schon von Anfang an da war. Die Folge: Im Streitfall muss der Händler die Fehlerfreiheit beweisen.

80 Je nach Sachverhalt kann der Käufer bei einer mangelhaften Lieferung unterschiedliche Rechte in Anspruch nehmen.
a) Nennen Sie diese.
b) Erläutern Sie, in welcher Reihenfolge diese Rechte in Anspruch genommen werden können.

a)
- ***Nacherfüllung***
- ***Rücktritt vom Vertrag***
- ***Minderung*** (Preisnachlass)
- ***Schadenersatz***

b) ***Zuerst*** muss der Käufer die ***Nacherfüllung*** verlangen. Erst wenn diese während einer *angemessenen Frist* fehlschlägt (bei Reparatur zwei Versuche), hat er die Möglichkeit
- vom Kaufvertrag zurückzutreten oder
- den Kaufpreis zu mindern *(Minderung)*
- zusätzlich *Schadenersatz* zu verlangen

81 Wie kann bei einer mangelhaften Lieferung die Nacherfüllung erfolgen?

Der Käufer *kann wählen* zwischen
- der Beseitigung des Mangels *(Nachbesserung)* und
- der Lieferung einer mangelfreien Sache *(Ersatzlieferung)*

82 Unter welchen Voraussetzungen kann ein Käufer bei einer mangelhaften Lieferung Schadenersatz verlangen?

Schadenersatz kann ***nur*** verlangt werden, wenn der Käufer dem Verkäufer erfolglos eine angemessene Frist zur Nacherfüllung gesetzt hat.

Anmerkung: Die Nachfrist ist entbehrlich, wenn besondere Umstände vorliegen, die eine sofortige Geltendmachung des Schadenersatzanspruchs rechtfertigen.

83 Erna Pfiffig kauft im Möbelhaus Müller einen Schrank als Sonderangebot zu einem günstigen Preis. Nachdem die Ware beschädigt geliefert wird, setzt sie Herrn Müller eine angemessene Nachfrist für die Lieferung eines mangelfreien Schrankes. Dieser weigert sich den Mangel zu beseitigen, da er gerade keinen LKW zur Verfügung habe. →

a) Ja, da Herr Müller die Nacherfüllung verweigert hat, kann sie vom Vertrag zurücktreten.

b) Da sie erfolglos eine Nachfrist gesetzt hat, kann sie zusätzlich Schadenersatz verlangen, hier: die Erstattung des Mehrpreises.

▷ *Fortsetzung der Frage* ▷

a) Kann Erna Pfiffig vom Vertrag zurücktreten, um den gleichen Schrank anderswo zu kaufen?

b) Als sie versucht, den gleichen Schrank anderswo zu kaufen, muss sie feststellen, dass er überall viel teurer ist als beim Möbelhaus Müller. Kann Erna Pfiffig den Mehrpreis von Herrn Müller verlangen?

84 Eine ZFA erwirbt in einer Boutique eine Bluse. Auf der Verpackung steht, dass das Kleidungsstück waschbar sei. Beim Waschen geht die Bluse ein und färbt auf andere Wäschestücke ab. Welche Rechte kann die ZFA beanspruchen?

Da Werbeaussagen nicht eingehalten wurden, liegt ein Sachmangel vor. Sie kann deshalb Nacherfüllung verlangen und zusätzlich Schadenersatz. Da besondere Umstände vorliegen, ist eine Nachfrist für den Schadenersatzanspruch nicht erforderlich.

85 Innerhalb welcher Frist muss bei einer mangelhaften Lieferung bei einem Verbrauchsgüterkauf geprüft und gerügt werden?

Innerhalb von 2 Jahren, dann verjährt die Sachmangelhaftung (Gewährleistung).

Anmerkung:
Ein Verbrauchsgüterkauf liegt vor, wenn ein Verbraucher von einem Unternehmer eine bewegliche Sache kauft.

86 Können die Rechte des Käufers bei einer mangelhaften Lieferung eingeschränkt oder abgeändert werden?

Ja, durch ***„Allgemeine Geschäftsbedingungen" (AGB).***

Anmerkung:
Siehe hierzu auch S. 478 (Verbraucherschutzgesetze)

87 Käufer und Verkäufer, die ihre Verpflichtungen aus einem Kaufvertrag nicht erfüllen, geraten in Verzug. Welche Verzugsarten werden unterschieden?

a) Lieferungsverzug
b) Annahmeverzug
c) Zahlungsverzug

88 Welche Voraussetzungen müssen vorliegen, damit ein Lieferer in Verzug gerät.

a) Die Lieferung muss ***fällig*** sein.
b) Die Lieferung muss durch eine ***Mahnung*** angefordert werden und die Mahnung erfolglos bleiben.
   Bei kalendermäßig bestimmten Terminen (z. B. am 14.7.2023) ist keine Mahnung erforderlich.
c) Es muss ein ***Verschulden*** des Lieferanten vorliegen.

89 Welche Rechte hat der Käufer beim Lieferungsverzug?

Käuferrechte beim Lieferungsverzug:

a) ***Unter Setzung einer Nachfrist*** kann der Käufer
   – Lieferung verlangen (Nacherfüllung)
   – Lieferung *und* Schadenersatz wegen verspäteter Lieferung verlangen
b) ***Nach Setzen und Verstreichen einer angemessenen Nachfrist*** kann der Käufer
– die Lieferung ablehnen und vom Vertrag zurücktreten oder
– Schadenersatz *statt* der Leistung verlangen.

90 Nennen Sie drei Fälle, in denen sich bei Lieferungsverzug das Setzen einer Nachfrist erübrigt.

a) Beim Fixkauf
b) Die Lieferung ist für den Käufer nutzlos, z. B.
   – Weihnachtsbäume nach Weihnachten
   – Brautkleid nach der Hochzeit
c) Der Lieferer erklärt, dass er nicht liefern will bzw. kann.

91 Erläutern Sie, was man unter einem Deckungskauf versteht.

Deckungskauf:
Wenn der Verkäufer die Ware auch nach einer angemessenen Nachfrist nicht liefert, kann der Käufer die gleiche oder ähnliche Ware anderweitig beschaffen. Evtl. entstandene Mehrkosten gehen zu Lasten des in Verzug geratenen Lieferers.

**92 Einem Zahnarzt wird zum 15.4. die Lieferung eines medizinischen Spezialgerätes verbindlich zugesagt. Am vereinbarten Liefertermin teilt der Verkäufer mit, dass er aufgrund der großen Nachfrage erst am 30.4. liefern könne.
Wie beurteilen Sie den Fall?**

a) Es liegt Lieferungsverzug vor, da ein genauer Liefertermin und Verschulden des Lieferanten vorliegt.
b) Der Zahnarzt kann Lieferung und Schadenersatz (einbestellte Patienten können nicht behandelt werden) wegen verspäteter Lieferung verlangen.

93 Wie wäre die Rechtslage bei der vorigen Frage, wenn der Lieferant aufgrund eines Streiks seinen Liefertermin nicht einhalten kann?

Da ein Verschulden des Lieferers fehlt, liegt kein Lieferungsverzug vor. In diesem Fall kann der Arzt verlangen, dass zum frühestmöglichen Termin geliefert wird.

**94 Nachdem Dr. Bauer von seiner Fachangestellten am 13.3. mitgeteilt wird, dass der Laserdrucker nun „endgültig hinüber" sei, bestellt er am gleichen Tag einen neuen. Als der Händler das Gerät nicht, wie vereinbart, am 14.3. liefert, besteht er telefonisch auf Lieferung bis spätestens 17.3., da das Gerät dringend benötigt wird. Wegen Ausfalls eines Fahrers könne er erst in 14 Tagen liefern, sagt der Verkäufer.
Wie sollte sich Dr. Bauer verhalten?**

a) Lieferungsverzug liegt vor (genauer Lieferungstermin, Verschulden des Lieferers)
b) Da der Verkäufer innerhalb der angemessenen Nachfrist nicht liefern will, kann Dr. Bauer
   - den Drucker anderweitig beziehen (Deckungskauf) und Schadenersatz verlangen.
   - vom Vertrag zurücktreten und Schadenersatz wegen Nichtleistung verlangen.

95 Wann muss der Verkäufer liefern und wann muss der Käufer die Ware abnehmen, wenn im Kaufvertrag keine besonderen Vereinbarungen getroffen wurden?

Der Verkäufer ist verpflichtet, sofort zu liefern und der Käufer muss die Ware sofort abnehmen.

96 Wenn der Käufer die ordnungsgemäß gelieferte Ware nicht abnimmt, gerät er in Annahmeverzug. Welche Rechte kann der Lieferer in diesem Fall in Anspruch nehmen?

Beim Annahmeverzug kann der Verkäufer
- die Ware zurücknehmen und vom ***Vertrag zurücktreten***
- die Ware auf Kosten des Käufers ***einlagern und auf Abnahme klagen***
- die Ware ***öffentlich versteigern lassen*** (Selbsthilfeverkauf)
- zusätzlich Schadenersatz verlangen

97 Welche Kosten können bei Einlagerung und Versteigerung der Ware für den Käufer entstehen?

a) Lagerkosten
b) Versteigerungskosten
c) versteigerungsbedingter Mindererlös
d) sonstige durch den Verzug verursachte Kosten

98 Wann gerät der Kunde in Zahlungsverzug?

Zahlungsverzug liegt vor,
a) wenn zum fest vereinbarten Zahlungstermin nicht gezahlt wurde,
b) wenn innerhalb der vereinbarten Zahlungsfrist nicht gezahlt wurde,
c) wenn der Gläubiger nach Eintritt der Fälligkeit mahnt und diese Mahnung erfolglos bleibt,
d) spätestens nach Ablauf von 30 Tagen seit Zugang einer Rechnung.

99 Wann tritt in den folgenden Fällen der Zahlungsverzug ein?
a) Herr Knaus erhält am 23.4. die Liquidation seines Zahnarztes.
b) Dr. B. erhält eine Handwerkerrechnung mit folgendem Zusatz: Zahlbar rein netto innerhalb von 14 Tagen nach Rechnungszugang.
c) Auf einer Rechnung steht der Zusatz: Zahlbar bis 12.6.

a) Da der Zahlungstermin nicht kalendermäßig festgelegt wurde, tritt der Verzug erst nach Ablauf von 30 Tagen ein, hier am 23.5.
b) nach Ablauf von 14 Tagen seit Rechnungszugang.
c) ab 13.6. Verzug, sofern eine angemessene Zahlungsfrist seit Rechnungszugang verstrichen ist.

100 **Welche Rechte hat der Gläubiger bei Zahlungsverzug?**

Beim ***Zahlungsverzug*** kann der Verkäufer
a) Zahlung verlangen, auf Zahlung klagen
b) Zahlung und Schadenersatz verlangen
c) nach Ablauf einer ***Nachfrist*** kann er Schadenersatz wegen Nichtleistung verlangen und die Ware zurücknehmen.
d) nach Ablauf einer ***Nachfrist*** kann er vom Vertrag zurücktreten und die Ware zurücknehmen.

101 **Woraus kann sich die Schadenersatzforderung beim Zahlungsverzug zusammensetzen? Nennen Sie zwei Beispiele.**

a) Verzugszinsen (5 % über dem Basiszins der Bundesbank, 8 % bei Geschäften, an denen kein Verbraucher beteiligt ist)
b) Bearbeitungskosten
c) evtl. Kosten notwendiger Kredite

Mahnverfahren

102 **Nennen Sie die wichtigsten Schritte des außergerichtlichen Mahnverfahrens.**

Zahlungserinnerung
↓
1. Mahnung
↓
2. Mahnung mit Androhung gerichtlicher Maßnahmen

103 **Zahlt ein Schuldner nicht, so kann er auf Veranlassung des Gläubigers durch das Gericht zur Zahlung aufgefordert werden. Nennen Sie die genaue Bezeichnung für diese gerichtliche Zahlungsaufforderung.**

Mahnbescheid

104 **Welche Möglichkeiten hat der Gläubiger, wenn der Mahnbescheid erfolglos bleibt?**

Er kann einen ***Vollstreckungsbescheid*** beantragen.

105 Wie wird ein Gläubiger verfahren, wenn der Schuldner auf den Vollstreckungsbescheid nicht reagiert?

Er wird nach Ablauf der Einspruchsfrist (14 Tage) vom Gerichtsvollzieher die ***Zwangsvollstreckung*** durchführen lassen.

106 Wie kann ein Schuldner auf einen Mahnbescheid reagieren?

a) ***Er zahlt*** – das Verfahren ist beendet
b) er erhebt ***Widerspruch*** – auf Antrag Gerichtsverhandlung
c) er ***reagiert nicht*** – Gläubiger kann Vollstreckungsbescheid beantragen

107 Wie kann ein Schuldner auf einen Vollstreckungsbescheid reagieren?

a) ***Er zahlt*** – das Verfahren ist beendet
b) er erhebt ***Einspruch*** – von Amts wegen Gerichtsverhandlung
c) er ***reagiert nicht*** – Gläubiger kann Zwangsvollstreckung durchführen lassen

108 Welches Gericht ist für den Erlass eines Mahnbescheides zuständig?

Das für den Gläubiger zuständige Amtsgericht

109 Welche Möglichkeiten hat der Gläubiger bei einer erfolglosen Zwangsvollstreckung?

Er kann verlangen, dass der Schuldner ein Vermögensverzeichnis aufstellt und darüber eine ***eidesstattliche Versicherung*** abgibt. Bei Verweigerung kann er ***Beugehaft*** beantragen.

110 Wie wird die Zwangsvollstreckung durchgeführt?

Der Gerichtsvollzieher pfändet den pfändbaren Teil des Vermögens des Schuldners.

111 Wie läuft eine Sachpfändung ab?

Der Gerichtsvollzieher beschlagnahmt die zu pfändenden Gegenstände, indem er sie mitnimmt oder ein Pfandsiegel anbringt.

112 Erläutern Sie, was man unter einer Austauschpfändung versteht.

Bei einer ***Austauschpfändung*** wird ein wertvoller Gegenstand gepfändet und durch einen geringwertigeren ersetzt. Beispiel: Musikanlage durch Radiogerät

113 Wie werden die gepfändeten Gegenstände verwertet?

Die gepfändeten Gegenstände werden öffentlich versteigert, wobei der Schuldner mitsteigern darf. Den Erlös der Versteigerung erhält bis zur Höhe seiner Forderung der Gläubiger. Eventuelle Mehrerlöse bekommt der Schuldner.

114 Bestimmte Vermögenswerte sind unpfändbar. Geben Sie hierzu zwei Beispiele an.

Unpfändbar sind

1. Gegenstände für eine einfache Lebensführung. Beispiel: Bett, Radio, Herd
2. Gegenstände für die Berufsausübung, z. B. die Geige eines Musikers
3. Teile des Einkommens

115 Ein Gläubiger, der mit einem Widerspruch des Schuldners gegen einen Mahnbescheid rechnet, wird normalerweise sofort auf Zahlung klagen. Bei welchem Gericht muss geklagt werden?

a) Die ***sachliche Zuständigkeit*** ist abhängig vom Streitwert.
   - Amtsgericht bis 5000,– €
   - Landgericht über 5 000,– €

b) Die ***örtliche Zuständigkeit*** hängt ab vom gesetzlichen oder vertraglichen Gerichtsstand.

Anmerkung:
*§278 der Zivilprozessordnung schreibt vor, dass zunächst eine **Güteverhandlung** angesetzt wird. Hier soll versucht werden, durch einen Vergleich zu schlichten. Ausnahmen: erkennbare Aussichtslosigkeit oder Widerspruch einer Partei.*

116 Ein Zivilprozess kann auf verschiedene Weise beendet werden. Wie enden die folgenden Verfahren?
a) Der Kläger erscheint nicht zur Verhandlung.
b) Die Parteien einigen sich.
c) Der Kläger erkennt, dass er keinen Erfolg haben wird.
d) Jede Partei ist überzeugt von ihrer Position.

a) Versäumnisurteil
b) Vergleich
c) Zurücknahme der Klage
d) Urteil

Verjährung von Forderungen

117 Erläutern Sie die Wirkung der Verjährung.

Der Gläubiger kann nach Ablauf der Verjährungsfrist seine Forderung *nicht mehr gerichtlich einklagen, wenn der Schuldner die Verjährung geltend macht.* Der Schuldner kann die Leistung verweigern. Die Forderung besteht aber dennoch weiter.

118 Wodurch kann die Verjährung gehemmt werden? Zählen Sie drei Möglichkeiten auf.

1. Mahnbescheid
2. Klageerhebung
3. höhere Gewalt
4. Verhandlungen über den Anspruch
5. Beginn eines schiedsrichterlichen Verfahrens

119 Welcher Unterschied besteht zwischen Hemmung und Neubeginn der Verjährung?

a) Beim ***Neubeginn*** fängt die Frist aufs Neue an, beginnend am Tag des Neubeginns.
b) Bei der ***Hemmung*** ruht der Verjährungsablauf für einen bestimmten Zeitraum. Die Frist verlängert sich um die Dauer der Hemmung. Vom Hemmungsgrund hängt es ab, ob noch eine Nachfrist von 3 oder 6 Monaten hinzugerechnet wird.

120 Wodurch wird ein Neubeginn der Verjährung bewirkt?

Einen Neubeginn der Verjährung bewirkt:
a) Schuldanerkenntnis durch den Schuldner (z. B. durch Abschlagszahlung, Zinszahlung)
b) gerichtliche oder behördliche Vollstreckungshandlungen
c) die Anerkennung von Mängelansprüchen durch Nacherfüllung

121 **Nennen Sie die wichtigsten Verjährungsfristen und geben Sie die Forderungen an, die in der jeweiligen Frist verjähren.**

Wichtige Verjährungsfristen	
30 Jahre	▶▶ Ansprüche aus einem Erbfall
	▶▶ vollstreckbare Titel, z. B. Gerichtsurteil
10 Jahre	▶▶ Ansprüche aus Rechten an Grundstücken, z. B. Kauf, Hypothek, Grundschuld
5 Jahre	▶▶ Ansprüche aus Mängeln an Bauwerken
3 Jahre	▶▶ die regelmäßige Verjährungsfrist für alle Ansprüche
2 Jahre	▶▶ Sachmangelhaftung (Gewährleistungsansprüche) beim Verbrauchsgüterkauf

122 **Herr Köpf vergisst die am 15. 3. 2023 fällige Zahnarztrechnung. Wann beginnt und wann endet die Verjährungsfrist?**

Beginn: 31. 12. 2023
Ende: 31. 12. 2026

Begründung: Die allgemeine Verjährungsfrist beträgt 3 jähre, ***beginnend ab dem Jahresende****, in dem der Anspruch entstand.*

123 **Eine ZFA kauft in einem Fachgeschäft am 16. 8. 2023 einen Mikrowellenherd. Wann ist ihr Anspruch auf Sachmangelhaftung (Gewährleistung) verjährt?**

Beginn: 16. 8. 2023
Ende: 16. 8. 2025

Begründung: Für Ansprüche auf Sachmangelhaftung beträgt die Verjährungsfrist zwei jähre, beginnend ***ab dem Tag der Entstehung des Anspruchs.***

124 **Frau Elster bezahlt die Liquidation ihres Zahnarztes vom 17. 6. 2023 nicht.**

a) Wann wäre die Forderung des Arztes verjährt?

b) Am 1. 7. 2024 überweist Frau Elster eine Abschlagszahlung. Welche Auswirkung auf die Verjährung hat diese Abschlagszahlung?

a) *Beginn:* 31. 12. 2023
Ende: 31. 12. 2026

b) Die Verjährung beginnt neu.
Beginn: 1. 7. 2024
Ende: 1. 7. 2027

Umgang mit Geld

Zahlungsmöglichkeiten – Girokonto

1 Man unterscheidet drei verschiedene Zahlungsarten. Erläutern Sie kurz deren Merkmale.

a) ***Barzahlung:***
Es wird mit Bargeld bezahlt; weder Zahler noch Zahlungsempfänger benötigen ein Konto.
Beispiele: persönliche Geldübergabe, Geldversand mit Western Union, Express-Brief

b) ***Halbbare Zahlung:*** Da ein Teil der Zahlung bargeldlos abläuft, muss entweder der Zahler oder der Zahlungsempfänger über ein Girokonto verfügen,
Beispiele: Zahlschein, Barscheck, Nachnahme

c) ***Bargeldlose Zahlung:***
Die Zahlung erfolgt vollkommen bargeldlos, von Konto zu Konto, deshalb müssen Zahler und Zahlungsempfänger jeweils über ein Girokonto verfügen.
Beispiele: Überweisung, Verrechnungsscheck, Dauerauftrag, Lastschrift

2 Nennen Sie drei Möglichkeiten der Barzahlung.

1. Barzahlung durch persönliche Übergabe
2. Barzahlung durch Boten
3. Barzahlung durch Expressbrief

3 In welchen Fällen ist eine persönliche Barzahlung sinnvoll?

a) Bei alltäglichen Geschäften über niedrige Beträge
b) wenn weder Zahlungsempfänger noch Zahler ein Girokonto haben
c) bei Zweifeln an der Zahlungswilligkeit oder Zahlungsfähigkeit

4 Worauf sollte bei jeder Barzahlungsform geachtet werden?

Auf die Aushändigung einer ***Quittung*** bzw. eines Zahlungsbeleges

5 Welche Barzahlungsbelege kennen Sie?

a) Kassenzettel
b) quittierte Rechnung
c) Quittung
d) Einlieferungsschein des Express-Briefes oder des Geldversands mit Western Union

6 Welche Angaben müssen aus einer Quittung unbedingt ersichtlich sein?

1. Name des Zahlers
2. Zahlungsbetrag
3. Zahlungsgrund
4. Datum der Zahlung
5. Empfangsbestätigung
6. Unterschrift des Zahlungsempfängers

7 Beschreiben sie den Zahlungsvorgang beim Geldversand mit Western Union.

Der Zahler füllt den Vordruck für den Geldversand aus und zahlt den Betrag samt einer Gebühr bar bei einer Western Union-Filiale ein. Bei der Einzahlung erhält er eine sog. Transaktionsnummer (**MTCN** = **M**oney **T**ransfer **C**ontrol **N**umber), die er dem Zahlungsempfänger mitteilt. Der kann sich das Geld Minuten später in jeder Western Union-Filiale bar auszahlen lassen, nachdem er zuvor seine Transaktionsnummer, den Zahlbetrag und den Absender genannt und sich ausgewiesen hat.

8 Wann ist eine Zahlung mit Express-Brief, Wertbrief oder durch den Geldversand mit Western Union sinnvoll?

Bequeme Barzahlungsmöglichkeit, wenn Zahlungsempfänger und Zahler nicht am gleichen Ort wohnen und kein Girokonto besitzen.

9 Welche Nachteile sehen Sie in der Zahlung durch Express-Brief, Wertbrief oder Geldversand mit Western Union?

Die Gebühren sind wesentlich höher als bei anderen Zahlungsarten.

10 Welche Voraussetzungen müssen gegeben sein, damit man am halbbaren oder am bargeldlosen Zahlungsverkehr teilnehmen kann?

Man muss über ein ***Girokonto*** verfügen bei Banken oder Sparkassen.

11 Heutzutage verfügt nahezu jedermann über ein Girokonto. Nennen Sie vier Leistungen, die ein Kontoinhaber in Anspruch nehmen kann.

1. Teilnahme am Scheckverkehr
2. Durchführen von Überweisungen, Daueraufträgen, Lastschriften usw.
3. Spardaueraufträge mit gleichem Betrag oder mit Beträgen in wechselnder Höhe (als Abschöpfung der am Monatsende verbleibenden Restbeträge)
4. Kreditgewährung

12 Welche Voraussetzungen muss man in der Regel erfüllen, um ein Girokonto eröffnen zu können?

Wer ein Girokonto eröffnen will, muss

- volljährig sein (bei Minderjährigen müssen die gesetzlichen Vertreter zustimmen)
- seinen Personalausweis vorlegen
- die Geschäftsbedingungen der Bank anerkennen
- seine Unterschrift zu Prüfzwecken hinterlegen

13 Wozu dient der Kontoauszug?

a) Er informiert über den aktuellen Kontostand.
b) Er zeigt die Einzahlungen und Ausgaben.
c) Er dient als Kontrolle des gesamten Zahlungsverkehrs, da alle Kontoauszüge fortlaufend nummeriert sind.

14 Welche wichtigen Daten können Sie einem Kontoauszug entnehmen?

a) Name des Kontoinhabers
b) Anschrift des Kontoinhabers
c) Art der Zahlungsvorgänge und Beträge
d) Buchungsdatum der Zahlungsvorgänge
e) Neuer und alter Saldo

15 Welche Möglichkeiten der halbbaren Zahlung kennen Sie?

a) Zahlschein
b) Barscheck
d) Nachnahme

16 Wie erfolgt die Zahlung mit Zahlschein?

Der Schuldner zahlt das Geld bei einer Bank oder Sparkasse ***bar*** mit einem ***Zahlschein*** ein. Dem Zahlungsempfänger wird der Betrag auf dem Girokonto gutgeschrieben. Bei der Einzahlung muss eine Gebühr entrichtet werden.

17 In welchen Fällen ist ein Geldeinzug durch Nachnahme sinnvoll?

a) Häufig sollen Waren nur gegen sofortige Bezahlung ausgehändigt werden wie z. B. Versandhandel.
b) Um nicht bezahlte Rechnungen bar einzuziehen.

18 Welche Gebühren fallen bei einer Nachnahmesendung an?

a) Portokosten für die Sendung
b) Nachnahmegebühren
c) Zahlscheingebühren für die Gutschrift des Zahlscheinbetrages auf das Konto

19 Weshalb ist der Nachnahmebetrag höher als der Zahlscheinbetrag?

Im Nachnahmebetrag ist die Zahlscheingebühr der Post enthalten.

20 Welche Möglichkeiten der bargeldlosen Zahlung kennen Sie?

a) Überweisung
b) Dauerauftrag
c) Lastschrift
d) Verrechnungsscheck

21 Welche wichtigen Angaben müssen bei einem Überweisungsformular eingetragen werden?

a) Name und Anschrift von-Zahlungsempfänger und Zahler
b) ***IBAN*** (internationale 22-stellige Bankkontonummer) von Zahlungsempfänger und Zahler
c) ***BIC*** (Bank-Code der Empfängerbank): nur bei Auslandsüberweisung erforderlich
d) Kreditinstitut des Zahlungsempfängers
e) Überweisungsbetrag
f) Datum
g) Unterschrift des Zahlers

22 Die folgende Abbildung zeigt ein verkleinertes Überweisungsformular, wie es bei den meisten Banken verwendet wird. Geben Sie an, wer die einzelnen Teile erhält.

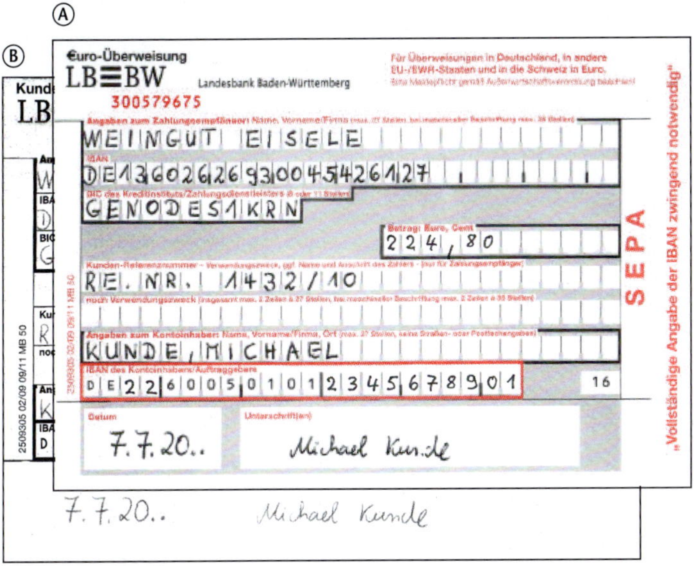
Ⓐ
Ⓑ
Euro-Überweisung
LB≡BW Landesbank Baden-Württemberg
300579675
Für Überweisungen in Deutschland, in andere EU-/EWR-Staaten und in die Schweiz in Euro.
Angaben zum Zahlungsempfänger: Name, Vorname/Firma
WEINGUT EISELE
IBAN
DE13602626930045426127
BIC des Kreditinstituts/Zahlungsdienstleisters
GENODES1KRN
Betrag: Euro, Cent
224,80
Kunden-Referenznummer – Verwendungszweck
RE. NR. 1432/10
noch Verwendungszweck
Angaben zum Kontoinhaber: Name, Vorname/Firma, Ort
KUNDE, MICHAEL
IBAN des Kontoinhabers/Auftraggebers
DE22600050101012345678901
16
Datum
7.7.20..
Unterschrift(en)
Michael Kunde
SEPA
„Vollständige Angabe der IBAN zwingend notwendig"
2509305 02/09 09/11 MB 50
7.7.20.. Michael Kunde

⊠ verbleibt bei der Bank als Auftragsbeleg.
⊠ verbleibt als Zahlungsbeleg beim Zahler.

23 Welche Vorteile sehen Sie in der Einrichtung eines Dauerauftrages?

a) Sicherheit, dass die Zahlung nicht vergessen wird.
b) Arbeitserleichterung, da für die Zahlungen nur einmalig ein Beleg, nämlich der Dauerauftrag, ausgefüllt werden muss.

24 In welchen Fällen ist die Einrichtung eines Dauerauftrages sinnvoll?

Wenn an denselben Zahlungsempfänger länger *gleich bleibende Zahlungen* geleistet werden müssen.
Beispiele: Miete, Rundfunkbeitrag, Vereinsbeiträge, Zeitungsabonnements

25 Wann ist eine Zahlung nach dem Lastschriftverfahren (Einzugsermächtigung) empfehlenswert?

Wenn wiederkehrende Zahlungen in *wechselnder Höhe* an den gleichen Zahlungsempfänger geleistet werden müssen. Beispiel: Telefonrechnung

26 Wie können Sie gegen einen überhöht abgebuchten Lastschriftbetrag vorgehen?

Bei einer unberechtigten Abbuchung muss die Bank den Betrag zurückbuchen, wenn der Kontoinhaber die Belastung nicht anerkennt. Allerdings muss der Kontoinhaber den Widerspruch gegen die unberechtigte Abbuchung unverzüglich einlegen, d. h. sobald er davon Kenntnis hat. Einsprüche, die innerhalb von ***8 Wochen*** nach einer unberechtigten Abbuchung erfolgen, werden von den Banken immer akzeptiert.

27 Welche Voraussetzungen müssen gegeben sein, damit man Zahlungen mit Scheck begleichen kann?

1. Volljährigkeit
2. der Zahler muss ein Girokonto besitzen
3. das Girokonto muss ein Guthaben oder einen bewilligten Kredit aufweisen
4. gültige Scheckformulare

28 Durch welches Gesetz ist der Scheckverkehr geregelt?

Durch das ***Scheckgesetz***

29 Welche Scheckarten werden unterschieden?

a) Barscheck
b) Verrechnungsscheck
c) Namensscheck

30 Welcher Unterschied besteht zwischen einem Verrechnungsscheck und einem Barscheck?

a) ***Verrechnungsscheck:***
   Ein Verrechnungsscheck darf nicht bar ausbezahlt werden. Der Scheckbetrag wird auf dem Konto des Überbringers ***gutgeschrieben.***
b) ***Barscheck:***
   Der Überbringer erhält den Scheckbetrag am Schalter des Kreditinstituts ***bar ausbezahlt.***

31 Wie kann ein Barscheck zu einem Verrechnungsscheck gemacht werden?

Indem man in der Regel in die linke obere Ecke des Schecks „Nur zur Verrechnung" einträgt. Diese Eintragung ist unwiderruflich.

32 Weshalb gilt die Zahlung mit Verrechnungsscheck als besonders sicher?

Der Verrechnungsscheck wird nicht bar ausbezahlt, sondern nur auf dem Konto des Einreichers gutgeschrieben. Da nachvollzogen werden kann, wem er gutgeschrieben wurde, ist eine missbräuchliche Verwendung fast ausgeschlossen.

Anmerkung: Immer wieder werden gestohlene Verrechnungsschecks eingelöst, vor allem auf ausländischen Girokonten, die mit gefälschten Papieren eröffnet wurden. Für den Zahler ist das Geld verloren, denn er trägt das Risiko der Übermittlung. Verbraucherzentralen und Banken warnen deshalb davor, Verrechnungsschecks mit einem einfachen Brief zu verschicken.

33 Teilen Sie die Ziffern in der nachfolgenden Scheckabbildung nach folgenden Gesichtspunkten ein:

a) gesetzliche Bestandteile des Schecks

b) kaufmännische Bestandteile des Schecks

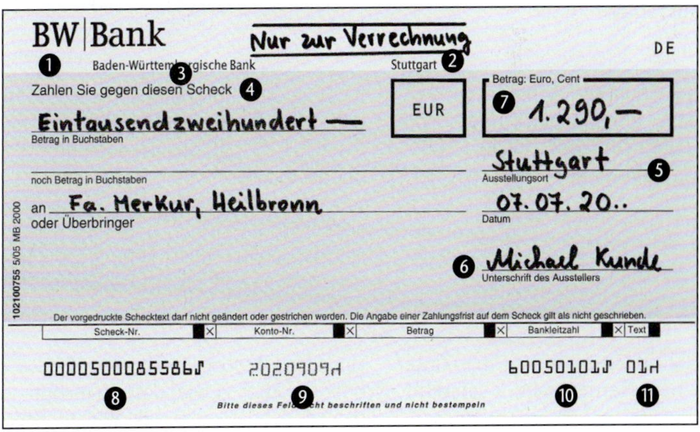

→

▷ *Fortsetzung der Antwort* ▷

a) **Gesetzliche Bestandteile:**
❶ Bezogenes Geldinstitut
❷ Zahlungsort
❸ Wort „Scheck" im Text der Urkunde
❹ die unbedingte Anweisung, eine bestimmte Geldsumme zu zahlen
❺ Tag und Ort der Ausstellung
❻ Unterschrift des Ausstellers

b) **kaufmännische Bestandteile:**
❼ Scheckbetrag in Ziffern
❽ Schecknummer
❾ Kontonummer
❿ Bankleitzahl
⓫ Codierzeile

34 Wenn Sie den Scheck aus der vorigen Aufgabe betrachten, werden Sie feststellen, dass der Betrag in Ziffern von dem Betrag in Worten abweicht. Welchen Betrag wird die Bank auszahlen?

Bei Abweichungen ist der Betrag in Worten maßgebend (gesetzlicher Bestandteil).

35 Erklären Sie, was man unter einem Überbringerscheck (Inhaberscheck) versteht.

Das Scheckformular enthält die so genannte „ ***Überbringerklausel***", d. h., der Scheckbetrag muss an den Überbringer (Scheckinhaber) ausbezahlt werden, auch wenn auf dem Scheck eine andere Person als Empfangsberechtigter eingetragen ist. ***Eine Streichung der Überbringerklausel gilt als nicht erfolgt.***

36 Erklären Sie, was man unter einem Namensscheck versteht.

Ein ***Namensscheck*** enthält keine Überbringerklausel. Er wird deshalb nur an den Empfänger ausbezahlt, der auf dem Scheck angegeben ist.

37 Innerhalb welcher Frist müssen Schecks eingelöst werden?

Schecks werden grundsätzlich bei ***Sicht*** eingelöst, unter Berücksichtigung der ***Vorlegefrist.*** Sie beträgt:
- 8 Tage für Schecks, die im Inland ausgestellt wurden
- 20 Tage für Schecks, die in Europa ausgestellt wurden
- 70 Tage für Schecks, die in anderen Erdteilen ausgestellt wurden

38 Ein Scheck wurde am 24.7. in Stuttgart ausgestellt. Der Zahlungsempfänger legt ihn am 15.8. der Bank zur Einlösung vor.
Muss die Bank den Scheck einlösen?

Da die Vorlegefrist abgelaufen ist, kann die Bank die Einlösung verweigern.

39 Wie müssen Sie verfahren, wenn Sie einen Scheck verloren haben?

a) ***Verlust ausgefüllter Scheckformulare:*** sofort den Aussteller bzw. das bezogene Kreditinstitut benachrichtigen
b) ***Verlust von unausgefüllten Scheckformularen:*** sofort das bezogene Kreditinstitut benachrichtigen. *Auf Antrag werden verlorene Schecks* ***gesperrt.*** Sie werden dann nicht mehr eingelöst.

40 Wer haftet bei einem Scheckverlust?

Während der Vorlegefrist grundsätzlich der Verlierer.

41 Ein Kunde möchte seine Einkäufe mit Scheck bezahlen. Der Verkäufer ist nur bereit, Bargeld anzunehmen.
Ist der Käufer verpflichtet, mit Bargeld zu bezahlen, oder ,kann er auf Scheckzahlung bestehen?

Nein, ein Scheck ist kein gesetzliches Zahlungsmittel, deshalb kann der Verkäufer auf Bargeld bestehen.

42 Welche Ausrüstung benötigen Sie, um Ihre Bankgeschäfte mit Homebanking bzw. Internetbanking zu erledigen?

- einen Telefonanschluss bzw. DSL-Anschluss
- einen PC
- entsprechende Software
- ein Modem

Zahlung mit Karten

43 Welche Nutzungsmöglichkeiten ermöglichen Girokarten?

a) In Verbindung mit einer persönlichen Geheimzahl kann mit ihnen an Geldautomaten Bargeld abgehoben werden.
b) Die Karten ermöglichen verschiedene Formen der bargeldlosen Zahlung.

44 Die Abbildung unten zeigt eine weitere bargeldlose Zahlungsmöglichkeit.
a) Wie wird sie genannt?
b) Erläutern Sie kurz den Zahlungsvorgang.

a) ***Kreditkarte***
b)
- Der Zahler hat bei einer Bank, die seine Kreditkarte ausstellt, ein Konto.
- Er bezahlt mit seiner Karte kontaktlos oder steckt diese ins Kartenlesegerät und gibt die Zahlung frei (per PIN oder seltener mit Unterschrift).
- Vom Händler gelangt die Transaktion ins Netzwerk der Kreditkartengesellschaft.
- Nach diversen Sicherheitschecks genehmigt die Bank des Zahlers die Zahlung.
- Bank des Zahlers zahlt den Betrag an Bank des Händlers, die ihn abzüglich Gebühren an den Händler leitet.
- Der Zahler erhält i. d. R. monatlich eine Abrechnung von seiner Bank über die bezahlten Beträge.

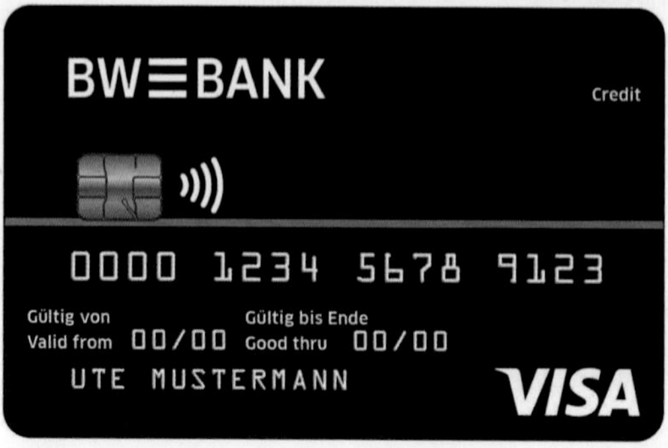

handwerk-technik.de

45 **Die nachfolgenden Abbildungen weisen auf verschiedene Zahlungsmöglichkeiten mit Karten hin. Geben Sie an, wie die einzelnen Zahlungsmöglichkeiten genannt werden. Geben Sie außerdem an, wie jeweils der Zahlungsvorgang erfolgt.**

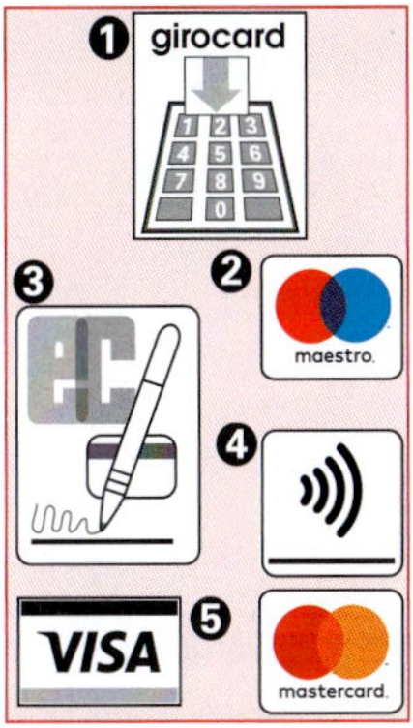

❶ ***Electronic Cash***
Zahlung mit: Girokarte + Geheimzahl

❷ ***Maestro und V-Pay****
Zahlung: kontaktlos oder mit gesteckter Girokarte + Geheimzahl

❸ ***ELV*** (= **E**lektronisches **L**astschrift**v**erfahren) → ohne Zahlungsgarantie
Zahlung mit: Girokarte + Unterschrift

❹ ***Kontaktloses Bezahlen***
Sind Girokarten, Debitkarten der Kartengesellschaften (z. B. Visa mit sofortiger Kontobelastung) oder Kreditkarten mit dem NFC-Logo versehen, können Beträge bis zu 50 € ohne zusätzliche PIN-Eingabe kontaktlos bezahlt werden.

❺ ***Kredit- und Debitkarte***
Zahlung: kontaktlos, mobil oder mit gesteckter Karte und PIN (seltener: Unterschrift); auch im Online-Handel einsetzbar

---

*) Neue Girocards mit **Maestro-Logo** soll es ab Juli 2023 nicht mehr geben, da **Mastercard** eine eigene Debitkarte bevorzugt. **V-Pay** von **Visa** wird weiterhin angeboten, aber Banken setzen stärker auf die Debitkarte.

46 **Welche Zahlungsmöglichkeiten halten Sie in den folgenden Fällen für besonders sinnvoll?**
a) Kauf eines Buches
b) monatliche Wohnungsmiete
c) monatliche Telefongebühren
d) Kauf eines Farbfernsehgerätes
e) Begleichung der Malerrechnung

a) ***Barzahlung,***
da es sich um einen geringen einmaligen Betrag handelt.

b) ***Dauerauftrag,***
da eine wiederkehrende Zahlung in *gleich bleibender* Höhe vorliegt.

c) ***Lastschriftverfahren (Einzugsermächtigung),***
da es sich um eine wiederkehrende Zahlung in *schwankender* Höhe handelt.

→

▷ Fortsetzung der Antwort ▷

d) ***Electronic cash, Kreditkarte oder Barscheck,***
da es sich um einen größeren Geldbetrag handelt. Aus Sicherheitsgründen trägt man größere Geldbeträge nicht mit sich herum.

e) ***Überweisung,***
da einmalig ein höherer Betrag gegen Rechnung bezahlt werden muss.

47 Einem Lieferanten sollen 275,– € bezahlt werden, wobei Sie lediglich seine Anschrift kennen.
Geben Sie zwei Zahlungsvorschläge.

a) Zahlung durch Geldversand mit Western Union
b) Zusendung eines Verrechnungsschecks
c) Zahlung mit Express-Brief

Überwachung von Zahlungsein- und -ausgängen

48 Die verzögerte Zahlung durch Patienten oder die Verjährung von Forderungen kann für den Zahnarzt zu erheblichen Geld- und Zinsverlusten führen. Die Überwachung der Außenstände ist deshalb eine der wichtigsten Verwaltungsarbeiten einer Zahnmedizinischen Fachangestellten.
Nennen Sie verschiedene Überwachungsmöglichkeiten.

a) ***Einteilung eines Karteischrankes*** in verschiedene Bereiche:
   - Privatpatienten
   - Mitglieder von Pflicht- und Ersatzkassen
   - zu mahnende Patienten
b) ***Farbige Reiter*** auf den Karteikarten, um zahlungssäumige Patienten hervorzuheben.
c) ***Besondere Mahnkartei,*** wo zu mahnende Patienten mit Datum und Rechnungsbetrag eingetragen werden.
d) ***Terminkartei bzw. Terminkalender,*** wo ebenfalls Patientennamen, Rechnungsdatum, Rechnungsbetrag und Mahntermine festgehalten sind.
e) ***Verschiedenfarbige Durchschläge,*** die den verschiedenen Quartalen entsprechen. →

▷ *Fortsetzung der Antwort* ▷

f) ***Rechnungskontrollbuch***, in dem Rechnungsdatum, Rechnungsnummer, Rechnungsempfänger, Rechnungsbetrag sowie das Datum der einzelnen Mahnungen eingetragen werden.
g) ***Praxissoftware*** zur Zahlungsüberwachung und Mahnung

Weitere Fragen zu diesem Bereich:
Siehe Buchführung, Unterlagen der Buchführung: S. 364 ff.

Geld und Währung

49 Welche Funktionen erfüllt das Geld?

Geld ist:
a) Tauschmittel
b) Wertübertragungsmittel
c) Wertaufbewahrungsmittel
d) Wertmaßstab
e) gesetzliches Zahlungsmittel

50 Erläutern Sie folgende Funktionen des Geldes:
a) Tauschmittel
b) Wertmaßstab

a) Da Geld ein allgemein anerkanntes ***Tauschmittel*** ist, kann es in beliebige Güter „getauscht" werden.
b) Der Wert des Gutes lässt sich in Geld ausdrücken und somit vergleichen.

51 Welche Funktion hat das Geld in den folgenden Fällen?
a) Sarah zahlt 200,– € auf ihr Sparbuch ein.
b) Philipp will nach bestandener Führerscheinprüfung ein gebrauchtes Motorrad kaufen. Er vergleicht deshalb die Preise verschiedener Händler.
c) Martina erbt von ihrer Tante 2000,– €.
d) Petra erhält ihre monatliche Ausbildungsvergütung bar ausbezahlt.

a) Wertaufbewahrungsmittel
b) Wertmaßstab
c) Wertübertragungsmittel
d) Tauschmittel/gesetzliches Zahlungsmittel

52 Welche drei Geldarten werden grundsätzlich unterschieden?

a) *Warengeld:* z. B. Zigaretten, Gold, Vieh
b) *Zeichengeld bzw. Bargeld:* Banknoten, Münzen
c) *Buchgeld:* stoffloses, nur auf Konten existierendes Geld

53 Nennen Sie zwei Gründe, weshalb heutzutage immer mehr Buchgeld statt Bargeld verwendet wird.

a) Bargeld ist auf der Bank sicherer
b) Zinsgewährung
c) im Bankensystem kann mit dem Geld ununterbrochen gearbeitet werden
d) Personaleinsparung, z. B. im Lohnbüro

54 Erläutern Sie, was man unter der Kaufkraft des Geldes versteht.

Die ***Kaufkraft*** (Geldwert) gibt an, welche Gütermenge man für einen bestimmten Geldbetrag kaufen kann.

55 Welche Auswirkung auf die Kaufkraft haben
a) steigende Preise,
b) sinkende Preise?

a) Steigen die Preise, sinkt die Kaufkraft
b) sinken die Preise, steigt die Kaufkraft

56 Wie kann der Wert des Geldes (Kaufkraft) gemessen werden?

Um die Kaufkraft zu messen, werden Messzahlen (Indizes) verwendet, welche Preisveränderungen anzeigen. Der wichtigste Index für die Verbraucher ist der vom Statistischen Bundesamt ermittelte ***Preisindex für die Lebenshaltung.***

57 Wie kommt der Preisindex für die Lebenshaltung zu Stande?

In einem „ ***Warenkorb***" werden die Konsumausgaben von Durchschnittshaushalten zusammengefasst. Die Preise in einem bestimmten Jahr, dem *Basisjahr,* setzt man gleich 100. Dann ermittelt man, was derselbe Warenkorb in den folgenden Monaten und Jahren kostet. Preisänderungen vor und nach dem Basisjahr werden in Prozent ausgedrückt.

58 Dr Preisindex für die Lebenshaltung steht bei 122. Erklären Sie diese Aussage.

Gegenüber dem Basisjahr betragen die Preissteigerungen 22 %.

59 Wann spricht man von Inflation und wann von Deflation?

a) ***Inflation:***
Kaufkraftverlust (Geldentwertung), da die Geldmenge schneller wächst als die Gütermenge

b) ***Deflation:***
Kaufkraftzunahme (steigender Geldwert), da die Geldmenge langsamer wächst als die Gütermenge

60 Wie wirkt sich eine Inflation auf die Bürger aus? Zählen Sie mindestens drei Auswirkungen auf.

Inflation bedeutet

- steigende Preise,
- abnehmende Kaufkraft,
- Abnahme der effektiven Schuldenlast,
- Entwertung von Sparguthaben.

61 Nennen Sie drei Auswirkungen einer Deflation für die Bürger.

Deflation bedeutet

- sinkende Preise,
- zunehmende Kaufkraft,
- Zunahme der effektiven Schuldenlast,
- Sparguthaben gewinnen an Wert.

62 Weshalb sind Sparer und Gläubiger besonderes stark von einer Inflation betroffen?

a) Die Kaufkraft der Ersparnisse nimmt ab.
b) Das ausgeliehene Geld hat bei der Rückzahlung einen geringeren Wert.

63 Wie versucht die Bevölkerung eine Entwertung ihrer Ersparnisse zu vermeiden?

Die Ersparnisse werden in Sachwerten angelegt. Beispiele: Häuser, Gold, Grundstücke, Aktien.

64 Was versteht man unter dem Begriff „Währung"?

Unter einer Währung versteht man die gesetzlich geregelte einheitliche Geldverfassung eines Landes. Sie umfasst die Art des umlaufenden Geldes sowie die Festlegung als gesetzliches Zahlungsmittel.

65 Wer hat in den Ländern der Währungsunion darauf zu achten, dass die Kaufkraft des Geldes erhalten bleibt?

Die Europäische Zentralbank (EZB). Die Hauptaufgabe der EZB ist die Sicherung der Preisstabilität.

66 Der Euro (€) ist die Währung der Bundesrepublik Deutschland sowie die Währung der Mitgliedsstaaten der Währungsunion. Erläutern Sie diese Aussage.

Der Euro (€) ist das alleinige gesetzliche Zahlungsmittel. Er muss angenommen werden zur Bezahlung einer Schuld, *Banknoten* unbegrenzt, *Münzen* begrenzt (max. 50 Stück).

67 Wer hat das Recht zur Ausgabe von
a) Eurobanknoten,
b) Euromünzen?

a) Eurobanknoten: die EZB
b) Euromünzen: die einzelne Regierung des jeweiligen Mitgliedslandes

68 Erläutern Sie, was man unter einem Wechselkurs versteht.

Der ***Wechselkurs*** gibt den Außenwert einer Währung an, nämlich wie viele Einheiten einer ausländischen Währung auf einen Euro entfallen, z. B. 1,06 Schweizer Franken für einen Euro.

69 Wo werden Wechselkurse gebildet?

An den Devisenbörsen

70 Man unterscheidet feste und flexible (freie) Wechselkurse. Erklären Sie diese Begriffe.

a) ***Feste Wechselkurse:***
Es existieren amtlich festgelegte Kurse (Umtauschverhältnisse), die für einen längeren Zeitraum gelten und auf die sich die beteiligten Staaten geeinigt haben. Beispiel: Europäisches Währungssystem (EWS) sowie dessen Nachfolger, der Wechselkursmechanismus II (WKM II).
b) ***Flexible Wechselkurse:***
Der Kurs (Umtauschverhältnis) wird an den Devisenbörsen laufend neu bestimmt durch Angebot und Nachfrage (sog. Floaten).

71 Welche Vorteile bieten feste Wechselkurse?

a) Keine heftigen Kursschwankungen, denn starke Kursschwankungen haben große Auswirkungen auf Einfuhr (Import) und Ausfuhr (Export).
b) Sichere Kalkulation bei Aus- und Einfuhren.

72 Wer gehört derzeit dem Wechselkursmechanismus II (WKM II) an?

Bulgarien, Dänemark, Kroatien (Stand: 2022)

73 Für welche weiteren Länder wird der Wechselkursmechanismus II zukünftig von erheblicher Bedeutung sein?

Von den 2007 bzw. 2013 neu in die EU eingetretenen Ländern gehören folgende noch nicht dem WKM II an: Polen, Tschechien, Ungarn, Rumänien. Sie müssen mindestens 2 Jahre dem WKM II angehört haben, damit sie an der Währungsunion teilnehmen können.

74 Dänemark gehört dem Wechselkursmechanismus II (WKM II) an. Deshalb darf sich der Kurs der dänischen Krone gegenüber dem Euro nur in einem festgelegten Rahmen bewegen.
Ordnen Sie auf der nachfolgenden Abbildung den Zahlen 1–4 die folgenden Begriffe zu und erklären Sie deren Bedeutung:
- **Parität**
- **Bandbreite**
- **Oberer Interventionskurs**
- **Unterer Interventionskurs**

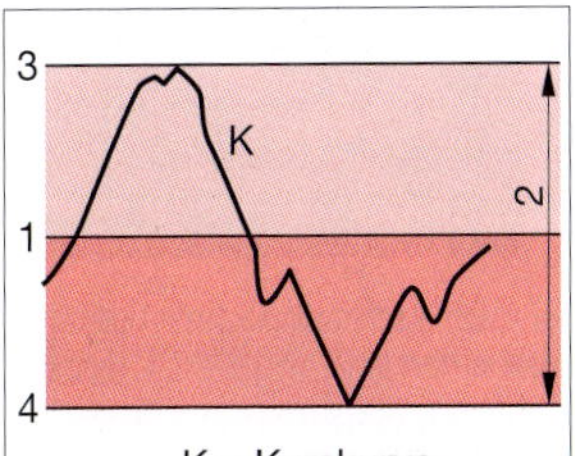

K = Kurskurve

1 = *Parität*
Amtlich festgelegter Wechselkurs zwischen den Währungen der Mitgliedsländer. Bezugsgröße: Euro
2 = *Bandbreite*
Die Währungskurse der Mitgliedsländer des WKM II dürfen von der Parität nur innerhalb bestimmter Grenzen nach oben oder unten abweichen. Diesen Bereich nennt man Bandbreite.
3 = *Oberer Interventionskurs*
Obere Grenze der Bandbreite. Droht der Kurs einer Mitgliedswährung diese Grenze zu überschreiten, sind die Notenbanken der übrigen Mitgliedsländer zu Interventionen (zum Eingreifen) verpflichtet. → Sie müssen die betreffende Währung verkaufen, um den Kurs zu drücken.
4 = *Unterer Interventionskurs*
Untere Grenze der Bandbreite. Droht der Kurs einer Mitgliedswährung diese Grenze zu unterschreiten, sind die Notenbanken der übrigen Mitgliedsländer zu Interventionen (zum Eingreifen) verpflichtet. → Sie müssen die betreffende Währung kaufen, um den Kurs zu stützen.

75 Gehen Sie von der Bundesrepublik Deutschland aus und untersuchen Sie, in welchen Fällen der Wechselkurs des Euro steigt und in welchen Fällen der Wechselkurs sinkt.
a) Exporte werden teurer
b) Importe werden teurer
c) Auslandsreisen werden teurer
d) Auslandsreisen werden billiger

a) Wechselkurs steigt
b) Wechselkurs sinkt
c) Wechselkurs sinkt
d) Wechselkurs steigt

76 Angenommen, der Wechselkurs des Euro würde gegenüber dem US-Dollar ansteigen.
Welche Auswirkungen hat dieser Anstieg für
a) deutsche Amerikaurlauber?
b) einen Importeur von arabischem Rohöl, der seine Öleinfuhren mit US-Dollars bezahlen muss?
c) eine deutsche Automobilfabrik, die ihre Autos in die USA exportiert?

a) ***Amerikaurlauber:*** Der Urlaub wird billiger, da die Reise-Dollars mit weniger Euro bezahlt werden müssen.
b) ***Rohölimporteur:*** Die Öleinfuhr wird billiger, da weniger Euro aufgewendet werden müssen für den Dollarbetrag, mit dem das Öl bezahlt werden muss.
c) ***Exporteur:*** Käufer in den USA bezahlen ihre Autos in Dollars, der Exporteur erhält beim Umtausch weniger Euro. Um den gleichen Euro-Betrag zu erhalten, muss er seine Preise in den USA erhöhen. Mögliche Folge: Rückgang des Exports.

77 Wie sollte sichergestellt werden, dass nur stabile Währungen an der Währungsunion teilnehmen?

Die Mitgliedsländer der Währungsunion durften bestimmte Grenzen bei der *Staatsverschuldung*, der *Haushaltsverschuldung*, dem *Preisanstieg* und dem *Zinsniveau* nicht übersteigen.

Anmerkung: Auch nach Teilnahme an der Währungsunion darf ein Land diese Grenzen nicht überschreiten, sonst muss es „Strafe" zahlen.

78 Am 1. Januar 2002 wurden die Euro-Banknoten und Euro-Münzen eingeführt.
a) In welchen Ländern ist heute (2023) der Euro gesetzliches Zahlungsmittel?

a) Belgien, Deutschland, Estland, Finnland, Frankreich, Griechenland, Irland, Italien, Kroatien, Lettland, Litauen, Luxemburg, Malta, Niederlande, Österreich, Portugal, Slowakei, Slowenien, Spanien, Zypern →

▷ *Fortsetzung der Frage und Antwort* ▷

b) Welche EU-Länder haben sich entschieden, an der Währungsunion nicht teilzunehmen und stattdessen ihre nationalen Währungen zu behalten?

b) Dänemark, Schweden

Anmerkung: siehe auch Frage 73, S. 427: neue EU-Länder

79 Zählen Sie drei Vorteile auf, die für eine einheitliche europäische Währung sprechen.

1. Verluste durch Wechselkursschwankungen entfallen
2. Grenzüberschreitende Investitionen werden erleichtert
3. Kosten für den Umtausch in verschiedene Währungen entfallen

80 Erläutern Sie, was man unter der Eurokrise versteht.

Die Einhaltung der Stabilitätskriterien wurde in der Vergangenheit nicht konsequent durchgesetzt. Deshalb konnten einige Euroländer so viele Schulden anhäufen, dass sie sich keine neuen Kredite mehr leisten können. Weil die Geldgeber Angst haben, das Geld nicht zurückzuerhalten, sind auch die Zinsen für diese Länder gestiegen. Da die Anleger befürchten, dass sich die Pleite eines Eurolandes auf die Währung Euro und die anderen Euroländer auswirkt, spricht man von der ***Eurokrise.***

81 Welche Euroländer haben derzeit (Herbst 2022) Probleme mit ihren Schulden?

Zu den Staaten mit den größten Problemen gehören derzeit Griechenland, Italien, Portugal, Spanien, Frankreich und Belgien

82 Welche Maßnahmen der Euroländer sollen dazu beitragen, die Eurokrise zu lösen?

1. Die EZB kauft niedrig verzinste Staatsanleihen verschuldeter Eurostaaten auf.
2. Der ***„Dauerhafte Europäische Rettungsschirm (ESM)"*** soll als neu gegründete Gesellschaft überschuldeten Ländern mit günstigen Krediten helfen. →

▷ *Fortsetzung der Antwort* ▷

3. In einem ***Fiskalpakt*** haben sich die Eurostaaten verpflichtet, eine Schuldenbremse in ihre Verfassung aufzunehmen und strengere Stabilitätskriterien einzuhalten. Bei deren Verletzung sollen automatisch drastische Geldbußen fällig werden.

Anmerkung: Auch die Nichteuroländer der EU erklärten sich dazu bereit, am Fiskalpakt teilzunehmen.

Sparen und Kredit

1 Sparer können unter verschiedenen Sparformen wählen.
Nennen Sie mindestens vier Beispiele.

1. Sparbuch / Tagesgeld
2. Termineinlagen (Festgeld)
3. festverzinsliche Wertpapiere
4. Aktien
5. Investmentzertifikate
6. Versicherungssparen
7. Bausparen

2 Von welchen Gesichtspunkten sollte die Wahl der Anlageform abhängig gemacht werden?

Die Wahl der Sparform hängt ab von:

- ***Ertrag (Rendite)***
- ***Risiko***
- ***Verfügbarkeit***
- ***Steuerersparnis*** wegen staatlicher Förderung der Sparform, z. B. Bausparen, Beteiligungssparen, Immobilien

3 Welcher Zusammenhang besteht normalerweise zwischen Verfügbarkeit, Ertrag und Risiko einer Geldanlage?

a) Bei Geldanlagen mit hoher Verzinsung ist die Verfügbarkeit beschränkt.
b) Geldanlagen mit großem Ertrag haben ein vergleichsweise hohes Risiko.

4 Bei einem normalen Sparbuch werden die Einlagen nicht hoch verzinst.
Weshalb ist es dennoch die verbreitetste Sparform?

Wegen der schnellen Verfügbarkeit des Geldes. Innerhalb eines Kalendermonats können je nach Bank zwischen 1 500 und 2000 € abgehoben werden, höhere Beträge müssen normalerweise 3 Monate vorher gekündigt werden. Welche Kündigungsfrist letztendlich gilt, hängt von den *allgemeinen Sparbedingungen* der jeweiligen Bank ab.

5 Womit muss ein Sparer rechnen, der ein normales Sparbuch besitzt und kurzfristig 3000 € abheben möchte?

Für den Betrag, der den monatlich zulässigen Abhebungsbetrag übersteigt, wird das Kreditinstitut Vorschusszinsen berechnen.

6 Welchen Vorteil bringt dem Sparbuchinhaber eine vereinbarte längere Kündigungsfrist?

Bei vereinbarten Kündigungsfristen (z. B. 6 Monate, 1 Jahr, 2 Jahre) werden höhere Zinsen gezahlt.

7 Weshalb ist es sinnvoll, mit der Bank für ein Sparbuch ein Kennwort zu vereinbaren?

Das Sparguthaben wird an jeden ausbezahlt, der das Sparbuch vorlegt, deshalb ist ein ***Kennwort*** sinnvoll.

8 Wie ist die Verfügbarkeit von
a) Termineinlagen,
b) Aktien,
c) festverzinslichen Wertpapieren?

a) ***Termineinlagen*** sind für die gesamte Laufzeit von 1, 3, 6 oder 12 Monaten festgelegt.
b) ***Aktien*** können an jedem Börsenhandelstag zum Tageskurs verkauft werden.
c) ***Festverzinsliche Wertpapiere*** können an jedem Börsenhandelstag zum Tageskurs verkauft werden.

9 Welches Risiko gehen Sie ein, wenn Sie Ihre Ersparnisse anlegen in:
a) Sparbriefen,
b) festverzinslichen Wertpapieren,
c) Aktien?

a) ***Sparbriefe:*** kein Risiko
b) ***Festverzinsliche Wertpapiere:*** Kursverluste – aber auch Kursgewinne – sind möglich, falls vor Fälligkeit verkauft wird.
c) ***Aktien:*** Kursverluste und Kursgewinne sind möglich. In Extremfällen kann es zu einem Totalverlust kommen.

10 Erläutern Sie, was man unter festverzinslichen Wertpapieren versteht.

Festverzinsliche Wertpapiere sind Urkunden. Ihr Aussteller verpflichtet sich, das erhaltene Geld dem Käufer des Wertpapiers zu einem bestimmten Zeitpunkt zurückzuzahlen und bis dahin einen vereinbarten Zinssatz zu entrichten. Beispiele: Pfandbriefe, Kommunalobligationen, Anleihen des Bundes.

11 Von welchen Faktoren hängt die Rendite (wirklicher Ertrag) eines festverzinslichen Wertpapiers ab?

a) Vom *Nominalzins* (auf dem Wertpapier angegebener Zins)
b) vom *Anschaffungskurs* (Kurswert beim Kauf)
c) von der *Laufzeit*
d) vom *Rückzahlungskurs*

12 Bei Aktien kann man erhebliche Kursverluste erleiden. Festverzinsliche Wertpapiere sind dagegen sichere Geldanlagen. Stimmen diese Aussagen?

Mit einer ***Aktie*** beteiligt man sich an einer Unternehmung, ihrem Vermögen und ihren Fähigkeiten. Ändert sich beispielsweise deren Ertragsaussicht, verschlechtert sich der Kurs, teilweise unter den Einstandskurs. Bei ***festverzinslichen Wertpapieren*** gibt man dem Aussteller des Papiers einen Kredit. Dieser wird nach Ablauf der vereinbarten Laufzeit in voller Höhe zurückgezahlt. Während der Laufzeit kann es zu Kursschwankungen kommen, wenn der Kapitalmarktzins gegenüber dem Wertpapierzins steigt oder fällt. An der 100%igen Endauszahlung des Nennbetrages ändert sich jedoch nichts.

13 Welche Gewinnmöglichkeiten bietet eine Aktie normalerweise dem Aktionär?

a) Dividende (Gewinnanteil)
b) evtl. Kursgewinne bei Verkauf
c) Bezugsrechte bei Kapitalerhöhungen

14 Weshalb haben Investmentzertifikate geringere Kursschwankungen als Aktien?

Der Wertpapierbestand der Investmentfonds ist breit gestreut.

15 Welchem Zweck dient das Bausparen?

Der Bausparer erhält ein zinsgünstiges Darlehen, das zum Kauf, zur Renovierung oder zum Bau eines Hauses oder einer Wohnung verwendet werden kann.

16 Welchen Zweck hat das Versicherungssparen?

Private Zukunftsvorsorge

17 Nennen Sie zwei Möglichkeiten des Versicherungssparens.

a) Lebensversicherungen
b) Ausbildungsversicherungen
c) Aussteuerversicherungen

18 Kapitaleinkünfte, die den Freibetrag von 1000 € übersteigen, unterliegen der Abgeltungssteuer.
a) Wie viel Prozent beträgt die Abgeltungssteuer?
b) Wie wird die Abgeltungssteuer erhoben?

a) Die ***Abgeltungssteuer*** beträgt 25 %.
b) Die Bank behält die Steuer ein und führt sie an das Finanzamt ab. Die Folge: Der Sparer muss die Kapitaleinkünfte nicht mehr in der Einkommensteuererklärung angeben. Sparer, deren persönlicher Einkommensteuersatz unter 25 % liegt, erhalten zu viel gezahlte Abgeltungssteuer zurück, wenn sie eine Steuererklärung abgeben. Sparer, deren persönlicher Einkommensteuersatz über 25 % liegt, müssen keine Steuer nachzahlen.

19 Ein Sparer möchte seinen Freibetrag in Anspruch nehmen. Wie muss er verfahren, damit seine Bank die Zinsabschlagsteuer nicht einbehält.

Stand: 1. 1. 2023

Der Sparer muss seiner Bank einen ***Freistellungsauftrag*** erteilen. Wer sein Geld bei mehreren Banken angelegt hat, muss mehrere Freistellungsaufträge erteilen. Deren Summe darf den Freibetrag jedoch nicht übersteigen (Ledige 1 000 €, Verheiratete 2000 €).

20 Welche Sparformen werden staatlich gefördert?

Stand: 1. 1. 2023

a) Beteiligungssparen (= Kauf von Beteiligungspapieren wie z. B. Aktien)
b) Bausparen
c) Mitarbeiterbeteiligungsfonds

21 Welche Einkommensgrenzen gelten für die staatliche Sparförderung
a) beim Bausparen,
b) beim Beteiligungssparen?

Stand: 1. 1. 2023

a) Bausparen: 35 000 € zu versteuerndes Einkommen bei Ledigen, 70 000 € bei Verheirateten
b) Beteiligungssparen: 20 000 € zu versteuerndes Einkommen bei Ledigen, 40 000 € bei Verheirateten.

22 Welche Sparleistungen fördert der Staat durch steuerfreie Arbeitnehmersparzulagen?

Stand: 1. 1. 2023

a) Bausparen, jährlich höchstens 9 % von 470 € (Ledige)
b) Beteiligungssparen, jährlich höchstens 20 % von 400 € (Ledige).

23 Welche zusätzliche Förderung gewährt der Staat für das Bausparen?

10%ige Bauparprämie von höchstens 700 € bei Ledigen (1 400 € Verheiratete)

Stand: 1.1.2023

24 Wie fördert der Staat Einzahlungen auf Lebensversicherungen?

Steuervergünstigung (Sonderausgabenabzug der Sparleistungen bis zu bestimmten Höchstbeiträgen)

25 Wann kann ein Sparer frühestens über vermögenswirksam angespartes Geld verfügen?

Festlegungszeiten:
7 Jahre beim Kontensparen
7 Jahre beim Bausparen
12 Jahre beim Lebensversicherungssparen

Kreditvertrag

26 Welches sind die bedeutendsten Kreditarten für Privatleute?

a) Dispositionskredit
b) Anschaffungskredit
c) Hypothekendarlehen

27 Erläutern Sie, was man unter einem Dispositionskredit versteht und welche Vorteile er einem Kreditnehmer bietet.

Dispositionskredit:
Der Kreditnehmer kann sein Girokonto überziehen, z. B. bis zum einfachen oder doppelten Monatseinkommen.
Vorteile:
- jederzeitige Zahlungsfähigkeit
- kein besonderer Kreditvertrag nötig
- Zinsen fallen nur an, so lange überzogen ist
- jede Einzahlung vermindert die Kreditsumme

28 Julia will für 2000 € einen Gebrauchtwagen kaufen. Sie überlegt, ob sie den Wagen durch einen Überziehungskredit (Dispositionskredit) oder durch ein zweijähriges Anschaffungsdarlehen finanzieren soll. Wozu würden Sie raten?

Zinsen für Überziehungskredite sind relativ hoch, bei längeren Laufzeiten sind Anschaffungsdarlehen günstiger.

29 Wozu werden Hypothekendarlehen benötigt?

In der Regel um den Bau bzw. Kauf von Häusern oder Eigentumswohnungen zu finanzieren.

30 Nennen Sie vier mögliche Sicherheiten, die eine Bank für eine Kreditgewährung verlangen könnte.

1. Sicherungsübereignung
2. Lohn- und Gehaltsabtretung
3. Bürgschaft
4. Grundschuld, Hypothek
5. Verpfändung von Wertpapieren, Schmuck usw.

31 Erläutern Sie, was man unter einer Sicherungsübereignung versteht.

Eine Sache (z. B. gekauftes Auto) wird zur Sicherheit vertraglich dem Kreditinstitut übereignet, der Schuldner darf sie jedoch weiter benutzen. Werden die Zahlungsverpflichtungen nicht erfüllt, nimmt der Gläubiger die Sache in Besitz, verkauft sie und deckt dadurch seine Forderung.

32 Welches besondere Risiko geht ein Bürge bei einer selbstschuldnerischen Bürgschaft ein?

Bei der ***selbstschuldnerischen Bürgschaft*** haftet der Bürge ***neben*** dem Schuldner, d. h., wenn der Schuldner seine Verpflichtungen nicht erfüllt, kann die Bank vom Bürgen die Zahlung verlangen, ohne dass sie sich zuvor an den Schuldner wenden muss.

33 Mithilfe der Schufa prüft die Bank die Kreditwürdigkeit, bevor sie einen Kreditvertrag eingeht.
Erklären Sie diese Aussage.

Träger der ***Schufa*** sind Kreditinstitute und Einzelhandelsunternehmen. Bei der Schufa (Schutzgemeinschaft für allgemeine Kreditsicherung) werden in Anspruch genommene Kredite gespeichert. Wird ein gewährter Kredit nicht zurückbezahlt, dann wird dies ebenfalls bei der Schufa registriert. Anhand der Informationen der Schufa gewinnen die Kreditinstitute einen ersten Eindruck, ob ein Kreditnehmer in der Lage ist, einen Kredit zurückzuzahlen.

34 Verbraucherdarlehensvertrag
Durch das BGB (Bürgerliches Gesetzbuch) sollen Verbraucher vor Übervorteilung geschützt werden, wenn sie einen Kredit aufnehmen, der 200 € übersteigt.
Nennen Sie die wichtigsten Bestimmungen für den Verbraucherdarlehensvertrag (Verbraucherkredit).

1. Kreditverträge müssen schriftlich abgeschlossen werden.
2. Dem Kreditnehmer müssen bestimmte Mindestangaben gemacht werden (z. B. Nominalzins, Effektivzins, Gesamtbetrag der Raten, Nebenkosten, Sicherheiten usw.)
3. Kreditverträge können innerhalb von 14 Tagen ohne Angabe von Gründen widerrufen werden.

35 Erläutern Sie, was man unter dem effektiven Jahreszins versteht.

Damit man verschiedene Angebote besser vergleichen kann, müssen Kreditinstitute den ***effektiven Jahreszins*** angeben. Er enthält die tatsächliche Belastung (Zinsen, Vermittlungsprovisionen usw.).
Beispiel: Ein Kredit mit niedrigem Zins und hohen Nebengebühren kann sehr teuer sein, umgekehrt kann ein Kredit mit höherem Zins und niedrigen Nebengebühren sehr günstig sein.
2010 wurde eine EU-Verbraucherkreditrichtlinie in deutsches Recht umgesetzt. Danach müssen Kreditinstitute den Effektivzins für die voraussichtliche Gesamtlaufzeit eines Darlehens ermitteln. Nur, wer weiß schon, wie das Zinsniveau in 30 oder 45 Jahren sein wird. So können die Institute den Zinssatz für die Restlaufzeit (nach der vereinbarten Zinsbindung) z. B. extrem niedrig schätzen. So niedrig, dass der Effektivzinssatz sogar unter dem Sollzins liegt. Da solche Angebote realitätsfremd sind, sollte man sich zusätzlich Beispielrechnungen geben lassen und nach einem Tilgungsplan fragen. Nur so sind Hypothekenkredite mit langen Laufzeiten vergleichbar.

36 Heutzutage ist es relativ einfach, sich Konsumwünsche mithilfe von Krediten zu erfüllen.
Nennen Sie Gefahre, die mit der Aufnahme von Konsumentenkrediten für den Kreditnehmer verbunden sind.

a) Man kann durch lange Krankheit oder Arbeitslosigkeit unerwartet in Zahlungsschwierigkeiten kommen.
b) Man kann sich finanziell „übernehmen", d.h., der größte Teil des monatlich zur Verfügung stehenden Arbeitsentgelts muss für Kreditraten verwendet werden.

37 Wie sollte ein Kreditnehmer vorgehen, wenn er unerwartet in finanzielle Schwierigkeiten gerät?

1. Er sollte zunächst mit seinem Kreditinstitut eine Verlängerung der Laufzeit des Kredits vereinbaren. Dadurch könnte die monatliche Belastung gesenkt werden.
2. Er könnte Freunde und Verwandte um Hilfe bitten.
3. In vielen Städten gibt es Schuldnerberatungsstellen, an die man sich wenden kann.
4. Er sollte keine Kreditverträge bei einem „Kredithai" unterschreiben.

38 Rund 6,2 Millionen Schuldner können ihren Zahlungsverpflichtungen nicht nachkommen. Sie sind überschuldet. Das <u>Insolvenzrecht</u> bietet für viele Überschuldete einen Ausweg aus der Schuldenfalle.
Weshalb sollte die Möglichkeit eines „Privatkonkurses" nur als allerletzter Schritt gewählt werden?

Abgewickelte Privatinsolvenzen werden bei der Schufa registriert. Die Folge: Die von ihren Schulden befreite Privatperson verliert zwar ihre Schulden, gleichzeitig aber auch ihre Kreditwürdigkeit, selbst Jahre später wird sie Mühe haben, einen neuen Kredit zu erhalten.
Viele Banken werden die Eröffnung eines Girokontos ablehnen oder zumindest keine Scheckformulare, Kreditkarten und Kundenkarten ausstellen.
Mobilfunkunternehmen werden keinen „Handy-Vertrag" abschließen.

Grundlagen des Arbeitsrechts

Einzelarbeitsvertrag

1 Schon vor Abschluss eines Arbeitsvertrages haben die Vertragspartner bestimmte Pflichten.
a) Nennen Sie die wichtigsten Pflichten des Bewerbers.
b) Nennen Sie die wichtigsten Pflichten des Einstellenden.

a) ***Pflichten des Bewerbers:***
- wahrheitsgemäße Auskunft über seine Qualifikation, z. B. darf eine Zahnmedizinische Fachangestellte nicht verschweigen, dass sie gegen Desinfektionsmittel u. a. Chemikalien eine Allergie hat
- Lohnpfändungen mitteilen

b) ***Pflichten des Einstellenden:***
- diskreter Umgang mit den Bewerbungsunterlagen
- Verbot bestimmter Fragen, z. B. nach Religions-, Partei-, Gewerkschaftszugehörigkeit, Schwangerschaft, Vorstrafen, Gesundheit
- Kostenersatz, wenn er den Bewerber zum Vorstellungsgespräch eingeladen hatte

2 Welche Unterlagen gehören zu den üblichen Bewerbungsunterlagen?

Die üblichen Bewerbungsunterlagen:
- Bewerbungsschreiben,
- Lebenslauf mit Bewerbungsfoto,
- Schulzeugnisse,
- Nachweis der Berufsausbildung z. B. Fachangestelltenbrief,
- Arbeitszeugnisse.

3 Welche Unterlagen gehören zu den Arbeitspapieren, die ein Arbeitnehmer seinem Arbeitgeber aushändigen muss?

Arbeitspapiere:
- Angabe von Steueridentifikationsnummer und Geburtsdatum (erforderlich für Abruf der Besteuerungsmerkmale)
- Sozialversicherungsausweis,
- Urlaubsbescheinigungen,
- evtl. Abschriften von Zeugnissen und anderen Qualifikationen
- Mitgliedsbescheinigung der gewählten Krankenkasse

[4] Benötigen Bürger aus einem Mitgliedsland der Europäischen Union (EU) eine Arbeitserlaubnis, wenn sie in einem anderen EU-Land einen Arbeitsvertrag abschließen wollen?

Nein, innerhalb der gesamten EU können Arbeitnehmer ohne besondere Arbeitserlaubnis Arbeitsverträge eingehen.

[5] Gibt es für den Abschluss eines Arbeitsvertrags bestimmte Formvorschriften?

Der Abschluss eines Arbeitsvertrages ist *formfrei*, d. h., er kann mündlich, schriftlich oder durch schlüssiges Handeln zustande kommen.
Allerdings trat am 20. 7. 1995 das so genannte Nachweisgesetz in Kraft. Seither muss jeder Arbeitgeber die wesentlichen Vertragsinhalte schriftlich festhalten, die Niederschrift unterschreiben und dem Arbeitnehmer aushändigen.

**[6] Welche Vertragsinhalte muss ein schriftlicher Arbeitsvertrag enthalten?
Geben Sie fünf Punkte an.**

1. Personalien der Vertragspartner
2. Art der Arbeit
3. Beginn des Arbeitsvertrages
4. Dauer des Jahresurlaubs
5. Kündigungsfristen
6. Höhe des Verdienstes
7. Tages- oder Wochenarbeitszeit

**[7] Beim Abschluss eines Arbeitsvertrages müssen zahlreiche Gesetze und Vorschriften beachtet werden.
Nennen Sie mindestens fünf davon.**

1. Bürgerliches Gesetzbuch
2. Jugendarbeitsschutzgesetz
3. Mutterschutzgesetz
4. Arbeitszeitgesetz
5. Kündigungsschutzgesetz
6. Bundesurlaubsgesetz
7. Mindestlohngesetz
8. Nachweisgesetz
9. Tarifvertrag
10. Betriebsvereinbarung

**[8] Arbeitgeber und Arbeitnehmer gehen mit dem Arbeitsvertrag bestimmte Pflichten ein.
Nennen Sie jeweils drei davon.**

a) ***Pflichten des Arbeitgebers:***
   - Vergütungspflicht
   - Beschäftigungspflicht
   - Fürsorgepflicht
   - Zeugnispflicht

→

▷ *Fortsetzung der Antwort* ▷

b) ***Pflichten des Arbeitnehmers:***
- Pflicht zur Arbeitsleistung
- Sorgfaltspflicht
- Schweigepflicht
- Gehorsamspflicht
- Wettbewerbsverbot

9 An einer Maschine fehlt die vorgeschriebene Schutzvorrichtung. Dadurch wird ein Arbeitnehmer schwer verletzt. Gegen welche Vertragspflicht wurde verstoßen und welche rechtlichen Folgen können sich ergeben?

Es wurde gegen die *Fürsorgepflicht* verstoßen. Mögliche Folgen:
- fristlose Kündigung durch den Arbeitnehmer
- Bußgelder von Berufsgenossenschaft und Gewerbeaufsichtsamt
- Schadenersatzforderungen

10 Worin unterscheidet sich ein einfaches von einem qualifizierten Arbeitszeugnis?

Ein ***einfaches Zeugnis*** informiert nur über die Art und die Dauer der Beschäftigung. Ein ***qualifiziertes Zeugnis*** enthält zusätzlich Informationen über Leistungen, Führung, besondere Kenntnisse und Fähigkeiten des Arbeitnehmers. Deshalb verlangen fast alle Arbeitgeber ein qualifiziertes Arbeitszeugnis.

11 Wodurch kann ein Arbeitsverhältnis beendet werden?

a) Durch *Zeitablauf*
b) durch *Aufhebungsvertrag*
c) durch *schriftliche Kündigung*

12 Unterscheiden Sie zwischen ordentlicher und außerordentlicher Kündigung.

Die ***ordentliche Kündigung*** erfolgt unter Einhaltung einer ***Kündigungsfrist. Die außerordentliche Kündigung*** erfolgt fristlos aus wichtigem Grund, z. B. Diebstahl, Beleidigung.

13 Welche gesetzliche Kündigungsfrist gilt für alle Arbeitnehmer?

Für alle Arbeitnehmer gilt eine einheitliche Kündigungsfrist von 4 Wochen zum 15. eines Monats oder zum Monatsende*).

*) Längere Fristen gelten für langjährige Mitarbeiter. Diese Fristen sind aber nur für den Arbeitgeber verbindlich, sofern der Tarifvertrag keine abweichenden Regelungen enthält.

[14] Langjährige Mitarbeiter können längere Kündigungsfristen beanspruchen. Nennen Sie diese verlängerten gesetzlichen Kündigungsfristen.

Betriebs-zugehörigkeit	verlängerte Kündigungsfristen
ab 2 Jahren	**1 Monat** zum Monatsende
ab 5 Jahren	**2 Monate** zum Monatsende
ab 8 Jahren	**3 Monate** zum Monatsende
ab 10 Jahren	**4 Monate** zum Monatsende
ab 12 Jahren	**5 Monate** zum Monatsende
ab 15 Jahren	**6 Monate** zum Monatsende
ab 20 Jahren	**7 Monate** zum Monatsende

[15] Eine Arbeiterin erhält am 10. Mai die Kündigung. Wann ist ihr letzter Arbeitstag?

Der letzte Arbeitstag ist der 15. Juni, da bis zum Monatsende nicht die erforderliche Kündigungsfrist von 4 Wochen erreicht wird.

[16] Nennen Sie drei Personengruppen, die einen besonderen Kündigungsschutz genießen.

1. werdende Mütter
2. Schwerbehinderte
3. Auszubildende
4. Betriebsratsmitglieder

[17] Begründen Sie die Notwendigkeit des besonderen Kündigungsschutzes am Beispiel eines Betriebsratsmitgliedes.

Nur ein Betriebsrat, der keine Kündigung befürchten muss, kann seine Aufgaben uneingeschränkt wahrnehmen.

[18] Welche Voraussetzungen müssen vorliegen, damit ein Arbeitnehmer Rechte aus dem Kündigungsschutzgesetz geltend machen kann?

1. Der Arbeitnehmer muss dem Betrieb länger als 6 Monate angehören.
2. Der Betrieb muss mehr als 10 Arbeitnehmer beschäftigen.

19 Nach dem Kündigungsschutzgesetz ist eine Kündigung nur zulässig, wenn:
a) der Arbeitnehmer durch seine <u>Person</u> einen Kündigungsgrund gibt
b) der Arbeitnehmer durch sein <u>Verhalten</u> einen Kündigungsgrund gibt
c) <u>betriebliche Erfordernisse</u> vorliegen.
Geben Sie jeweils zwei Beispiele an.

a) ***Person des Arbeitnehmers:***
- mangelnde Leistung
- mangelnde körperliche und geistige Eignung

b) ***Verhalten des Arbeitnehmers:***
- Beleidigungen
- Arbeitsverweigerung
- fehlende Krankmeldungen

c) ***Betriebliche Erfordernisse:***
- Auftragsmangel
- Rationalisierungsmaßnahmen
- neue Produktionsmethoden

20 Wird aufgrund betrieblicher Erfordernisse gekündigt, dann müssen nach dem Kündigungsschutzgesetz soziale Gesichtspunkte berücksichtigt werden.
Erläutern Sie diese Aussage.

Es müssen vier soziale Gesichtspunkte berücksichtigt werden, nämlich:
- die Dauer der Betriebszugehörigkeit
- das Lebensalter
- bestehende Unterhaltspflichten
- der Grad einer Schwerbehinderung

21 Welche Unterlagen erhält ein entlassener Arbeitnehmer von seinem Arbeitgeber?

1. Zeugnis
2. Sozialversicherungsnachweise
3. Urlaubsbescheinigung
4. evtl. Ausgleichsquittung
5. Lohnsteuerbescheinigung

22 Wozu dient die Ausgleichsquittung?

Eine Ausgleichsquittung wird vom Arbeitgeber und vom Arbeitnehmer unterschrieben. Beide bescheinigen sich darin gegenseitig, dass sie keine Forderungen (z. B. Urlaub, Lohn, Arbeitskleidung) mehr haben.

Tarifverträge

23 Weshalb wird ein Tarifvertrag auch als kollektiver Arbeitsvertrag bezeichnet?

Da der Tarifvertrag Löhne und Arbeitsbedingungen für Arbeitnehmer ganzer Wirtschaftszweige regelt, nennt man ihn auch einen kollektiven Arbeitsvertrag.

24 Wer schließt Tarifverträge ab?

Tarifverträge werden zwischen den Gewerkschaften und den Arbeitgeberverbänden abgeschlossen.

25 Man unterscheidet grundsätzlich zwei verschiedene Tarifvertragsarten.
a) Nennen Sie diese.
b) Geben Sie die wesentlichen Merkmale jeder Art an.
c) Weshalb wurde diese Unterscheidung vorgenommen?

a) Man unterscheidet:
  - den Mantel- oder Rahmentarifvertrag
  - den Lohn- bzw. Gehaltstarifvertrag

b) Der ***Manteltarifvertrag*** regelt die Arbeitsbedingungen wie z. B.:
  - Urlaub, Urlaubsgeld
  - Arbeitszeit
  - Kündigungsfristen
  - Pausen
  - soziale Leistungen
  - Mehrarbeit

  Der ***Lohntarifvertrag*** regelt die Höhe der Entlohnung.

c) Manteltarifverträge haben eine mehrjährige Laufzeit, Lohntarife gelten in der Regel nur ein Jahr. Durch die Aufteilung müssen bei der jährlichen Lohnanpassung die Rahmenbedingungen nicht jedes Mal neu verhandelt werden.

26 Erklären Sie folgende Begriffe aus dem Tarifvertragsrecht.
a) Tarifautonomie
b) Friedenspflicht
c) Unabdingbarkeit des Tarifvertrages
d) Allgemeinverbindlichkeit

a) ***Tarifautonomie:*** Arbeitgeberverbände und Gewerkschaften dürfen selbstständig Tarifverträge abschließen. Der Staat hat kein Eingriffsrecht.

b) ***Friedenspflicht:*** Während der Laufzeit eines Tarifvertrages dürfen keine Arbeitskampfmaßnahmen (Streik, Aussperrung) durchgeführt werden.

→

▷ Fortsetzung der Antwort ▷

c) ***Unabdingbarkeit des Tarifvertrags:*** Ein Einzelarbeitsvertrag darf nur *bessere,* niemals schlechtere Bedingungen als der Tarifvertrag enthalten. Diese Bestimmung gilt jedoch nur, wenn der Tarifvertrag für den Arbeitsvertrag verbindlich ist.

d) ***Allgemeinverbindlichkeit:*** Der Bundesminister für Arbeit und Soziales kann einen Tarifvertrag für allgemein verbindlich erklären. Er gilt dann für alle Arbeitnehmer des betreffenden Wirtschaftszweiges, also auch für diejenigen, die nicht den vertragsschließenden Verbänden angehören.

27 Ein Tarifvertrag ist nicht allgemein verbindlich. Sind die Tarifbestimmungen beim Abschluss eines Einzelarbeitsvertrages verbindlich, wenn der Arbeitnehmer Mitglied in der Gewerkschaft, der Arbeitgeber jedoch nicht im Arbeitgeberverband ist?

Nein, denn ein Tarifvertrag ist nur dann verbindlich, wenn Arbeitgeber *und* Arbeitnehmer den vertragsschließenden Verbänden angehören, also muss der Arbeitnehmer in der Gewerkschaft und der Arbeitgeber im Arbeitgeberverband sein.

28 Eine Arbeitnehmerin erhält laut Arbeitsvertrag 26 Werktage Jahresurlaub. Im Tarifvertrag sind 25 Tage vorgesehen. Im Bundesurlaubsgesetz ist von 24 Werktagen die Rede. Zusätzlich liegt eine Betriebsvereinbarung vor, die 28 Tage Urlaub vorsieht. Wie viel Urlaubstage kann sie beanspruchen?

Nach dem Grundsatz der Unabdingbarkeit gilt die günstigste Regelung, in diesem Fall 28 Tage.

29 Nach gescheiterten Tarifverhandlungen kommt es häufig zum Arbeitskampf. Welches sind in diesem Zusammenhang die äußersten Mittel von Arbeitgebern und Gewerkschaften?

a) Arbeitgeber: *Aussperrung*
b) Arbeitnehmer: *Streik*

30 Unter welchen Voraussetzungen kann eine Gewerkschaft zum Streik aufrufen?

a) Der Gewerkschaftsvorstand muss eine ***Urabstimmung*** genehmigen.
b) 75 % der Stimmberechtigten (also der abstimmenden Gewerkschaftsmitglieder) müssen bei dieser Urabstimmung für einen Streik stimmen.*)

31 Welche Auswirkungen hat eine Aussperrung für die betroffenen Arbeitnehmer?

- Die ausgesperrten Arbeitnehmer dürfen nicht an ihren Arbeitsplatz.
- Da sie nicht arbeiten dürfen, erhalten sie auch keinen Lohn bzw. kein Gehalt.
- Deshalb erhalten Gewerkschaftsmitglieder Streikgeld.
- Nicht Organisierte müssen von ihren Ersparnissen leben.

32 Man unterscheidet verschiedene Streikarten. Nennen Sie drei davon.

a) ***Generalstreik:*** Die gesamte Wirtschaft eines Landes wird bestreikt.
b) ***Flächenstreik:*** Ein ganzer Wirtschaftszweig wird bestreikt.
c) ***Schwerpunktstreik:*** Nur die wichtigsten Betriebe eines Wirtschaftszweiges werden bestreikt.
d) ***Wilder Streik:*** Es wird ohne Urabstimmung und ohne Genehmigung der Gewerkschaft gestreikt.
e) ***Warnstreik:*** Die Arbeit wird für kurze Zeit unterbrochen, um die Streikbereitschaft zu zeigen.

*) Einzelne Gewerkschaften haben in ihren Satzungen andere Voraussetzungen.

33 Um ihre Forderungen durchzusetzen und um Streikgelder zu sparen, lässt die Gewerkschaft ver.di (Vereinte Dienstleistungsgewerkschaft) „lediglich" die Beschäftigten der Müllabfuhr streiken. Welche Streikart liegt vor?

Ein ***Schwerpunktstreik***, da nur die wichtigsten Betriebe bestreikt wurden.

34 Um politische Forderungen durchzusetzen, haben 2021 in Griechenland alle Arbeitnehmer die Arbeit niedergelegt. Um welche Streikart handelt es sich?

Um einen ***Generalstreik***, da die gesamte Wirtschaft bestreikt wurde.

Betriebsvereinbarung

35 Wer sind die Vertragspartner bei einer Betriebsvereinbarung?

Betriebsvereinbarungen werden zwischen dem Arbeitgeber und dem Betriebsrat geschlossen.

36 Unterscheiden Sie zwischen Tarifvertrag und Betriebsvereinbarung.

Während Tarifverträge für ganze Wirtschaftszweige geschlossen werden, gelten Betriebsvereinbarungen nur für den einzelnen Betrieb.

37 Welche wichtigen Punkte können in einer Betriebsvereinbarung geregelt werden? Geben Sie drei Beispiele an.

Betriebsvereinbarungen regeln z. B.
- Beginn und Ende der täglichen Arbeitszeit
- Pausen
- betriebliche Sozialeinrichtungen
- Unfallverhütungsvorschriften
- Urlaubspläne

Interessenvertretung der Arbeitnehmer

38 Welche Voraussetzungen muss ein Arbeitnehmer erfüllen, damit er bei Betriebsratswahlen kandidieren kann?

Er muss mindestens 6 Monate dem Betrieb angehören und mindestens 18 Jahre alt sein.

39 Wer ist wahlberechtigt bei Betriebsratswahlen?

Wahlberechtigt ist jeder Arbeitnehmer, der das 16. Lebensjahr vollendet hat.

40 Ab welcher Arbeitnehmerzahl darf ein Betriebsrat gewählt werden?

a) In Betrieben, die mindestens 5–20 Arbeitnehmer haben, kann ein ***Betriebsobmann*** gewählt werden.
b) In Betrieben mit mehr als 20 Arbeitnehmern kann ein aus drei Mitgliedern bestehender ***Betriebsrat*** gewählt werden.

41 Welche allgemeinen Aufgaben hat der Betriebsrat?

a) Er beantragt beim Arbeitgeber Maßnahmen, die dem Betrieb und den Arbeitnehmern dienen.
b) Er bereitet die Wahl der Jugend- und Auszubildendenvertretung (JAV) vor und führt sie durch.
c) Er arbeitet mit der JAV zusammen.
d) Er bringt die Anregungen von Arbeitnehmern und JAV beim Arbeitgeber vor.
e) Er achtet darauf, dass Tarifverträge, Arbeitsschutzgesetze, Unfallverhütungsvorschriften usw. eingehalten werden.

42 Wer vertritt im Betrieb die besonderen Belange der jugendlichen Arbeitnehmer?

Die ***Jugend- und Auszubildendenvertretung (JAV)***. Wählbar sind alle Arbeitnehmer des Betriebs, die noch keine 25 Jahre alt sind, sowie alle Auszubildenden.

43 Wer wählt die Jugend- und Auszubildendenvertretung?

Wahlberechtigt sind alle jugendlichen Arbeitnehmer und alle Auszubildenden.

44 Wie lange ist die Amtszeit
a) der Jugend- und Auszubildendenvertretung,
b) des Betriebsrates?

a) JAV: 2 Jahre
b) Betriebsrat: 4 Jahre

45 In welchen betrieblichen Bereichen hat der Betriebsrat
a) ein Beratungsrecht
b) ein eingeschränktes Mitbestimmungsrecht
c) ein Mitbestimmungsrecht?

a) ***Beratungsrechte*** hat der Betriebsrat in *wirtschaftlichen* Angelegenheiten.
b) Ein ***eingeschränktes Mitbestimmungsrecht*** hat der Betriebsrat in *personellen* Angelegenheiten.
c) Ein ***Mitbestimmungsrecht*** besitzt der Betriebsrat in *sozialen* Angelegenheiten.

46 Geben Sie je drei Beispiele an für
a) soziale Angelegenheiten,
b) personelle Angelegenheiten.

a) *Soziale Angelegenheiten,* z. B.:
- Arbeitszeit
- Sozialeinrichtungen
- Unfallverhütung
- Urlaub
- Pausen

b) *personelle Angelegenheiten,* z. B.:
- Einstellungen
- Versetzungen
- Kündigungen
- Umgruppierungen

47 Nehmen Sie Stellung zu folgenden betrieblichen Situationen.
a) Die Geschäftsleitung verlegt den täglichen Arbeitsbeginn eine Stunde vor.
b) Einige Mitarbeiter sollen in ein Zweigwerk versetzt werden.

a) Die Veränderung der Arbeitszeit ist eine ***soziale Angelegenheit,*** d. h., der Betriebsrat hat ein ***Mitbestimmungsrecht.*** Ohne seine Zustimmung ist die Maßnahme nicht möglich.
b) Die Versetzung von Mitarbeitern ist eine ***personelle Maßnahme.*** Der Betriebsrat hat deshalb nur ein ***eingeschränktes Mitbestimmungsrecht.*** Er kann seine Zustimmung nur verweigern, wenn er schwer wiegende Gründe hat. →

▷ *Fortsetzung der Frage und Antwort* ▷

c) Betriebsrat und Geschäftsleitung einigen sich nicht über die Verwaltung der Betriebskantine.
d) Die Geschäftsleitung beschließt die Herstellung eines neuen Produktes.
e) Der Arbeitgeber hat bei der Auswahl des zu kündigenden Arbeitnehmers soziale Gesichtspunkte nicht ausreichend berücksichtigt.

c) Die Verwaltung betrieblicher Sozialeinrichtungen gehört zum ***sozialen Bereich.*** Hier hat der Betriebsrat ein ***Mitbestimmungsrecht,*** d. h., ohne seine Zustimmung sind Maßnahmen nicht möglich.
d) Die Herstellung neuer Produkte gehört zum ***wirtschaftlichen Bereich.*** Hier hat der Betriebsrat nur ein Beratungsrecht.
e) Die Kündigung ist nach dem Kündigungsschutzgesetz unzulässig. Ohne eine Anhörung des Betriebsrates ist die Kündigung unwirksam. Da soziale Gesichtspunkte unberücksichtigt blieben, wird der Betriebsrat widersprechen und der Arbeitnehmer wird beim Arbeitsgericht Klage einreichen. Die Folge: der Arbeitnehmer muss so lange weiterbeschäftigt werden, bis das Arbeitsgericht entschieden hat.

48 Beschreiben Sie kurz Aufgabe und Zusammensetzung einer Betriebsversammlung.

Einmal pro Kalendervierteljahr muss der Betriebsrat eine ***Betriebsversammlung*** abhalten und einen Tätigkeitsbericht abgeben. Arbeitgeber und Arbeitnehmer haben das Recht, auf der Versammlung zu sprechen. Geleitet wird sie vom Betriebsratsvorsitzenden.

**49 Neben der Betriebsratswahl haben die Arbeitnehmer von Kapitalgesellschaften eine weitere Mitbestimmungsmöglichkeit.
Erläutern Sie kurz diese Möglichkeit.**

In Großbetrieben wählen die Arbeitnehmer die Hälfte, in kleineren Kapitalgesellschaften ein Drittel der ***Aufsichtsratsmitglieder.***

Arbeitsgericht

50 Für welche Streitigkeiten sind Arbeitsgerichte zuständig?

Arbeitsgerichte sind zuständig für Streitigkeiten zwischen
- Arbeitnehmern und Arbeitgebern aus dem Arbeitsvertrag,
- Auszubildenden und Ausbildenden aus dem Berufsausbildungsvertrag,
- den Tarifvertragsparteien aus dem Tarifvertrag,
- Betriebsrat und Arbeitgeber aus dem Betriebsverfassungsrecht.

51 a) Erläutern Sie die Zusammensetzung eines Arbeitsgerichtes in der 1. Instanz.
b) Begründen Sie diese Zusammensetzung.

a) 1 Berufsrichter als Vorsitzender, 1 ehrenamtlicher Richter der Arbeitgeberseite, 1 ehrenamtlicher Richter der Arbeitnehmerseite.
b) Um die Praxis des Arbeitslebens ausgewogen zu berücksichtigen, werden die Laienrichter jeweils von der Arbeitgeber- und der Arbeitnehmerseite gestellt.

52 Müssen die Parteien das Urteil des Arbeitsgerichts widerspruchslos hinnehmen?

Nein, gegen das Urteil des ***Arbeitsgerichts*** kann *Berufung* beim ***Landesarbeitsgericht*** eingelegt werden. Gegen Urteile des Landesarbeitsgerichts kann beim ***Bundesarbeitsgericht*** *Revision* eingelegt werden.

53 Womit beginnt das Verfahren beim Arbeitsgericht?

Mit einer *Güteverhandlung*

Entlohnung der Arbeit

Lohnarten

1 Man unterscheidet verschiedene Lohnarten. Nennen Sie diese.

Lohnarten:
a) ***Zeitlohn***
b) ***Leistungslohn***
- Prämienlohn
- Akkordlohn
  - Stückgeldakkord
  - Stückzeitakkord

c) ***Beteiligungslohn***

2 Bei welchen Tätigkeitsmerkmalen ist der Zeitlohn die geeignete Lohnart?

a) Wenn Qualität wichtiger ist als die Arbeitsmenge.
b) Wenn das Arbeitsergebnis schwer zu messen ist (z. B. bei Büroberufen).
c) Wenn unterschiedliche Arbeiten anfallen (z. B. Zahnmedizinische Fachangestellte).

3 Nennen Sie den jeweils wichtigsten Vor- und Nachteil des Zeitlohnes für
a) den Arbeitnehmer
b) den Arbeitgeber.

a) ***Arbeitnehmer:***
Vorteil:
- geringerer Leistungsdruck (Stress)

Nachteil:
- Mehrleistungen bzw. Leistungsunterschiede werden nicht berücksichtigt

b) ***Arbeitgeber:***
Vorteil:
- bessere Qualität der Arbeit

Nachteil:
- Leistungskontrollen sind nötig

4 Unter welchen Voraussetzungen kann Akkord gearbeitet werden?

a) Der Arbeiter muss das Arbeitstempo beeinflussen können.
b) Die Arbeitsgänge müssen sich wiederholen.
c) Für das einzelne Stück muss die Bearbeitungszeit (Normalleistung) vorliegen.

5 Der Akkordlohn bietet für Arbeitnehmer und Arbeitgeber zahlreiche Vorteile. Nennen Sie die wichtigsten davon.

a) ***Arbeitgeber:***
   - durch Lohnanreiz hohe Arbeitsleistung
   - Leistungskontrollen sind unnötig
   - Kostensenkung
   - Produktivitätssteigerung

b) ***Arbeitnehmer:***
   - Mehrleistung hat mehr Verdienst zur Folge
   - leistungsgerechtere Entlohnung

6 Welche Nachteile des Akkordlohnes sehen Sie für
a) den Arbeitnehmer
b) den Arbeitgeber?

a) ***Arbeitnehmer:***
   - mögliche Gesundheitsschäden durch andauernde Höchstleistung
   - erhöhte Unfallgefahr

b) ***Arbeitgeber:***
   - nachlassende Qualität
   - Qualitätskontrollen sind nötig

7 Durch welche Lohnart wird versucht, die Vorteile von Zeitlohn und Akkordlohn zu verbinden sowie deren Nachteile zu vermindern?

Durch den ***Prämienlohn***

8 Geben Sie drei Beispiele für die Anwendung des Prämienlohns.

a) *Qualitätsprämien* für gute Arbeit
b) *Terminprämien* für eingehaltene Termine
c) *Ersparnisprämien* für sparsamen Umgang mit Material
d) *Mengenprämien,* wenn mehr hergestellt wird

9 Erklären Sie, was man unter einem Beteiligungslohn versteht.

Beteiligungslohn:
Die Arbeitnehmer sind am Unternehmenserfolg beteiligt, z. B. durch:
- Auszahlung von *Gewinnanteilen*
- *Kapitalbeteiligung* mit Belegschaftsaktien

10 Welche Gründe können einen Arbeitgeber veranlassen, seinen Mitarbeitern einen Beteiligungslohn zu gewähren?

a) Die Arbeitnehmer haben ein größeres Interesse am Unternehmenserfolg.
b) Höhere Arbeitsleistung.
c) Mehr Kapital für Investitionen.
d) Weniger Wechsel von Arbeitnehmern, da die Zufriedenheit bei der Arbeit größer ist.

11 Welche Schwierigkeiten stehen einer allgemeinen Einführung des Beteiligungslohnes im Wege?

a) Unternehmen erzielen unterschiedliche Gewinne.
b) Manche Unternehmungen, z. B. öffentliche, erwirtschaften keine Gewinne.
c) Die Frage, ob die Arbeitnehmer auch an Verlusten beteiligt sind.

Gerechte Entlohnung

12 Viele Unternehmen versuchen durch Arbeitsplatzbewertung eine leistungsgerechtere Entlohnung zu erreichen. Welches sind hierbei die zwei wichtigsten Bewertungsmethoden?

a) ***Analytische Arbeitsbewertung:***
Die Arbeit wird nach verschiedenen Anforderungen untersucht (analysiert), z. B. nach:
- Umwelteinflüssen
- Verantwortung
- körperlicher Belastung
- geistiger Belastung
- geistigem Können
- körperlichem Können

b) ***Summarische Arbeitsbewertung:***
Die Arbeit wird pauschal als Ganzes bewertet, in der Regel nach Lohngruppen.

13 Neben der Leistung werden für die Ermittlung des gerechten Lohns soziale Gesichtspunkte berücksichtigt. Nennen Sie drei Beispiele.

Soziale Gesichtspunkte:
- Alter
- Familienstand
- Dauer der Betriebszugehörigkeit

Lohnabrechnung (Gehaltsabrechnung)

14 Unterscheiden Sie zwischen Bruttogehalt (bzw. Bruttolohn) und Nettogehalt (bzw. Nettolohn).

Der ***Bruttolohn*** ist der vereinbarte Gesamtlohn.
Den ***Nettolohn*** erhält man, wenn man den Bruttolohn um die gesetzlichen Abzüge vermindert.

15 Im Bruttolohn können Zulagen und Zuschläge enthalten sein. Erläutern Sie diese beiden Begriffe.

a) ***Zulagen (in Euro)*** können nach unterschiedlichen Gesichtspunkten gewährt werden. Beispiele: Schmutzzulage, Gefahrenzulage, Lärmzulage, Kassenzulage, Arbeitgeberanteile zu den vermögenswirksamen Leistungen.
b) ***Zuschläge (in %)*** werden als Prozentzuschläge vom Grundlohn berechnet. Ihre Höhe ist tariflich oder gesetzlich geregelt. Beispiele: Zuschläge für Mehrarbeit, Sonntagsarbeit, Nachtarbeit.

16 Welche gesetzlichen Abzüge werden vom Bruttolohn einbehalten?

Gesetzliche Abzüge:
a) Lohnsteuer
b) Kirchensteuer
c) Solidaritätszuschlag*
d) Arbeitnehmeranteile zur gesetzlichen Sozialversicherung

*) Seit 2021 sind rund 90 % der Steuerzahler von der Zahlung des Solidaritätszuschlags freigestellt. Er fällt nur noch für Bezieher von höheren Einkommen an. Abhängig von der Einkommenshöhe zahlen sie einen Solidaritätszuschlag von bis zu 5,5 % der Lohn- und Einkommensteuer (Stand 01.01.2023).

17 Unterscheiden Sie Nettolohn und ausbezahlten Lohn.

Vermindert man den Nettolohn um die *sonstigen Abzüge,* dann erhält man den ***ausbezahlten Lohn.***

18 Geben Sie drei Beispiele für sonstige Abzüge.

Sonstige Abzüge:
- Mietzahlungen für Betriebswohnungen
- Einbehaltung von ausgezahlten Vorschüssen
- Lohnpfändungen
- Sparbeiträge für Sparverträge

19 Erklären Sie, was man unter Lohnzusatzkosten *) versteht.

Lohnzusatzkosten (Personalzusatzkosten) sind Kosten, die ein Arbeitgeber zusätzlich zum Bruttolohn des Arbeitnehmers aufbringen muss. Beispiele:
- Arbeitgeberanteile zur Sozialversicherung
- Lohnfortzahlung bei Krankheit
- Urlaub

20 Welcher Unterschied besteht zwischen Nominallohn und Reallohn?

Der ***Nominallohn*** ist der in ***Geld*** ausgedrückte Lohn. Da der Nominallohn die Preissteigerungen enthält, berücksichtigt er nicht die Kaufkraft.
Der ***Reallohn*** berücksichtigt die ***Kaufkraft,*** also die Warenmenge, die damit gekauft werden kann.
Man ermittelt ihn jedes Jahr, indem man die Preissteigerungen herausrechnet.

21 Der Nominallohn einer Zahnmedizinischen Fachangestellten ist um 4% gestiegen, die Preissteigerungsrate der Volkswirtschaft beträgt 6%. Wie wirkt sich dies auf den Reallohn der Zahnmedizinischen Fachangestellten aus?

Der Reallohn der Zahnmedizinischen Fachangestellten ist um 2% gesunken.

*) In Westdeutschland betrugen in der Industrie die durchschnittlichen Lohnzusatzkosten 2021 rund 68% der gezahlten Löhne

22 Die Arbeitnehmerin Amanda Meier hat einen Stundenlohn von 12,60 €. Im letzten Monat kam sie auf 168 Arbeitsstunden. Zusätzlich leistete sie 8 Überstunden, für die ein Zuschlag von 25 % gewährt wird.

a) Berechnen Sie den Bruttolohn.

b) Berechnen Sie den Nettolohn und berücksichtigen Sie dabei folgende Abzüge: Lohnsteuer 210,58 €, Kirchensteuer 8 % der Lohnsteuer, Arbeitnehmeranteil zur Sozialversicherung 20,125 %.

a)

168 Std. zu	12,60 €	2 116,80 €
+ 8 Std. zu	15,75 €	126,00 €
Bruttolohn		2 242,80 €

b)

Bruttolohn	2 242,80 €
– Lohnsteuer	210,58 €
– Kirchensteuer	16,85 €
– Sozialversicherung	451,36 €
Nettolohn	1 564,01 €

23 Das Bruttogehalt einer Teilzeitkraft beträgt 1 848,00 €. Die Lohnsteuer beläuft sich auf 147,50 €, die Kirchensteuer auf 13,27 €, der Arbeitnehmeranteil zur Sozialversicherung auf 395,93 €. Die vermögenswirksamen Leistungen betragen 39,88 €.

a) Wie hoch ist das Nettogehalt?

b) Wie hoch ist der auszuzahlende Betrag?

a)

Bruttogehalt	1 848,00 €
– Lohnsteuer	147,50 €
– Kirchensteuer	13,27 €
– Sozialversicherung	395,93 €
Nettogehalt	1 291,30 €

b)

Nettogehalt	1 291,30 €
– vermögenswirksame Leistungen	39,88 €
auszuzahlender Betrag	1 251,42 €

24 **Zeigen Sie am Beispiel der Grafik über die Arbeitskosten, dass der Industriestandort Deutschland zunehmend in Gefahr gerät.**

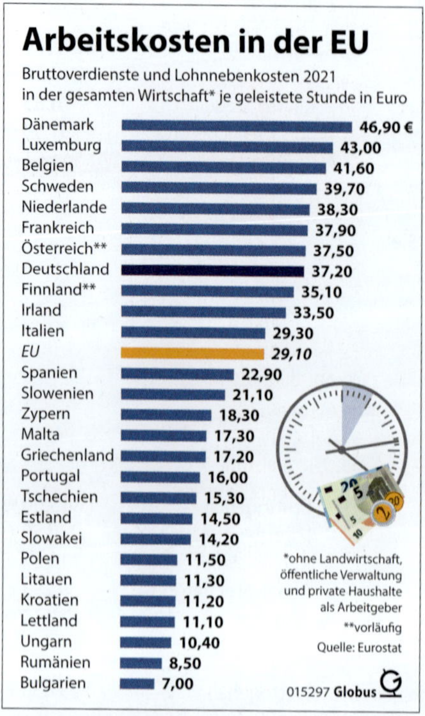

Eine besondere Stärke im internationalen Wettbewerb waren bisher die Motivation und die Qualifikation der deutschen Arbeitnehmer. Allerdings machen die hohen Lohnkosten zusammen mit den hohen Lohnzusatzkosten die deutschen Arbeitnehmer zu sehr teuren Beschäftigten. Da auch die anderen Kosten, z. B. die Grundstückspreise, in Deutschland besonders hoch sind, überlegen viele Investoren, ob sie ihre Investitionen nicht in Länder mit niedrigerem Kostenniveau verlagern sollen.

25 **Welche Länder innerhalb der EU kommen als *„Billiglohnländer"* für die *„Kapitalflucht"* von Investoren in Frage?**
Betrachten Sie hierzu die Abbildung.

a) Bulgarien b) Rumänien c) Ungarn
d) Lettland e) Kroatien f) Litauen

Grundlagen der sozialen Marktwirtschaft

Markt als Koordinator von Angebot und Nachfrage

1 Erläutern Sie, was man unter einem Markt versteht.

Ein ***Markt*** ist jedes Zusammentreffen von Anbietern und Nachfragern, um Güter auszutauschen. Beispiele: am Marktplatz, im Supermarkt, bei einer Versteigerung.

2 Nach der Art der gehandelten Güter unterscheidet man verschiedene Marktarten. Nennen Sie hierzu fünf Beispiele.

Marktarten:

1. Arbeitsmarkt
2. Automarkt
3. Antiquitätenmarkt
4. Kapitalmarkt
5. Kaffeemarkt
6. Dienstleistungsmarkt
7. Konsumgütermarkt
8. Geldmarkt
9. Investitionsgütermarkt

3 Wie werden die Märkte genannt, auf denen folgende Güter gehandelt werden:
a) kurzfristige Kredite,
b) Arbeitsleistungen,
c) Hypotheken,
d) Fernsehgeräte,
e) Schleifmaschinen
f) Friseurleistungen?

a) Geldmarkt
b) Arbeitsmarkt
c) Kapitalmarkt
d) Konsumgütermarkt
e) Investitionsgütermarkt
f) Dienstleistungsmarkt

4 Entsprechend der Zahl der Marktteilnehmer unterscheidet man grundsätzlich drei verschiedene Marktformen.
Nennen Sie diese.

Marktformen:

1. Polypol
2. Oligopol
3. Monopol

5 Geben Sie zu den nachfolgenden Abbildungen 1–3 die entsprechenden Marktformen an.

1 Polypol
2 Angebotsoligopol
3 Angebotsmonopol

1
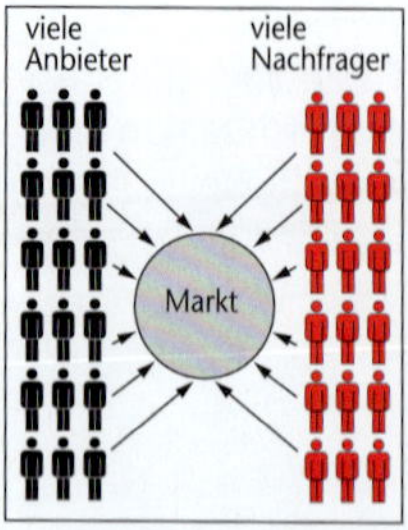

2
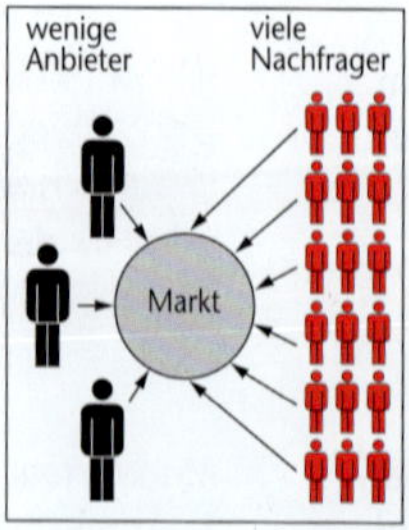

3
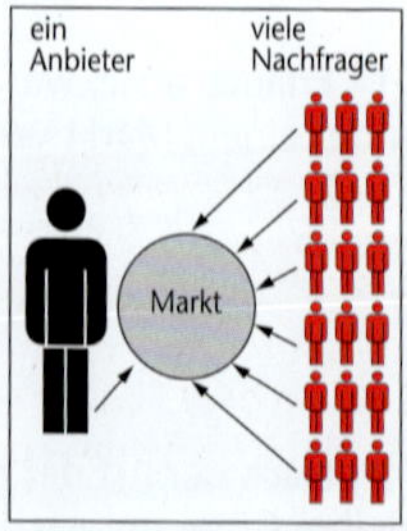

6 Geben Sie jeweils ein Beispiel für folgende in der Bundesrepublik Deutschland vorkommende Marktformen.
a) Angebotsmonopol
b) Nachfragemonopol
c) Angebotsoligopol
d) Nachfrageoligopol

a) – öffentlicher Personennahverkehr
   – Wasserwerke
b) – Deutsche Bahn AG für Lokomotiven
   – Bundeswehr für Panzer
c) – Zigarettenmarkt
   – Benzinmarkt
   – Automarkt
d) Vielen Landwirten stehen wenige Molkereien gegenüber.

7 Nennen Sie drei typische Verhaltensweisen bei einem Angebotsoligopol.

a) ***Preisabsprachen***
b) ***Schädigungswettbewerb*** (ruinöse Konkurrenz)
c) Ersatz des Preiswettbewerbs durch besonders intensive ***Werbung***
d) ***Preisführerschaft,*** d.h. ein Oligopolist, meist der mit dem größten Marktanteil, bestimmt den Preis, die anderen ziehen nach.

8 Wie wirkt sich auf einem vollkommenen Markt der Preis eines Gutes auf
a) die Nachfragemenge und
b) die Angebotsmenge aus?

a) *Einfluss auf die Nachfragemenge:*
- hoher Preis
  → geringe Nachfragemenge
- niedriger Preis
  → hohe Nachfragemenge →

▷ *Fortsetzung der Antwort* ▷

b) *Einfluss auf die Angebotsmenge:*
- hoher Preis
  → großes Angebot
- niedriger Preis
  → geringes Angebot

9 Angebot und Nachfrage beeinflussen den Preis des Gutes. Wie entwickelt sich auf einem vollkommenen Markt der Preis bei folgenden Situationen?
a) Hohe, zunehmende Nachfrage
b) geringe, abnehmende Nachfrage
c) geringes Angebot
d) hohes, zunehmendes Angebot

a) Steigender Preis
b) sinkender Preis
c) steigender Preis
d) sinkender Preis

10 Erläutern Sie, was man unter dem Gleichgewichtspreis versteht.

Beim ***Gleichgewichtspreis*** stimmen angebotene Menge und nachgefragte Menge überein. Hier wird die größte Menge umgesetzt.

11 Ein Monopolist kann den Preis selbstständig und ohne Rücksicht auf Konkurrenten bestimmen. Dennoch werden auch Monopolbetriebe verschiedene Gesichtspunkte berücksichtigen, wenn sie ihre Preise festsetzen.
Nennen Sie drei davon.

a) Bei höheren Preisen geht die Nachfrage zurück, bei niedrigen steigt sie an.
b) Auch Monopolbetriebe versuchen den größtmöglichen Gewinn zu erzielen, dies ist bei dem Preis der Fall, wo der Unterschied von Einnahmen und Kosten am größten ist.
c) Bei zu hohen Preisen schränken sich die Nachfrager ein oder steigen auf Ersatzgüter um.
d) Evtl. greift der Staat bei allzu hohen Preisen ein und untersagt die Preisfestsetzung.

12 In unserer sozialen Marktwirtschaft richtet sich der Preis nicht immer nach Angebot und Nachfrage. Suchen Sie hierzu zwei Beispiele und begründen Sie Ihre Überlegungen.

a) ***Landwirtschaft***
Viele Landwirte könnten von frei gebildeten Marktpreisen nicht leben. Deshalb greifen in der Europäischen Union die EU-Behörden in das Marktgeschehen ein, um Mindestpreise zu sichern.

b) ***Arbeitsmarkt***
Obwohl die Zahl der Arbeitslosen groß ist, sinkt die Bezahlung der Arbeitenden nicht.

13 Welche Preisuntergrenze gilt für privatwirtschaftliche Unternehmungen?

Die Preisuntergrenze ergibt sich aus den Selbstkosten. Langfristig kann keine Unternehmung diese Grenze unterschreiten. Allerdings sind sie von Betrieb zu Betrieb verschieden.

14 Erklären Sie, was man unter einem nicht organisierten Markt versteht.

Ein ***nicht organisierter Markt*** ist das zufällige Zusammentreffen von Käufern und Verkäufern, z. B. in einem Ladengeschäft.

15 Zählen Sie zwei Beispiele für organisierte Märkte auf.

a) Börsen
b) Messen
c) Wochenmärkte

Wettbewerbsstörungen

16 Welche besondere Form der Unternehmenskonzentration zeigt die Abbildung?

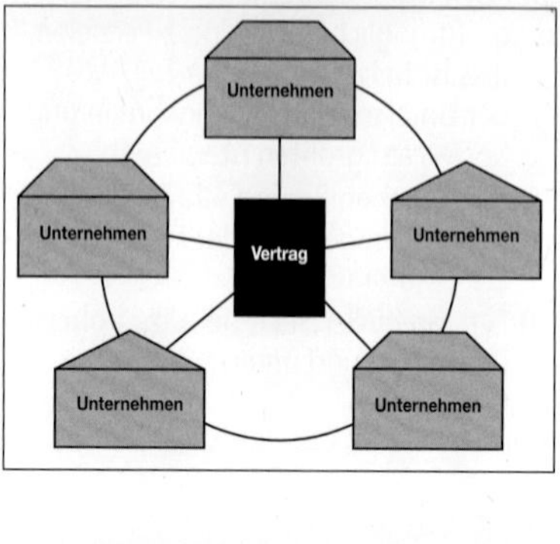

Die Abbildung zeigt den Aufbau eines *Kartells.*

17 Erläutern Sie, was man unter einem Kartell versteht.

Ein ***Kartell*** ist der vertragliche Zusammenschluss von Unternehmungen, die *ihre wirtschaftliche Selbstständigkeit eingeschränkt* (durch Vertrag), ihre rechtliche Selbstständigkeit jedoch behalten haben.

18 Erklären Sie folgende Begriffe:

a) Preiskartell,
b) Gebietskartell,
c) Rabattkartell,
d) Normen- und Typenkartell,
e) Quotenkartell.

a) ***Preiskartelle (= verboten)***
Die Mitglieder verpflichten sich einheitliche Preise zu verlangen.

b) ***Gebietskartell (= verboten)***
Die Mitglieder teilen sich bestimmte Absatzgebiete zu.

c) ***Rabattkartelle (= verboten)***
Die Mitglieder gewähren die gleichen Rabatte.

d) ***Normen- und Typenkartelle (= freigestellt)***
Die Mitglieder beschließen die einheitliche Anwendung von Normen und Typen.

e) ***Quotenkartelle (= verboten)***
Die Mitglieder teilen sich bestimmte Produktionsmengen zu, um über die Angebotsmenge den Preis zu beeinflussen.

19 Die Erdöl exportierenden Länder haben sich in der OPEC zu einem Kartell zusammengeschlossen. Um welche Kartellart handelt es sich bei diesem Zusammenschluss?

Bei diesem Zusammenschluss liegt ein Preis- und ein Quotenkartell vor, weil die OPEC-Staaten die Preise je Barrel Rohöl und die Fördermenge je Mitgliedsland festlegen wollen.

20 Erklären Sie, was man unter einem Konzern vesteht.

Ein ***Konzern*** ist ein Zusammenschluss von rechtlich selbstständigen Unternehmungen, die durch eine einheitliche Leitung *ihre wirtschaftliche Selbstständigkeit aufgegeben* haben, z. B.: Muttergesellschaft VW, Tochtergesellschaft Audi.

21 Erläutern Sie folgende Begriffe aus dem Bereich der Konzerne:
a) Muttergesellschaft,
b) Tochtergesellschaft,
c) Schwestergesellschaft,
d) Holdinggesellschaft.

a) ***Muttergesellschaft*** nennt man das Konzernunternehmen, das die anderen Unternehmen beherrscht.
b) ***Tochtergesellschaft*** werden die abhängigen Unternehmen genannt.
c) ***Schwestergesellschaften*** sind Unternehmen, die gegenseitige Beteiligungen besitzen.
d) Eine ***Holdinggesellschaft*** liegt vor, wenn an der Spitze eines Konzerns eine reine Verwaltungsgesellschaft steht, die nur Beteiligungen besitzt, selbst aber nicht produziert.

22 Erläutern Sie, was man unter einem Trust versteht.

Ein ***Trust*** ist ein Zusammenschluss von Unternehmen, die sowohl ihre *rechtliche* als auch ihre *wirtschaftliche Selbstständigkeit verlieren.* Sie werden zu einem neuen Unternehmen verschmolzen. Man bezeichnet dies auch als ***Fusion.***

23 Grundsätzlich kann ein Trust auf zwei Arten entstehen.
Nennen Sie diese.

a) Durch ***Aufnahme;*** ein Unternehmen nimmt die anderen auf.

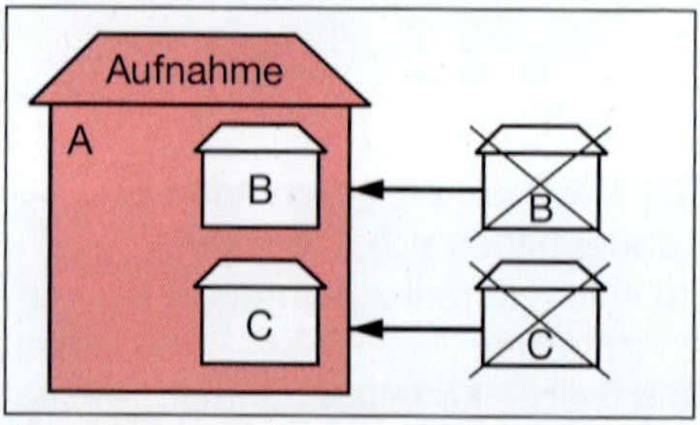

→

▷ *Fortsetzung der Antwort* ▷

b) Durch ***Neugründung;*** es wird eine neue Gesellschaft gegründet, in der alle aufgehen.

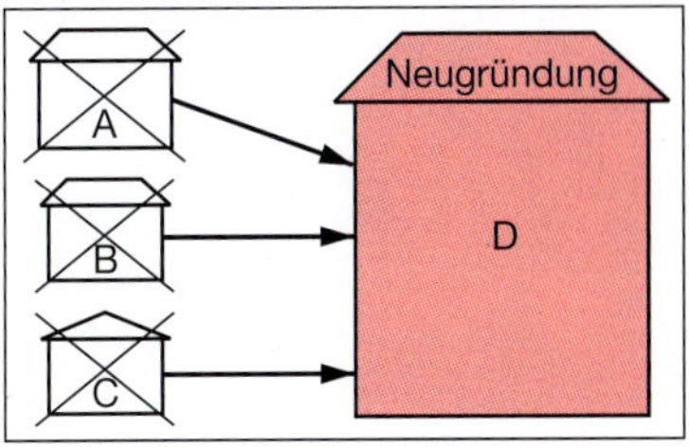

24 Begründen Sie, in welcher der nachfolgenden Abbildungen eine anorganische, in welcher eine horizontale und in welcher eine vertikale Unternehmenskonzentration vorliegt.
Erläutern Sie zusätzlich diese Begriffe.

a) ***Horizontaler Zusammenschluss:***
= in allen zusammengeschlossenen Unternehmen werden gleichartige Produkte hergestellt.
Hier: drei zusammengeschlossene Unternehmen verkaufen allesamt Möbel.

b) ***vertikaler Zusammenschluss:***
= Unternehmen einer Produktionskette sind zusammengeschlossen.
Hier: Sägewerk – Möbelfabrik – Möbelgeschäft

c) ***anorganischer Zusammenschluss:***
= Zusammenschluss branchenfremder Unternehmen:
Hier: Brauerei – Bank – Möbelfabrik

a)
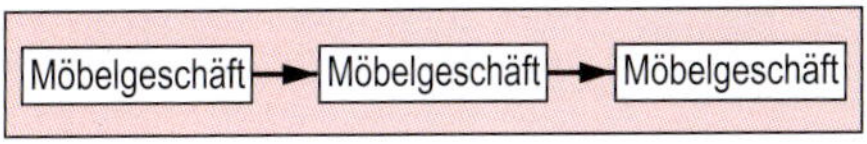

b)
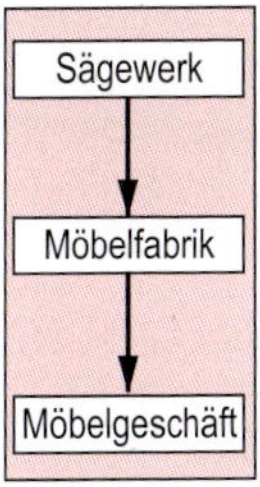

c)
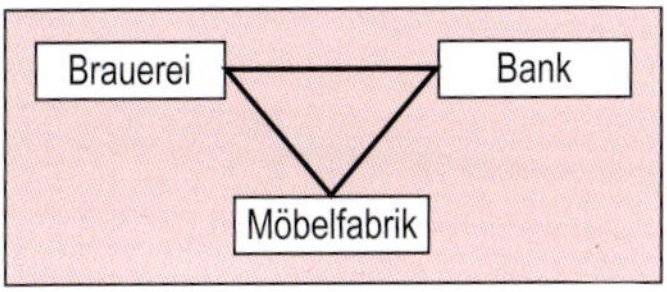

25 Welche Vorteile bringt die Unternehmenskonzentration?

Vorteile der Unternehmenskonzentration sind:

- Sicherung von Beschaffungsmöglichkeiten
- Sicherung von Absatzmöglichkeiten
- Kostenvorteile
- Rationalisierungsmöglichkeiten
- Risikoverteilung bei anorganischen Zusammenschlüssen; Verluste in einem Wirtschaftszweig können durch Gewinne in einem anderen ausgeglichen werden.
- Preissenkungen, wenn die Unternehmen ihre Kostenersparnis weitergeben.
- Höhere Kapitalkraft ermöglicht neue Entwicklungen und umfangreichere Forschungen.
- Normung und Typisierung ermöglicht eine kostengünstigere Massenproduktion.
- Durch eine größere Marktmacht können sich Unternehmen im internationalen Wettbewerb besser behaupten.

26 Welche Nachteile können durch übermäßige Unternehmenskonzentration für die Volkswirtschaft entstehen?

Derartige Nachteile sind:

- Möglichkeit monopolistisch überhöhter Preise, da der Wettbewerb weitgehend entfällt.
- Hemmung des Fortschritts durch den Schutz rückständiger Betriebe (keine Konkurrenz)
- Behinderung des Leistungswettbewerbs, wenn die Kosten unwirtschaftlich arbeitender Betriebe den Preis bestimmen
- Konzern- und Trustbildung kann marktbeherrschende Unternehmen entstehen lassen.
- Fehlentscheidungen derartiger Großbetriebe können zu Wirtschaftskrisen führen.

27 Wer wacht darüber, dass marktbeherrschende Unternehmen ihre wirtschaftliche Macht nicht missbrauchen?

Die Landesbehörden betroffener Bundesländer, länderübergreifend das Bundeskartellamt in Bonn

28 In welchem Gesetz sind Unternehmenszusammenschlüsse geregelt?

Im Gesetz gegen Wettbewerbsbeschränkungen ***(Kartellgesetz)***

29 Nennen Sie wichtige Bereiche des Kartellgesetzes.

a) Fusionskontrolle bei Unternehmenskonzentrationen
b) Missbrauchsaufsicht gegenüber marktbeherrschenden Unternehmen
c) Überwachung des Kartellverbotes

30 Unter welchen Voraussetzungen kann das Bundeskartellamt die Fusion von zwei Unternehmungen verbieten?

Vereinfacht ausgedrückt: wenn durch den Zusammenschluss eine marktbeherrschende Stellung entstehen würde.

31 Eine wichtige Aufgabe des Kartellamtes ist die Missbrauchsaufsicht. Erläutern Sie, was man darunter versteht.

Hat ein Unternehmen keinen Konkurrenten oder unterliegt es keinem wesentlichen Wettbewerb, dann spricht man von einer marktbeherrschenden Stellung. Nutzt ein Unternehmen diese Stellung missbräuchlich aus, kann das Kartellamt dies untersagen.

32 Wie kann das Kartellamt Verstöße gegen das Wettbewerbsrecht ahnden?

Mit Geldbußen in Millionenhöhe

33 Welche Ziele strebt die EU durch ihre Eingriffe in den Agrarmarkt an und welcher Maßnahmen bedient sie sich dabei?

Ziele:
- Sicherstellung der Lebensmittelversorgung der Bevölkerung, auch in Krisenzeiten
- sicheres Einkommen für Landwirte
- freier Warenverkehr innerhalb der EU
- Schutz des gemeinschaftlichen Preisniveaus gegen Unterbietung durch den Weltmarkt

Maßnahmen:
- Abnahmegarantie
- feste Preise
- Schutz durch Einfuhrzölle

34 Erklären Sie folgende Preise der Marktordnung des EU-Agrarmarktes
a) Richtpreis,
b) Marktpreis,
c) Interventionspreis,
d) Weltmarktpreis.

a) ***Richtpreise*** werden von den Agrarministern der EU-Mitgliedsstaaten festgelegt. Sie sollen den Landwirten ein vernünftiges Einkommen sichern und die Verbraucherpreise in angemessenen Grenzen halten.
b) ***Marktpreise*** entwickeln sich nach Angebot und Nachfrage. Sie können z. B. bis zu den niedrigeren Interventionspreisen sinken.
c) ***Interventionspreise*** sind Mindestpreise. Zu diesen Preisen kaufte die EU Restmengen auf, die zu einem angemessenen Marktpreis (aufgrund des zu hohen Angebots) nicht abgesetzt werden konnten.
d) Die ***Weltmarktpreise*** der meisten Agrarprodukte sind niedriger als die EU-Richtpreise.

35 In der Vergangenheit war die EU verpflichtet, Restmengen landwirtschaftlicher Produkte zum festgelegten Mindestpreis (Interventionspreis) aufzukaufen.
Zeigen Sie am Beispiel dieser Abnahmegarantie, welche Folgen staatliche Eingriffe in das Marktgeschehen haben können.

a) Da die Abnahme garantiert war, entstanden enorme Überschüsse, z. B. bei Wein, Fleisch, Getreide.
b) Die Überschüsse mussten aufgekauft und eingelagert oder vernichtet werden, dies erforderte enorme Ausgaben (über 40 % des gesamten EU-Haushalts).
c) Kleinere Betriebe lebten weiterhin am Rande des Existenzminimums, während rentable Großbetriebe Subventionen erhielten.

Verbraucherberatung

36 Erläutern Sie, was man unter Verbraucherschutz versteht.

Durch den ***Verbraucherschutz*** soll in erster Linie verhindert werden, dass der Bürger in der modernen Konsumgesellschaft gesundheitliche Schäden erleidet und wirtschaftlich übervorteilt wird.

37 Ein Verbraucher hat verschiedene Möglichkeiten, sich vor dem Kauf einer Ware zu informieren.
Nennen Sie drei davon.

1. Erkundigungen bei Fachleuten im Bekanntenkreis
2. Tests der Stiftung Warentest
3. Testberichte in den Massenmedien und Internet
4. Fachzeitschriften
5. Ausprobieren (z. B. Probefahrt)

38 Zählen Sie drei verschiedene Institutionen auf, die Verbraucherinteressen vertreten.

1. Verbraucherzentralen
2. Verbraucherverbände wie z. B. der Deutsche Mieterbund
3. Stiftung Warentest
4. Massenmedien

39 Welche Aufgaben nehmen die Verbraucherzentralen wahr?

Verbraucherzentralen:
- vertreten die Verbraucherinteressen gegenüber Staat und Wirtschaft
- leisten Öffentlichkeitsarbeit durch Veranstaltungen und zahlreiche Informationsschriften,
- unterstützen Verbraucher bei Reklamationen,
- gehen gegen unlauteres Verhalten von Anbietern vor,
- führen Beratungsgespräche, z. B. über Wohnen, Einkauf, Ernährung, Energieeinsparung.

40 Die Verbraucherschutzvereine haben verschiedene Möglichkeiten, um die Verbraucherinteressen zu wahren. Zeigen Sie dies am Beispiel der Mieterschutzvereine.

Möglichkeiten der ***Mieterschutzvereine*** sind z. B.
- Rechtsberatung
- Hilfe bei der Auflösung des Mietvertrages
- Rechtsbeistand bei Gerichtsverfahren

41 In den Medien erfolgt eine sehr umfangreiche Verbraucherberatung. Belegen Sie diese Aussage durch verschiedene Beispiele.

1. Veröffentlichungen der Stiftung Warentest, z. B. die Zeitschriften „test" und „Finanztest" sowie zahlreiche Sonderhefte
2. Broschüren der Verbraucherzentralen und Verbraucherverbände
3. Informationsschriften der Ministerien von Bund und Ländern, z. B. „Wegweiser für Verbraucher", „Dein Recht als Mieter"
4. Tipps von Tageszeitungen
5. Fachzeitschriften, z. B. über Computer oder Autos
6. Verbrauchersendungen in Fernsehen und Hörfunk, z. B. WISO, Plusminus

Verbraucherschutzgesetze

42 Zählen Sie fünf wichtige Verbraucherschutzbestimmungen auf.

Wichtige Verbraucherschutzbestimmungen

- *BGB (Bürgerliches Gesetzbuch)* Es enthält z. B. Regelungen zu Haustürgeschäften, Ratenkauf, Fernabsatzverträgen, Allgemeinen Geschäftsbedingungen und Verbraucherkrediten
- *Gesetz gegen unlauteren Wettbewerb (UWG)*
- *Produkthaftungsgesetz*
- *Preisangabenverordnung*
- *Eichgesetz*
- *Lebensmittel-Kennzeichnungsverordnung*
- *Textilkennzeichnungsgesetz*
- *Verbraucherinformationsgesetz (VIG)*

43 Zählen Sie vier gesetzliche Warenkennzeichnungsvorschriften auf.

1. Lebensmittelinformationsverordnung
2. Mess- und Eichgesetz
3. Preisangabenverordnung
4. EU-Textilkennzeichnungsgesetz
5. Qualitätsklassen (Handelsklassen)

44 Welche Waren werden nach Handelsklassen gekennzeichnet und angeboten?

Alle wichtigen Obst- und Gemüsesorten. Eine niedrigere Handelsklasse macht sich im Preis bemerkbar.

45 Durch Güte- und Prüfzeichen werden Mindestanforderungen für die Sicherheit und Qualität der betreffenden Waren festgelegt. Nennen Sie fünf solcher Zeichen.

1. Wollsiegel
2. Weinsiegel
3. Deutsche Markenbutter
4. DIN-Zeichen
5. VDE (Verband Deutscher Elektrotechniker)
6. GS geprüfte Sicherheit (für technische und elektrische Geräte)
7. CE-Zeichen (wenn Mindestsicherheitsnormen der EU erfüllt werden)

46 Welche wichtigen Angaben müssen nach der Lebensmittelinformationsverordnung auf Fertigpackungen angebracht werden, in denen Lebensmittel enthalten sind?

Lebensmittelinformationsverordnung:

1. Verkehrsbezeichnung
2. Anschrift des Herstellers
3. Verzeichnis der Zutaten (Inhaltsstoffe) in der Reihenfolge des Mengenanteils
4. allergene Stoffe
5. Füllmenge
6. Mindesthaltbarkeitsdatum
7. Los- bzw. Chargennummer zur Rückverfolgung bei Packungen ohne Mindesthaltbarkeitsdatum
8. Nährwerttabelle

47 Welche Produkte dürfen mit dem nachfolgend abgebildeten Zeichen gekennzeichnet werden und wie wird dieses Zeichen genannt?

Besonders umweltfreundliche Produkte dürfen mit dem ***Umweltzeichen*** gekennzeichnet werden, z. B. wiederverwertbare Umverpackung bei biologisch abbaubarem Inhalt.

48 Mit welchen Angaben müssen Textilerzeugnisse nach der EU-Textilkennzeichnungs-Verordnung gekennzeichnet werden?

Der Verbraucher muss deutlich erkennen können, welche Rohstoffe in welcher Menge in dem Textilerzeugnis enthalten sind (z. B. 75 % Baumwolle, 25 % Polyester).

49 Wie wird das nachfolgend abgebildete Zeichen genannt und welche Produkte müssen damit gekennzeichnet werden?

Vorverpackte Bio-Lebensmittel aus der EU müssen das abgebildete **EU-Bio-Logo** tragen. Um das Zeichen zu bekommen, müssen Produzenten zahlreiche Verbote einhalten und etliche Anforderungen erfüllen.

- **Verbote:** z. B. Verzicht auf mineralische Dünger, Bestrahlung oder Gentechnik.
- **Anforderungen:** z. B. abwechslungsreiche Fruchtfolgen, flächengebundene und artgerechte Tierhaltung, Fütterung mit ökologisch produzierten Futtermitteln ohne Zusatz von Antibiotika.

50 **Welche Produkte werden mit dem nachfolgend abgebildeten Zeichen gekennzeichnet?**

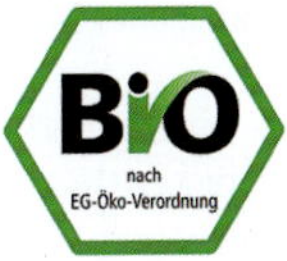

Neben dem EU-Bio-Logo darf das deutsche **„Bio-Siegel"** weiterhin zusätzlich verwendet werden. Seine Verwendung ist freiwillig. Für das „Bio-Siegel" gelten dieselben Richtlinien wie für das EU-Bio-Logo.

51 **Worüber informieren die nachfolgenden Abbildungen?**

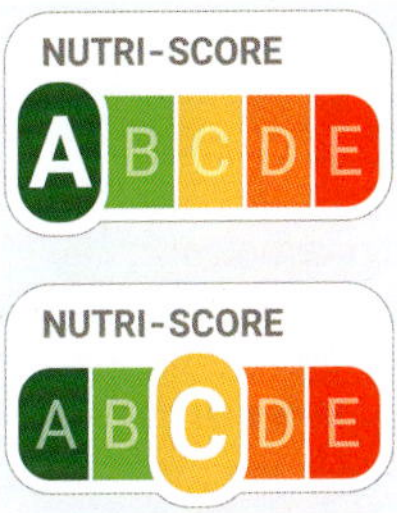

Die **Nutri-Score Lebensmittelampel** informiert „auf einen Blick" über die Nährwertqualität. Beim Nutri-Score werden ungünstige und günstige Inhaltsstoffe miteinander verrechnet. Fett, Zucker, Salz und gesättigte Fettsäuren wirken sich ungünstig aus. Günstig dagegen sind Eiweiß, Ballaststoffe sowie Obst, Gemüse und Nüsse. Der ermittelte Wert wird auf einer fünfstufigen Skala angezeigt, wobei ein grünes „A" die höchste Qualität bedeutet und ein rotes „E" die niedrigste. Diese Lebensmittelkennzeichnung ist derzeit noch freiwillig.

52 **Erläutern Sie die Abbildungen über die Haltungsform-Kennzeichnung.**

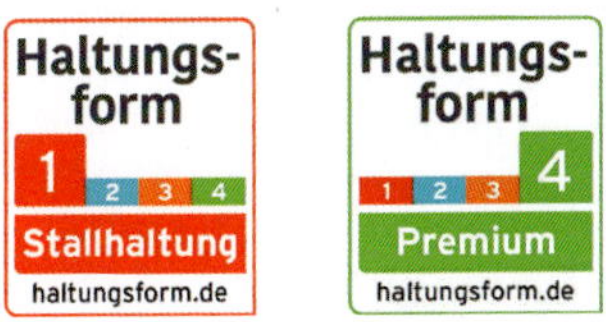

Die **vierstufige Haltungsform-Kennzeichnung** informiert auf abgepackten Fleisch- und Wurstwaren sowie auf Milch und Milchprodukten wie Joghurt und Käse darüber, wie Tiere gehalten werden. So steht z. B. die Haltungsform **Stallhaltung** (Stufe1: rot) für gesetzliche Mindestanforderungen, die Haltungsform **Premium** (Stufe 4: grün) für gute Haltungsbedingungen mit Auslauf im Freien und genügend Platz.

53 **Nennen Sie drei wichtige Regelungen der Preisangabenverordnung.**

Regelungen der ***Preisangabenverordnung:***

- Ausgestellte Waren müssen mit einer deutlichen Preisangabe versehen sein.
- Preise für Dienstleistungen (z. B. Friseur, Gaststätten) müssen in Schaufenstern oder Schaukästen ausgehängt sein. →

▷ *Fortsetzung der Antwort* ▷

- Heranfahrende Kraftfahrer müssen von der Straße aus die Kraftstoffpreise der Tankstellen deutlich erkennen können.
- Kreditverträge müssen den „effektiven Jahreszins" enthalten.
- Die angegebenen Preise müssen Endpreise sein, d. h. inkl. Mehrwertsteuer.
- Bei Waren, die noch abgewogen werden, müssen die Preise in 100 g oder 1 000 g angegeben werden.

54 Welche Absicht verfolgt das „Gesetz gegen den unlauteren Wettbewerb" (UWG)?

Es soll Verbraucher vor dem wettbewerbswidrigen Verhalten einzelner Anbieter schützen.

55 Welche Handlungen eines Anbieters sind nach dem UWG verboten?

Nach dem *UWG* sind verboten:

- ***Unlautere Werbung,*** die z. B.
  - beim Käufer *Angst* verursacht
  - *Konkurrenten anschwärzt* und verunglimpft.
  - *fremde Geschäfts-, Waren-, oder Firmenzeichen benutzt.*
- ***Irreführende Werbung,*** z. B.
  - *irreführende Angaben* über Ursprung, Herstellungsart und Preis der Ware.
  - *irreführende Angaben über den Verkaufsanlass, i.* B. Räumungsverkauf wegen Umbau, obwohl nur eine Wand gestrichen wird.
  - *Mondpreiswerbung,* d. h. für unangemessen kurze Zeit wird ein besonders hoher Preis angesetzt, nur um ihn mit viel Getöse wieder herabzusetzen.
  - *Lockvogelangebote,* sie liegen vor, wenn die beworbene Ware nicht mindestens zwei Tage vorrätig ist.
  - *Werbung mit Selbstverständlichkeiten* wie „Bei uns gibt es zwei Jahre Garantie". →

▷ *Fortsetzung der Antwort* ▷

- ***Unzumutbar belästigende Werbung***
  hierzu zählen
  - belästigende Anrufe des Verbrauchers zu Hause, E-Mails, Telefax oder SMS
  - Zusenden unbestellter Waren
  - unangemeldete Hausbesuche
  - belästigendes Ansprechen auf der Straße, ohne dass der Werbende sofort als solcher zu erkennen ist.

56 Beurteilen Sie die folgenden Fälle und geben Sie an, gegen welche Vorschrift dabei gegebenenfalls verstoßen wurde.
a) Die Brauerei Pichler verkauft ihr Bier unter dem Werbeslogan: „Das beste Bier der Welt!"
b) In einem Supermarkt hängt folgendes Angebotsplakat:

Unser Knüller
Schweinefilet 500 g **9.99** €

c) Eine Fleischerei bietet importierte Hähnchen als „Deutsche Freilandhähnchen" an.
d) Sie erhalten von einem Versandhaus für 45 € unbestellt einen Pullover zugeschickt.

a) verboten nach UWG
b) verboten nach der Preisangaben Verordnung
c) verboten nach UWG
d) verboten nach UWG

57 Wie soll das Produkthaftungsgesetz den Verbraucher vor fehlerhaften Waren schützen?

Durch das ***Produkthaftungsgesetz*** wird der Hersteller verpflichtet, den Schaden zu ersetzen, der durch ein fehlerhaftes Produkt entstanden ist. Dabei haftet der Hersteller verschuldensunabhängig, d. h., es ist unerheblich, ob ihn ein Verschulden trifft oder nicht.

58 Welche Waren werden nicht vom Produkthaftungsgesetz erfasst?

1. Arzneimittel
2. landwirtschaftliche Rohprodukte

59 Wie hoch ist nach dem Produkthaftungsgesetz die Selbstbeteiligung bei einem Sachschaden?

Die Selbstbeteiligung beträgt 500 €.

60 Welches besondere Recht kann ein Käufer bei einem Ratenkauf (Teilzahlungsgeschäft) in Anspruch nehmen?

Einen ***Ratenkauf*** kann der Käufer innerhalb von 14 Tagen ohne Angabe von Gründen *mündlich, schriftlich oder per E-Mail* widerrufen.

61 Wie sollten Sie den Widerruf eines Ratenverkaufs zustellen?

Aus Gründen der Beweisbarkeit empfiehlt sich die Versendung als Einschreiben.

62 Bei einem Ratenkauf ist der Verkäufer verpflichtet, dem Käufer bestimmte Angaben mitzuteilen. Nennen Sie diese.

Mitzuteilen sind:
- Barzahlungspreis
- Teilzahlungspreis
- Anzahl, Höhe und Fälligkeit der Raten
- effektiver Jahreszins
- deutliche Belehrung über das Widerrufsrecht (2. Unterschrift)

63 Welche Vorteile sprechen für den Ratenkauf?

a) Sofortige Verfügbarkeit der Ware
b) Widerrufsmöglichkeit innerhalb von 14 Tagen
c) gleichmäßige Verteilung der Zahlungsbelastung
d) Möglichkeit, Sonderangebote auszunützen

64 Nennen Sie drei mögliche Nachteile beim Ratenkauf.

1. Zinsbelastung
2. kein Skontoabzug möglich
3. zusätzliche Belastung durch Bearbeitungsgebühren
4. die Dauer der Ratenzahlung kann die Nutzungsdauer der Ware übersteigen

65 Fernabsatzverträge
Welches besondere Recht kann ein Verbraucher nach dem BGB (Bürgerlichen Gesetzbuch) in Anspruch nehmen, wenn er einen Fernabsatzvertrag abschließt?

Bestellungen per Katalog, Brief, Internet oder Telefon können innerhalb von 14 Tagen ohne Begründung schriftlich, mündlich oder per E-Mail widerrufen werden. Der Widerruf muss unmissverständlich erklärt werden: Das bloße Zurücksenden der Ware reicht nicht aus.

66 Elektronischer Geschäftsverkehr (e-commerce)
Für Verträge, die auf elektronischem Weg (in der Regel Internet) abgeschlossen werden, gelten besondere Bestimmungen des BGB zum Schutz der Kunden.
Nennen Sie diese.

Nach den Bestimmungen über den ***elektronischen Geschäftsverkehr*** muss der Unternehmer

1. Mittel zur Verfügung stellen, mit deren Hilfe Eingabefehler vor Abgabe der Bestellung erkannt und berichtigt werden können.
2. dem Kunden die Möglichkeit einräumen, Vertragsbedingungen und allgemeine Geschäftsbedingungen nicht nur am Bildschirm abzurufen, sondern diese auch problemlos auf den eigenen PC zu überspielen und zu speichern.
3. nach einem Bestellvorgang den Eingang der Bestellung unverzüglich mit elektronischer Post bestätigen.

Verstößt der Händler gegen eine der drei Bedingungen, dann kann der Kunde nicht wie sonst üblich innerhalb von 14 Tagen, sondern innerhalb von 1 jähr und 14 Tagen den Vertrag widerrufen.

67 Haustürgeschäfte
Welche besonderen Rechte räumt das BGB (Bürgerliche Gesetzbuch) einem Kunden ein, der ein so genanntes „Haustürgeschäft" abschließt?

Außerhalb von Geschäftsräumen geschlossene Verträge (***„Haustürgeschäfte"***) können wie Fernabsatzverträge innerhalb von 14 Tagen ohne Begründung durch eindeutige Erklärung schriftlich, mündlich oder per E-Mail widerrufen werden.

68 Welche Geschäfte fallen unter den Begriff „Haustürgeschäfte"?
Nennen Sie zwei Beispiele.

Haustürgeschäfte entstehen durch überraschendes Ansprechen des Kunden am Arbeitsplatz, an der Wohnung, bei Kaffeefahrten, bei Freizeitveranstaltungen, auf der Straße. ***Vereinfacht: Außerhalb von Geschäftsräumen geschlossene Verträge***

69 Nennen Sie drei Beispiele für Geschäfte, die nicht durch das „Gesetz über den Widerruf von Haustürgeschäften und ähnlichen Geschäften" geschützt werden.

1. Wenn der Kunde den Vertreter selbst bestellt hat
2. bei Versicherungsverträgen*
3. bei Bagatellgeschäften (unter 40 €)

* *Anmerkung:* Hier gibt es ein spezielles Widerrufsrecht von 14 bzw. 30 Tagen nach dem Versicherungsvertragsgesetz.

70 Allgemeine Geschäftsbedingungen
Erläutern Sie, was man unter „allgemeinen Geschäftsbedingungen" (AGB) versteht.

AGB sind vorformulierte Vertragsklauseln. Sie gelten für alle Verträge, die der betreffende Geschäftsmann abschließt und enthalten meist Abänderungen der gesetzlichen Bestimmungen (BGB).

71 Weshalb wurden in das BGB zahlreiche Bestimmungen zur Regelung der allgemeinen Geschäftsbedingungen aufgenommen?

Durch die AGB änderten viele Geschäftsleute die gesetzlichen Regelungen zu ihren Gunsten ab und übervorteilten so die Kunden.

72 Zählen Sie drei wesentliche Regelungen auf, die das BGB zur Regelung der „Allgemeinen Geschäftsbedingungen" (AGB) enthält.

1. AGB werden nicht automatisch Vertragsbestandteil. Der Kunde muss darauf hingewiesen werden, sie zur Kenntnis nehmen können und sie akzeptieren.
2. Das „Kleingedruckte" muss mühelos lesbar und verständlich sein.
3. Unangemessen lange Lieferfristen sind nicht zulässig.
4. Überraschende Klauseln sind unzulässig.
5. Preiserhöhungen dürfen frühestens 4 Monate nach Vertragsabschluss erfolgen.
6. Die gesetzlichen Sachmangelhaftungsfristen (Gewährleistungsfristen) dürfen nicht verkürzt werden.
7. Bei mangelhafter Lieferung gilt grundsätzlich das BGB. Vorbehaltene Nachbesserungen müssen kostenlos erfolgen.

73 Vier Wochen nach Lieferung des Teppichbodens erscheint der Händler bei Frau Huber, um den Teppichboden zu reinigen. Als diese sich weigert, erklärt er, dass er aufgrund seiner allgemeinen Geschäftsbedingungen berechtigt ist, monatlich eine vergütungspflichtige Reinigung durchzuführen.
Wie beurteilen Sie den Fall?

Überraschende Klauseln sind nach dem BGB unzulässig.

System der sozialen Marktwirtschaft

74 Zählen Sie drei Wirtschaftsordnungen auf.

1. Freie Marktwirtschaft
2. Zentralverwaltungswirtschaft (zentrale Planwirtschaft)
3. soziale Marktwirtschaft

75 Die freie Marktwirtschaft war die Wirtschaftsordnung der Industriestaaten des 19. Jahrhunderts.
Nennen Sie drei Merkmale der <u>freien Marktwirtschaft</u>.

1. Freie Planung von Produktion und Verbrauch
2. Preisbildung durch Angebot und Nachfrage
3. freier Wettbewerb mit dem Ziel maximalen Gewinns
4. Privateigentum an Produktionsmitteln
5. Der Staat greift in den Wirtschaftsablauf nicht ein. Er sichert lediglich: Rechtspflege, Bildung, Geldwesen, persönlichen Schutz, Vertragsfreiheit, Privateigentum usw.

76 Nennen Sie drei Merkmale der <u>Zentralverwaltungswirtschaft</u>.

1. Totale staatliche Planung von Verbrauch und Produktion, Arbeitseinsatz, Lohnhöhe usw.
2. staatliche Preisfestsetzung
3. Produktionsmittel sind Staatseigentum
4. oberstes Ziel ist nicht Gewinnerzielung, sondern Planerfüllung

77 Nennen Sie jeweils drei Vorteile und drei Nachteile der freien Marktwirtschaft.

a) *Vorteile:*
- freie Entfaltung der Persönlichkeit
- freie Berufs- und Arbeitsplatzwahl
- Höchstleistungen durch freien Wettbewerb und Gewinnaussicht
- frei verfügbares Privateigentum, auch an Produktionsmitteln

b) *Nachteile:*
- Ausbeutung wirtschaftlich Schwacher
- Preisabsprachen sind möglich
- keine arbeits- und sozialrechtliche Absicherung
- Löhne teilweise unter dem Existenzminimum
- Konjunkturschwankungen mit großer Arbeitslosigkeit
- Arbeitslosigkeit kann Verelendung, Kinderarbeit usw. zur Folge haben

78 Welche Vorteile und welche Nachteile der Zentralverwaltungswirtschaft kennen Sie?
Nennen Sie jeweils drei Beispiele.

a) *Vorteile:*
- Staat verhindert die Ausbeutung wirtschaftlich Schwacher
- keine Arbeitslosigkeit, da jeder Arbeitnehmer „verplant" werden kann
- keine Konjunkturschwankungen
- verbilligte Güter des Grundbedarfs (Wohnraum, Grundnahrungsmittel usw.)

b) *Nachteile:*
- keine freie Berufs- und Arbeitsplatzwahl
- kein Privateigentum an Produktionsmitteln
- Versorgungslücken
- mangelnder Leistungsanreiz
- geringe Auswahl an Konsumgütern
- aufwändiger Verwaltungsapparat

79 Wie wird die Wirtschaftsordnung der Bundesrepublik Deutschland genannt?

Die *soziale Marktwirtschaft*

80 Welcher Hauptunterschied besteht zwischen der freien Marktwirtschaft und der sozialen Marktwirtschaft?

Bei der ***sozialen Marktwirtschaft*** greift der Staat in den Wirtschaftsablauf ein, um die wirtschaftlich Schwächeren zu schützen, z. B. durch Gesetze oder Subventionen. Die ***freie Marktwirtschaft*** wird also eingeschränkt zu Gunsten sozialer Gerechtigkeit.

81 In welchen Bereichen erfolgen die staatlichen Eingriffe in der sozialen Marktwirtschaft?

- *Sozialpolitik,* z. B. Sozialversicherungen
- *Wettbewerbspolitik,* z. B. Kartellgesetz
- *Einkommenspolitik,* z. B. Steuerprogression
- *Strukturpolitik,* z. B. Subventionen
- *Konjunkturpolitik,* z. B. öffentliche Ausgaben
- *Öffentliche Unternehmungen,* z. B. Verkehrsbetriebe

82 Weshalb ergreift der Staat in der sozialen Marktwirtschaft konjunkturpolitische Maßnahmen?

Starke Konjunkturschwankungen können zu Produktionseinschränkungen, Arbeitslosigkeit oder Inflation führen.

83 Nennen Sie drei Gesetze, die in der Bundesrepublik Deutschland der Sicherung des Wettbewerbs dienen.

- Kartellgesetz (Gesetz gegen Wettbewerbsbeschränkungen)
- Gesetz gegen unlaut. Wettbew. (UWG)
- Preisangabenverordnung
- Mess- und Eichgesetz

84 Welche Aufgabe haben öffentliche Unternehmungen in unserer sozialen Marktwirtschaft?

Die gleichmäßige Versorgung der Bevölkerung mit wichtigen Gütern und Dienstleistungen. Beispiel: Öffentliche Verkehrsbetriebe bedienen auch unrentable Nebenstrecken.

85 Eine wesentliche Aufgabe des Staates in der sozialen Marktwirtschaft ist die soziale Sicherheit und Gerechtigkeit. Mit welchen Maßnahmen der Sozialpolitik soll dies erreicht werden?

a) Sozialversicherungen
b) Sozialhilfe
c) Wohngeld
d) Sozialwohnungen
e) Ausbildungsförderung
f) Sparförderung
g) Kindergeld →

▷ *Fortsetzung der Antwort* ▷

h) Steuerprogression
i) Arbeitsschutzbestimmungen

86 Zählen Sie drei Beispiele für Arbeitsschutzbestimmungen auf.

1. Kündigungsschutzgesetz
2. Mutterschutzgesetz
3. Schwerbehindertenschutz im Sozialgesetzbuch
4. Arbeitszeitgesetz
5. Jugendarbeitsschutzgesetz

Grenzen der sozialen Sicherung

87 In den letzten Jahren wurden die sozialen Leistungen erheblich verbessert. Welche Probleme sehen Sie in diesem Zusammenhang?

Verbesserte Sozialleistungen bewirken höhere Kosten. Die Folge:
- steigende Sozialversicherungsbeiträge
- Einschränkung der Leistungen (siehe z. B. Krankenversicherung)
- erhebliche Staatsverschuldung, um staatliche Leistungen wie Bürgergeld, Sozialhilfe oder Kindergeld zu finanzieren

88 a) Welches Problem kennzeichnet die Zukunft der Rentenversicherung?
b) Welche Lösungsvorschläge sind hierzu im Gespräch?

a) Immer weniger Beitragszahler müssen immer mehr Renten finanzieren.
b) Erhöhung der Beiträge, Absenkung des Rentenniveaus, Erhöhung des Rentenalters, höhere Staatszuschüsse, Teilrenten, Der Staat fördert die freiwillige private Vorsorge durch Zuschüsse und Steuervergünstigungen („Riester-Rente")

89 Häufig wird behauptet, das soziale Netz würde von vielen missbraucht. Nennen Sie hierzu drei Beispiele.

- Wohngeld weiterbeziehen, obwohl die Einkommensgrenze überschritten ist.
- Sozialgeld oder Sozialhilfe beziehen, obwohl man arbeitsfähig ist und Arbeit bekommen könnte.
- Bei Arbeitsunlust Krankheit vorschieben; durch die Lohnfortzahlung fällt kein Entgelt aus.
- Arbeitsbereitschaft vortäuschen, um bei Arbeitslosigkeit Arbeitslosenunterstützung kassieren zu können.

90 Kritiker des EU-Binnenmarktes befürchten, dass seine Einführung soziale Rechte in Deutschland demontieren würde. Erläutern Sie diese Befürchtung.

Die Sozialgesetzgebung der Bundesrepublik hat innerhalb der EU ein besonders hohes Niveau. Nur wenige Länder wie Frankreich, Dänemark oder Luxemburg haben einen ähnlichen Standard. Um die Wettbewerbsfähigkeit ihrer Industrie nicht zu schmälern, lehnen es viele EU-Länder wie z. B. Großbritannien ab, sich diesem Standard anzupassen. Sie möchten, dass die EU sich am niedrigeren Niveau orientiert. Die angestrebte „Harmonisierung" gefährdet aber auch die strengen Vorschriften des deutschen Arbeitsschutzes, des Arbeitsrechtes, des Gesundheitsschutzes usw.

Anmerkung: Die Aufnahme neuen Mitgliedsstaaten wie Litauen, Polen, Bulgarien und Rumänien hat diese Unterschiede noch vergrößert. Beispielsweise verdient ein Facharbeiter in diesen Ländern nur ca. 600 € – 800 € im Monat. Es wird deshalb befürchtet, dass Unternehmen ihre Produktion in solche Länder verlagern, falls diese Unterschiede nicht „harmonisiert" werden.

Sozialprodukt als gesamtwirtschaftliche Messgröße

91 Erklären Sie, was man unter dem Bruttoinlandsprodukt (BIP) versteht.

Das ***Bruttoinlandsprodukt (BIP)*** ist der in Marktpreisen ausgedrückte Wert aller Güter und Dienstleistungen, die innerhalb eines Jahres in einem Staat innerhalb der Landesgrenzen erzeugt worden sind.

92 Welcher Unterschied besteht zwischen *nominalem* und *realem* Bruttoinlandsprodukt?

a) ***Nominales Bruttoinlandsprodukt:***
Es wird zu Marktpreisen bewertet und *enthält* somit sämtliche *Preissteigerungen* der Güter und Dienstleistungen, die in der Volkswirtschaft erzeugt worden sind.

b) ***Reales Bruttoinlandsprodukt:***
Im Gegensatz zum nominalen Bruttoinlandsprodukt enthält es *keine Preissteigerungen.* Man legt hierzu die →

▷ *Fortsetzung der Antwort* ▷

Preise eines bestimmten Basisjahres, z. B. 2020, zugrunde und berechnet den Wert der erzeugten Güter und Dienstleistungen in Preisen des Basisjahres.

93 Welches Bruttoinlandsprodukt, das reale oder das nominale, gibt Auskunft darüber, ob der Lebensstandard einer Bevölkerung gestiegen ist?

Das reale Bruttoinlandsprodukt, da es um Preissteigerungen bereinigt ist.

94 Weshalb gibt das reale Bruttoinlandsprodukt allein keine verlässliche Auskunft darüber, ob der Lebensstandard einer Bevölkerung gestiegen ist?

Nur wenn das reale ***Bruttoinlandsprodukt pro Kopf*** steigt, wächst der Lebensstandard. Erst jetzt stehen jedem Einwohner mehr Güter und Dienstleistungen zur Verfügung. Wächst dagegen die Bevölkerungszahl schneller als das reale Bruttoinlandsprodukt, so sinkt der Lebensstandard → Problem vieler Entwicklungsländer.

95 Wo entsteht das Bruttoinlandsprodukt (BIP)? Nennen Sie zwei Bereiche.

Entstehungsbereiche des Bruttoinlandsproduktes:
- Produzierendes Gewerbe (z. B. Handwerk, Industrie)
- Dienstleistungsbereich (z. B. Banken, Versicherungen)
- Handel, Gastronomie
- Land- und Forstwirtschaft

96 Wie wird das Bruttoinlandsprodukt verwendet?

Verwendung des Bruttoinlandsproduktes:
- Privater Verbrauch
- Staatsverbrauch
- Investitionen
- Außenbeitrag (= Differenz zwischen Einfuhr und Ausfuhr)

97 Normalerweise steigt der Wert des realen Bruttoinlandsprodukts von Jahr zu Jahr. Nennen Sie hierfür zwei Gründe.

a) Produktivitätssteigerungen durch neue Technologien (z. B. Computer, Roboter) oder durch Rationalisierung
b) mehr Staatsausgaben
c) gestiegener Konsumbedarf der Arbeitnehmer, z. B. durch zunehmende Berufstätigkeit der Frauen

98 Zeigen Sie an zwei Beispielen, dass die Aussagekraft des Bruttoinlandsprodukts begrenzt ist.

- Viele Leistungen sind nicht erfasst, z. B. Hausfrauenarbeit, ehrenamtliche Vereinsarbeit.
- Schwarzarbeit ist nicht genau erfasst (nach Schätzungen beträgt sie 15–20 % des Bruttoinlandsproduktes – mit steigender Tendenz)
- Es enthält auch Leistungen, die den Lebensstandard mindern, z. B. Aufwendungen für die Beseitigung von Umweltschäden, Unfallschäden etc.

Ziele und Probleme der Wirtschaftspolitik

99 In welchem Gesetz sind die Ziele unserer staatlichen Wirtschaftspolitik festgelegt?

Im ***Stabilitätsgesetz,*** genauer gesagt im „Gesetz zur Förderung der Stabilität und des Wachstums in der Wirtschaft".

100 Im Stabilitätsgesetz sind die vier allgemeinen Ziele unserer staatlichen Wirtschaftspolitik festgelegt. Wie lauten diese vier Ziele?

1. Preisstabilität
2. Vollbeschäftigung
3. angemessenes Wirtschaftswachstum
4. außenwirtschaftliches Gleichgewicht

101 Weshalb spricht man bei den vier allgemeinen Zielen der staatlichen Wirtschaftspolitik auch vom magischen Viereck?

Magisches Viereck:
Es bedarf der Kunst eines Magiers, alle Ziele gleichzeitig und gleich gut zu erreichen. Denn unter Maßnahmen zur Förderung eines Zieles leidet häufig ein anderes.

102 Um welche Ziele wurde das magische Viereck zum magischen Sechseck erweitert?

a) Umweltschutz
b) gerechte Einkommens- und Vermögensverteilung

103 **Zwischen den einzelnen Zielen der Wirtschaftspolitik (magisches Viereck bzw. Sechseck) bestehen zahlreiche Zielkonflikte. Geben Sie hierzu zwei Beispiele.**

1. Preisstabilität erfordert preisdämpfende Maßnahmen, diese gefährden Wirtschaftswachstum und Vollbeschäftigung.
2. Wirtschaftswachstum kann Umweltschutz gefährden.
3. Vollbeschäftigung erfordert Maßnahmen, welche die Preisstabilität gefährden.

104 **Erklären Sie, was man unter der Konjunktur versteht.**

Unter ***Konjunktur*** versteht man die Veränderung der Wirtschaftslage. Die Veränderung ersieht man aus gesamtwirtschaftlichen Daten wie z. B. Preise, Beschäftigung, Produktion usw. Vereinfacht ausgedrückt: ***Konjunktur*** → *die jeweilige Wirtschaftslage*

105 **Benennen Sie in der nachfolgenden Abbildung die einzelnen Phasen eines Konjunkturzyklus und geben Sie zu jeder der vier Konjunkturphasen mindestens zwei Merkmale an.**

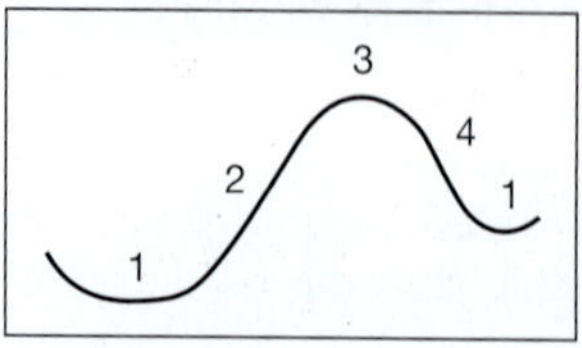

1 ***Depression (Tiefstand):***
- kaum Investitionen
- niedrige Preise
- Produktionstiefstand
- hohe Arbeitslosigkeit
- tiefe Börsenkurse

2 ***Expansion (Aufschwung):***
- Produktion nimmt zu
- Investitionen nehmen zu
- Preise steigen
- Arbeitslosigkeit geht zurück
- Börsenkurse steigen

3 ***Boom (Hochkonjunktur):***
- Produktionshöchststand
- Vollbeschäftigung bzw. Überbeschäftigung
- Inflationäre Entwicklung bei Löhnen und Preisen
- Börsenkurse auf Höchststand

4 ***Rezession (Abschwung):***
- Investitionen nehmen ab
- Produktionsrückgang
- zunehmende Arbeitslosigkeit
- sinkende Preise
- sinkende Börsenkurse

106 Die staatliche Konjunkturpolitik soll antizyklisch sein. Beispielsweise soll der Staat während einer Depression konjunkturbelebende Maßnahmen ergreifen, in Zeiten der Hochkonjunktur dagegen konjunkturdämpfende. Geben Sie jeweils zwei Beispiele an.

a) ***Konjunkturdämpfende Maßnahmen:***
- Staatsaufträge vermindern
- Steuern erhöhen
- Sparprämien gewähren
- Abschreibungen senken

b) ***Konjunkturfördernde Maßnahmen:***
- Staatsaufträge erhöhen
- Steuern senken
- Sparprämien verringern
- Abschreibungen erhöhen

107 Wie lange dauert in der Regel ein Konjunkturzyklus?

Ca. 4–5 Jahre

108 Wie wirken sich
a) Steuererhöhungen und
b) Steuersenkungen
während einer Rezession (Abschwung) aus?

a) *Steuererhöhungen* verringern die Massenkaufkraft und verschärfen die ohnehin schwierige Konjunkturlage.

b) *Steuersenkungen* vergrößern die Massenkaufkraft und stützen somit die Not leidende Konjunktur.

109 Wie wirken sich
a) Steuererhöhungen und
b) Steuersenkungen
während einer Hochkonjunktur (Boom) aus?

a) *Steuererhöhungen* bewirken durch die erfolgte Abschöpfung von Massenkaufkraft eine Dämpfung der Konjunktur.

b) *Steuersenkungen* bewirken durch zusätzliche Massenkaufkraft ein weiteres Ankurbeln der ohnehin schon überhitzten Konjunktur.

110 Durch welche Maßnahmen können
a) der Staat,
b) die Unternehmer und
c) die Verbraucher
während einer Rezession (Abschwung) die Konjunktur beleben?
Nennen Sie jeweils zwei Beispiele.

a) *Staat:*
- Steuersenkungen
- Staatsaufträge erhöhen
- Investitionszulagen

b) *Unternehmer:*
- Sonderangebote machen
- Inanspruchnahme staatlicher Konjunkturprogramme
- zusätzliche Werbung
- Bereitstellung günstiger Kredite durch Banken

→

▷ *Fortsetzung der Antwort* ▷

c) *Verbraucher:*
- Ausnutzung von Sonderangeboten
- Inanspruchnahme von Krediten
- zusätzlicher Konsum, evtl. Auflösung von Sparguthaben

111 Wie kann die Europäische Zentralbank (EZB) die Wirtschaftspolitik beeinflussen?

Die ***EZB*** kann die Geldmenge verkleinern oder vergrößern, indem sie z. B. die Refinanzierungssätze oder die Mindestreservesätze erhöht oder senkt. Als Folge davon verbilligen oder verteuern sich die Kredite der Privatbanken entsprechend.

Öffentliche Abgaben

Finanzierung staatlicher Aufgaben

1 Welche öffentlichen Abgaben erhebt der Staat, um seinen Haushalt auszugleichen?

1. Steuern
2. Zölle
3. Gebühren und Beiträge

2 Wodurch unterscheiden sich
a) Gebühren und
b) Beiträge?

a) ***Gebühren*** sind Preise für bestimmte staatliche Leistungen *an den einzelnen Bürger,* z. B. für einen Pass, Müll.
b) ***Beiträge*** sind Preise für bestimmte staatliche Leistungen *an die Gemeinschaft,* z. B. für die Kanalisation, Sozialversicherung.

3 Was versteht man unter Zöllen?

Zölle sind Abgaben, die im grenzüberschreitenden Warenverkehr erhoben werden, z. B. Einfuhrzölle, Ausfuhrzölle, Schutzzölle.

4 Welchem Zweck dienen Schutzzölle?

Sie sollen die inländische Wirtschaft vor ausländischer Konkurrenz schützen, indem niedrigere Weltmarktpreise auf das Inlandsniveau angehoben werden. Beispiele: Landwirtschaft, Textilindustrie

5 Die öffentliche Hand (Bund, Länder, Gemeinden) verwendet ihre Einnahmen zur Erfüllung öffentlicher Aufgaben.
Nennen Sie drei Beispiele.

1. Soziale Sicherung
2. Verteidigung
3. Verkehrswesen, Straßenbau
4. Bildung
5. Polizei und Justiz
6. Gesundheitswesen

6 Welche Ziele versucht der Staat durch die Steuererhebung zu erreichen?

a) Finanzierung der Staatsaufgaben
b) Beeinflussung der Konjunktur
c) Beeinflussung des Konsumentenverhaltens (z. B. hohe Tabaksteuer soll vom Rauchen abhalten)
d) gerechte Verteilung von Einkommen und Vermögen (z. B. Steuerprogression)

[7] Teilen Sie Steuern nach der Erhebungsart ein.

Nach der Erhebungsart unterscheidet man ***direkte*** und ***indirekte*** Steuern.

[8] Unterscheiden Sie zwischen direkten und indirekten Steuern.

a) ***Direkte Steuern*** werden beim Steuerschuldner *direkt* erhoben. Steuerzahler und Steuerträger sind dieselbe Person. Beispiele: Einkommensteuer, Grundsteuer, Gewerbesteuer
b) ***Indirekte Steuern*** werden auf dem Umweg über bestimmte Waren erhoben, sie sind im Kaufpreis enthalten. Der Käufer *zahlt* sie also *indirekt*, da der Verkäufer sie an das Finanzamt überweist. Beispiele: Umsatzsteuer, Kaffeesteuer, Energiesteuer

[9] Teilen Sie Steuern nach dem Steuergegenstand ein.

Nach dem Steuergegenstand unterscheidet man:

- ***Besitzsteuern***
- ***Verkehrsteuern***
- ***Verbrauchsteuern***

[10] Zählen Sie drei Besitzsteuern auf.

1. Einkommensteuer
2. Lohnsteuer
3. Grundsteuer

[11] Unterscheiden Sie zwischen *Verbrauchsteuern* und *Verkehrsteuern*.

a) ***Verbrauchsteuern*** erfassen Beträge, die für bestimmte Verbrauchsgüter ausgegeben werden. Beispiele: Biersteuer, Tabaksteuer, Kaffeesteuer, Energiesteuer
b) Bei ***Verkehrsteuern*** werden bestimmte Vorgänge besteuert, z.B.
   – ein Warenumsatz (Mehrwertsteuer)
   – ein Grundstücksverkauf (Grunderwerbsteuer)

12 Man unterscheidet Besitzsteuern, Verkehrsteuern, Verbrauchsteuern, direkte und indirekte Steuern.
Ordnen Sie die folgenden Steuern der entsprechenden Steuerart zu:
Kaffeesteuer, Grundsteuer, Grunderwerbsteuer, Biersteuer, Erbschaftsteuer, Kraftfahrzeugsteuer, Schaumweinsteuer, Einkommensteuer, Gewerbesteuer, Mehrwertsteuer.

a) ***Besitzsteuern:*** Grundsteuer, Erbschaftsteuer, Einkommensteuer, Gewerbesteuer
b) ***Verkehrsteuern:*** Grunderwerbsteuer, Kraftfahrzeugsteuer, Mehrwertsteuer
c) ***Verbrauchsteuern:*** Kaffeesteuer, Biersteuer, Schaumweinsteuer
d) ***Direkte Steuern:*** Grundsteuer, Erbschaftsteuer, Einkommensteuer, Gewerbesteuer, Grunderwerbsteuer, Kraftfahrzeugsteuer
e) ***Indirekte Steuern:*** Mehrwertsteuer, Kaffeesteuer, Biersteuer, Schaumweinsteuer

13 Teilen Sie Steuern nach dem Empfänger ein.

Nach dem Empfänger teilt man ein:
- Bundessteuern
- Ländersteuern
- Gemeindesteuern
- gemeinschaftliche Steuern

Grundzüge der Einkommensteuer und Lohnsteuer

14 Das Einkommensteuergesetz (EStG) unterscheidet 7 Einkunftsarten. Nennen Sie diese.

1. Einkünfte aus *Land und Forstwirtschaft*
2. Einkünfte aus *Gewerbebetrieb*
3. Einkünfte aus *selbstständiger Arbeit*
4. Einkünfte aus *nichtselbstständiger Arbeit*
5. Einkünfte aus *Kapitalvermögen*
6. Einkünfte aus *Vermietung und Verpachtung*
7. *Sonstige Einkünfte*

15 Unter welche Einkunftsart fällt die Tätigkeit eines Zahnarzt mit eigener Praxis?

Einkünfte aus selbstständiger Arbeit

16 Ordnen Sie den entsprechenden Einkunftsarten zu:

a) Zinsgutschrift für Bundesanleihen
b) Mieter überweist die fällige Miete
c) Überweisung der KV
d) Ein Patient bezahlt Privatliquidation
e) Ausbildungsvergütung
f) Einkünfte eines Apothekers

a) Einkünfte aus Kapitalvermögen
b) Einkünfte aus Vermietung und Verpachtung
c) Einkünfte aus selbstständiger Arbeit
d) Einkünfte aus selbstständiger Arbeit
e) Einkünfte aus nichtselbstständiger Arbeit
f) Einkünfte aus Gewerbebetrieb

17 Wie wird der Gewinn einer Praxis ermittelt?

Durch die Gegenüberstellung von Betriebseinnahmen und Betriebsausgaben (sog. Einnahmen-Überschuss-Rechnung).

18 Welche Einnahmen unterliegen nicht der Einkommensteuer? Geben Sie hierzu drei Beispiele an.

a) Kindergeld
b) Schadenersatzleistungen
c) Schmerzensgeld
d) Krankenhaustagegeld
e) Erbschaften
f) Toto- und Lottogewinne

19 Wie erhält der Zahnarzt seine Steuernummer?

Durch Anmeldung beim zuständigen Finanzamt

20 Erklären Sie, was man unter einer Steuererklärung versteht.

Die ***Steuererklärung*** ist ein Vordruck, der dem Finanzamt mit allen verlangten Angaben eingereicht werden muss. Sie ist die Grundlage für die Berechnung der Steuerschuld.

21 Wann erhält der Steuerpflichtige seinen Steuerbescheid?

Das Finanzamt prüft die abgegebene *Steuererklärung* und teilt das Ergebnis in Form eines ***Steuerbescheides*** mit.

22 Welcher Unterschied besteht zwischen Einkommensteuer und Lohnsteuer?

Die ***Lohnsteuer*** ist keine eigenständige Steuerart, sondern eine besondere Erhebungsform der Einkommensteuer bei Lohn- und Gehaltsempfängern.
Der ***Einkommensteuer*** unterliegen natürliche Personen, deren Einnahmen aus den sieben Einkunftsarten stammen, sofern er Einkünfte aus einer der sieben Einkunftsarten bezieht, wenn diese eine bestimmte Höhe übersteigen.

23 Nach welcher Bemessungsgrundlage wird die Kirchensteuer ermittelt?

Die zu zahlende Lohnsteuer bzw. Einkommensteuer ist die Bemessungsgrundlage. Der Steuersatz beträgt je nach Bundesland 8 oder 9 % (in Baden-Württemberg z. B. 8 %).

24 Weshalb werden die Arbeitnehmer bei der Lohnsteuererhebung in Steuerklassen eingeteilt?

Man unterscheidet die Steuerklassen I–VI. Durch die Einteilung in ***Steuerklassen*** sollen die persönlichen Verhältnisse wie z. B. Familienstand, Kinderzahl usw. berücksichtigt werden. In den einzelnen Steuerklassen ist die Steuer deshalb unterschiedlich hoch.

25 Teilen Sie folgende Arbeitnehmer in die entsprechenden Steuerklassen ein:

a) einen ledigen Arbeitnehmer,

b) einen verheirateten Arbeitnehmer, dessen Frau nicht arbeitet

c) Herr Bauer verdient 2000,00 €, Frau Bauer 2200,00 € monatlich

a) Klasse I

b) Klasse III

c) beide in Klasse IV

26 Begründen Sie, weshalb ein Arbeitnehmer eine Antragsveranlagung zur Einkommensteuer (= „freiwillige Einkommensteuererklärung") beantragen kann.

Die Lohnsteuer ist eine *Jahressteuer,* die jedoch *monatlich* erhoben wird. Dies kann zu Überzahlungen führen, wenn sich während des Jahres steuerliche Veränderungen ergeben. So werden z. B. Arbeitnehmer nach Gehaltserhöhungen so besteuert, als würde das höhere Gehalt das ganze Jahr über bezogen.
Weitere Gründe:

- Werbungskosten übersteigen Pauschbetrag
- Sonderausgaben übersteigen Pauschbetrag
- außergewöhnliche Belastungen sind entstanden
- durch Heirat erfolgt Steuerklassenänderung
- schwankende Einkommenshöhe wegen Arbeitslosigkeit oder Krankheit
- eine Arbeitnehmersparzulage wird beantragt.

Die zu viel bezahlten Steuern werden auf Antrag („freiwillige Einkommensteuererklärung") zurückbezahlt.

27 Erklären Sie, was man bei einer „freiwilligen Einkommensteuererklärung" (Antragsveranlagung) unter Werbungskosten versteht.

Werbungskosten sind Aufwendungen, die durch das Arbeitsverhältnis verursacht worden sind, z. B.:

- Arbeitskleidung
- Fahrtkosten
- Beiträge zu Berufsverbänden

Die Werbungskosten sind in einem Arbeitnehmer-Pauschbetrag von 1 230,00 € (Stand: 1. 1. 2023) enthalten. Dieser ist in die Steuertabellen eingearbeitet und wird bei der monatlichen Lohnsteuerberechnung automatisch berücksichtigt. Nachgewiesene höhere Kosten können geltend gemacht werden.

**28 a) Einem Arbeitnehmer sind im vergangenen Jahr 900,00 € Werbungskosten entstanden.
Wie wirkt sich dieser Betrag in seiner Einkommensteuererklärung aus?**

**b) Einem Arbeitnehmer sind im vergangenen Jahr 1 750,00 € Werbungskosten entstanden.
Welchen Betrag erhält er hierfür bei seiner Einkommensteuererklärung zurückerstattet, wenn sein durchschnittlicher Steuersatz 25 % beträgt?**

a) In die Steuertabellen ist der Arbeitnehmer-Pauschbetrag von 1 230,00 € bereits eingearbeitet, d. h., er wird beim Steuerabzug schon berücksichtigt. Deshalb wirken sich nur Werbungskosten aus, die über 1 230,00 € liegen.

b) 1 750,00 € – 1 230,00 € = 520,00 €
→ 25 % von 520,00 € = **130,00** €

29 Wovon hängt die Höhe der zu zahlenden Lohnsteuer ab? Nennen Sie drei Faktoren.

Die Höhe der Lohnsteuer hängt ab:

- vom Familienstand
- von der Steuerklasse
- vom Alter (Altersentlastungsbetrag)
- von der Kinderzahl
- von der Einkommenshöhe
- vom Steuertarif

30 Wie wird das zu versteuernde Einkommen eines Arbeitnehmers ermittelt?

Einnahmen
– Werbungskosten (Arbeitnehmer-Pauschbetrag)
– Sonderausgaben
– außergewöhnliche Belastungen
= ***zu versteuerndes Einkommen***

31 Sonderausgaben vermindern das zu versteuernde Einkommen. Erklären Sie in diesem Zusammenhang, was man unter Sonderausgaben versteht.

Sonderausgaben sind private Ausgaben eines Steuerpflichtigen, an denen der Staat ein Interesse hat und die er deshalb steuerlich begünstigt. Man unterscheidet:

- ***Vorsorgeaufwendungen:*** Sie gliedern sich in Aufwendungen für eine *Basisversorgung im Alter,* z. B. Beiträge zur gesetzlichen Rentenversicherung sowie in *übrige Vorsorgeaufwendungen,* z. B. Beiträge zu Unfall-, Kranken- oder Haftpflichtversicherungen.
- ***übrige Sonderausgaben*** wie beispielsweise Spenden, Kosten für die eigene Berufsausbildung oder gezahlte Kirchensteuer.

32 Nennen Sie drei Beispiele für außergewöhnliche Belastungen.

Kosten
a) für Ausbildung
b) für Hausgehilfinnen
c) für den Unterhalt bedürftiger Angehöriger
d) verursacht durch Krankheit (unter Berücksichtigung einer zumutbaren Eigenbelastung)

33 Man unterscheidet verschiedene Freibeträge. Zählen Sie drei davon auf.

a) Grundfreibetrag
b) Kinderfreibetrag
c) Sparerfreibetrag

34 Welche Steuerpflichtige können einen Sparerfreibetrag beanspruchen?

Jeder Steuerpflichtige der Einnahmen aus Kapitalvermögen (z. B. Zinsen, Dividenden) erzielt.

35 Im Zusammenhang mit der Einkommensteuer spricht man von der Steuerprogression. Erklären Sie diesen Begriff.

Mit zunehmendem Einkommen steigt der Steuersatz, d. h., wer mehr verdient, bezahlt nicht nur *absolut*, sondern auch *prozentual mehr Steuern.*

36 Der Einkommensteuertarif unterscheidet verschiedene Zonen mit unterschiedlichen Steuersätzen. Nennen Sie diese.

1. Nullzone (0 %)
2. Progressionszone (14–42 %)
3. Proportionalzone (42 %)

Anmerkung:
Auf private Einkommen über 277 825 € bei Ledigen und 555 650 € bei Verheirateten wird ein Zuschlag von 3 Prozentpunkten auf den Spitzensteuersatz erhoben. Für diese Einkommen gilt also ein Spitzensteuersatz von 45 %.

Einkommensteuertarif 2023

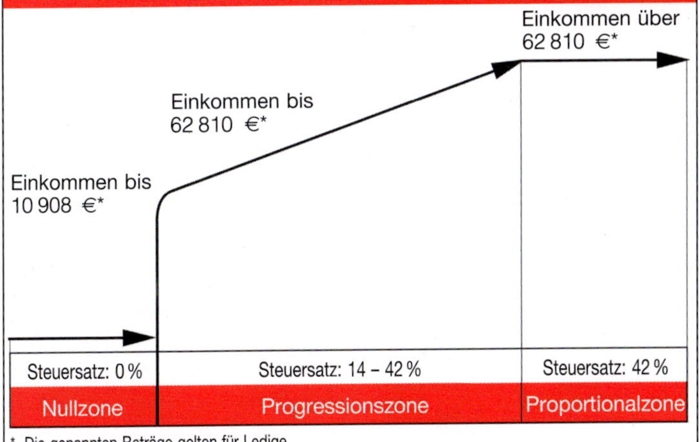

* Die genannten Beträge gelten für Ledige.
Für zusammen veranlagte Ehegatten gelten jeweils die doppelten Summen.

Geschäftsbrief

1 Häufig werden Telefonate durch Geschäftsbriefe ergänzt oder ersetzt. Begründen Sie diese Vorgehensweise.

Geschäftsbriefe sind:

a) bei größeren Entfernungen kostengünstiger
b) sind ein schriftlicher Nachweis getroffener Vereinbarungen und abgegebener Willenserklärungen

2 Zählen Sie vier Arten von Geschäftsbriefen auf.

a) Anfrage
b) Angebot
c) Bestellung
d) Bestellungsannahme
e) Rechnung/Liquidation
f) Mahnung
g) Mängelrüge

3 In welchem Stil werden Geschäftsbriefe geschrieben?

Geschäftsbriefe werden in ***objektivem***, also sachlichem Stil verfasst.

4 Bei der Gestaltung von Geschäftsbriefen müssen besonders zwei DIN*)-Vorschriften beachtet werden. Nennen Sie diese.

a) Die ***DIN 676;*** sie befasst sich mit der Gestaltung der Vordrucke von Geschäftsbriefen.
b) Die ***DIN 5008,*** sie enthält die Schreib- und Gestaltungsregeln für Textverarbeitung, d.h. Regeln für die Beschriftung der Geschäftsbriefe.

5 Welche Teile enthält ein Geschäftsbrief?

1 Absender
2 Ort, Datum
3 Empfänger
4 Betreff
5 Anrede
6 Text
7 eventuelle Einrückungen
8 Gruß
9 Unterschrift
10 Anlage

*) DIN = Deutsches Institut für Normung

[6] Verteilen Sie die Teile eines Geschäftsbriefes (siehe Frage [5]) nach den Regeln der DIN 5008 auf einem unlinierten A4-Briefblatt. Verwenden Sie folgenden Fall:
Die ZFA Simone Clever bestellt am 2. Mai bei der Firma Zahnärztebedarf Reinhard Mohn folgendes Fachbuch: „Das Fachwissen der Zahnmedizinischen Fachangestellten in Wort und Bild“. Die Firma befindet sich in 71638 Ludwigsburg, Olgastraße 23.
Am 17. Mai 2023 erhält sie das Buch per Post und stellt fest: mehrere Seiten sind nicht bedruckt, Textstellen fehlen. Simone Clever, die in 70199 Stuttgart, Böblinger Straße 134, wohnt, verfasst daraufhin eine Mängelrüge.

0 10 20 30 40 50 60 70 80

❶ ❷

Simone Clever — Stuttgart, 18. Mai 2023
Böblinger Str. 134
70199 Stuttgart

❸

Zahnärztebedarf
Reinhard Mohn
Olgastr. 23
71638 Ludwigsburg

❹

Mängelrüge

❺

Sehr geehrte Damen und Herren,

❻

Ihre Büchersendung, Rechnungsnummer AR 34215, ist am 17.05.2023 bei mir eingetroffen. Leider habe ich bei dem bestellten Buch, „Das Fachwissen der Zahnmedizinischen Fachangestellten in Wort und Bild", folgende Mängel festgestellt:

❼

1. Mehrere Textseiten sind nicht bedruckt.
2. Wichtige Textstellen fehlen.

Ich hoffe, dass Sie mir umgehend ein vollständiges Exemplar zusenden.

Teilen Sie mir bitte mit, was mit dem unvollständigen Buch geschehen soll.

❽

Mit freundlichen Grüßen

❾

Simone Clever

Anlage ❿
Rechnungskopie

. = Leerzeile

7 **Folgende Abbildung zeigt einen Geschäftsbrief, entsprechend DIN 676 und 5008. Bezeichnen Sie die einzelnen Teile.**

Dr. Georg Möller
Zahnarzt ❶

Dr. Georg Möller · Neckarstraße 20 · 74072 Heilbronn ❷

Sprechstunden:
Montag bis Freitag 8.30–11.30 Uhr, 14.30–17.30 Uhr,
außer Mittwochnachmittag, und nach Vereinbarung
Notfälle: 8.00–18.00 Uhr

Möbelhaus
H. Fröhlich
Königstr. 34
72072 Tübingen ❸

❹ Ihre Zeichen, Ihre Nachricht vom | Unsere Zeichen | ☎ 07131/638135 | Heilbronn

⓫ Fr/je 2023-09-23 | Mö/sr | | 2023-09-26

Mängelrüge ❺

Sehr geehrte Damen und Herren, ❻ ❼

für die schnelle Lieferung des bestellten Schreibtisches bedanke ich mich.

Leider musste ich beim Auspacken feststellen, dass Sie mir anstatt des bestellten weißen Modells die hellrote Ausführung geschickt haben. Sicherheitshalber lege ich eine Kopie der Bestellung bei.

⓬ Da dieser Tisch farblich in keiner Weise zu den anderen Büromöbeln passt, muss ich Sie um den sofortigen Umtausch bitten.

Mit freundlichen Grüßen ❽

Dr. G. Möller ❾

Dr. Möller

1 Anlage ❿

— ⓭

⓮ Praxisräume
Neckarstraße 20
74072 Heilbronn

Telefon
07131/
638135

Kontoverbindung
Handelsbank Heilbronn

→

▷ *Fortsetzung* ▷

1 Briefkopf
2 Absenderanschrift
3 Empfängeranschrift
4 Bezugszeichenzeile
5 Betreff
6 Anrede
7 Brieftext
8 Gruß
9 Unterschrift
10 Anlage
11 Faltmarke
12 Lochmarke
13 Warnzeichen (Hinweis, dass noch 9 Schreibzeilen zur Verfügung stehen)
14 Geschäftsangaben

8 Wie muss der Betreff formuliert werden?

Der ***Betreff*** ist eine ***stichwortartige Inhaltsangabe.***
Beispiele:
- Mängelrüge
- Mahnung
- Schadensmeldung Vers.-Nr. ...

9 Welche Anreden werden beim Geschäftsbrief verwendet?

a) Der Briefempfänger ist namentlich bekannt:
   - ***Sehr geehrte Frau ...***
   - ***Sehr geehrter Herr. ..***

b) Der Briefempfänger ist nicht namentlich bekannt:
   - ***Sehr geehrte Damen und Herren!***

10 Welches Satzzeichen wird nach der Anrede gesetzt?

a) ***Komma (,).*** Der nachfolgende Textteil beginnt mit einem ***kleingeschriebenen Buchstaben.***
b) ***Ausrufezeichen (!).*** Der nachfolgende Textteil beginnt mit einem ***großgeschriebenen Buchstaben.***

11 Welche Schreibweisen sind nach der DIN 5008 für das Datum erlaubt?

1. ***Numerisch*** in der Reihenfolge Jahr-Monat-Tag ***mit Bindestrich*** als Trennzeichen, z. B. 2023-09-17, 23-09-17.
2. ***Numerisch*** in der Reihenfolge Tag, Monat, Jahr ***mit Punkt*** getrennt, z. B. 17.09.2023, 17.09.23
3. ***Alphanumerisch***, z. B. 17. September 2023, 17. Sept. 2023

12 Nennen Sie mögliche Grußformen für einen Geschäftsbrief.

- ***Mit freundlichen Grüßen***
- ***Mit freundlichem Gruß***
- ***Mit kollegialen Grüßen***
- ***Mit kollegialer Hochachtung*** (förmlich)
- ***Mit den besten Grüßen***
- ***Mit freundlichen Empfehlungen***
- ***Hochachtungsvoll*** (förmlich, veraltet)
- ***Mit vorzüglicher Hochachtung*** (sehr förmlich, veraltet)

13 Entsprechend der DIN 5008 besteht das Anschriftenfeld aus zwei Zonen. Nennen Sie diese.

Teile der ***Empfängeranschrift*** sind:

1. *Zusatz und Vermerkzone* (z. B. Sendungsart, Versendungsform, Vorausverfügung)
2. *Anschriftenzone*
   - Empfängerbezeichnung
   - Straße und Hausnummer, alternativ Postfach mit Nummer
   - Postleitzahl und Bestimmungsort

14 Wie werden die Teile der Empfängeranschrift im Anschriftenfeld untergebracht?

a) Es stehen ***9 Zeilen*** zur Verfügung. Im gesamten Anschriftenfeld werden ***keine Leerzeilen*** geschrieben.

b)
1. Zeile: Zusätze und Vermerke
2. Zeile: Zusätze und Vermerke
3. Zeile: Zusätze und Vermerke
4. Zeile: Anschriftenzone
5. Zeile: Anschriftenzone
6. Zeile: Anschriftenzone
7. Zeile: Anschriftenzone
8. Zeile: Anschriftenzone
9. Zeile: Anschriftenzone

15 Erstellen Sie die Anschriften:

a) Herr Egon Bauer, Hauptstr. 242 in 88400 Biberach, erhält ein Einschreiben.

b) Frau Lisa Müller, Oberstudienrätin, erhält einen Brief, der nicht nachgesendet werden soll. Sie wohnt in 71634 Ludwigsburg, Kirchstr. 12.

c) Die Elektrogroßhandlung Karl Strom in 70019 Stuttgart, Postfach 1051 02, erhält einen Brief.

d) Rechtsanwalt Dr. Manfred Winkel, 71034 Böblingen, Bahnhofstr. 17, erhält ein Einschreiben mit Rückschein.

a) 1. ✧*
2. ✧
3. Einschreiben
4. Herrn
5. Egon Bauer
6. Hauptstr. 242
7. 88400 Biberach
8. ✧
9. ✧

b) 1. ✧
2. ✧
3. Nicht nachsenden
4. Frau Oberstudienrätin
5. Lisa Müller
6. Kirchstr. 12
7. 71634 Ludwigsburg
8 ✧
9. ✧

c) 1. ✧
2. ✧
3. ✧
4. Elektrogroßhandlung
5. Karl Strom
6. Postfach 1051 02
7. 70019 Stuttgart
8. ✧
9. ✧

d) 1. ✧
2. ✧
3. Einschreiben – Rückschein
4. Herrn Rechtsanwalt
5. Dr. Manfred Winkel
6. Bahnhofstr. 17
7. 71034 Böblingen
8. ✧
9. ✧

*) ✧ =Leerzeile

**16 Sie wollen einer Bekannten einen Privatbrief schicken und kennen nur die Anschrift ihres Arbeitsplatzes.
Wie muss der Briefumschlag adressiert sein, damit ihn kein Fremder öffnet?**

Frau
Martina Emsig
Praxis Dr. Burger
Fellbacher Str. 15
70327 Stuttgart

**17 Womit müssen Sie rechnen, wenn Sie den Brief wie folgt adressieren?
Praxis
Dr. Burger
Frau Martina Emsig
Fellbacher Str. 15
70327 Stuttgart**

Bei dieser Adressierungsart darf der Brief auch von Kollegen geöffnet werden.

18 Welche Besonderheiten gelten für das Schreiben von Auslandsanschriften?

- Der Ort wird in Großbuchstaben geschrieben, möglichst in der Landessprache. Beispiele: FIRENZE, BUCURESTI.
- Das Bestimmungsland steht in deutscher Sprache in Großbuchstaben unterhalb des Bestimmungsortes. Beispiele: ITALIEN, RUMÄNIEN.

Datenverarbeitung

Aufbau und Funktion eines Computersystems

1 In der Computertechnik werden die Begriffe Hardware und Software unterschieden. Grenzen Sie diese beiden Begriffe gegeneinander ab.

Hardware
= die materiellen (stofflichen) Bestandteile eines Computersystems
= ***die Geräte eines Computersystems***
= alles, was man anfassen kann

Software
= die immateriellen (nicht stofflichen = „geistigen") Bestandteile eines Computersystems
= ***die Daten und Programme eines Computersystems***

2 Ordnen Sie folgende Bestandteile eines Computersystems den Begriffen Hardware bzw. Software zu:
a) Betriebssystem
b) Tastatur
c) Praxisverwaltungsprogramm
d) Zentraleinheit
e) Peripherie
f) DVD-ROM-, CD-RW-Laufwerk
g) Monitor
h) Daten auf der Krankenversichertenkarte

Hardware: b), d), e), f), g)
Software: a), c), h)

3 In welche Arten kann man die Software unterteilen? Nennen Sie einige Beispiele.

a) ***Systemsoftware = Betriebssysteme,*** z. B. Windows 10, Windows Vista, XP, 2000, ME, MS-DOS →

▷ *Fortsetzung der Antwort* ▷

b) ***Anwendersoftware*** = Programme für bestimmte Anwendungszwecke; Unterteilung in:
   - ***Standardsoftware*** = Software für typische, immer wiederkehrende, branchenunabhängige Aufgaben, z. B. Textverarbeitungs-, Tabellenkalkulations-, Grafikprogramme
   - ***Branchensoftware*** = Software für bestimmte Wirtschaftsbranchen, z. B. Zahnarztpraxen, Steuerberater usw.

4 Was versteht man unter einem Programm?

Eine Folge von Anweisungen an den Computer.

5 Zentraler Bestandteil der Hardware ist die CPU.
a) Erläutern Sie diesen Begriff und beschreiben Sie kurz die Aufgabe dieses Teils des Computers.
b) Aus welchen (Bau-)Teilen setzt sich die CPU zusammen?
c) Was versteht man unter dem Begriff „Taktfrequenz"?

a) In der CPU (engl. central processing unit = Zentraleinheit) vollzieht sich die eigentliche Verarbeitung der Daten.
b) – Mikroprozessor (mit Steuer- und Rechenwerk)
   – Hauptspeicher = interner Speicher (bestehend aus ROM- und RAM-Speicher)
c) Die Taktfrequenz ist ein Maß für die Arbeitsgeschwindigkeit (Leistungsfähigkeit) eines Mikroprozessors. Sie wird in Gigahertz (GHz, 1 GHz = 1 000 MHz) angegeben.

6 Der Hauptspeicher (interner Speicher = „Gedächtnis") eines Computers enthält zwei verschiedene Speichertypen. Nennen Sie diese beiden Speichertypen. Worin unterscheiden sie sich?

ROM-Speicher
= Read Only Memory
= Nur-Lese-Speicher:
- Der Speicherinhalt dieses Teils des Hauptspeichers kann nur gelesen werden, d. h., er kann vom Benutzer nicht verändert werden
- Bei Stromunterbrechung gehen die Daten nicht verloren (= nicht flüchtiger Speicher oder Festwertspeicher)
- „Langzeitgedächtnis" des Computers →

▷ *Fortsetzung der Antwort* ▷

RAM-Speicher
= Random Access Memory
= Schreib-Lese-Speicher:
- Der Speicherinhalt dieses Speichers kann gelesen ***und*** überschrieben werden
- Bei Stromunterbrechung gehen die Daten verloren (= flüchtiger Speicher)
- „Kurzzeitgedächtnis" des Computers

7 Peripherie.
a) Erklären Sie den Begriff „Peripherie".
b) Wozu dient die Peripherie? Geben Sie Beispiele für periphere Geräte.

a) Unter dem Begriff Peripherie fasst man die an einen Computer angeschlossenen Geräte zusammen.
b) Sie dienen zur Eingabe, Ausgabe und externen Speicherung von Daten sowie zur Kommunikation.
Man unterscheidet:
- Eingabegeräte, z. B. Tastatur, Chipkartenlesegerät, Maus, Scanner
- Ausgabegeräte, z. B. Monitor, Drucker
- externe Speicher, z. B. Festplatte, Diskette, Magnetband, Magnetkarte, CD-ROM, CD-R, CD-RW, DVD-ROM, DVD-R, Chipkarten, USB-Speicherstift
- Geräte zur Kommunikation, z. B. Modem, ISDN-Karte

8 Die Anzeige eines Computerherstellers enthält die folgenden Angaben zu einem Computer:
- **Intel-Dual-Core-Prozessor 3,33 GHz**
- **4096 MB RAM**
- **1000 GB Harddisk, 6 in 1 Multikartenleser und DVD-RW-/CD-RW-Brenner**

Was bedeuten diese Angaben?

- Bezeichnung des verwendeten Mikroprozessors: Pentium-Prozessor der Intel-Core-2 Serie mit Zweikernprozessor der Firma Intel.
Dieser besitzt eine Taktfrequenz von 3,33 Gigahertz.
- Der RAM-Speicher (flüchtiger Speicher) besitzt eine Speicherkapazität von 1024 Megabyte.
- Als externe Speicher finden eine Festplatte mit einem Speichervermögen von 320 Gigabyte, ein Multikartenleser für unterschiedliche Speicherkarten und ein Laufwerk zum „Brennen" = Beschreiben und Lesen von DVDs und CDs Verwendung.

9 Computer arbeiten nach dem EVA-Prinzip. Beschreiben Sie dieses Arbeitsprinzip anhand folgender Begriffe aus der Praxis: Zentraleinheit, Programm, Monitor, Chiplesegerät, Drucker und Tastatur.

Die Datenverarbeitung beim Computer erfolgt stets nach dem gleichen Prinzip:
- Zuerst erfolgt die ***Eingabe der Daten*** (= Input), z. B. über ***Tastatur*** oder/und ***Chiplesegerät***
- Anschließend erfolgt die ***Verarbeitung der Daten*** mithilfe eines ***Programms*** in der ***Zentraleinheit (CPU)*** des Rechners, das zuvor von einem externen Speicher (z. B. Diskette, Festplatte, DVD, CD-ROM) in den internen Speicher der Zentraleinheit übertragen wurde
- Abschließend erfolgt die ***Ausgabe der Daten*** (= Output) über ***Monitor*** oder ***Drucker.*** Verarbeitete Daten können auf externen Speichern permanent gespeichert werden.

10 Vergleich Mensch ↔ Computer. Ordnen Sie den folgenden Aussagen über die Datenverarbeitung beim Menschen die entsprechenden Vorgänge bei der elektronischen Datenverarbeitung durch den Computer zu. Bringen Sie diese in eine sinnvolle Reihenfolge nach dem EVA-Prinzip.

a) Verarbeitung der Daten im Gehirn mithilfe menschlicher Intelligenz anhand eines zuvor festgelegten Lösungsweges, Speicherung von Daten (z. B. Zwischenergebnisse) im Gedächtnis.

b) Erfassung und Aufnahme der Daten durch die Sinnesorgane, z. B. Augen.

c) Mitteilung der Ergebnisse durch Sprache, Schrift, Mimik oder Gestik.

a) Verarbeitung der Daten mithilfe eines Programms im Mikroprozessor der Zentraleinheit, Speicherung von Daten im internen Speicher

b) Eingabe der Daten über die Tastatur bzw. Maus

c) Ausgabe der Daten über Monitor oder Drucker

Reihenfolge nach dem EVA-Prinzip:
b), a), c)

11 Welche Unterschiede bestehen zwischen der Datenverarbeitung beim Menschen und durch den Computer?

- Nur der Mensch besitzt die Fähigkeit, Probleme zu erkennen und mögliche Lösungswege festzulegen
- der Computer hingegen ist in der Lage, gleiche Rechenvorgänge sehr viel schneller auszuführen, sofern der Mensch für diese Maschine einen Lösungsweg (= Programm) entwickelt hat

12 Funktionsweise eines Computers.
a) Warum können Computer die Daten nicht wie der Mensch verarbeiten?
b) Wie bezeichnet man das Zahlensystem, mit dem der Computer arbeitet? Wer gilt als Begründer dieses Zahlensystems? Wie ist es aufgebaut?

a) Da Computer Maschinen sind, die mit Strom(impulsen) arbeiten, können sie nur 2 Zustände (Ziffern) „verstehen", z. B. Strom ein bzw. Strom aus oder magnetisch bzw. nicht magnetisch. Deshalb müssen die Zeichen (Buchstaben, Zahlen etc.) der menschlichen Sprache in eine für den Computer verständliche Sprache verschlüsselt (= codiert) werden.

b) Binär- oder Dualsystem.
Begründer: Gottfried Wilhelm Leibniz.
Dieses besteht aus nur 2 Ziffern:
- 0 (für kein Strom fließt oder nicht magnetisch) und
- 1 (für Strom fließt bzw. magnetisch)

13 Erklären Sie die Begriffe „Bit" und „Byte".

Bit = kleinste Informationseinheit im Binärsystem (Abk. für engl binary digit = binäres Zeichen) mit dem Wert 0 oder 1
Byte = Folge von 8 Bit, die zur Darstellung bzw. Speicherung eines Zeichens (Buchstabe, Ziffer usw.) benötigt wird.

14 Was bedeuten die Abkürzungen „kB", „MB" bzw. „GB"? Wozu dienen diese Begriffe in der Computertechnik?

- kB ist die Abkürzung für Kilobyte ≙ ca. 1 000 Byte,
- MB ist die Abkürzung für Megabyte ≙ ca. 1 000000 Byte,
- GB ist die Abkürzung für Gigabyte ≙ ca. 1 000000000 Byte. →

▷ *Fortsetzung der Antwort* ▷

Die Einheiten kB, MB bzw. CB dienen zur Angabe der Speicherkapazität (des Speichervermögens) eines internen oder externen Speichers.

15 Eine wichtige Frage beim Umgang mit digitalen Daten ist die externe Speicherung.
a) Nennen Sie wichtige externe Speichermedien.
b) Beim Abspeichern der Daten meldet der Computer, dass noch „800 MB frei verfügbar" sind. Wie viele Zeichen können auf diesem externen Speicher noch abgespeichert werden?

a) Externe Festplatte, USB-Stick, CD-ROM (Compact Disk-Read Only Memory), CD-R (CD-Recordable = eimal beschreibbare CD), CD-RW (CD-Rewritable = mehrmals beschreibbare CD), DVD-ROM (Digital Versatile Disk), DVD-R, DVD-RW.
Die früher üblichen Speichermedien Magnetbänder, Magnetkarten und Disketten (Floppy Disks) haben heute in der Praxis keine Bedeutung mehr.
b) 800 MB = 800 Millionen Byte, d.h., es können noch ca. 800 Millionen Zeichen auf dem externen Speicher abgespeichert werden

16 Stellen Sie drei Unterschiede zwischen einem RAM-Speicher und einer Festplatte heraus.

RAM-Speicher	*Festplatte*
– interner Speicher	– externer Speicher
– flüchtiger Speicher	– permanenter Speicher
– sehr schneller Zugriff	– relativ langsamer Zugriff
– relativ geringe Speicherkapazität	– große Speicherkapazität
– Halbleiterspeicher	– magnetischer Speicher

* ✧ =Leerzeile

Betriebssystem Windows

1 Was versteht man unter einem Betriebssystem? Welche Bedeutung kommt diesem Betriebssystem zu?

Unter einem Betriebssystem (engl. Operating System) fasst man die Programme zusammen, die man für den Betrieb einer DV-Anlage benötigt, da sie die Zusammenarbeit von Hardware und Software in einem Computersystem überhaupt erst ermöglichen.

2 Geben Sie Beispiele für verwendete Betriebssysteme.

- Windows 10 und 8, Windows Vista, XP, 2000, ME, 98, 95, NT
- MS-DOS = Microsoft Disk Operating System
- MacOS, LINUX, UNIX, OS/2

3 Nennen Sie drei Aufgaben des Betriebssystems.

- Vermittler zwischen Hardware, Software und dem Anwender
- Regelung des Datenverkehrs zwischen der CPU und der Peripherie
- Verwaltung der Dateien und Verzeichnisse auf Disketten und Festplatten (Disketten-, Festplattenverwaltung)
- Verwaltung des Prozessors (Prozessverwaltung)
- Verwaltung des Arbeitsspeichers (Speicherverwaltung)
- Tastatursteuerung

4 Was geschieht beim sogenannten Booten?

Beim Booten (Neustart des Computers) wird das Betriebssystem von der Festplatte (bzw. externem Speichermedium) in den Hauptspeicher geladen.

[5] Was versteht man unter „Windows"? Welche Vorteile bietet es?

Eine grafische Benutzeroberfläche (Fenster = Windows, Icons = Bildsymbole, Pull-down-Menüs u.a.), die die Bedienung des Computers und der Programme übersichtlicher gestaltet und vereinfacht. Die Eingabe erfolgt üblicherweise mit der Maus.

[6] Warum sollte der PC unter Windows nicht einfach ausgeschaltet werden? Wie beendet man die Arbeit mit Windows richtig?

Wenn der PC einfach ausgeschaltet wird (Kalt- bzw. Warmstart), kann es zu Datenverlust kommen. Beim Beenden (Herunterfahren) von Windows über das Start-Menü mit dem Befehl Beenden werden verschiedene Systemdateien und -einstellungen auf der Festplatte gesichert.

[7] Erklären Sie die Begriffe
a) Desktop
b) Taskleiste

a) Als Desktop bezeichnet man die grafische Benutzeroberfläche von Windows. Ähnlich einem Schreibtisch (engl. desktop) können hier verschiedene Utensilien (Ordner, Dateien, Verknüpfungen zu Programmen) abgelegt werden.
b) Die Taskleiste ist die graue Leiste am unteren Bildschirmrand. Sie enthält die Schaltfläche Start, über die die Programme gestartet werden, und zeigt minimierte und aktivierte Programme an. Sie erlaubt einen schnellen Wechsel zwischen geöffneten Programmen und/oder Dokumenten.

[8] Was bewirken die folgenden Mausklicks?
a) Einfacher Mausklick auf das Objekt mit der linken Maustaste
b) Doppelklick mit der linken Maustaste
c) rechter Mausklick

a) Markieren des Objekts
b) Auslösen einer Aktion
c) Öffnen eines Kontextmenüs (= situationsbezogene Befehlsauswahl)

9 Welche Bedeutung hat das Anklicken der folgenden Schaltflächen in der Titelleiste am oberen Rand eines Fensters?

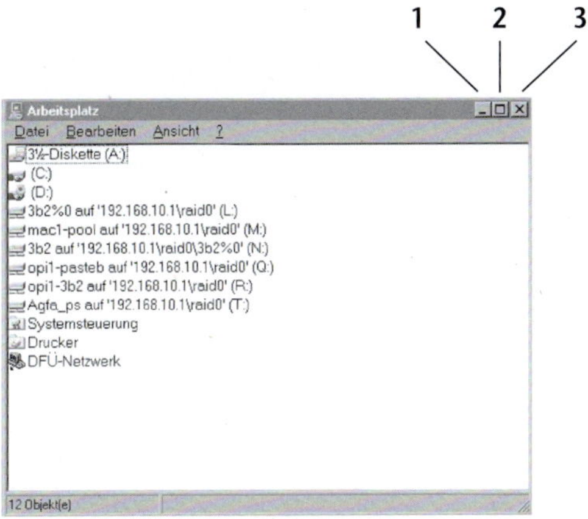

1 = ***Minimieren***, d.h., das Fenster verschwindet vom Desktop, das Symbol wird jedoch als Schaltfläche in der Taskleiste abgelegt

2 = ***Maximieren***, d.h., das Fenster wird so weit vergrößert, dass es den ganzen Bildschirm einnimmt (= Vollbildmodus)

3 = ***Schließen***, d.h., das Fenster wird vollständig geschlossen, das Programm wird beendet.

10 Weshalb ist es sinnvoll, auf einer Festplatte Ordner (Verzeichnisse) anzulegen?

Zur besseren Übersichtlichkeit und um schneller auf Daten und Programme zugreifen zu können.

11 Ordner.

a) Mit welchem Symbol wird in Windows ein Ordner dargestellt?

b) Was bewirkt ein Doppelklick auf ein entsprechendes Ordnersymbol?

c) Was kann ein Ordner alles enthalten?

a) Das Symbol für einen Ordner ist eine gelbe Hängemappe mit dem Namen des betreffenden Ordners darunter.

b) Der entsprechende Ordner wird geöffnet.

c) Ein Ordner enthält Programme, Dateien oder weitere Ordner (= Unterordner).

12 Beschreiben Sie kurz, wozu der Explorer dient.

Der Explorer ist die „Schaltzentrale von Windows". Mithilfe dieses Programms können Dateien, Ordner und Datenträger verwaltet und organisiert werden, z. B. Anzeigen, Erstellen, Kopieren, Verschieben, Löschen, Suchen und Umbenennen von Dateien und Ordnern, Formatieren und Kopieren von Disketten, Erstellen von Verknüpfungen u. a.

Datenschutz und Datensicherung

1 Datenschutz.

a) Nennen Sie die rechtlichen Bestimmungen für den Datenschutz in der Zahnarztpraxis.

b) Welches Ziel verfolgt der Datenschutz?

a) Bundesdatenschutzgesetz (BDSG), § 203 Strafgesetzbuch, Standesrecht (Berufsordnung), Grundgesetz Artikel 2 (Recht auf informationelle Selbstbestimmung).

b) Ziel des Datenschutzes ist der Schutz vor Missbrauch von in Dateien gespeicherten personenbezogenen Daten.

2 Personenbezogene Daten.

a) Was versteht man ganz allgemein unter personenbezogenen Daten?

b) Nennen Sie fünf konkrete Beispiele für personenbezogene Daten.

a) Personenbezogene Daten sind Angaben über die persönlichen und sachlichen Verhältnisse einer Person.

b) Name, Anschrift, Alter, Beruf, Familienstand, Staatsangehörigkeit, Konfession, Krankheiten, Vermögensverhältnisse, Straftaten.

3 Datei.

a) Wie ist eine Datei im Sinne des Bundesdatenschutzgesetzes definiert?

b) Handelt es sich bei den Karteikarten einer Patientenkartei ebenfalls um eine Datei im Sinne des BDSG?

a) Eine Datei ist eine gleichartig aufgebaute Sammlung von Daten, die nach bestimmten Merkmalen erfasst und geordnet ist und nach anderen Merkmalen umgeordnet und ausgewertet werden kann.

b) Da die o.g. Kriterien (gleichartige Erfassung, Auswertungs- und Umordnungsmöglichkeit) auch auf eine Patientenkartei zutreffen, handelt es sich hierbei ebenfalls um eine Datei im Sinne des BDSG.

4 Welche Rechte zum Schutz vor Datenmissbrauch räumt das BDSG dem Betroffenen ein?

- Recht auf Auskunft über die zu seiner Person gespeicherten Daten
- Recht auf Berichtigung unrichtig gespeicherter Daten
- Recht auf Sperrung nicht mehr benötigter Daten
- Recht auf Löschung unzulässig gespeicherter Daten

5 Welches Ziel verfolgt die Datensicherung?

Ziel der Datensicherung ist die Verhinderung von Datenverlust (sowie von Datenfehlern oder Datenmanipulation)

6 Nennen Sie die Ursachen eines möglichen Datenverlustes.

- Technische Pannen, z.B. Hardwaredefekt, Stromausfall
- menschliches Versagen, z.B. Eingabefehler, versehentliches Löschen
- unabwendbare Ereignisse, z.B. Blitzschlag, Überschwemmung
- kriminelle Handlungen, z.B. beabsichtigtes Löschen, Computerviren, Hacker

7 Wie erfolgt die Datensicherung in der Praxis?

Täglich werden die Daten von der Festplatte auf ein anderes externes Speichermedium (z.B. auf Disketten über ein Diskettenlaufwerk oder besser Magnetbänder mithilfe eines Streamers = Bandlaufwerk) übertragen.
Am besten sollte für jeden Wochentag eine neue Sicherungskopie (= Backup) erstellt und diebstahlsicher aufbewahrt werden.

8 Geben Sie drei weitere Beispiele des Datenschutzes bzw. der Datensicherung.

- Monitor so anordnen, dass Unbefugte keinen Einblick haben
- Passwortabfrage
- abschließbare Computer
- Schreibschutz bei externen Speichern, um ein Löschen der Sicherheitskopie zu verhindern
- Zugriffsprotokolle, Ausweisleser, Belehrung des Personals u.a.

9 Computerviren.
a) Erklären Sie den Begriff „Computervirus".
b) Nennen Sie mögliche Wirkungen, die ein Virus in einem Computer hervorrufen kann.
c) Wie schützen Sie eine EDV-Anlage vor möglichen Computerviren?

a) Ein Computervirus ist ein eingeschleustes Programm, das die Software des Rechners befällt („infiziert") und sich vervielfältigt.
b) – Veränderung der Datenbestände → Absturz des Programms
– Zerstörung der Hardware (z. B. Festplatte, CD- und DVD-Laufwerk)
c) – nur Originalsoftware verwenden (keine Raubkopien)
– Einsatz von Virenschutzprogrammen (Virenscanner)
– keine Anhänge (Attachments) von unbekannten E-Mail-Absendern öffnen

Berufsbezogene Datenverarbeitung

1 Was versteht man unter dem Begriff „Konfiguration"?

Konfiguration = Zusammenstellung der Geräte einer DV-Anlage

2 Nach der Konfiguration werden mehrere Computersysteme unterschieden. Wie nennt man die nachfolgend aufgeführten Systeme?
a) Mehrere Benutzer sind an einen zentralen leistungsfähigen Rechner angeschlossen. Jeder Bildschirmarbeitsplatz (= Terminal) besteht aus einem Bildschirm und einer Tastatur.
b) Mehrere intelligente Rechner (mit eigener Zentraleinheit) sind durch Datenübertragungsleitungen über einen Server miteinander verbunden.
c) An jedem Arbeitsplatz steht ein Computer. Ein Datenaustausch ist jedoch nicht möglich.

a) Mehrplatzsystem
b) Netzwerk
c) Einplatzsystem

3 In Zahnarztpraxen findet man häufig so genannte vernetzte PCs. Nennen Sie einen Vorteil, der sich aus dieser Vernetzung ergibt.

- Direkter Datenaustausch: Daten und Programme können untereinander ausgetauscht werden
- Gemeinsame Hardwarenutzung: Bestimmte Geräte (z. B. ein teurer Drucker) können gemeinsam genutzt werden (→ Wirtschaftlichkeit)

4 Aus welchen Komponenten besteht ein Einplatzsystem?

Eingabegerät(e), Zentraleinheit, Ausgabegerät(e), externe Speicher

5 Erläutern Sie die Begriffe
a) Server
b) Terminal

a) Zentralrechner, der den Datenfluss innerhalb eines Netzwerkes steuert und kontrolliert.
b) Bezeichnung für einen Arbeitsplatz in einem Mehrplatzsystem, der aus einem Bildschirm und einer Tastatur besteht, der über eine Datenleitung mit dem Rechner verbunden ist.

6 Nennen Sie sechs Funktionen eines Praxisverwaltungsprogramms.

- Patientenstammdatenerfassung
- Leistungserfassung Kasse bzw. Privat
- Quartalsabrechnung mit der KV (einschl. Datenträgeraustausch)
- Privatliquidation (einschl. Rechnungskontrolle und Mahnwesen)
- Formulardruck
- Dokumentation von Diagnosen, Therapien, Laborwerten usw. (elektronische Karteikarte)
- Textverarbeitung
- Terminplanung
- Buchführung
- Nutzung von Datenbanken

7 Nennen Sie zwei Nutzeffekte von Praxiscomputersystemen.

- verringerter Verwaltungsaufwand
- vereinfachte Formularbeschriftung
- korrekte Leistungsabrechnung (z. B. Regelwerksprüfung)
- Zinsgewinn durch geringere Zahlungsaußenstände und verbessertes Mahnwesen

8 Datenbanken.

a) Patientenstammdatei, Diagnosedatei, Leistungsziffernndatei u. a. Dateien sind in einem Praxiscomputer zu einer sog. Datenbank zusammengefasst. Erklären Sie diesen Begriff.

b) Wozu dienen medizinische Datenbanken?

c) Nennen Sie die Voraussetzungen, die erfüllt sein müssen, um diese Datenbanken nutzen zu können.

a) Als Datenbank bezeichnet man eine organisierte Zusammenstellung von verschiedenen, unterschiedlich strukturierten Dateien.

b) Sie dienen zur Informationsgewinnung (ähnlich einem Nachschlagewerk)

c) Nötige Voraussetzungen: PC, Telefonanschluss, Modem bzw. ISDN-Karte, Internetanschluss über einen Provider, Internet-Zugangsprogramm (Browser), evtl. Datenbank-Zugangsberechtigung.

9 Erklären Sie die Begriffe „Telearbeit“ (= Teleworking) und „Telemedizin“.

Telearbeit = Arbeitsform, bei der ausschließlich oder zeitweise dezentral (d.h. zu Hause = im „Homeoffice“ oder an einem anderen Ort fern vom Unternehmen) gearbeitet wird. Dieser Arbeitsplatz ist durch Kommunikationsgeräte (Modem, ISDN-Karte) mit dem zentralen Firmencomputer verbunden.

Telemedizin = die Einbringung medizinischer Leistungen mithilfe moderner Informations- und Telekommunikationstechniken, z. B. Abruf von Seiten im World Wide Web zur Informationsbeschaffung (aktuelle Forschungsergebnisse, neue Behandlungsmethoden, Nutzung medizinischer Datenbanken), Telekonferenz (Telekonsultation) mehrerer Ärzte oder Zahnärzte über große Distanzen per Videokonferenz, Führung einer multimedialen elektronischen Patientenkartei, mobile Patientenüberwachung ohne direkten Kontakt zwischen Arzt bzw. Zahnarzt und Patient, ferngesteuerte operative Eingriffe mithilfe von Robotertechnik (Teleoperation) usw.

10 Digitales Röntgen.
a) Beschreiben Sie dieses Verfahren.
b) Nennen Sie drei Vorteile und Nachteile des digitalen Röntgens gegenüber dem konventionellen Röntgen.

a) Die ***Röntgenstrahlen*** werden von einem strahlenempfindlichen Sensor gemessen und an einen Computer weitergeleitet, der diese Daten aufbereitet und auf einem Bildschirm darstellt.

b) ***Vorteile:***
- geringere Strahlenbelastung
- Röntgenfilm und Entwicklerlösung entfallen → sofortige Verfügbarkeit, geringere Umweltbelastung
- weitere Bearbeitung des Bildes mit speziellen Programmen am Computer: Veränderung des Kontrastes, der Helligkeit, Größe usw.

Nachteile:
- die Technik ist teuer
- die (digitalen) Bilder benötigen viel Speicherplatz
- beim konventionellen Röntgen hat man immer die Originalaufnahme

11 Welche möglichen gesellschaftlichen bzw. volkswirtschaftlichen Auswirkungen ergeben sich durch den vermehrten Computereinsatz? Nennen Sie vier Beispiele.

- Veränderung der Kommunikationsbeziehungen zwischen den Menschen → Wandel der Sozialkontakte
- Kostensenkung und Leistungssteigerung (Rationalisierung)
- Sicherung der Wettbewerbsfähigkeit
- Entstehung neuer Arbeitsformen und veränderte Arbeitsabläufe
- Höhere Anforderungen im Beruf, veränderte Berufsbilder
- Schaffung bzw. Verlust von Arbeitsplätzen
- Gefahr des Datenmissbrauchs („gläserner Bürger“)

Internet

1 Was versteht man unter dem Begriff „Internet"? Beschreiben Sie kurz die dezentrale Struktur des Internets und dessen Folgen.

Das Internet ist ein weltweiter Verbund von Computern in einem Netzwerk (*Inter*national *Net*work) über Telefonleitungen. Dadurch können Computer Daten untereinander austauschen.
Da jedermann Informationen im Internet anbieten kann und das Internet nicht von einem einzigen Anbieter verwaltet wird, ergibt sich eine (zum Teil unüberschaubare) Vielzahl von Internet-Seiten zu allen möglichen Themen.

2 Nennen Sie fünf Nutzungsmöglichkeiten (Dienste) des Internets.

a) Aufruf von Internet-Seiten im World Wide Web („Surfen" im World Wide Web) zur Information, Weiterbildung, Studium, Unterhaltung usw.
b) Versenden / Empfangen von E-Mails
c) Teilnahme an Newsgroups (Diskussionsforen = „schwarze Bretter" im Internet) zu unterschiedlichen Themen
d) Online-Banking (Home-Banking): Abwicklung von Bankgeschäften (z. B. Abfrage des Kontostandes, Überweisungen) am Computer zu Hause oder in der Praxis
e) Online-Shopping (E-Commerce): Verkauf von Produkten im bzw. über das Internet
f) Kostengünstiges Telefonieren bei DSL-Anschlüssen
g) Versenden von SMS

3 Welche Kosten können für einen Internet-Zugang anfallen?

a) einmaliger Bereitstellungspreis
b) monatliche Grundgebühr des Providers
c) zeitabhängige Internetgebühren
d) monatliche Grundgebühr für den Telefonanschluss (analog/ISDN/DSL)

Anmerkung: Erfolgt die Abrechnung über einen zeitunabhängigen Pauschaltarif, bezeichnet man dies als Flatrate.

4 Nennen Sie die Voraussetzungen für den Zugang zum Internet.

a) internetfähiger Computer (Smartphone, Tablet, Laptop o. Ä.)
b) Modem
c) Telefon- oder DSL-Anschluss
d) Provider (Anbieter), mit dem man vertraglich verbunden ist und der den Internetzugang gegen Zahlung bereitstellt
e) Browser

5 Wozu benötigt man einen Browser? Welche Browser gibt es?

Ein Browser (von engl. to browse = ein Heft oder Buch durchblättern) ist ein spezielles Programm, das zur Darstellung von Internet-Seiten benötigt wird, z. B. Netscape Navigator oder Microsoft Internet Explorer, Opera.

6 Erläutern Sie die Aussage „das Modem ist der Vermittler zwischen dem PC und dem Telefonanschluss". Welchen Vorteil bietet die Verwendung einer ISDN-Karte anstelle eines Modems?

Das Modem (Abkürzung von ***Mo**dulator* und ***Dem**odulator*) ist ein spezielles Gerät zum Versenden und Empfangen von Daten über die normale Telefonleitung. Es wird zwischen PC und Telefondose geschaltet und wandelt die digitalen Daten des Computers in analoge Signale um, die dann über die Telefonleitung verschickt werden. Beim Datenempfang erfolgt der umgekehrte Vorgang. Eine ISDN-Karte arbeitet schneller, da die Daten digital übertragen werden. Voraussetzung hierfür ist jedoch ein ISDN-Telefonanschluss. Dieser ermöglicht das zeitgleiche Telefonieren, Faxen ***und*** „Surfen" im Internet.

Anmerkung:
Durch die zunehmende Leistungsfähigkeit und Verbreitung von DSL-Anschlüssen hat die Bedeutung von ISDN für die Internetnutzung sehr stark abgenommen. DSL wird ebenfalls über vorhandene Telefonleitungen bereitgestellt, benötigt jedoch ein besonderes Modem.

7 Erklären Sie die folgenden Begriffe:
a) www
b) Homepage
c) (Hyper-)Link
d) Suchmaschine
e) Download
f) online

a) Abkürzung für **W**orld **W**ide **W**eb (= „weltweites Netz"). Das www ist ein Teilbereich (Dienst) des Internets, in dem Informationen auf sog. Web-Seiten präsentiert werden.
b) Die Eingangs- oder Startseite einer Adresse im World Wide Web, die über den Anbieter und den Inhalt der folgenden Web-Seiten informiert.
c) Verknüpfung (Verweis) von einer Web-Seite zu einer anderen Seite. Im Text einer Web-Seite sind Links meist farbig hervorgehoben und unterstrichen. Man erkennt einen Link daran, dass sich der Mauszeiger zu einer Hand verwandelt. Durch einen Mausklick auf den Link ist ein Wechsel zu der betreffenden Web-Seite möglich.
d) Programme im Internet (z. B. Google, Lycos, Yahoo, Altavista), die anhand von über die Tastatur eingegebenen Stichwörtern das Internet durchsuchen und Web-Seiten auflisten, in denen der entsprechende Begriff vorkommt.
e) Die Übertragung und Speicherung von Dateien von einem Computer im Internet auf den eigenen Computer (engl. download = herunterladen).
f) Bestehende Verbindung eines Computers zu einem Netzwerk oder dem Internet, sodass ein Datenaustausch möglich ist. Häufig wird der Begriff „Online" auch mit dem Begriff „Internet" gleichgesetzt. (Wenn die Verbindung zum Netzwerk oder Internet nicht mehr besteht, spricht man von Offline).

8 Beschreiben Sie anhand des folgenden Beispiels den Aufbau einer Internetadresse.

http://www.pruefungshelfer.de/internet-info.html

6 5 4 3 2 1

1 = html = *h*yper*t*ext *m*arkup *l*anguage = Programmiersprache, die für die Darstellung von Dokumenten im Word Wide Web verwendet wird. Solche Dateien besitzen immer die Endung „html" (oder „htm")

2 = internet-info = Bezeichnung der Seite bzw. des Dokumentes

3 = .de = First Level Domain = Bezeichnung des geographischen oder organisatorischen Bereichs, aus dem die Internet-Seite stammt, z. B. „.de" steht für Deutschland, „.com" steht für kommerzielle Anbieter

4 = pruefungshelfer = Second Level Domain = Bezeichung des Rechners, auf dem die betreffende Internet-Seite abgespeichert ist

5 = www., d. h., die Seite befindet sich im World Wide Web

6 = http:// = *h*yper*t*ext *t*ransfer *p*rotocol = Protokoll, in dem die Daten im World Wide Web übertragen werden

9 Erklären Sie den Begriff „E-Mail".

Elektronische Post (engl. electronic mail), d. h. Textmitteilungen, die über eine Netzwerkverbindung zwischen Netzwerkteilnehmern ausgetauscht werden. Dies kann sowohl innerhalb eines kleinen abgeschlossenen Netzes (= Intranet) als auch innerhalb des weltweiten Internets geschehen.

10 **Nachfolgend sind die einzelnen Bestandteile einer E-Mail-Adresse aufgelistet.**
1 = Länderbezeichnung bzw. andere Domainbezeichnung, z. B. „.de"
2 = @-Zeichen (engl. at = bei, „Klammeraffe")
3 = Name des E-Mail-Empfängers, z. B. Maier
4 = Name des Internet-Zugangsanbieters, z. B. xyz-provider
Bringen Sie diese Bestandteile in die richtige Reihenfolge, sodass sich eine korrekte E-Mail-Adresse ergibt.

Richtige Reihenfolge:
3, 2, 4, 1
→ korrekte E-Mail-Adresse:
maier@xyz-provider.de

11 **Warum sind folgende E-Mail-Adressen nicht möglich? (Begründung)**
1. Müller@domain.de
2. Mark Mustermann@xyz-online.com

1. keine Umlaute (ä, ö, ü) verwenden
2. keine Leerzeichen verwenden

12 **Welche Bedeutung haben sog. Attachments bei E-Mails?**

Attachments sind Dateien (z. B. Texte, Bilder, Programme), die an eine E-Mail angehängt werden können.
(Symbol: Briefklammer)

Anmerkung: Durch das Öffnen eines Anhangs können darin enthaltene Computer-Viren aktiviert werden.

Mathematik

Dreisatz

1 Bei der einfachen Dreisatzrechnung unterscheidet man den Dreisatz mit geradem Verhältnis sowie den Dreisatz mit ungeradem Verhältnis. Erklären Sie den Unterschied anhand von zwei selbst gewählten Beispielen.

Einfacher Dreisatz	
gerades Verhältnis	ungerades Verhältnis
Ansatz: 10 Tabletten kosten 30,00 € 120 Tabletten kosten x ,00 €	**Ansatz:** 2 Fachangest. benötigen 16 Std. 4 Fachangest. benötigen x Std.
Bruchsatz: $x = \frac{30 \cdot 120}{10} = \underline{\underline{360{,}00\ €}}$	**Bruchsatz:** $x = \frac{16 \cdot 2}{4} = \underline{\underline{8\ \text{Std.}}}$
Die linke Seite des Ansatzes verändert sich in der gleichen Richtung wie die rechte Seite.	Die linke Seite des Ansatzes verändert sich in die entgegengesetzte Richtung wie die rechte Seite.
↑ **mehr** Tabletten kosten **mehr** Geld ↑	↑ **mehr** Fachangest. benötigen **weniger** Zeit ↓

2 Ein Zahnarzt kann bei einer täglichen Arbeitszeit von 8 Stunden durchschnittlich 48 Patienten behandeln.

a) Wie viele Patienten könnten während einer 7-stündigen Arbeitszeit behandelt werden?

b) Welche Dreisatzart liegt vor?

a) 8 Stunden = 48 Patienten
7 Stunden = x Patienten

$$x = \frac{48 \cdot 7}{8} = \underline{\underline{42\ \text{Patienten}}}$$

b) Es handelt sich um
- einen ***einfachen Dreisatz***
- ein ***gerades Verhältnis*** (je *weniger* Stunden, desto *weniger* Patienten)

3 **Ein Homöopath bestellt 3 kg Bronchialtee zu je 18,00 €.**

a) Wie viel kg erhält er für den gleichen Betrag, wenn der Lieferant mitteilt, dass infolge einer Preiserhöhung der Kilopreis nunmehr 21,60 € beträgt?

b) Geben Sie die entsprechende Dreisatzart an.

a) 3 kg à 18,00 € = 54,00 €
3 kg à 21,60 € = 64,80 €
64,80 € = 3 kg
54,00 € = x kg

$$x = \frac{3 \cdot 54}{64{,}80} = \underline{\underline{2{,}5\ \text{kg}}}$$

b) Es handelt sich um
- einen ***einfachen Dreisatz***
- ein ***gerades Verhältnis*** (je *weniger* €, desto *weniger* kg)

4 **Für die Kassenabrechnung einer Praxis benötigen 2 Zahnmedizinische Fachangestellte 3 Arbeitstage.**

a) Um wie viele Tage verkürzt sich die Arbeit, wenn eine weitere ZFA eingesetzt werden soll?

b) Um welchen Dreisatz handelt es sich?

a) **Berechnung der Arbeitszeit bei 3 ZFA:**
2 ZFA = 3 Tage
3 ZFA = x Tage

$$x = \frac{3 \cdot 2}{3} = 2\ \text{Tage}$$

Berechnung der Arbeitszeitverkürzung:

Arbeitszeit bei 2 ZFA	3 Tage
Arbeitszeit bei 3 ZFA	2 Tage
Arbeitszeitverkürzung	1 Tag

b) Es handelt sich um
- einen ***einfachen Dreisatz***
- ein ***ungerades Verhältnis*** (je *mehr* Fachangestellte, desto *weniger* Tage)

5 Der Insulinvorrat einer Klinik reicht für 28 Patienten 15 Tage, wenn jedem Kranken täglich 14 Einheiten gespritzt werden.

a) Wie viele Tage würden 35 Patienten bei einem täglichen Insulinverbrauch von 16 Einheiten mit dieser Menge auskommen?

b) Um welche Art von Dreisatz handelt es sich?

a) 28 Patienten – 14 Einh. – 15 Tage
35 Patienten – 16 Einh. – x Tage

$$x = \frac{28 \cdot 14 \cdot 15}{35 \cdot 16} = \underline{\underline{10{,}5\ \text{Tage}}}$$

b) Es handelt sich um einen ***zusammengesetzten Dreisatz:***
→ der ***erste Dreisatz*** hat ein ***ungerades Verhältnis*** (je *mehr* Patienten, desto *weniger* Tage)
→ der ***zweite Dreisatz*** hat ein ***ungerades Verhältnis*** (je *mehr* Einheiten, desto *weniger* Tage)

6 Für die Abrechnung von 1350 Behandlungsscheinen benötigen 5 Zahnmedizinische Fachangestellte 20 Stunden.

a) Wie lange dauert die Abrechnung, wenn im folgenden Quartal 1620 Behandlungsscheine abgerechnet werden müssen und eine ZFA wegen Krankheit ausfällt?

b) Welche Dreisatzart liegt vor?

a) 5 ZFA – 1 350 Behandlungsscheine – 20 Stunden
4 ZFA – 1 620 Behandlungsscheine – x Stunden

$$x = \frac{20 \cdot 5 \cdot 1620}{4 \cdot 1350} = \underline{\underline{30\ \text{Stunden}}}$$

b) Es handelt sich um einen ***zusammengesetzten Dreisatz:***
→ der ***erste Dreisatz*** hat ein ***ungerades Verhältnis*** (je weniger ZFA, desto *mehr* Stunden)
→ der ***zweite Dreisatz*** hat ein ***gerades Verhältnis*** (je *mehr* Behandlungsscheine, desto *mehr* Stunden)

Mischungsrechnen

1 **Eine Zahnmedizinische Fachangestellte soll 4 Liter einer 3 %igen Sagrotanlösung aus einer 75 %igen herstellen.**

a) Wie lautet das Mischungsverhältnis?

b) Wie viel ml der 75 %igen Lösung werden benötigt?

c) Wie viel ml Wasser müssen dazugegeben werden?

a) **Berechnung des Mischungsverhältnisses:**

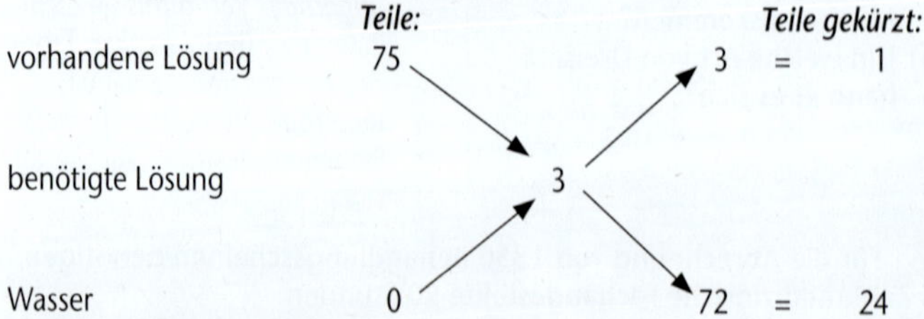

Das Mischungsverhältnis beträgt 1 : 24, d. h., es werden 1 Teil vorhandene Lösung und 24 Teile Wasser benötigt.

b) und c) **Ermittlung der benötigten Mengen:**

25 Teile Lösung	=	4000 ml
1 Teil Lösung	=	160 ml
1 Teil 75 % Sagrotanlösung	=	160 ml
24 Teile Wasser	=	3840 ml
Mischung	=	4000 ml

2 **Von einer 36 %igen Lösung kostet der Liter 8,40 €. In einer 18 %igen Konzentration kostet die Lösung 7,30 €. Welchen Preis haben 600 ml einer 24 %igen Konzentration?**

→

▷ *Antwort* ▷

a) **Berechnung des Mischungsverhältnisses:**

	Teile:				*Teile gekürzt:*
Konzentration der stärkeren Lösung	36		6	=	1
gewünschte Konzentration		24			
Konzentration der schwächeren Lösung	18		12	=	2

Das Mischungsverhältnis beträgt 1 : 2, d. h., es werden 1 Teil 36 %ige Lösung und 2 Teile 18 %ige Lösung benötigt.

b) **Berechnung der erforderlichen Teilmengen:**

1 Teil 36 %ige Lösung = 200 ml
2 Teile 18 %ige Lösung = 400 ml
3 Teile 24 %ige Lösung = 600 ml

Berechnung des Preises:

1 000 ml 36 %ige Lösung kosten 8,40 €
200 ml 36 %ige Lösung kosten x €

$$x = \frac{8{,}40 \cdot 200}{1000} = 1{,}68\ €$$

1 000 ml 18 %ige Lösung kosten 7,30 €
400 ml 18 %ige Lösung kosten x €

$$x = \frac{7{,}30 \cdot 400}{1000} = 2{,}92\ €$$

1,68 € + 2,92 € = $\underline{\underline{4{,}60}}$ €

3 **Ein Hersteller von homöopathischen Arzneimitteln verwendet zur Herstellung eines Kräutertees zwei Sorten, wobei Sorte I 2,30 € und Sorte II 1,80 € kostet.**

a) Berechnen Sie das Mischungsverhältnis, wenn 1 kg der Mischung 2,10 € kosten soll.

b) Wie viel kg müssen von Sorte I genommen werden, wenn von der II. Sorte ein Restbestand von 36 kg verarbeitet werden soll?

a) **Berechnung des Mischungsverhältnisses:**

	Teile:				*Teile gekürzt:*
Sorte I	2,30 ↘		↗ 0,30	=	3
Mischung		2,10			
Sorte II	1,80 ↗		↘ 0,20	=	2

Das Mischungsverhältnis beträgt 3 : 2, d. h., es werden 3 Teile von Sorte I und 2 Teile der Sorte II benötigt.

b) **Berechnung der benötigten Mengen:**

54 kg von Sorte I = 3 Teile
36 kg von Sorte II = 2 Teile
90 kg Mischung = 5 Teile

Prozentrechnen

1 **Bei einer schulzahnärztlichen Untersuchung nahmen 350 Kinder teil. 112 davon, also 32%, hatten ein gesundes Gebiss. Ordnen Sie den einzelnen Angaben die drei Grundbegriffe der Prozentrechnung zu.**

Die Grundbegriffe der Prozentrechnung

Der Prozentsatz	Der Grundwert	Der Prozentwert
Er gibt die Anzahl der Teile von 100 an.	Er entspricht 100 Hundertstel oder dem Ganzen, also 100%.	Er ist ein Teil des Ganzen, also des Grundwertes.
z. B.	z. B.	z. B.
32%	**von 350 Kindern**	**= 112 Kinder**

2 **Prozentwert, Prozentsatz und Grundwert können grundsätzlich auf zwei verschiedene Arten berechnet werden. Nennen Sie diese.**

a) Lösung mithilfe eines einfachen Dreisatzes ***im geraden Verhältnis.***

b) Lösung unter Anwendung folgender ***Formeln:***

$$\textbf{Prozentsatz} = \frac{\text{Prozentwert} \cdot 100}{\text{Grundwert}}$$

$$\textbf{Grundwert} = \frac{\text{Prozentwert} \cdot 100}{\text{Prozentsatz}}$$

$$\textbf{Prozentwert} = \frac{\text{Grundwert} \cdot \text{Prozentsatz}}{100}$$

3 **Ein Zahnarzt erhält eine Rechnung über 1956,00 € für seinen neuen Schreibtisch. Bei Bezahlung innerhalb von 14 Tagen erhält er 3% Skonto.**

a) Wie viel € kann der Zahnarzt sparen, wenn er innerhalb der Skontofrist bezahlt?

b) Geben Sie an, ob Grundwert, Prozentwert oder Prozentsatz errechnet werden müssen.

a) 100% = 1956,00 €
3% = x €

$$x = \frac{1956 \cdot 3}{100} = \underline{\underline{58{,}68\ €}}$$

b) Es musste der Prozentwert berechnet werden.

4 **Ein Zahnarzt bestellt für seine Fachangestellten 4 neue Schreibtische zu je 980,00 €. Der Händler räumt folgende Nachlässe ein: 10% Mengenrabatt und 2% Skonto für Barzahlung bei Lieferung. Die gesetzliche Mehrwertsteuer beträgt 19%.**

Berechnen Sie den Barzahlungspreis.

	Listenpreis für 4 Schreibtische (980,00 · 4)	3920,00 €
–	10% Mengenrabatt	392,00 €
=	Nettopreis	3528,00 €
+	19% Mehrwertsteuer	670,32 €
=	Bruttopreis	4198,32 €
–	2% Skonto	83,97 €
=	Barzahlungspreis	4114,35 €

5 **Ein Fernsehgerät, das vor einem Jahr 449,00 € gekostet hatte, wird jetzt für 328,00 € angeboten. Berechnen Sie, um wie viel Prozent der Preis gesenkt wurde.**

Berechnung der Preissenkung in €:

	alter Preis	449,00 €
–	neuer Preis	328,00 €
=	Preissenkung	121,00 €

Berechnung der Preissenkung in Prozent:

449,00 € = 100 %
121,00 € = x %

$$x = \frac{100 \cdot 121}{449} = \underline{\underline{26{,}95\,\%}}$$

6 **Ein Zahnarzt verhandelt mit einem Vertreter über die Anschaffung eines neuen Röntgengerätes. Es soll 195 693,75 € kosten. Im Verlauf des Gesprächs bedauert der Vertreter, dass erst vor 14 Tagen die Preise um 6,5 % erhöht wurden. Wie viel € hätte der Zahnarzt gespart, wenn er das Röntgengerät vor 3 Wochen gekauft hätte?**

	alter Preis	100 %
+	Preiserhöhung	6,5 %
=	neuer Preis	106,5 %

106,5 % = 195 693,75 €
100 % = x €

$$x = \frac{195\,693{,}75 \cdot 100}{106{,}5}$$

$$= 183\,750{,}00\ €$$

	neuer Preis	195 693,75 €
–	alter Preis	183 750,00 €
=	versäumte Ersparnis	11 943,75 €

7 **Beschreiben Sie anhand der vorigen Aufgabe 6 den Rechenweg bei der Prozentrechnung mit vermehrtem Grundwert.**

Prozentrechnung mit vermehrtem Grundwert			
Grundwert	←— **alter Preis** —→	=	**100,0 %**
+			
Prozentwert	←— **+ Preiserhöhung** —→	=	**6,5 %**
=			
vermehrter Grundwert	←— **= neuer Preis** —→	=	**106,5 %**

8 **Der Preis für ein medizinisches Gerät wurde zweimal erhöht. Zuerst um 8% und danach nochmals um 6%. Die Ware kostet jetzt 799,07 €.**

Welchen Preis hatte das Gerät vor der ersten Preiserhöhung?

	ursprünglicher Preis	100%
+	1. Preiserhöhung	8%
=	neuer Preis	108%/ 100%
+	2. Preiserhöhung	6%
=	jetziger Preis	106%

106% = 799,07 €
100% = x €

$$x = \frac{799{,}07 \cdot 100}{106} = 753{,}84\ €$$

108% = 753,84 €
100% = x €

$$x = \frac{753{,}84 \cdot 100}{108} = \underline{\underline{698{,}00\ €}}$$

9 **Ein Zahnarzt verhandelt mit einem Vertreter über die Anschaffung eines neuen Röntgengerätes. Es soll 189 125,00 € kosten. Im Verlauf des Gesprächs betont der Vertreter, dass bei diesem Preis sogar ein Sonderrabatt von 15% gewährt worden sei. Berechnen Sie den ursprünglichen Preis.**

	ursprünglicher Preis	100%
–	Sonderrabatt	15%
=	Angebotspreis	85%

85% = 189 125,00 €
100% = x €

$$x = \frac{189\,125 \cdot 100}{85} = \underline{\underline{222\,500{,}00\ €}}$$

10 Beschreiben Sie anhand der vorigen Aufgabe (**9**) den Rechenweg bei der Prozentrechnung mit vermindertem Grundwert.

Prozentrechnung mit vermehrtem Grundwert			
Grundwert	◄— alter Preis —►	=	100,0%
+			
Prozentwert	◄— – Sonderrabatt —►	=	15%
=			
vermehrter Grundwert	◄— = neuer Preis —►	=	85%

11 Bei einem Einstellungsgespräch verlangt eine erfahrene Zahnmedizinische Fachangestellte ein Nettogehalt von 1 200,00 €.
Welches Bruttogehalt muss der Zahnarzt zahlen, wenn ca. 32% Abzüge zu berücksichtigen sind?

	Bruttogehalt	100%
–	Abzüge	32%
=	Nettogehalt	68%

68% = 900,00 €
100% = x €

$$x = \frac{1\,200 \cdot 100}{68} = \underline{\underline{1\,764{,}71}}\ €$$

12 Ein Computer kostet einschließlich Mehrwertsteuer 1 026,00 €.
a) Berechnen Sie, wie viel € Mehrwertsteuer in dem Preis enthalten sind.
b) Geben Sie an, ob es sich um eine Prozentrechnung mit vermehrtem oder vermindertem Grundwert handelt.

a)

	Verkaufspreis ohne Mehrwertsteuer	100%
+	Mehrwertsteuer	19%
=	Verkaufspreis mit Mehrwertsteuer	119%

119% = 1 026 €
19% = x €

$$x = \frac{1\,026 \cdot 19}{119} = \underline{\underline{163{,}82\ €}}$$

b) Es liegt eine Prozentrechnung mit vermehrtem Grundwert vor.

Zinsrechnen

1 Eine Zahnmedizinische Fachangestellte erhält auf ihrem Sparbuch 0,3% Zinsen. Dies macht 3,60 € bei einem Kapital von 1200,00 €.

Ordnen Sie den einzelnen Angaben die vier Grundbegriffe der Zinsrechnung zu.

Grundbegriffe der Zinsrechnung

Zinsfuß (*p*)	Kapital (*k*)	Zeit (*t*)	Zinsen (*z*)
Er gibt in Prozent an, wie viel € Zinsen für 100,– € Kapital bezahlt werden.	Der Betrag, der verzinst wird.	Zeitraum (Jahre, Monate, Tage), für den das Kapital verzinst wird.	Der Betrag, der für ein bestimmtes Kapital bezahlt wird.
z. B.	z. B.	z. B.	z. B.
0,3%	**von 1200,00 €**	**in einem Jahr**	**= 3,60 €**

2 Wie lautet die Formel für die Berechnung der Zinsen?

$$\text{Zinsen} = \frac{k \cdot p \cdot t}{100 \cdot 360}$$

3 Eine Zahnmedizinische Fachangestellte legt einen Lottogewinn von 4378,00 € für 2½ Jahre fest auf ihrem Sparbuch an. Der Zinssatz beträgt 2%. Wie viele Zinsen bekommt sie nach Ablauf der 2½ Jahre?

$$z = \frac{k \cdot p \cdot t}{100 \cdot 360}$$

$$z = \frac{4378 \cdot 2 \cdot 900}{100 \cdot 360} = \underline{\underline{218{,}90\ €}}$$

Merke: *Centbeträge bleiben bei der Zinsrechnung unberücksichtigt.*

4 Wie werden die Zinstage berechnet?

a) Ein *Jahr* entspricht *360 Tagen*
b) Ein *Monat* entspricht *30 Tagen.*
→ Der 31. eines Monats wird nicht berücksichtigt.*)
c) Bei einem Abrechnungsdatum 28.2. (bzw. 29.2. in Schaltjahren) wird mit 28 (bzw. 29) Tagen gerechnet.
d) Bei der Berechnung der Tage wird der erste nicht mitgezählt, der letzte Tag dagegen zählt.

*) In manchen Fällen (z.B. bei Termingeldeinlagen) ermitteln die Banken die Zeit nach der **Euro-Zinsmethode.** Dabei werden die Monate genau nach dem Kalender berechnet. Dadurch wird z.B. der Januar oder der März mit 31 Tagen gezählt, der Februar mit 28 bzw. mit 29 Tagen.

5 Berechnen Sie die Zinstage für die folgenden Zeiträume.

a) 18.1.–22.3. **c) 31.8.–31.12.** **e) 31.1.23–28.2.24**

b) 22.2.–24.7. **d) 28.2.–17.4.**

a)	18.1.–18.3.	= 2 Monate	=	60 Tage
	18.3.–22.3.		=	4 Tage
	18.1.–22.3.		=	64 Tage
b)	22.2.–22.7.	= 5 Monate	=	150 Tage
	22.7.–24.7.		=	2 Tage
	22.2.–24.7.		=	152 Tage
c)	31.8.–31.12.	= 4 Monate	=	120 Tage
d)	28.2.–28.3.	= 1 Monat	=	30 Tage
	28.3.–30.3.		=	2 Tage
	30.3.–17.4.		=	17 Tage
	28.2.–17.4.		=	49 Tage
e)	31.1.23–31.1.24	= 1 Jahr	=	360 Tage
	31.1.24–28.2.24		=	28 Tage
	31.1.23–28.2.24		=	388 Tage

6 Nennen Sie die entsprechenden Formeln zur Berechnung von
a) dem Kapital (*k*)
b) der Zeit (*t*)
c) dem Zinssatz (*p*).

a) **Kapital (*k*)** $= \frac{z \cdot 100 \cdot 360}{p \cdot t}$

b) **Zeit (*t*)** $= \frac{z \cdot 100 \cdot 360}{k \cdot p}$

c) **Zinssatz (*p*)** $= \frac{z \cdot 100 \cdot 360}{k \cdot t}$

7 Eine Zahnmedizinische Fachangestellte nimmt bei ihrem Chef ein Darlehen auf. Sie erhält 7 500,00 € auf 14 Monate. Als Zinsen wurden 400,00 € vereinbart.
Berechnen Sie den Zinssatz.

$$p = \frac{z \cdot 100 \cdot 360}{k \cdot t}$$

$$p = \frac{400 \cdot 100 \cdot 360}{7500 \cdot 420} = \underline{\underline{4{,}57\,\%}}$$

8 Martina musste kurzfristig ihr Konto überziehen. Die Bank berechnet 14,95 € für 30 Tage bei einem Zinssatz von 11,5 %. Berechnen Sie die Höhe des Überziehungskredits.

$$k = \frac{z \cdot 100 \cdot 360}{p \cdot t}$$

$$k = \frac{14{,}95 \cdot 100 \cdot 360}{11{,}5 \cdot 30} = \underline{\underline{1\,560{,}00\text{ €}}}$$

9 Eine ZFA legt 25 000,00 € zu 2 % als Festgeld an. Bei Fälligkeit erhält sie 25 375,00 € zurück.
Wie lange hat sie das Geld angelegt?

$$t = \frac{z \cdot 100 \cdot 360}{k \cdot p}$$

$$t = \frac{375 \cdot 100 \cdot 360}{25000 \cdot 2} = \underline{\underline{270\text{ Tage}}}$$

10 Ein Zahnarzt hat am 6. 1. für 8 320,00 € ein medizinisches Gerät gekauft. Als Zahlungsbedingungen wurden vereinbart: 3 % Skonto bei Zahlung innerhalb von 14 Tagen oder 45 Tage Ziel. Bei verspäteter Zahlung müssen 6 % Verzugszinsen bezahlt werden.

a) Trotz der vorhandenen Barmittel wird die pünktliche Zahlung übersehen. Welcher Betrag wird in der Mahnung vom 24. 5. berechnet?
b) Wie viel hätte der Zahnarzt sparen können, wenn er innerhalb der Skontofrist bezahlt hätte?

→

▷ *Antwort* ▷

a) **Berechnung der Verzugszinsen:**

6.1. + 45 Tage = 21.2.

vom 21.2. bis 24.5. = 93 Tage

$$z = \frac{k \cdot p \cdot t}{100 \cdot 360}$$

$$z = \frac{8\,320 \cdot 6 \cdot 93}{100 \cdot 360} = 128{,}96 \text{ €}$$

Berechnung des Mahnbetrags:

	Rechnungsbetrag	8 320,00 €
+	Verzugszinsen	128,96 €
	Mahnbetrag	8 448,96 €

b) **Berechnung der versäumten Ersparnis:**

	Skonto	249,60 €
+	Verzugszinsen	128,96 €
	versäumte Ersparnis	378,56 €

11 **Ein Zahnarzt kauft sich zum Preis von 1800,00 € neue Stühle für das Wartezimmer. Laut Rechnung kann er innerhalb von 10 Tagen 2% Skonto abziehen oder innerhalb von 30 Tagen ohne Abzug zahlen. Bei verspäteter Zahlung wird ein Aufschlag von 40,00 € erhoben.**

a) Wie hoch ist der Skontobetrag?

b) Der Arzt bezahlt 20 Tage nach dem gewährten Zahlungsziel. Welchem Zinssatz entsprechen der nicht ausgenutzte Skonto und der Aufschlag?

a) **Berechnung des Skontobetrages:**

100 % = 1 800,00€

2 % = x €

$$x = \frac{1\,800 \cdot 2}{100} = 36{,}00 \text{ €}$$

b) ***Gegeben:***

k = 1 764,00 € (1 800,00 € – 36,00 € Skonto)

t = 40 Tage (30 Tage Zahlungsziel + 20 Überziehungstage – 10 Tage Skontofrist)

z = 76,00 € (36,00 € Skonto + 40,00 € Aufschlag)

***Gesucht:* p**

$$p = \frac{z \cdot 100 \cdot 360}{k \cdot t} = \frac{76 \cdot 100 \cdot 360}{1\,764 \cdot 40} = 38{,}78\,\%$$

Ausgaben für Wirtschaftsgüter der Praxis

1 Wie werden Praxisgegenstände genannt, deren Anschaffungswert ohne Umsatzsteuer maximal 410,– € beträgt?

Geringwertige Anlagegüter

2 Wie können geringwertige Anlagegüter bei der Anschaffung steuerlich behandelt werden?

- **Geringwertige Wirtschaftsgüter (GWGs)** haben einen Anschaffungspreis ohne Umsatzsteuer (Nettopreis) von maximal 1 000 €. Hier ist wie folgt zu verfahren:
  - Bei Nettopreisen **bis 150 €** können geringwertige Wirtschaftsgüter sofort abgeschrieben werden. Ein gesondertes Verzeichnis ist nicht erforderlich.
  - Bei Nettopreisen **bis 410 €** können die Wirtschaftsgüter sofort abgeschrieben werden. Ein gesondertes Verzeichnis oder die Einzelangabe in der Buchführung ist erforderlich.
  - Bei Nettopreisen **bis 410 €** können die Wirtschaftsgüter auch in einen Sammelpool eingestellt und linear über 5 Jahre abgeschrieben werden, wobei das Anschaffungsjahr ungekürzt zählt
  - Bei Nettopreisen von 410 € bis 1 000 € sind die Wirtschaftsgüter in einen Sammelpool einzustellen und linear über 5 Jahre abzuschreiben, wobei das Anschaffungsjahr ungekürzt zählt.

3 Welche Gegenstände müssen in das Bestandsverzeichnis eingetragen werden?

Alle Praxisgegenstände, deren Anschaffungswert ohne Umsatzsteuer über 1 000,– € liegt.

4 Welche Informationen enthält das Bestandsverzeichnis?

a) Die laufende Nummer
b) den Anschaffungsgegenstand
c) das Datum der Anschaffung
d) die Nutzungsdauer
e) den AfA-(Abschreibungs-)Prozentsatz
f) den Anschaffungspreis
g) den Abschreibungsbetrag
h) den Buchwert

5 Erläutern Sie, was man unter dem „Buchwert" versteht?

Der ***Buchwert*** ist der Anschaffungspreis, der um die Abschreibungsbeträge vermindert wurde.

6 Welche Berechnungen müssen am Jahresende im Bestandsverzeichnis vorgenommen werden?

a) Die jährlichen Abschreibungsbeträge
b) die Buchwerte nach erfolgter Abschreibung

7 Die nachfolgende Abbildung zeigt einen Auszug aus einem Bestandsverzeichnis.

Das Bestandsverzeichnis

Gegenstand	Datum der Anschaffung	Nutz-dauer	Afa %	Anschaf-fungs-preis	Afa 20..	Bestand am 1.Jan. 20..	Afa 20..	Bestand am 1.Jan. 20..	Afa 20..	Bestand am 1.Jan. 20..	Afa 20..	Bestand am 1.Jan. 20..	

Am 12.3.2023 wird ein Computer für 1620,00 € gekauft. Die voraussichtliche Nutzungsdauer beträgt 3 Jahre, als Abschreibungsmethode wird das lineare Verfahren gewählt.

Nehmen Sie die Eintragungen bis 1. Januar 2026 vor.

Das Bestandsverzeichnis

Gegenstand	Datum der Anschaffung	Nutz-dauer	Afa %	Anschaf-fungspreis	Afa 2023	Bestand am 1.Jan. 2024	Afa 2024	Bestand am 1.Jan. 2025	Afa 2025	Bestand am 1.Jan. 2026	Afa 20..	Bestand am 1.Jan. 20..	
Computer	*12.03.23*	3	33,33	*1620.–*	*450.–**)	*1170.–*	*540.–*	*630.–*	*540.–*	*90.–*			

*) Anmerkung:
Im Jahr der Anschaffung darf nicht der volle Abschreibungsbetrag abgesetzt werden. Einschließlich dem Anschaffungsmonat darf für jeden verbleibenden Monat ein Zwölftel des Jahres-AfA-Betrags angesetzt werden.

Abschreibungen

1 Erklären Sie, was man unter Abschreibung versteht.

Wegen betriebswirtschaftlicher Gründe und gesetzlicher Vorschriften werden die Anschaffungskosten eines Gegenstandes auf die vermutliche Nutzungsdauer verteilt.
Die Abschreibung ist der Anschaffungskostenanteil, der auf ein Jahr entfällt.
Hauptursachen der Abschreibung sind:

- technischer Fortschritt
- Verschleiß

2 Erläutern Sie den Begriff AfA.

AfA = Absetzung für Abnutzung. Dieser Begriff ist die steuerliche Bezeichnung für Abschreibung.

3 Welche Abschreibungsmethode schreibt das Steuerrecht vor.

Die lineare Abschreibung

4 Wie wird die lineare AfA berechnet?

Lineare AfA:	
$\frac{1000}{\text{Nutzungsdauer}}$ = AfA in %	*Der jährliche Abschreibungsprozentsatz wird immer vom Anschaffungswert berechnet.*
$\frac{\text{Anschaffungspreis}}{\text{Nutzungsdauer}}$ = AfA in €	*Der jährliche Abschreibungsbetrag bleibt stets gleich hoch.*

5 Ein Pkw wurde für 7625,00 € angeschafft. Berechnen Sie den jährlichen Abschreibungsbetrag bei linearer Abschreibung sowie den entsprechenden Abschreibungsprozentsatz. Die voraussichtliche Nutzungsdauer beträgt 6 Jahre.

$$\text{AfA in €} = \frac{77\,625{,}00\ €}{6\ \text{Jahre}} = \underline{\underline{12\,937{,}50\ €/\text{Jahr}}}\ ^{*)}$$

$$\text{AfA in \%} = \frac{100}{6\ \text{Jahre}} \approx \underline{\underline{16{,}67\ \%/\text{Jahr}}}$$

6 Der Anschaffungswert eines Amalgamabscheiders beträgt 2340,00 €, die Nutzungsdauer 8 Jahre.

a) Ermitteln Sie den zulässigen linearen Abschreibungsprozentsatz.
b) Wie hoch ist der jährliche Abschreibungsbetrag?

a) ***Zulässiger Abschreibungsprozentsatz:***

$$\frac{100}{8\ \text{Jahre}} = \underline{\underline{12{,}5\ \%}}$$

b) **AfA in €**

$$= \frac{2340{,}00\ €}{8\ \text{Jahre}} = \underline{\underline{292{,}50\ €/\text{Jahr}}}$$

*) Siehe auch Anmerkung zu 7 S. 541 und 8 auf dieser Seite.

7 Wo kann die Nutzungsdauer eines Praxisgegenstandes nachgeschlagen werden?

In der amtlichen AfA-Tabelle für die freien Berufe der Gesundheitspflege

8 Das Anschaffungsdatum von Praxisgegenständen wirkt sich auf die Höhe der AfA im Anschaffungsjahr aus. Erläutern Sie diese Aussage.

Praxisgegenstände über 1000,– € zuzüglich Umsatzsteuer
Bei Anschaffungen darf nicht der volle Jahresbetrag abgesetzt werden. Für jeden verbleibenden Monat kann ein Zwölftel des Jahres-AfA-Betrags angesetzt werden.

9 Ein Anschaffungsgegenstand wird überraschend unbrauchbar und erreicht die vorgesehene Nutzungsdauer nicht. Wie verfahren Sie?

Als ***außergewöhnliche Abschreibung*** kann der Restwert im letzten Nutzungsjahr als Betriebsausgabe abgesetzt werden.

Verzeichnis medizinischer und zahnmedizinischer Fachausdrücke*)

A

Abrasion, Zerstörung der Zahnhartsubstanz durch mechanische Abnutzung
Abrasionsstabilität, Abriebfestigkeit
Abszess, Eiteransammlung in nicht vorgebildeter, unnatürlicher Körperhöhle
Abusus, Missbrauch
Adamantoblasten, schmelzbildende Zellen, auch Ameloblasten genannt
Adaptation, Anpassung
Adenotomie, Entfernung der Rachenmandeln
adhäsiv, anhängend
Adrenalin, Hormon des Nebennierenmarks, bewirkt Blutdruckanstieg
Adventitia, äußere, überwiegend aus Bindegewebe bestehende Schicht der Blutgefäße
Agglutination, Zusammenballung, Verklebung von Zellen, z. B. von Erythrozyten oder Bakterien
Aids, englische Abkürzung für „Aquired Immune Deficiency Syndrom", auf Deutsch: erworbenes Immundefektsyndrom, d. h. Krankheitsbild (Syndrom), das durch eine erworbene Störung des Immunsystems entsteht
Aktivator, passives Behandlungsgerät der Funktionskieferorthopädie, das auf beide Kiefer wirkt
Albumine, Eiweißstoffe
Alginat, Abformmaterial in der Zahnarztpraxis, aus Salzen der Alginsäure bestehend
Allergene, Stoffe, die allergische Krankheiten hervorrufen
Allergie, Überempfindlichkeit
Alloy, Feilung
Alveole, 1.) Lungenbläschen, 2.) Zahnfach
Amalgam, Legierung eines oder mehrerer Metalle mit Quecksilber
ambulant, Patient sucht den Arzt zur Behandlung in Klinik/Praxis auf
Ameloblasten, schmelzbildende Zellen, auch Adamantoblasten genannt
Amelogenesis imperfecta, angeborene Fehlbildung des Zahnschmelzes
Aminosäure, organische Verbindung, Bausteine der Eiweißstoffe
Ampulle, zugeschmolzenes Glaskölbchen
Amylase, Ferment der Bauchspeichel- und Ohrspeicheldrüse, das bei der Aufspaltung der Stärke in der Nahrung wirkt
Analgesie, Schmerzlosigkeit
Analgetika, schmerzstillende Mittel
Anämie, Blutarmut
Anamnese, Vorgeschichte einer Krankheit
anaphylaktischer Schock, heftige Überempfindlichkeitsreaktion (z. B. gegen körperfremde Eiweiße, Medikamente), die zu einem akuten Kreislaufversagen führt
Anästhesie, Schmerzausschaltung, Betäubung
Anatomie, Lehre vom Bau des Körpers
Angina tonsilliaris, Engegefühl im Rachen infolge einer Gaumenmandelentzündung
Angina pectoris, krampfartige Herzschmerzen mit Engegefühl in der Brust
ANGLE-Klassen, Einteilung von Gebissfehlstellungen
Anodontie, Nichtanlage eines Gebisses
Anomalie, Abweichung von der Norm
Antagonist, Gegenspieler; in der Zahnheilkunde, Gegenzahn
anterior, vorne
Antibiotika (Mz.), Mittel zur Bekämpfung von Krankheitserregern bei Infektionskrankheiten
Antigen, artfremder Stoff, welcher im Körper die Bildung von Antikörpern (Abwehrstoffen) gegen sich selbst hervorruft
Antihistaminika (Mz.), Mittel zur Aufhebung der schädigenden Wirkung des Histamins, insbesondere bei Allergie
Antikoagulantien, Mittel zur Hemmung der Blutgerinnung
Antikörper, vom Körper gebildete Abwehrstoffe, die gegen Antigene gerichtet sind
Antipyretika (Mz.), fiebersenkende Mittel
Antisepsis, Vernichtung von Krankheitskeimen innerhalb einer Wunde durch chemische Mittel
Antiseptikum, keimtötendes Mittel, besonders bei der Wundbehandlung
antiseptisch, keimtötend
Antitussika (Mz.), hustenstillende Mittel
Antrum, Höhle
ANUG, akute nekrotisierende ulzerierende Gingivitis
Aorta, Hauptschlagader
Aphten, schmerzhafte, weißliche von rotem Rand umgebene, Schleimhautveränderung
A.P.I., Approximal-Plaque-Index
apikal, im Bereich der Wurzelspitze
Apnoe, Atemstillstand
Apoplex, Schlaganfall, Gehirnschlag
Applikation, Anwendung

*) Bei einigen Fachausdrücken sind unterschiedliche Schreibweisen in Gebrauch. Beispiel: buccal bzw. bukkal.

Approximalraum, Raum, der sich zwischen zwei Zähnen befindet
Arrhythmie, Unregelmäßigkeit des Herzschlages
Arteria, Arterie, Schlagader
Arterie, Schlagader, vom Herzen wegführendes Blutgefäß
Arteriole, kleinste Schlagader
Arteriosklerose, Arterienverkalkung
Arthritis, Gelenkentzündung
Arthrose, nichtentzündliches Gelenkleiden, verursacht durch Abnützung, abnorme Belastung, Stoffwechselkrankheiten (Gicht)
Artikulation, Gleitbewegung der Zahnreihen unter Kontakt zueinander
Artikulator, Gerät zur Nachahmung der Artikulation
Asepsis, Infektionsverhütung durch Keimfreiheit
Asphyxie, Atemstillstand
Aspiration, Ansaugen von Flüssigkeit oder Luft infolge eines Unterdrucks, Einatmen von Flüssigkeiten oder festen Stoffen in die Trachea oder Lunge
Asthma, anfallsweise auftretende Behinderung der Atmung
Asthma bronchiale, überwiegend anfallsweise auftretende Atemnot durch Krampf der Bronchialmuskeln
Asthma cardiale, anfallsweise, besonders nachts auftretende Atemnot durch Rückstauung des Blutes in der Lunge bei Herzschwäche oder Angina pectoris
Asymmetrie, Unregelmäßigkeit
Atlas, 1. Halswirbel
atraumatische Nadel, gewebeschonende Nadel, der Faden ist hier direkt am Nadelende befestigt
Atrium, Vorhof eines Hohlorgans
Atrophie, Rückbildung von Organen, Geweben, Zellen
Auskultation, Abhorchen von inneren Organen, normalerweise mit Hilfe eines Stethoskops
Autoklav, Dampfdrucksterilisator
Automatom, Wattenrollenhalter
autonomes Nervensystem, siehe vegetatives Nervensystem
Autopolymerisat, selbsthärtendes Kunststoffmaterial
Autopolymerisation, (= Kaltpolymerisation); bei Mund- bzw. Zimmertemperatur von selbst ablaufende Polymerisation von Kunststoffen für Füllungen oder Prothesenreparaturen
axillar, die Achsel betreffend
axillare Messung, Messung der Körpertemperatur unter der Achselhöhle
Axis, 2. Halswirbel

B
bad habit, schlechte Angewohnheit
Bakterien, einzellige Kleinstlebewesen, darunter viele Krankheitserreger
bakteriostatisch, das Wachstum und die Vermehrung von Bakterien hemmende Wirkung
bakterizid, bakterienabtötende Wirkung
Bifurkation, Gabelung in zwei Äste, z. B. der Luftröhre oder der Zahnwurzeln bei zweiwurzeligen Zähnen
Biopsie, Einstich mit einer Hohlnadel zur Gewebeentnahme
Bizeps, Muskel mit zwei Ansätzen (Köpfen), vor allem der Bizeps des Oberarms
Blutplasma, flüssiger Teil des Blutes
Blutserum, Blutplasma, das kein Fibrinogen enthält
Blutstatus, Blutbild
Bluttransfusion, Blutübertragung
Bowmansche Kapsel, becherförmiger Anfang der Harnkanälchen; umgibt die Glomeruli der Nieren
Brackets, Befestigungselemente in der Kieferorthopädie
Bradykardie, langsame Herzschlagfrequenz
Bronchialspasmus, Atemwegeverkrampfung
Bronchien, Verästelungen der Luftröhre
Buccae, Wangen
bukkal, zur Wange hin

C
Caecum, Blinddarm
Candida albicans, Pilzerreger
Candidiasis, Pilzinfektion mit weißlichen Belägen
Canini, Eckzähne
Caninus, Eckzahn
Caries media, Dentinkaries
Caries profunda, pulpennahe Karies
Caries superficialis, Schmelzkaries
Carpule, Zylinderampulle zur Aufnahme in eine Zylinderampullenspritze
Cavum oris, Mundhöhle
Cementum, Wurzelzement
Cerebrum, Gehirn, Großhirn
Cervix, Nacken, Genick, Hals
Cervix uteri, Gebärmutterhals
Chirurgie, Teilgebiet der Medizin, das im Wesentlichen die manuellen Heilmethoden (z. B. Operationen, Einrichten von Brüchen, Wundbehandlung) umfasst
Chorioidea, Aderhaut
Chromosomen, im Zellkern vorhandene Kernschleife, Träger der Erbanlagen
Clavicula, Schlüsselbein
Cofferdam, siehe Kofferdam

F

Colon, Grimmdarm, Hauptteil des Dickdarms
Colon ascendens, aufsteigender Dickdarm
Colon descendens, absteigender Dickdarm
Colon sigmoideum, Sigmaschleife
Colon transversum, Querdarm
Composits, siehe Komposits
Condylus, walzenförmiges Gelenkköpfchen, Teil des UK
CP, Caries profunda
Cutis, Haut

D

debil, schwachsinnig
Deckbiss, Schneidezahnüberbiss
definitiv, endgültig
Dekompensation, ungenügender Ausgleich bei Störungen von Organfunktionen
demineralisieren, entmineralisieren
Dens, Zahn
Dentes decidui, Milchzähne
Dentin, Zahnbein
Dentinogenesis imperfecta, Fehlbildung des Dentins
Dentitio difficilis, erschwerter Zahndurchbruch
Dentition, Zahndurchbruch
Depression, Niedergeschlagenheit, Schwermut
Desinfektion, Abtötung oder Inaktivierung aller krankmachenden Keime
Desmodont, Wurzelhaut
Devitalisation, Abtötung des Zahnmarks
dexter, rechts, aus der Sicht des Kranken
Diabetes mellitus, Zuckerharnruhr (Zuckerkrankheit)
diabetischer Schock, durch Unterzuckerung ausgelöstes Krankheitsbild
diabetisches Koma, durch Überzuckerung ausgelöstes Krankheitsbild
Diagnose, Erkennung der Krankheit
Diaphyse, Mittelteil des Röhrenknochens
Diastema, Lücke (Abstand) zwischen den Zähnen
Diastole, die mit der Systole abwechselnde Erschlaffung des Herzmuskels; Ruhezeit des Herzens, in der die Herzkammern gefüllt werden
diastolisch, zur Diastole gehörend, die Diastole betreffend
dichroitisch, in allen Farben schillernd
Differenzialblutbild, Durchmusterung eines Blutausstrichs nach den verschiedenen Leukozytenarten
Diphtherie, ansteckende, durch Bakterien verursachte Entzündung von Schleimhäuten und Wunden
Disposition, Krankheitsbereitschaft
distal, von der Mitte weg
Distalbiss, Zahnkontakte der UK sind nach distal verschoben
Distomolar, zusätzlicher Molar, weiterer, hinter dem Weisheitszahn gelegener Molar
Dolor, Schmerz
Dolor post extractionem, Schmerz nach der Zahnentfernung
dorsal, zum Rücken hin gelegen
Dosierung, Mengenabmessung
Dosimetrie, Strahlendosis-Messverfahren
Duodenum, Zwölffingerdarm
Dura mater, harte Hirnhaut
Duroplaste, Materialien, die nach der Aushärtung dauerhaft hart sind
Dysgnathie, jegliche Abweichung (Fehlentwicklung) vom gesunden Gebiss
Dysplasie, Missgestalt, Fehlbildung
Dyspnoe, Atemnot, Atembeschwerden

E

Ektotoxine, Giftstoffe, die von den Bakterien laufend aus dem Zelleninnern in die Umgebung abgegeben werden
Ekzem, juckende, gerötete, häufig nässende flächenhafte Entzündung der Oberhaut
Elastomere, gummielastische Kunststoffmaterialien
Elektrokauter, Elektrochirurgiegerät
Elektrotom, Elektrode, mit deren Hilfe das Gewebe bei Elektrochirurgie zerteilt wird
Elevatorium, Instrument zur Abhebung des Muko-Periost-Lappens vom Kieferknochen
Elongation, Verlängerung, verlängertes Herauswachsen eines Zahnes
Embolie, Verschluss eines Blutgefäßes durch Blutgerinnsel oder Fremdkörper wie Fetttröpfchen, Luftbläschen usw., Folge: Infarkt
Embryo, ungeborene Leibesfrucht, beim Menschen bis Ende des 3. Schwangerschaftsmonats
Embryopathie, Schädigungen des Embryos während der Organentwicklung
Empyem, Eiteransammlung in einer Körperhöhle (z. B. Bauchhöhle, Gallenblase)
Endo-Boxen, Behälter zur sterilen Lagerung von Wurzelkanalinstrumenten
Endodontie, Lehre von den Pulpaerkrankungen und ihrer Behandlungen
Endokard, Herzinnenhaut
Endotoxine, Giftstoffe, die beim Zerfall der Bakterienwand frei werden
Endotrachealtubus, biegsame Gummi- oder Plastikröhre zur Einführung in die Luftröhre zwecks Zufuhr von Narkosegasen oder Freihaltung der Atemwege

<u>Enzym</u>, Ferment, von lebenden Zellen erzeugter Eiweißstoff, lenkt und beschleunigt die chemisch-biologischen Reaktionen im Körper
<u>Epidermis</u>, Oberhaut
<u>Epikard</u>, Herzaußenhaut, ist fest mit dem Myokard verbunden
<u>Epilepsie</u>, Fallsucht
<u>Epiphyse</u>, Ende eines Röhrenknochens
<u>Epithel</u>, Deckgewebe, bedeckt alle äußeren und inneren Körperflächen
<u>Epithelzellen</u>, Deckzellen, bilden das Epithelgewebe
<u>Epulis</u>, knotenförmige Wucherung der Gingiva
<u>Ergonomie</u>, Teilbereich der Arbeitsphysiologie, der sich mit den Möglichkeiten einer Anpassung der Arbeit an den Menschen befasst
<u>Erosion</u>, Zerstörung der Zahnhartsubstanz durch Säuren
<u>Erythrozyten</u>, rote Blutkörperchen
<u>Eugenol</u>, Wirkstoff des Nelkenöls
<u>Eugnathie</u>, anatomisch regelrechtes und funktionell einwandfreies Gebiss
<u>Exanthem</u>, Hautausschlag
<u>Exitus</u>, Tod, Ableben
<u>Exkavation</u>, herausschälen, herausschaben
<u>Exkavator</u>, Instrument zum Herauslösen von erweichtem Dentin
<u>Expansion</u>, Ausdehnung
<u>Expiration</u>, Ausatmung
<u>Exstirpation</u>, völlige Entfernung eines erkrankten Organs oder eines abgegrenzten Tumors, z.B. Pulpa
<u>Exstirpationsnadel</u>, endodontische Nadel zum Entfernen der Wurzelpulpa
<u>Exsudat</u>, eiweißreiche Flüssigkeit, die bei Entzündungen aus den Gefäßen in das umgebende Gewebe austritt
<u>Extension</u>, Ausdehnung, Zug
<u>extern</u>, draußen befindlich
<u>Extraktion</u>, Zahn wird aus seiner Alveole entfernt
<u>extraoral</u>, außerhalb der Mundhöhle
<u>Extrasystole</u>, vorzeitiger, zusätzlicher Herzschlag, Folge: unregelmäßiger Puls
<u>Extremitäten</u>, Gliedmaße (Arme, Beine)
<u>Exzision</u>, vollständiges Entfernen von Gewebe („herausschneiden")
<u>Exzitation</u>, Erregungszustand

F

<u>Fascie</u>, Muskelhaut
<u>F.D.I.</u>, Féderation Dentaire Internationale (Internationale Vereinigung der Zahnärzte)
<u>febril</u>, fieberhaft
<u>Feilung</u>, verspannte oder verdüste Legierung, die unterschiedlich große oder kleine Teile entstehen lässt, auch Alloy genannt
<u>Femur</u>, Oberschenkelknochen
<u>Fetopathie</u>, Schädigung der Leibesfrucht nach dem 3. Schwangerschaftsmonat
<u>Fetus</u>, Leibesfrucht nach dem 3. Schwangerschaftsmonat bis zum Ende der Schwangerschaft
<u>Fibrin</u>, (wasserunlösliches) Gerinnungseiweiß
<u>Fibrinogen</u>, lösliche Vorstufe des Fibrins
<u>Fibrom</u>, gutartiger Tumor des Bindegewebes
<u>Fibula</u>, Wadenbein
<u>Finierer</u>, zahnärztliches Schleifinstrument
<u>Fissur</u>, Spalte, Furche auf der Kaufläche
<u>Fistel</u>, röhrenförmiger Kanal, der durch die Haut durchbricht
<u>Fixierung</u>, Festigung
<u>Fluoridierung</u>, Maßnahmen zur Anreicherung von Fluoriden im Zahnschmelz
<u>Foetor ex ore</u>, übler Mundgeruch
<u>Fokus</u>, Herd
<u>Follikel</u>, Säckchen, Drüsenbläschen
<u>Fontanelle</u>, Knochenlücke an den Nahtstellen der Schädeldecke des Neugeborenen
<u>Foramen</u>, Fenster, Öffnung
<u>Foramen apikale</u>, Wurzelspitzenloch
<u>Foramen infraorbitale</u>, Unteraugenhöhlenloch
<u>Foramen mandibulae</u>, Unterkieferloch
<u>Foramen mentale</u>, Kinnloch
<u>forensisch</u>, gerichtlich
<u>Fossa articularis</u>, Gelenkpfanne oder Gelenkgrube
<u>Fraktur</u>, Knochenbruch
<u>Frenulum</u>, Bändchen
<u>Frenulum buccae</u>, Wangenbändchen
<u>Frenulum labii</u>, Lippenbändchen
<u>Frenulum linguae</u>, Zungenbändchen
<u>Frequenz</u>, Häufigkeit pro Zeiteinheit
<u>frontal</u>, von vorn, zur Stirn hin
<u>fungizid</u>, pilzabtötende Wirkung
<u>Furunkel</u>, eitrige Entzündung eines Haarbalges und seiner Talgdrüse mit Eiterpfropfbildung

G

<u>Gangrän</u>, Gewebstod durch Ernährungs- oder Durchblutungsstörungen (Brand)
<u>Gaster</u>, Magen
<u>Gene</u>, Träger von Erbanlagen, in den Chromosomen
<u>genetisch</u>, erblich bedingt
<u>Genitalien</u>, äußere Geschlechtsorgane
<u>Germektomie</u>, operative Entfernung des Zahnkeimes
<u>Gingiva</u>, Zahnfleisch

Gingivahyperplasie, derbe Verdickung der Gingiva
Gingivektomie, chirurgisches Abtragen des Zahnfleischrandes
Gingivitis, Zahnfleischentzündung
GKV, Gesetzliche Krankenversicherung
Glandula, Drüse
Glandula parotis, Ohrspeicheldrüse
Glandula submandibularis, Unterkieferspeicheldrüse
Glandula sublingualis, Unterzungenspeicheldrüse
Glucose, Traubenzucker
Glykogen, tierische Stärke
Granulationsgewebe, neugebildetes gefäßreiches Bindegewebe, das sich als Reaktion auf entzündliche Reize bildet und in Narbengewebe übergeht
Granulom, Granulationsgeschwulst, die sich z. B. bei einer chronischen Entzündung an der Wurzelspitze des Zahnes bildet
Granulozyten, gekörnte, weiße Blutkörperchen
Guttapercha, kautschukähnliches, provisorisches Verschlussmaterial

H

Haderup-System, spezielles Zahnschema
hämatogen, aus dem Blut stammend
Hämatom, Bluterguss
Hämolyse, Auflösung der roten Blutkörperchen
Headgear, kieferorthopädisches Behandlungsgerät, dessen Außenbogen fest mit einem Nacken-Kopf-Band verankert ist
Heißpolymerisate, Kunststoffmaterialien, die erst bei Wärmezufuhr aushärten
Hemiplegie, Halbseitenlähmung
Hepar, Leber
Hepatitis, Leberentzündung
Herpes labialis, Bläschenbildung an der Lippe
Herpes simplex, durch Viren hervorgerufene Bläschen auf der Haut oder Schleimhaut
Hilus, Stelle eines Organs, wo Blutgefäße, Nerven und Ausleitungsgänge ein- und austreten, z. B. Lungenhilus, Nierenhilus
HIV, Abkürzung für englisch „Human Immunodeficiency Virus“, zu deutsch: „humanes Immundefekt Virus“; wissenschaftliche Bezeichnung des Virus, das durch Zerstörung der T-Helfer-Zellen (eine Untergruppe der Lymphozyten) die Krankheit Aids auslöst
Homöopathie, von Hahnemann (1755–1843) aufgestelltes Heilverfahren, wonach Krankheiten mit hochverdünnten Arzneistoffen behandelt werden, die in höherer Dosierung beim Gesunden ein der Krankheit ähnliches Erscheinungsbild hervorrufen
Hormone, körpereigene Wirkstoffe, werden von endokrinen Drüsen direkt ins Blut abgegeben und lösen an bestimmten Organen bestimmte Vorgänge aus
Humerus, Oberarmknochen
Hydrokolloid, thermoplastisches Abformmaterial
Hygiene, Gesundheitslehre, Teilgebiet der Medizin, das sich mit der Verhütung von Krankheiten bzw. mit der Erhaltung der Gesundheit des Menschen befasst
hygroskopisch, bestrebt Wasser aufzunehmen
Hyperämie, starke Durchblutung (Blutfülle) eines Organs
Hyperdontie, Zahnüberzahl
Hyperplasie, Vergrößerung eines Organs durch Zunahme seiner Zellzahl, Gewebsneubildung
Hypertonie, Bluthochdruck
Hypertrophie, Vergrößerung von Organen durch Vergrößerung ihrer Einzelzellen
Hyperventilation, verstärkte Atmung
Hyperventilationstetanie, neuro-muskuläre Störungen, die durch eine verstärkte Atmung (ohne organische Ursache) ausgelöst werden
Hypnotika (Mz.), Schlafmittel
Hypodontie, Zahnunterzahl
Hypoglykämie, Unterzuckerung
Hypophyse, Hirnanhangdrüse
Hypotonie, zu niedriger Blutdruck
Hypotrophie, Untererernährung, Verkleinerung eines Organs durch Gewebsschwund
hypovolämischer Schock, Schock, ausgelöst durch Flüssigkeitsverlust

I

Ileum, Krummdarm
Immunisierung, Erzeugen der Widerstandsfähigkeit gegen ansteckende Krankheitserreger, z. B. durch Impfung
Immunität, Unempfindlichkeit gegen bestimmte Krankheitserreger
mplantat, Einpflanzung von körperfremden Materialien oder Geweben in den Körper
Incisivus, Schneidezahn
Infarkt, Verschluss einer Arterie mit Absterben des von diesem Gefäß versorgten Gewebes
Infektion, Eindringen und Vermehrung von Krankheitserregern im Körper
Infiltrationsanästhesie, örtliche Betäubung durch Einspritzen des Betäubungsmittels im Behandlungsbereich
Infiltrationsanästhesie, Methode der örtlichen Betäubung, durch Einspritzung von Lokalanästhetika in das Gewebe
Inhalation, Einatmen von Dämpfen, Gasen, Aerosolen

Injektion, Einspritzung (eines flüssigen Medikamentes)
Inkubationszeit, Zeit zwischen der Ansteckung und dem ersten Auftreten der Krankheitsanzeichen bei Infektionskrankheiten
Inlay, Einlagefüllung
Inspektion, Besichtigung, Prüfung, beim Zahnarzt: Betrachten der Mundhöhle, der Haut/Schleimhaut des Patienten
Inspiration, Einatmung
Insulin, von der Bauchspeicheldrüse gebildetes Hormon, senkt den Blutzuckerspiegel
interdental, zwischen den Zähnen liegend
Interimsverschluss, Füllung, die aus einem nicht endgültigen Verschlussmaterial besteht, das bis zur endgültigen Versorgung im Mund bleiben kann
intern, innerhalb, innerlich
Intima, innere Schicht der Blutgefäße, besteht überwiegend aus Epithelgewebe
intraarteriell, in eine (einer) Arterie
intracutan, in der (die) Haut
intraligamentäre Anästhesie, Lokalanästhetikum wird zwischen Zahn und Alveolarknochen eingespritzt
intramuskulär, in dem (den) Muskel
intraoral, innerhalb der Mundhöhle
intravenös, in der (die) Vene
Intubation, Einführen eines Endotrachealtubus in die Luftröhre
Involution, Rückbildung
inzisal, im Bereich der Schneidekante
Inzision, scharfer Schnitt in die Schleimhaut/Haut (Einschneiden)
IP, Individualprophylaxe
Iris, Regenbogenhaut des Auges
Ischämie, starke Minderdurchblutung bis zur totalen Unterbrechung der Blutzufuhr

J
Jejunum, Leerdarm

K
Kallus, neugebildete Knochensubstanz an der Stelle eines Knochenbruches
Kaltlicht, Einspiegelung des Lichts ohne Wärmeanteil über einen Glasfaser-Lichtleiter
Kalziumhydroxid ($Ca(OH)_2$), desinfizierendes Mittel zur Überkappung der Pulpa
Kanüle, Hohlnadel für Injektionsspritzen
Kapillaren, Haargefäße, kleinste Blutgefäße
Kardiaka (Mz.), Herzmittel
kardiogener Schock, Schock, ausgelöst z. B. durch Herzinfarkt
Karies, Zahnfäule
Karies, fortschreitende Zerstörung der Zahnhartsubstanzen
Kariesrezidiv, Wiederaufflammen einer alten Karies
kariogen, Karies verursachend
Karzinom, Krebsgeschwulst, bösartiger Tumor des Epithelgewebes
Katarrh, Schleimhautentzündung
kaudal, fußwärts, steißwärts
Kavität, Höhlung am Zahn
KFO, Kieferorthopädie
Kieferkompression, Schmalkiefer
Kieferorthopädie, Lehre von den Gebissfehlentwicklungen und deren Behebung
Klitoris, Kitzler
Kofferdam, elastisches Gummituch zur vollständigen Trockenlegung der Zähne
Kolibakterien, im Dickdarm lebende Bakterien, produzieren Vitamine der B-Gruppe, fördern Zersetzung der Kohlenhydrate des Darminhalts, wirken außerhalb des Dickdarms häufig als Krankheitserreger
Kollaps, Kreislaufschwäche, Ohnmacht
Koma, tiefe, durch äußere Reize nicht zu unterbrechende Bewusstlosigkeit
Kompakta, hartes Knochengewebe
Komplikation, Ereignis, das eine Krankheit ungünstig beeinflusst
Komposits, Füllungswerkstoffe, die aus Kunststoff und Füllkörpern zusammengesetzt sind
Kondensation, Verdichtung
Konkrement, subgingivaler Zahnstein
Konservierung, Haltbarmachung
Konsistenz, Festigkeitsgrad eines Stoffes
Konstitution, Summe aller angeborenen Eigenschaften wie Körperbau, körperliche, geistige und seelische Funktionen
Kontamination, Verunreinigung, Verseuchung von Gegenständen und Personen durch Kontakt mit Krankheitserregern (oder durch radioaktive Stoffe)
Kontraindikation, Gegenanzeige, zwingende Gründe, bei einer Krankheit ein bestimmtes Heilmittel oder -verfahren nicht anzuwenden
Konturierung, Ausarbeiten der Kaufläche und Gestaltung nach anatomischen Gesichtspunkten
Kontusion, Quetschung
Konus, Kegel
koronal, im Bereich der Zahnkrone
Koronargefäße, Herzkranzgefäße
Kortikosteroide, Hormone der Nebennierenrinde
kranial, zum Kopf gehörend, kopfwärts
Kreitation, Reibegeräusch beim Verrücken der Knochen an der Bruchstelle
Kürettage, Ausschabung, z. B. von erkranktem Gewebe und Konkrementen aus den Zahnfleischtaschen
Kürette, Instrument zur Zahnsteinentfernung

F

L

Labiae, Lippen
labial, zur Lippe hin
Laryngoskop, Kehlkopfspiegel
Larynx, Kehlkopf
lateral, seitlich
Laterotrusion, Kippung der Frontzähne zur Seite
Legierung, Mischung aus verschiedenen verschmolzenen Metallen
Leitungsanästhesie, örtliche Betäubung durch Umspritzung der betreffenden Nerven
Leukoplakie, weißlicher Fleck in der Schleimhaut
Leukozyten, weiße Blutkörperchen
Lichen, Knötchenflechte
Lingua, Zunge
lingual, zur Zunge hin, die Zunge betreffend
Lipom, gutartige Geschwulst des Fettgewebes
Liquor cerebrospinalis, Gehirnrückenmarksflüssigkeit
Lokalanästhesie, örtliche Betäubung
Luxation, 1.) Verrenkung, 2.) gewaltsame Lockerung von Zähnen
Lymphadenitis, Lymphknotenentzündung
Lymphangitis, Lymphgefäßentzündung
Lymphe, Gewebs- oder Zwischenzellflüssigkeit
Lymphknoten, ovales oder bohnenförmiges Organ, das als Filterstation in das Lymphgefäßsystem eingeschaltet ist und in dem die Lymphozyten gebildet werden
Lymphödem, nicht schmerzhafte, teigige Schwellung, die durch Verhinderung des Lymphabflusses entsteht
Lymphozyten, besondere Form der weißen Blutkörperchen, werden im lymphat. Gewebe gebildet, dienen der Krankheitsabwehr

M

Makrognathie, Vergrößerung des Oberkiefers
Malignom, bösartige Geschwulst
Mandibula, Unterkiefer (UK)
mandibulär, den UK betreffend
Mandrin, Führungsstab für Punktionskanülen
Manifestation, Verfestigung
Manometer, Druckmesser für Gase und Flüssigkeiten
marginal, randwärts, am Rand gelegen
Matrix, Grundsubstanz
Matrize, Hilfsmittel beim Legen von Füllungen
MAV (Mund-Antrum-Verbindung), Verbindung zwischen Kiefer- und Mundhöhle
Maxilla, Oberkiefer (OK)
maxillär, den OK betreffend
Mc Call-Girlande, wulstige Verdickungen der Gingiva bei Rückbildung des Zahnhalteapparates
Media, mittlere Schicht der Gefäße, besteht aus glatter Muskulatur
medial, in der Mitte befindlich, nach der Mitte zu gelegen
Mediastinum, Mittelfellraum, liegt zwischen den beiden Pleurahöhlen, enthält Luft- und Speiseröhre, das Herz und die großen Gefäße
Mediotrusion, Kippung der Frontzähne zur Mitte
Meiose, Reduktions- oder Reifeteilung; es entstehen zwei Zellen mit jeweils halbiertem Chromosomensatz
Membran, 1. dünnschichtige trennende Haut (z. B. Trommelfell)
2. dünne Gewebsschicht mit bestimmten Durchlässigkeitseigenschaften bei Osmose
mesial, zur Mitte hin
Mesialbiss, Zahnkontakte des UK sind nach mesial verschoben
Mesiodens, zusätzlicher mittlerer Schneidezahn
Metastase, Tochtergeschwulst einer bösartigen Geschwulst
Mikrognathie, Verkleinerung des Oberkiefers
Mikromotor, Antrieb von Hand- und Winkelstücken
Mikroorganismen, Kleinstlebewesen
Mitose, normale Zellteilung; es entstehen zwei Zellen mit vollständigem Chromosomensatz
Mitralklappe, zweizipflige Segelklappe zwischen linkem Herzvorhof und linker Herzkammer
Molar, Mahlzahn
Monomer, Stoff aus unverknüpften Molekülen
Monozyten, größte Form der weißen Blutkörperchen (Leukozyten), sind an der Phagozytose beteiligt
Mortalamputation, Entfernung der abgetöteten Pulpa nur im Kronenbereich
Mortalexstirpation, Entfernung der abgetöteten Pulpa
Motorik, Gesamtheit der willkürlichen Bewegungsabläufe des menschlichen Körpers, die Lehre von den Bewegungsfunktionen
Mucosa, Schleimhaut
muko-gingival, am Übergang zwischen festgewachsener und beweglicher Mundschleimhaut gelegen
Muko-Periost-Lappen, Schleimhaut-Knochenhaut-Lappen, der z. B. bei der operativen Zahnentfernung gebildet wird
Multifunktionsspritze, Spritze in Behandlereinheit zum Reinigen und Trockensprayen
Musculus, Muskel
- **M. biventer**, zweibäuchiger Muskel
- **M. buccinator**, Wangen- oder Tompetermuskel
- **M. digastricus**, zweibäuchiger Muskel
- **M. geniohyoideus**, Kinn-Zungenbeinmuskel
- **M. masseter**, großer Kaumuskel

- **M. mylohyoideus**, Unterzungenbeinmuskel
- **M. orbicularis oculi**, Ringmuskel der Augen
- **M. orbicularis oris**, Ringmuskel des Mundes
- **M. pterygoideus lateralis**, äußerer Flügelmuskel
- **M. pterygoideus medialis**, innerer Flügelmuskel
- **M. temporalis**, Schläfenmuskel

Mykose, Pilzerkrankung der Haut oder der Schleimhaut
Myofibrillen, Muskelfäserchen
Myokard, Herzmuskel
Myokardinfarkt, Herzinfarkt, Nekrose (örtlicher Gewebstod) des Herzmuskels aufgrund eines Sauerstoffmangels, z. B. durch Verschluss einer Herzkranzarterie

N

Narkose, Betäubung, Allgemeinanästhesie, bei der die Schmerzempfindung und das Bewusstsein ausgeschaltet sind
Narkotikum, Betäubungsmittel
Nekrose, örtlicher Gewebstod
Neoplasma, Neubildung von Gewebe, meist im Sinne von bösartiger Geschwulst
Nephron, kleinste funktioneile Einheit der Niere, besteht aus Nierenkörperchen und Nierenkanälchen
Nervus, Nerv

- **N. facialis**, VII. Hirnnerv, der die mimische Muskulatur versorgt
- **N. mandibularis**, Unterkiefernerv, 3. Ast des N. trigeminus
- **N. maxillaris**, Oberkiefernerv, 2. Ast des N. trigeminus
- **N. ophtalmicus**, Augennerv, 1. Ast des N. trigeminus
- **N. trigeminus**, V. Hirnnerv, dreigeteilter Nerv

Neuralgie, Nervenschmerz, anfallweise auftretendes schmerzhaftes Nervenleiden, ohne nachweisbare äußere Veränderungen
Neuritis, Nervenentzündung
Nuklearmedizin, medizinisches Spezialgebiet, befasst sich mit der diagnostischen und therapeutischen Anwendung radioaktiver Substanzen
Nukleus, Zellkern

O

Odontoblasten, dentinbildende Zellen
Ödem, Gewebewassersucht, krankhafte Flüssigkeitsansammlung im Zellzwischenraum
Ösophagus, Speiseröhre
okklusal, im Bereich der Kaufläche
Okklusion, Kontaktposition zwischen Oberkiefer und Unterkiefer
opak, undurchsichtig
oral, den Mund betreffend, am Mund, durch den Mund
Orthopädie, Lehre von der Behandlung und Verhütung von Fehlbildungen und Erkrankungen des Haltungs- und Bewegungsapparates
Orthopantomogramm, Röntgenübersichtsaufnahme des gesamten Kauorgans
Orthopnoe, stärkste Atemnot
orthoradial, spezielle Einstellung des Zentralstrahls beim Röntgen
orthostatischer Kollaps, Ohnmacht, Kreislaufschwäche infolge einer Minderdurchblutung des Gehirns bei aufrechter Körperhaltung
Os ethmoidale, Siebbein
Os frontale, Stirnbein
Os lacrimale, Tränenbein
Os nasale, Nasenbein
Os occipitale, Hinterhauptbein
Os palatinum, Gaumenbein
Os parietale, Scheitelbein
Os sphenoidale, Keilbein
Os temporale, Schläfenbein
Os zygomaticum, Jochbein
Osteomyelitis, Knochenmarkentzündung
Osteosynthese, operative Behandlung eines Knochenbruchs
Osteotomie, Abtragung, Durchtrennung eines Knochens
Ostitis, Knochenentzündung
Östrogene, weibliche Geschlechtshormone (Follikelhormone)

P

palatinal, zum Gaumen hin
Palatum durum, harter Gaumen
Palatum molle, weicher Gaumen
Palpation, Untersuchung eines Krankheitsherdes durch Abtasten
Pankreas, Bauchspeicheldrüse
Papillae foliatae, blattförmige Papillen, Geschmackspapillenart
Papillae fungiformis, pilzförmige Papillen, Geschmackspapillenart
Papillae vallatae, Wallpapillen, Geschmackspapillenart
Parafunktion, Fehlfunktion, z. B. „Knirschen“
parenteral, unter Umgehung des Magen-Darm-Kanals, z. B. intravenös
Parese, Erschlaffung, Schwäche, unvollständige Lähmung
Parodontitis, Entzündung des Zahnhalteapparates
Parodontium, Zahnhalteapparat
Parodontologie, Lehre vom Zahnhalteapparat und seinen Erkrankungen
Parodontometer, Sonde zum Messen der Taschentiefe von Zahnfleischtaschen

Parodontopathie, Erkrankung des Zahnhalteapparates
Parodontose, nicht entzündliche Rückbildung des Zahnhalteapparates
Parotis, Ohrspeicheldrüse
Parotitis, Entzündung der Ohrspeicheldrüse
Parotitis epidemica, Mumps, durch Viren verursachte Erkrankung hauptsächlich der Ohrspeicheldrüse, meist im Kindesalter
pathogen, krank machend
Pathogenität, Fähigkeit von Mikroorganismen, Krankheiten hervorzurufen
Pathologie, Allgemeine Lehre von den Krankheiten
PE, Probeexzision
Pellet, Kügelchen, z. B. aus Watte
Penis, männliches Glied
Pepsin, eiweißhaltiges Enzym des Magensaftes
Pepsinogen, Vorstufe des Pepsins, wird in der Magenschleimhaut gebildet
Perforation, Durchbruch, Durchbohrung, Durchlöcherung
periapikal, die Wurzelspitze umgebend
peripheres Nervensystem, sämtliche Hirn- und Rückenmarksnerven, leiten empfangene Sinnesreizungen zum ZNS, Antworten zu den Ausführungsorganen
Perikard, Herzbeutel
Periodontium, Wurzelhaut, auch als Desmodont bezeichnet
Periost, Knochenhaut
Peritoneum, Bauchfell
Perkussion, Organuntersuchung durch Beklopfen der Körperoberfläche, beim Zahnarzt: Beklopfen der Zähne
perkutan, durch die Haut
Persistenz, Verbleiben eines Milchzahnes über den Zahnwechsel hinaus
Pertussis, Keuchhusten, durch Bakterien verursachte Infektionskrankheit bei Kindern
Phagozytose, Aufnahme kleiner Teilchen in das Zellinnere
Pharyngitis, Rachenentzündung
Pharynx, Rachen, Schlund
Phlegmone, Eiteransammlung, flächenhafte Ausbreitung
Physiologie, Lehre von den Lebensvorgängen
Pia mater, weiche Hirnhaut
Plaque, fest haftender, nicht abspülbarer bakterieller Zahnbelag
Pleura, Brustfell
Poliomyelitis epidemica,Kinderlähmung, durch Viren übertragene Infektionskrankheit, wegen Impfung heute sehr selten
Polyether,Abformmaterial mit hoher Steifigkeit
Polymer, Stoff, der aus mehreren kleineren Molekülen besteht
Polymerisation, Verknüpfung mehrerer kleinerer Moleküle
Polymethylmetacrylat, Kunststoff zur Anfertigung von Prothesen
Polysulfide, Abformmaterial in leicht fließender Konsistenz
Präcancerose, Vorstufe von Krebs
Prädilektionsstellen, kariesanfällige Stellen
Prämedikation, medikamentöse Gabe vor dem eigentlichen Eingriff
Prämolar, kleiner Mahlzahn
Prävention, Vorbeugung, Verhütung
Probeexzision, Probeentnahme von Gewebe
Processus alveolaris, Fortsatz des OK, Alveolarfortsatz
Processus frontalis,Fortsatz des OK, Stirnfortsatz
Processus palatinus, Fortsatz des OK, Gaumenfortsatz
Processus zygomaticus, Fortsatz des OK, Jochbeinfortsatz
profundus, tief liegend
Progenie, Überentwicklung des Unterkiefers
Prognathie, Überentwicklung des Oberkiefers
Prognose, Vorhersage des Krankheitsverlaufs
Prophylaxe, Vorbeugung, Krankheitsverhütung
Prostata, Vorsteherdrüse
Proteine, Eiweißstoffe
Prothese, Zahnersatz
Prothetik, Zahnersatzkunde
Prothrombin, inaktive Vorstufe des Enzyms Thrombin
Protrusion, die Frontzähne sind nach vorne gekippt
Provisorium, vorübergehender Ersatz
proximal, näher zur Körpermitte liegend
Psyche, Seele
Psychologie, Wissenschaft vom Seelenleben und den Bewusstseinsvorgängen
Psychopharmaka, Arzneimittel, die vorwiegend psychische Funktionen beeinflussen (Dämpfung, Anregung)
Pubertät, Geschlechtsreife, Reifezeit
Pulmo, Lunge
Pulpa, Zahnmark
Pulpagangrän, fauliger Zerfall des Zahnmarks
Pulpanekrose, Gewebstod des Zahnmarks
Pulpektomie, Entfernung der gesamten Pulpa
Pulpenkavum, Pulpahöhle
Pulpitis, Pulpaentzündung
Pulpotomie, Entfernung der Kronenpulpa
Punktion, Einstich in das Körperinnere zur Entnahme von Körperflüssigkeit oder Gewebe
Pupille, Sehloch des Auges
purulent, eitrig
Pus, Eiter

R

Rachitis, Vitamin-D-Mangelkrankheit, Weichbleiben und Verbiegung von Knochen
radikulär, im Bereich der Zahnwurzel
Radiologie, Lehre von der Diagnostik und Therapie mittels ionisierender Strahlen (Röntgenstrahlen, 7-Strahlen)
Radius, Speiche
Raspatorium, Instrument zum Zurückschieben des Muko-Periost-Lappens
Reanimation, Wiederbelebung
Reattachment, Wiederaufbau von parodontalem Gewebe
Recall, Vormerkung von Patienten, die in regelmäßigen Abständen zu Kontrolluntersuchungen bestellt werden
Reduzierung, Verminderung
Rehabilitation, Wiederherstellung der ursprünglichen Lage, Gesamtheit der Maßnahmen zur Wiedereingliederung von Versehrten in die Gesellschaft
Reimplantation, Wiedereinpflanzung
Rekonvaleszenz, Genesung
Rektum, Mastdarm, Enddarm
Remineralisation, in einen entkalkten, demineralisierten Schmelzbezirk werden neue Mineralsalze eingelagert
Ren, Niere
renal, die Nieren betreffend
replantieren, Zahn wieder ins Alveolarfach setzen
Reposition, Wiederzurücksetzen von Bruchstücken in die ursprüngliche Lage
Resistenz, Widerstandsfähigkeit
Resorption, Aufnahme von gelösten Stoffen oder Gasen durch Körpergewebe hindurch in Blut und Zellen
Retention, Zurückhalten, z. B. von Zähnen im Knochen
Retentionsphase, Abschlussphase in der Kieferorthopädie
Retina, Netzhaut des Auges
retiniert, zurückgehalten
retrograd, von rückwärts, z. B. von der Wurzelspitze aus
Retrusion, Frontzähne sind nach hinten gekippt
Rezeption, Empfangsbereich in der Praxis
Rezession, Zahnfleischschwund an einzelnen Zähnen
Rezidiv, Wiederaufflammen einer Erkrankung
Rhagade, Schleimhauteinriss am Mundwinkel
Rhesusfaktor, erbliche Eigenschaft der roten Blutkörperchen, Abk.: Rh = Faktor, Rh+ = Rhesusfaktor vorhanden, rh+ = fehlend
Rhinitis, Nasenschleimhautentzündung, Schnupfen

S

sagittal, in Richtung der Pfeilnaht des Schädels, von vorn nach hinten
Sarkom, bösartige Geschwulst d. Bindegewebes
Scaler, Zahnreinigungsinstrument
Schmelz, harte äußere Schicht der Zahnkrone
Schock, Kreislaufversagen, Nervenerschütterung, Kollaps
Sedativa, beruhigend wirkende Mittel
Segment, Abschnitt
Sekret, Stoff, der von Drüsen produziert und abgesondert wird, z. B. Hormone, Magensaft
Sekretion, Bildung und Absonderung von Sekret
Sekundärkaries, neue Karies, die am Füllungs- oder Kronenrand entsteht
Sensibilität, Empfindsamkeit, Empfindlichkeit, Feinfühligkeit
Sensibilitätsprüfung, Reizung der Zähne mit Kälte, Wärme oder elektrischem Strom
Sepsis, durch Bakterien verursachte Blutvergiftung
Septum, Scheidewand, Zwischenwand in einem Organ, z. B. Herzscheidewand, Nasenscheidewand
Septum cordis, Herzscheidewand
Septum nasi, Nasenscheidewand
serös, serumartig oder serumähnlich
Serum, der flüssige Teil des Blutes ohne Fibrinogen
Sharpey'sche Fasern, Faserbündel der Wurzelhaut, die der Aufhängung des Zahnes im Alveolarfach dienen
Sigma, S-Darm, Teil des Dickdarms
sinister, links
Sinus frontalis, Stirnhöhle
Sinus maxillares, Kieferhöhlen
Sinus sphenoidalis, Keilbeinhöhle
Sinusitis, Nasennebenhöhlenentzündung
Sinusknoten, Erregungsbildungszentrum des Herzens
Skalpell, chirurgisches Messer
Sklera, Lederhaut des Auges
somatisch, körperlich
Sonde, Untersuchungsinstrument zur Einführung in Körperhöhlen oder Gewebe
Soor, Pilzerkrankung der Mundschleimhaut
Spasmus, Krampf
Speicheldiagnose, Methode zur Analyse der Mundflora und von kariesaktiven Keimen
Spekulum, Spiegel
Spongiosa, schwammartiges Knochengewebe
Sporen, Dauerform von Bakterien
stationär, die Behandlung, den Aufenthalt in einem Krankenhaus betreffend
Stenose, Verengung
steril, unfruchtbar, keimfrei

Sterilisation, Unfruchtbarmachung, Abtötung oder Entfernung aller Mikroorganismen
Sterilität, Unfruchtbarkeit, Keimfreiheit
Sternum, Brustbein
Stethoskop, Hörrohr
Stomatitis, Mundschleimhautentzündung
Stomatitis aphtosa, durch Herpes-Simplex-Virus hervorgerufene, schmerzhafte Defekte (Aphten) der Mundschleimhaut
stomatognathes System, sind alle Organe und Gewebe, die an der Geschmacksempfindung, der Nahrungszerkleinerung, der Verdauung und an der Weiterleitung der Atemluft beteiligt sind
Streptococcus mutans, Karies erregende kettenförmig angeordnete Kugelbakterien
subcutan, unter der Haut liegend, unter die Haut
Subcutis, Unterhautfettgewebe
subfebril, erhöhte Temperatur
Suizid, Selbstmord
Sulcus, Furche, Rinne
Sulcugingivae, Zahnfleischfurche
superficialis, oberflächlich
supragingival, oberhalb des Zahnfleischsaumes
Suspension, Aufschwemmung von festen Teilchen in einer Flüssigkeit
Synovia, Gelenkschmiere
Syphilis, eine Geschlechtskrankheit
Systole, Zusammenziehung des Herzmuskels

T

Tachykardie, beschleunigter Herzschlag
temporär, vorübergehend
Tendovaginitis, Sehnenscheidenentzündung
teratogen, Missbildungen auslösend
Tertiärdentin, aufgrund eines Reizes neu gebildetes Dentin
Testis, Hoden
Tetanie, schmerzhafter Muskelkrampf infolge Kalziummangels
Tetanus, Wundstarrkrampf, durch Toxin von Tetanusbakterien verursacht
Therapie, Heilbehandlung
Thermodesinfektor, Gerät zur gleichzeitigen Reinigung und Desinfektion von Instrumenten
Thermoplaste, Kunststoffmaterial, das durch Temperaturveränderung seine Härte verändert
Thorax, Brustkorb
Thrombin, Enzym, das die Umwandlung von Fibrinogen in Fibrin bewirkt
Thrombozyten, Blutplättchen
Thrombus, Blutpfropf, Blutgerinnsel
Thyroxin, Hormon der Schilddrüse
Tibia, Schienbein
Tinktur, dünnflüssiger alkoholischer Auszug aus pflanzlichen oder tierischen Stoffen
Tofflemire-Matrize, spezielle Bänder, die bei der Füllungstherapie dazu dienen, die verloren gegangene Zahnwand wieder herzustellen
Tonsillen, Mandeln, lymphatische Organe im Ubergangsbereich von Mund und Nase in den Rachen
Tonus, Spannungszustand der Gewebe, besonders der Muskulatur
Toxin, Gift, insbesondere Bakteriengift
Trachea, Luftröhre
Tracheitis, Luftröhrenentzündung
Transplantation, Verpflanzung
Transversalebene, eine quer gerichtete, quer verlaufende Ebene
Trapanal, Kurzzeitnarkotikum
Trauma,
- mechanische Gewalteinwirkung auf den Körper, z. B. durch Unfall
- seelische Erschütterung durch Verletzung oder Schreck

traumatische Nadeln, haben ein Fädel- oder Federöhr
Tray, Tablett oder Kassette zur Aufnahme von zahnärztlichen Instrumenten
Tremor, Zittern
Trepanation, Eröffnung, z. B. des Zahnes
Trifurkation, Dreigabelung der Zahnwurzeln bei dreiwurzeligen Zähnen
Trizeps, dreiköpfiger Oberarmmuskel
Tuba Eustachii, Ohrtrompete (Eustachische Röhre)
Tuba uterina, Eileiter
Tube, Röhre
Tuber maxillae, Oberkieferhöcker
Tuberkulose, Infektionskrankheit durch Tuberkelbakterien
Tumor, Geschwulst

U

Ulkus, Geschwür (Gewebedefekt) der Haut oder Schleimhaut
Ulna, Ellbogen, Elle
Ulzeration, offene geschwürige Stelle der Schleimhaut
Ureter, Harnleiter
Urethra, Harnröhre
Uterus,Gebärmutter
Uvula,Zäpfchen

V

Vagina. Scheide
vegetatives Nervensystem, auch autonomes Nervensystem, dem Willen nicht unterworfen, ist für das Zusammenwirken der inneren Organe verantwortlich und regelt somit die Körperfunktionen (Atmung, Herztätigkeit, Verdauung, Stoffwechsel u. a.)

Vene, Blutgefäß, das zum Herzen führt
Venole, kleinste Vene
ventral, den Bauch betreffend, bauchwärts
Ventriculus. Magen
Ventrikel, Hohlraum (besonders Gehirn-, Herzkammer)
vertikal, senkrecht
Vesica urinaria. Harnblase
vestibulär, zum Mundvorhof hin
Vestibulum oris, Mundvorhof
Virulenz, „Giftigkeit", Aggressivität, Ansteckungsfähigkeit eines Erregers
viruzid, Viren zerstörend
vital, lebend
Vitalamputation, Entfernung der vitalen Kronenpulpa
Vitalexstirpation, vollständige Entfernung der gesamten vitalen Pulpa
Vitalitätsprüfung, Reizung der Zähne mit Kälte, Wärme oder elektrischem Strom um festzustellen, ob ein Zahn noch lebt
Vitalkapazität, die Menge Luft, die nach einer maximalen Einatmung maximal ausgeatmet werden kann
Vitamine, lebenswichtige, in Spuren wirksame, organische Stoffe mit biologischer Aktivität, die der menschliche Organismus nicht selbst erzeugen kann; müssen deshalb mit der Nahrung aufgenommen werden
Vomer, Pflugscharbein
Vulva, äußere Geschlechtsorgane der Frau

Z
Zapfenzahn, verkümmerter Zahn
Zellulae ethmoidales, Siebbeinzellen
zentral, in der Mitte gelegen
Zentrales Nervensystem, umfasst Gehirn und Rückenmark, Steuerungszentrale für alle geistigen Tätigkeiten
zerebral, das Gehirn betreffend
Zerebrum, Gehirn, Großhirn
Zerumen, Ohrschmalz
zervikal, Genick, Nacken, Hals betreffend; in der Zahnheilkunde: im Bereich des Zahnhalses
Zervix, Nacken, Genick, Hals
Zyanose, bläuliche Verfärbung der Haut infolge Sauerstoffmangels im Blut
Zyklus, Folge, Reihe, periodisch ablaufendes Geschehen
Zyste, sackartiger Hohlraum mit dünn- oder dickflüssigem Inhalt
Zystektomie, Herausschälen einer Zyste
Zystenbalg, Wand der Zyste
Zystostomie, Eröffnung einer Zyste
Zytologie, Lehre von den Zellen
Zvtoplasma, Zellplasma, Grundsubstanz der Zelle zwischen Zellwand und Zellkern
Zytostatika, chemische Stoffe, hemmen die Entwicklung schnell wachsender Zellen; zur Behandlung von Tumoren

Originalabschlussprüfungen

Vorbemerkung

Die Prüfungsmodalitäten in den einzelnen Bundesländern weichen zum Teil erheblich voneinander ab. Exemplarisch werden deshalb die Prüfungsanforderungen von einem Bundesland (hier: Baden-Württemberg) vorgestellt. Erkundigen Sie sich daher bei Ihren Fachlehrern, ob die hier vorgestellten Aufgabentypen den Prüfungsaufgaben in Ihrem Bundesland entsprechen.

Abschlussprüfungen in Behandlungsassistenz, Praxisorganisation und -verwaltung (Sommer 2022)

Teil 1: Behandlungsassistenz, Zeit: 75 Min.

Punkte

1 Fachbegriffe **20**

1.1 Geben Sie die folgenden Fachbegriffe in Deutsch an.

pathogen	
anaerob	
Kontamination	
Asepsis	
Demineralisation	
Palatum molle	
Pharynx	
Laterale Kondensation	

Lösungen auf Seite 582

Luxation der Zähne	
supragingival	

1.2 Geben Sie die folgenden Begriffe in Fachsprache an.

Zahnkeimentfernung	
Erschwerter Zahndurchbruch	
Gefäßverengende Mittel	
Einschneiden in Gewebe	
Stirnhöhle	
Gewebstod der Pulpa	
Gutartige Hohlgeschwulst	
Großer Kaumuskel	
Gelenkkopf	
Zum Mundvorhof hin	

Lösungen auf Seite 582/583

Punkte

2 **20**

Ausgangssituation: Für die heutige Behandlung in der Praxis Dr. Wohl erscheint Frau Brau mit ihrer 7-jährigen Tochter Mila.

2.1 Sie erläutern Frau Brau und Mila den Aufbau eines Zahnes.

2.1.1 – Zeichnen Sie einen beliebigen Zahn.

– Beschriften Sie die drei Anteile des äußeren und vier Anteile des inneren Aufbaus in Fachsprache.

2.1.2 Nennen Sie die drei zahnhartsubstanzbildenden Zellen in Fachsprache.

2.2 Während der Behandlung fällt der Begriff „White Spot".

2.2.1 Erklären Sie der Mutter dieses Kariesstadium und drei Besonderheiten.

2.2.2 Findet keine Behandlung statt, schreitet die Karies weiter fort.

– Nennen Sie die einzelnen Stadien bis zur Pulpitis. (Fachsprache)

– Beschreiben Sie, wie die Anteile der jeweiligen Zahnsubstanz betroffen sind.

2.3 Die Kariesentstehung wird auch durch den Speichel beeinflusst.

2.3.1 Beschriften Sie die Abbildung mit den entsprechenden deutschen Begriffen und Fachbegriffen.

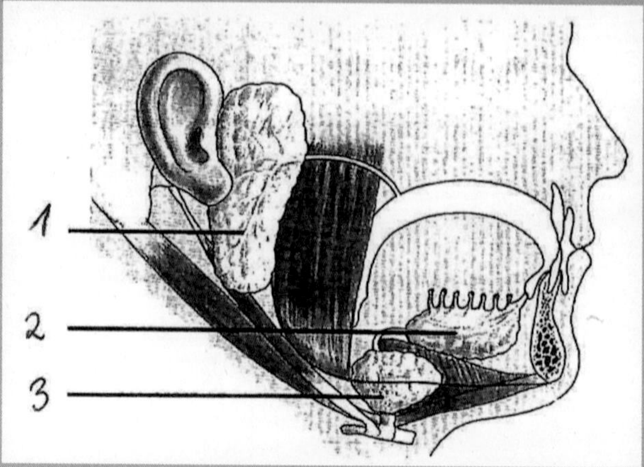

Quelle: Schubert, Zahnmedizinische Assistenz, Libromed, 3. Auflage 2020, S. 77

Lösungen auf Seite 583/584

2.3.2 – Beschreiben Sie die Lage der Ausführungsgänge.
– Ordnen Sie diese der jeweiligen Speicheldrüse zu.

Punkte

3 **20**

Ausgangssituation: Die neue Auszubildende Nicole wird über die Praxishygiene informiert.

3.1 Pathogene Mikroorganismen werden in unterschiedliche Erreger eingeteilt. Ergänzen Sie die Tabelle und geben Sie jeweils eine mögliche Erkrankung an.

Erreger	Infektionskrankheit
Viren	COVID-19

3.2 Mikroorganismen vermehren sich unterschiedlich. Beschreiben Sie die Vermehrung bei Viren und Bakterien stichwortartig.

Viren	Bakterien
Vermehrung:	Vermehrung:

3.3 Geben Sie vier Anforderungen an, die ein Händedesinfektionsmittel erfüllen sollte.

3.4 Es gibt verschiedene Infektionswege.
– Nennen Sie die für die Zahnarztpraxis bedeutenden Infektionswege.
– Geben Sie je ein Beispiel dazu an.

3.5 Man unterscheidet zwischen aktiver und passiver Immunisierung.

3.5.1 Machen Sie jeweils zwei Angaben zu den Merkmalen der aktiven und passiven Immunisierung.

Lösungen auf Seite 584/585

Aktive Immunisierung	Passive Immunisierung

3.5.2 Geben Sie ein Beispiel für eine aktive Immunisierung an.

3.5.3 Erklären Sie den Begriff „Simultanimpfung".

3.6 Nach erfolgter Osteotomie müssen die verwendeten Medizinprodukte aufbereitet werden.

Beschreiben Sie den korrekten Ablauf der Aufbereitung am Beispiel der verwendeten Weisheitszahnzange.

Punkte

4 **20**

Ausgangssituation: Die intraorale Befundaufnahme bei Mila ergibt folgenden Befund: Die Zähne 16 und 55 sind kariös.

4.1 Nennen Sie vier Möglichkeiten, Karies zu diagnostizieren.

4.2 – Nennen Sie zwei Füllungsmaterialien für Milchzähne, welche für Mila geeignet sind.
– Begründen Sie Ihre Wahl.

4.3 Mila erhält am Zahn 16 eine mo Kompositfüllung.

Nennen Sie die Behandlungsschritte beim Legen einer lichthärtenden Kompositfüllung ab erfolgter Anästhesie (mit Instrumenten/Materialien).

Arbeitsschritte	Instrumente und Materialien
Anästhesie	Spritze, Karpule, Kanüle
...	...

4.4 Begründen Sie die Notwendigkeit der Kühlung rotierender Instrumente.

Lösungen auf Seite 585/586/587

4.5 – Unterscheiden Sie bei den drei vorgegebenen Wurzelkanalbehandlungsmethoden das Ergebnis der Perkussions- und Vitalitätsprobe.

– Beschreiben Sie die Behandlungsmaßnahmen.

Methode	Vitalexstirpation	Gangränbehandlung	Pulpotomie
Perkussionsprobe			
Vitalitätsprobe			
Behandlungsmaßnahmen der ersten Sitzung			

Punkte

5 **20**

Ausgangssituation: Der ältere Bruder von Mila, Kai, 18 Jahre, ist zur operativen Entfernung der Unterkiefer-Weisheitszähne einbestellt.

5.1 Nennen Sie sechs mögliche Komplikationen des Eingriffs, über die Kai im Rahmen der Aufklärungspflicht vorab informiert werden muss.

5.2 Erklären Sie die Begriffe „retiniert" und „verlagert".

retiniert:

verlagert:

5.3 Unterscheiden Sie die Osteotomie von einer einfachen Extraktion.

5.4 Zählen Sie auf, welche Instrumente (6 Stück) **zusätzlich** zu einer Extraktion bei einer Osteotomie benötigt werden.

5.5 Unterscheiden Sie die chirurgische von der anatomischen Pinzette hinsichtlich des Arbeitsendes und des Verwendungszweckes.

5.6 Füllen Sie die Tabelle auf der folgenden Seite aus:

– Geben Sie den Namen des Instrumentes an.

– Benennen Sie das Einsatzgebiet.

Lösungen auf Seite 587/588/589

Abbildung	Name Instrument	Einsatzgebiet
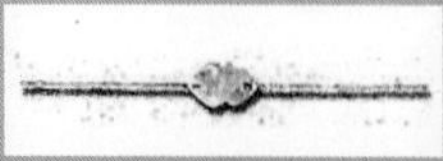		
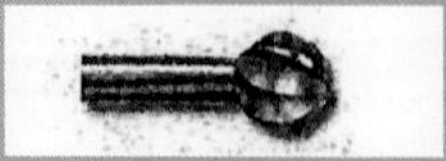		
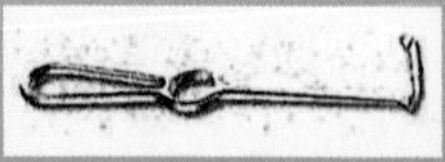		
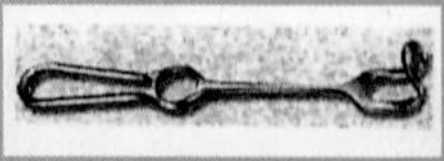		
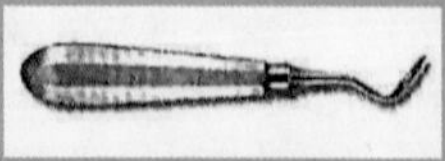		

Quelle: Schubert, Zahnmedizinische Assistenz, Libromed, 3. Auflage 2020, S. 248 – 250

5.7 Erklären Sie den Unterschied zwischen einem traumatischen und einem atraumatischen Nahtmaterial.

5.8 Begründen Sie, weshalb das traumatische Nahtmaterial als „traumatisch" bezeichnet wird.

Lösungen auf Seite 589

Teil 2: Behandlungsassistenz, Zeit: 75 Min.

Punkte

1 Fachbegriffe **20**

1.1 Übersetzen Sie die folgenden Begriffe in die Fachsprache.

Deutsche Bezeichnung	Fachwort
Zahnfleischentzündung	
mechanische Abnutzung der Zahnhartsubstanz durch Fremdstoffe (z. B. Putzkörper)	
Zahnfleischfurche	
natürliche Lücke zwischen den Frontzähnen	
Drehung	
scheinbare Verlängerung eines Zahnes	
überentwickelter Unterkiefer	
Schmerz	
Zusammenschluss, Schlussbiss	
endgültig	

Lösungen auf Seite 590

1.2 Übersetzen Sie die folgenden Fachbegriffe in die deutsche Sprache.

Fachausdruck	Deutsche Bezeichnung
partielle Prothese	
subgingival	
Prothetik	
extraoral	
lokal	
Kürettage	
Rehabilitation	
retiniert	
bad habit	
root planning	

Punkte

2 Röntgenkunde **20**

2.1 Nennen Sie vier Eigenschaften von Röntgenstrahlen.

2.2 Erklären Sie, wie sich die Veränderung der a) Röhrenspannung, b) Stromstärke und c) Belichtungszeit auf die Röntgenstrahlung auswirkt.

2.3 Setzen Sie im folgenden Text die Worte „hell" und „dunkel" jeweils an den richtigen Stellen ein.
Strahlendurchlässige Bereiche des Körpers, wie Wangen und andere Weichgewebe, werden ______ abgebildet, während strahlenundurchlässige Bereiche, wie Metallkronen oder Amalgamfüllungen, ______ erscheinen. Der besonders dichte Zahnschmelz erscheint auf dem Bild eher ______, während die Pulpa ______ abgebildet wird.

2.4 Ein Röntgenbild ist zu dunkel geworden, weil die Belichtungszeit falsch eingestellt wurde. Erklären Sie, welcher Fehler bei der Wahl der Belichtungszeit gemacht wurde.

Lösungen auf Seite 590/591

2.5 Beim Röntgen wird zwischen analoger Röntgentechnik und digitaler Röntgentechnik unterschieden. Erläutern Sie den grundlegenden Unterschied zwischen analoger und digitaler Röntgentechnik.

2.6 Bei der digitalen Röntgentechnik gibt es zwei Verfahren. Das direkte und das indirekte Verfahren. Beschreiben Sie das indirekte Verfahren.

2.7 Nennen Sie vier Vorteile der digitalen Röntgentechnik gegenüber der analogen Röntgentechnik.

2.8 Der Patient drückt beim Halten des Films / der Speicherfolie diese stark gegen den Gaumen und verformt den Film / die Speicherfolie. Erklären Sie, welche Auswirkung dies auf die Aufnahme hat.

2.9 Geben Sie an, wie sich eine helfende Person vor der Röntgenstrahlung schützen kann.

2.10 Erläutern Sie den Begriff „rechtfertigende Indikation".

2.11 Beschreiben Sie die Paralleltechnik und fertigen Sie hierzu eine Skizze an.

Punkte

3 Prophylaxe **20**

3.1 Definieren Sie den Begriff Prophylaxe.

3.2 Sie kaufen eine neue Handzahnbürste. Nennen Sie fünf Eigenschaften, die eine gute Zahnbürste erfüllen muss.

3.3 Ein 14-Jähriger Patient schrubbt seine Zähne beim Putzen an allen Zahnflächen. Erläutern Sie, welche langfristigen Folgen diese falsche Zahnputztechnik haben kann.

3.4 Empfehlen Sie dem 14-jährigen Patienten mit gesundem Parodont eine geeignete Zahnputztechnik und erklären Sie ihm die Durchführung.

3.5 Zählen Sie drei Hilfsmittel zur Interdentalraumreinigung auf.

3.6
- Beschreiben Sie die systemische und die lokale Fluoridierung.
- Nennen Sie jeweils zwei Beispiele.

3.7 Erklären Sie, was man unter einer Schmelzfluorose versteht

Lösungen auf Seite 591/592/593/594

3.8 Erläutern Sie den weiteren Ablauf der Fissurenversiegelung mit Materialien und Instrumenten.

Tätigkeit	Instrumente, Materialien
Säuberung der Zähne	fluoridfreie Paste, Bürstchen, Winkelstück
…	…

Punkte

4 Parodontologie **20**

4.1 Der Patient Klaus Müller kommt zum Kontrolltermin. Er klagt über empfindliche Zahnhälse und über Zahnfleischbluten, vor allem beim Zähneputzen. Der erstellte PSI-Code zeigt in einem Quadranten den Code 3 an. Der erste Befund ergibt eine mittelschwere Parodontitis und der Zahnarzt leitet die erste Phase der Initialtherapie ein.

4.1.1 Erläutern Sie den Inhalt der ersten Phase der Initialtherapie.

4.1.2 Herr Müller ist Raucher. Dies ist eine Ursache für eine Parodontitis. Nennen Sie drei weitere Ursachen für eine Parodontitis.

4.1.3 Ergänzen Sie das Flussdiagramm zur Entstehung der Parodontitis.

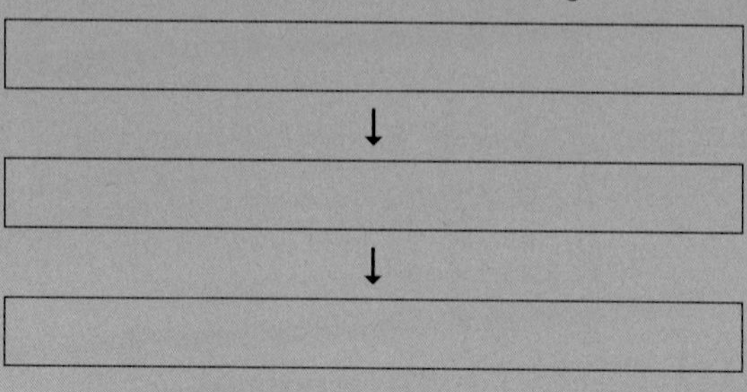

Lösungen auf Seite 594/595

4.1.4 Beschriften Sie die folgende Abbildung.

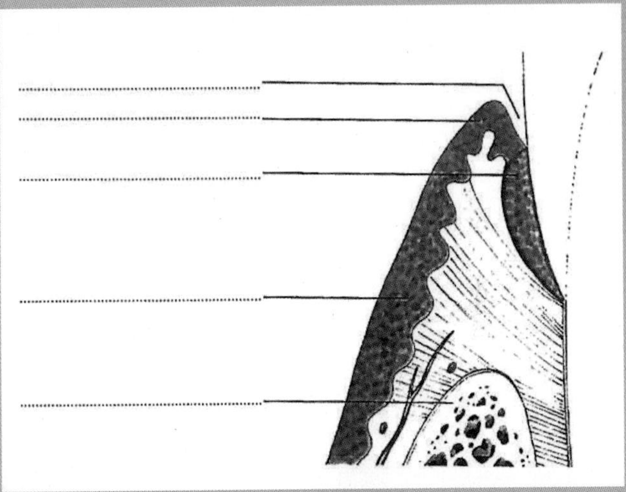

Quelle: Schubert, Zahnmedizinische Assistenz, Libromed, 1. Auflage, S. 285, Abb. 10.2

4.1.5 Erklären Sie den Unterschied zwischen Zahnstein und Konkrementen.

4.2 Bei dem Patienten ist eine geschlossene Kürettage eingeplant. Beschreiben Sie die geschlossene Kürettage und nennen Sie zu jedem Schritt das passende Handinstrumentarium.

4.3 – Benennen Sie die auf der folgenden Seite abgebildeten Instrumente.
– Beschreiben Sie die auf der folgenden Seite abgebildeten Instrumente.

Lösungen auf Seite 595/596

Instrument	Bezeichnung und Beschreibung
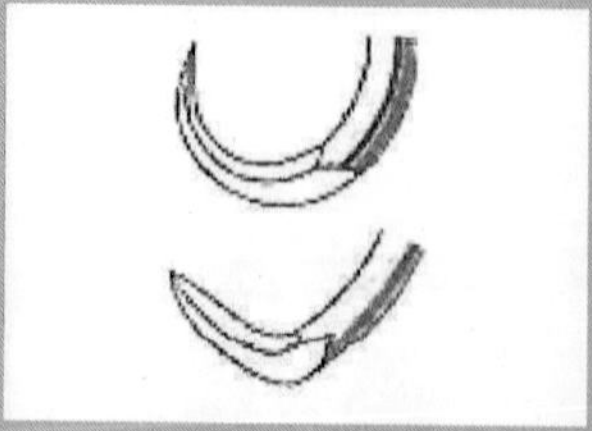	
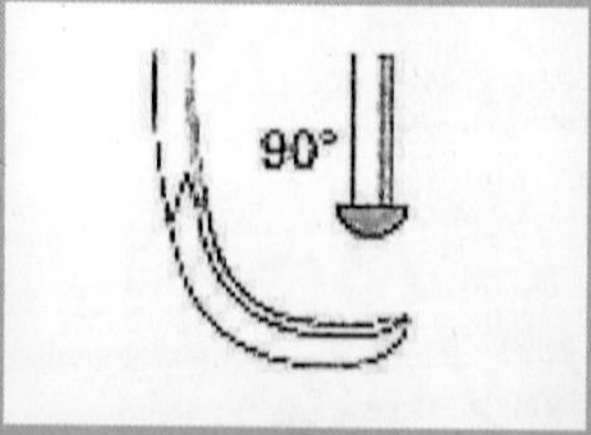	

Punkte

5 Prothetik 20

5.1 Nennen Sie die drei Gruppen, in die Zahnersatz eingeteilt wird, mit jeweils einem Beispiel.

5.2 Zählen Sie drei Verankerungsmöglichkeiten für eine Modellgussprothese auf.

5.3 Beschreiben Sie die parodontale und gingivale Lagerung einer Modellgussprothese.

5.4 Die Klammern an Modellgussprothesen können nach langer Tragezeit Probleme verursachen. Nennen Sie zwei mögliche Probleme.

Lösungen auf Seite 596/597

5.5 Beschriften Sie die folgende Abbildung richtig mit den Begriffen: *Freiendsattel, Schaltsattel, Klammer, Sublingualbügel.*

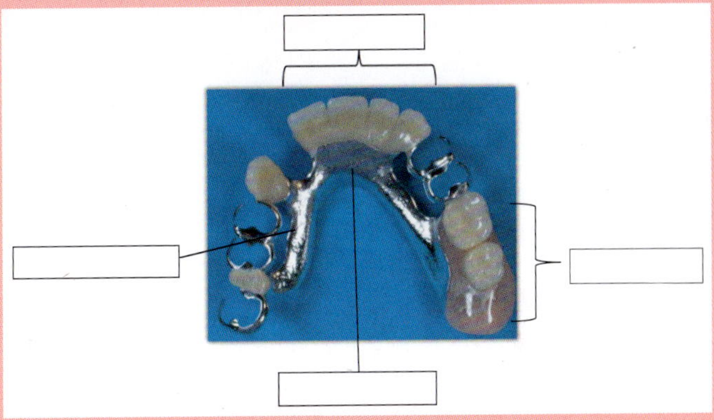

Quelle: http://www.zahnarztpraxis-schmidt.ch/prothesen.html

5.6 Beschreiben Sie den Arbeitsablauf der oben abgebildeten Modellgussprothese.

Tätigkeit	Labor
1. Sitzung	
2. Sitzung	
3. Sitzung	
4. Sitzung	
5. Sitzung	

5.7 Erklären Sie, was man unter einer Interimsprothese versteht.

Lösungen auf Seite 597/598

Bereich Praxisorganisation und -verwaltung, Zeit: 30 Min. (Sommer 2022)

Ausgangssituation

Claudias Ausbildungsplan in einem zahnmedizinischen Versorgungszentrum sieht ab dieser Woche den Einsatz in der Verwaltung vor. Sie lernt die vielfältigen Aufgaben der Praxismanagerin Frau Tanja Greber kennen.

Punkte

1 **12**

Frau Greber berichtet Claudia, dass seit Pandemiebeginn der Anteil der Verbrauchsmaterialien an den Gesamtausgaben der Praxis deutlich gestiegen ist. Sie ist aber froh, dass die Patientenzahlen gleichgeblieben sind. Viele Praxen stellen seit Pandemiebeginn auch sinkende Patientenzahlen fest und haben damit weniger Einnahmen.

1.1 Kosten können danach eingeteilt werden, ob sie unabhängig oder abhängig von der Zahl der behandelten Patienten sind. Unterscheiden Sie fixe und variable Kosten.

1.2 Ordnen Sie den **variablen Kosten eine 1**, den **fixen Kosten eine 2** zu:

	Gehälter
	Miete
	Verbrauchsmaterialien wie Handschuhe, Masken, Desinfektionsmittel
	Wasser/Strom
	Abschreibung Behandlungsstuhl
	Porto

1.3 Erläutern Sie zwei sinnvolle Vorschläge, wie man die Anschaffungskosten für Verbrauchsmaterialien in einer Zahnarztpraxis senken kann.

1.4 Seit Pandemiebeginn sind die Kosten der Praxis für Handschuhe, Masken und Desinfektionsmittel deutlich gestiegen. Frau Greber hat Angebote für Nitrilhandschuhe angefordert. Das erste ist heute in der Post (Anlage 1). Frau Greber möchte zum Test zwei Boxen pro Größe bestellen.

Berechnen Sie den Bezugspreis für insgesamt zehn Boxen mithilfe des folgenden Kalkulationsschemas.

Lösungen auf Seite 599/600

Kalkulationsschema	Platz für Notizen:	Berechnung für zehn Boxen:
Listeneinkaufspreis		
– Rabatt		
= Zieleinkaufspreis netto		
+ Mehrwertsteuer		
= Zieleinkaufspreis brutto		
– Skonto		
= Bareinkaufspreis		
+ Bezugskosten		
= Bezugspreis/Einstandspreis		

1.5 Geben Sie an, wie lange das per Post eingegangene Angebot der Firma Dental-Depot GmbH (Anlage 1) gültig ist.

1.6 Erklären Sie die im Angebot aufgeführte Aussage „Frei Haus".

Punkte

2 **12**

Claudia ist beeindruckt von Frau Grebers Fachkompetenz. Sie erfährt, dass Frau Greber nach ihrer Ausbildung zur ZFA nie aufgehört hat, sich weiterzubilden. Mittlerweile ist sie ZMV und will in Kürze die Prüfung zur Dentalen Fachwirtin ablegen.

2.1 Der Beruf der ZFA ist sehr vielseitig. Führen Sie vier Tätigkeitsbereiche auf und erklären Sie diese mit jeweils einem Beispiel.

2.2 Claudia kennt die Abkürzungen zu den Fortbildungsmöglichkeiten der Zahnmedizinischen Fachangestellten nicht. Helfen Sie ihr und ergänzen Sie diese in der folgenden Tabelle.

Lösungen auf Seite 600/601

ZFA	Zahnmedizinische Fachangestellte
DH Professional	
ZMF	
ZMP	
ZMV	

2.3 Zwischenzeitlich gibt es viele unterschiedliche Praxisarten. Kleine, aber auch sehr große, die Personal mit unterschiedlichen Kompetenzen benötigen. Beschreiben Sie kurz die Praxisformen:

Praxisart	Kurzbeschreibung
Einzelpraxis	
Berufsausübungsgemeinschaft	
Praxisgemeinschaft	

Punkte

3 **6**

Die ZFA Simona Bauer überreicht Frau Greber eine Bescheinigung ihrer Frauenärztin, dass sie sich in der 8. Schwangerschaftswoche befindet. Der voraussichtliche Entbindungstermin ist der 27.08.2022. Die Praxis steht nun vor der administrativen Herausforderung, die Schutzvorschriften für schwangere Frauen zu beachten.

3.1 Nennen Sie zwei Schutzvorschriften für schwangere Frauen.

3.2 Geben sie mithilfe des Kalenderauszugs (Anlage 2) Simonas letzten Arbeitstag an.

3.3 Simona äußert den Wunsch, dass sie bis zum Entbindungstermin arbeiten möchte, sofern ihre Gesundheit dies zulässt. Beurteilen Sie den Fall mithilfe des Gesetzestextes. (Anlage 3)

Lösungen auf Seite 601/602

Anlage 1

Dentaldepot GmbH

Dentaldepot GmbH, Postfach 23245, 71679 Asperg
Zahnarztpraxis
Dr. med. dent. Ulf Panther
Frau Tanja Greber
Stuttgarter Str. 47a
74321 Bietigheim-Bissingen

15.05.20 xx

Angebot Nitrilhandschuhe
gemäß den Normen EN 374, EN 455 sowie der MP Verordnung (EU) 2017/745

Sehr geehrte Frau Greber,

vielen Dank für Ihr Interesse an unseren Nitrilhandschuhen.

Wir bieten Ihnen unter Zugrundelegung unserer AGB unsere puderfreien Nitrilhandschuhe **pro Box zum Listenpreis von 14,95 €** zzgl. Mehrwertsteuer an. Der Preis gilt für alle Farben und Größen.

- Bei einer Abnahme ab **10 Boxen** bieten wir Ihnen **5 % Rabatt**, bei einer Abnahme **ab 40 Boxen 10 % Rabatt** und bei einer Abnahme **ab 200 Boxen 20 %** Rabatt.
- **Versandkosten** berechnen wir pauschal mit **4,99 € pro Bestellung**.
- **Ab** einer Bestellung von **40 Boxen** liefern wir **frei Haus**.
- Unter dem Bestellwert von 35 € berechnen wir einen Mindermengenzuschlag von 5 €.

Das Zahlungsziel beträgt 30 Tage. Bei Zahlung **innerhalb von 10 Tagen** gewähren wir **2 % Skonto**.

Über einen Auftrag freuen wir uns sehr. Haben Sie noch Fragen? Rufen Sie uns an.

Herzliche Grüße

Dental Depot GmbH

Franziska Black

i. A. Franziska Black

Anlage:
Produktbeschreibung

Anlage 2: Kalenderdaten zur Berechnung des letzten Arbeitstages

Monat	Juli 22					August 22				
Montag		4	11	18	25	1	8	15	22	29
Dienstag		5	12	19	26	2	9	16	23	30
Mittwoch		6	13	20	27	3	10	17	24	31
Donnerstag		7	14	21	28	4	11	18	25	
Freitag	1	8	15	22	29	5	12	19	26	
Samstag	2	9	16	23	30	6	13	20	27	
Sonntag	**3**	**10**	**17**	**24**	**31**	**7**	**14**	**21**	**28**	

Anlage 3: Auszug aus dem Mutterschutzgesetz

Gesundheitsschutz; Unterabschnitt 1; Arbeitszeitlicher Gesundheitsschutz

§ 3 Schutzfristen vor und nach der Entbindung

(1) Der Arbeitgeber darf eine schwangere Frau in den letzten sechs Wochen vor der Entbindung nicht beschäftigen (Schutzfrist vor der Entbindung), soweit sie sich nicht zur Arbeitsleistung ausdrücklich bereit erklärt. Sie kann die Erklärung nach Satz 1 jederzeit mit Wirkung für die Zukunft widerrufen. Für die Berechnung der Schutzfrist vor der Entbindung ist der voraussichtliche Tag der Entbindung maßgeblich, wie er sich aus dem ärztlichen Zeugnis (...) ergibt. (...)

(2) Der Arbeitgeber darf eine Frau bis zum Ablauf von acht Wochen nach der Entbindung nicht beschäftigen (Schutzfrist nach der Entbindung). Die Schutzfrist nach der Entbindung verlängert sich auf zwölf Wochen (...)

§ 4 Verbot der Mehrarbeit; Ruhezeit

(1) Der Arbeitgeber darf eine schwangere oder stillende Frau, die 18 Jahre oder älter ist, nicht mit einer Arbeit beschäftigen, die die Frau über achteinhalb Stunden täglich oder über 90 Stunden in der Doppelwoche hinaus zu leisten hat. Eine schwangere oder stillende Frau unter 18 Jahren darf der Arbeitgeber nicht mit einer Arbeit beschäftigen, die die Frau über acht Stunden täglich oder über 80 Stunden in der Doppelwoche hinaus zu leisten hat.

In die Doppelwoche werden die Sonntage eingerechnet. Der Arbeitgeber darf eine schwangere oder stillende Frau nicht in einem Umfang beschäftigen, der die vertraglich vereinbarte wöchentliche Arbeitszeit im Durchschnitt des Monats übersteigt. Bei mehreren Arbeitgebern sind die Arbeitszeiten zusammenzurechnen.

(2) Der Arbeitgeber muss der schwangeren oder stillenden Frau nach Beendigung der täglichen Arbeitszeit eine ununterbrochene Ruhezeit von mindestens elf Stunden gewähren.

§ 5 Verbot der Nachtarbeit
(1) Der Arbeitgeber darf eine schwangere oder stillende Frau nicht zwischen 20 Uhr und 6 Uhr beschäftigen. Er darf sie bis 22 Uhr beschäftigen, wenn die Voraussetzungen des § 28 erfüllt sind. (...)

§ 6 Verbot der Sonn- und Feiertagsarbeit
(1) Der Arbeitgeber darf eine schwangere oder stillende Frau nicht an Sonn- und Feiertagen beschäftigen. Er darf sie an Sonn- und Feiertagen nur dann beschäftigen, wenn

1. sich die Frau dazu ausdrücklich bereit erklärt,
2. eine Ausnahme vom allgemeinen Verbot der Arbeit an Sonn- und Feiertagen nach § 10 des Arbeitszeitgesetzes zugelassen ist,
3. der Frau in jeder Woche im Anschluss an eine ununterbrochene Nachtruhezeit von mindestens elf Stunden ein Ersatzruhetag gewährt wird und
4. insbesondere eine unverantwortbare Gefährdung für die schwangere Frau oder ihr Kind durch Alleinarbeit ausgeschlossen ist.

Die schwangere oder stillende Frau kann ihre Erklärung nach Satz 2 Nummer 1 jederzeit mit Wirkung für die Zukunft widerrufen.

§ 7 Freistellung für Untersuchungen und zum Stillen
(1) Der Arbeitgeber hat eine Frau für die Zeit freizustellen, die zur Durchführung der Untersuchungen im Rahmen der Leistungen der gesetzlichen Krankenversicherung bei Schwangerschaft und Mutterschaft erforderlich sind. Entsprechendes gilt zugunsten einer Frau, die nicht in der gesetzlichen Krankenversicherung versichert ist. (...)

Wirtschafts- und Sozialkunde (Sommer 2022)

Bearbeitungszeit: 60 Minuten

Punkte

1 Die Rolle des Mitarbeiters in der Arbeitswelt aktiv ausüben / Als Konsument rechtliche Bestimmungen in Alltagssituationen anwenden **20**

Ausgangssituation

Sabine Klausen arbeitet nach der abgeschlossenen Ausbildung als Zahnmedizinische Fachangestellte in einer Gemeinschaftspraxis mit 25 Beschäftigten. Zu ihren Aufgaben gehört unter anderem die Betreuung der Auszubildenden. Aus Überzeugung setzt sich Sabine seit ihrer Betriebszugehörigkeit für die Interessen der Arbeitnehmer und Auszubildenden ein und ist in diesem Jahr in den Betriebsrat gewählt worden.

1.1 Die neue Auszubildende Stefanie Petit (17 Jahre alt), die für die Ausbildung von Frankreich nach Deutschland gezogen ist, erkundigt sich bei Frau Klausen, was man unter dem „Dualen Ausbildungssystem" versteht. 3

Ergänzen Sie das Schaubild zum „Dualen Ausbildungssystem" (auf der folgenden Seite) mithilfe folgender Begriffe:

Berufsschule, Auszubildende, Schulgesetze der Länder, Ausbildungsordnung, fachpraktische Inhalte, Ausbildungsbetrieb, theoretische Inhalte, Kammerprüfung, zwei Lernorte, Berufsschulabschlussprüfung, Berufsschüler, Duales Ausbildungssystem

Lösungen auf Seite 602

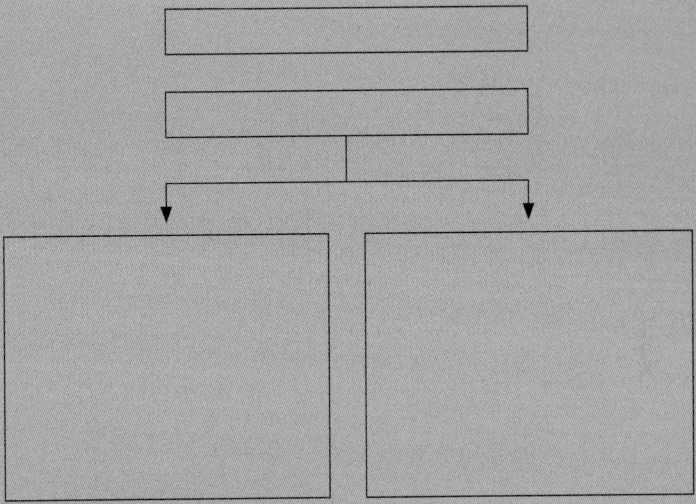

1.2 Nennen Sie <u>jeweils</u> drei Vorteile und drei Nachteile des dualen Ausbildungssystems. 3

1.3 Stefanie ist überrascht, als sie der Praxisinhaber während der Arbeitszeit zum Einkaufen schickt, um für seine anstehende Grillparty alkoholfreie Getränke einzukaufen. Zudem ist Stefanie noch nicht volljährig und damit beschränkt geschäftsfähig. 4

Begründen Sie mithilfe des entsprechenden Paragrafen (Anlage 1), ob diese Tätigkeit möglich ist.

1.4 Sabine Klausen ist besorgt. Aufgrund von kontinuierlich sinkenden Patientenzahlen sieht sich der Praxisinhaber der Gemeinschaftspraxis gezwungen, betriebsbedingt eine Person zu entlassen. Auf einen der folgenden Beschäftigten (siehe Tabelle auf der nächsten Seite) könnte eine Kündigung zukommen. 2

Lösungen auf Seite 602/603

Name	Betriebszugehörigkeit	Status
Sabine Klausen	2 Jahre	23 Jahre alt, ledig, Betriebsratsmitglied
Nino Angelotti	5 Jahre	51 Jahre alt, verheiratet, 2 Kinder
Stefan Müller	18 Monate	46 Jahre alt, ledig, keine Kinder
Laura Böhme	5 Monate	24 Jahre alt, verheiratet, schwanger
Lars Meyer	18 Monate	46 Jahre alt, verheiratet, 4 Kinder

Gemäß dem Kündigungsschutzgesetz müssen bei betriebsbedingten Kündigungen „soziale Kriterien" berücksichtigt werden. Entscheiden Sie, welchem Beschäftigten gekündigt werden darf.

1.5 Dem betroffenen Beschäftigten wird am 11. Mai die Kündigung zugestellt. Erklären Sie, an welchem Datum der Beschäftigte seinen letzten Arbeitstag hat. 3

1.6 Begründen Sie, welche der in der Aufgabe 1.4 genannten Personen einen besonderen Kündigungsschutz besitzen. 3

1.7 Nennen Sie zwei weitere Personengruppen, die ebenfalls einen besonderen Kündigungsschutz haben. 2

2 Die Rolle des Mitarbeiters in der Arbeitswelt aktiv ausüben / Wirtschaftliches Handeln in der Sozialen Marktwirtschaft beurteilen 20

Ausgangssituation

Aufgrund der „Corona-Krise" und der damit verbundenen schlechteren wirtschaftlichen Lage entfallen in diesem Jahr die Lohnerhöhungen für das Personal der Gemeinschaftspraxis von Frau Klausen. Somit bleibt der Verdienst von Frau Klausen mit 1.950 € ebenso hoch wie im Vorjahr und auch der angestellte Zahnarzt konnte seinen Verdienst in Höhe von 8.900 € nicht erhöhen.

2.1 Berechnen Sie nachvollziehbar den monatlichen Rentenversicherungsbeitrag (Anlage 2), der vom Bruttogehalt in Abzug gebracht wird, 4

- für Frau Klausen
- für den angestellten Zahnarzt.

Lösungen auf Seite 603/604

2.1.1 Nennen Sie die Sozialversicherung(en), für die es eine Versicherungspflichtgrenze gibt. **1**

2.1.2 Stellen Sie drei Unterschiede zwischen der Sozialversicherung und der Privatversicherung in einer Tabelle dar. **6**

2.2 Im Jahr 2021 wird das reale Bruttoinlandsprodukt laut der Prognose des deutschen Wirtschaftsinstitutes (DIW) um 2,1 % gegenüber dem Vorjahr steigen. Für das Jahr 2022 wird ein Wirtschaftswachstum von 4,1 % vorhergesagt.

2.2.1 Definieren Sie das „nominale" und das „reale" Bruttoinlandsprodukt. **2**

2.2.2 Um die Konjunktur bzw. das Bruttoinlandsprodukt anzukurbeln, greift der Staat in das Wirtschaftsgeschehen ein. Nennen Sie drei Maßnahmen, die der Staat unter anderem seit Beginn der „Corona-Krise" zur Stützung der wirtschaftlichen Lage durchgeführt hat. **3**

2.2.3 Vervollständigen Sie die folgende Konjunkturkurve mit den Fachbegriffen. **2**

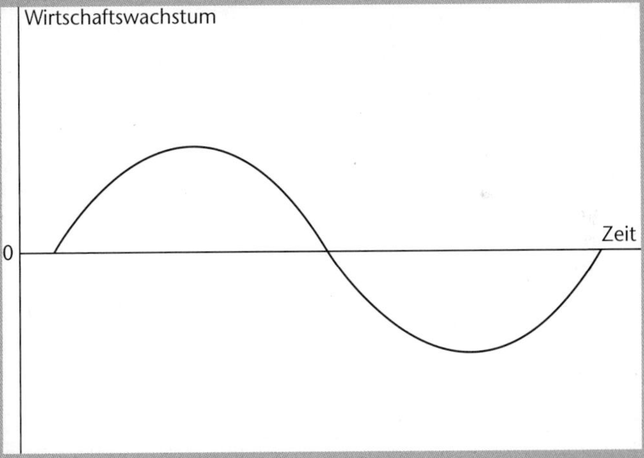

2.2.4 Begründen Sie, in welcher Konjunkturphase sich die Bundesrepublik Deutschland zurzeit befindet. **2**

Lösungen auf Seite 604/605

Anlage 1 Auszug aus dem Berufsbildungsgesetz (BBiG)

§ 14 Berufsausbildung

(1) Ausbildende haben

1. dafür zu sorgen, dass den Auszubildenden die berufliche Handlungsfähigkeit vermittelt wird, die zum Erreichen des Ausbildungsziels erforderlich ist, und die Berufsausbildung in einer durch ihren Zweck gebotenen Form planmäßig, zeitlich und sachlich gegliedert so durchzuführen, dass das Ausbildungsziel in der vorgesehenen Ausbildungszeit erreicht werden kann,
2. selbst auszubilden oder einen Ausbilder oder eine Ausbilderin ausdrücklich damit zu beauftragen,
3. Auszubildenden kostenlos die Ausbildungsmittel, insbesondere Werkzeuge, Werkstoffe und Fachliteratur zur Verfügung zu stellen, die zur Berufsausbildung und zum Ablegen von Zwischen- und Abschlussprüfungen, auch soweit solche nach Beendigung des Berufsausbildungsverhältnisses stattfinden, erforderlich sind,
4. Auszubildende zum Besuch der Berufsschule anzuhalten,
5. dafür zu sorgen, dass Auszubildende charakterlich gefördert sowie sittlich und körperlich nicht gefährdet werden.

(2) Ausbildende haben Auszubildende zum Führen der Ausbildungsnachweise (...) anzuhalten und diese regelmäßig durchzusehen. Den Auszubildenden ist Gelegenheit zu geben, den Ausbildungsnachweis am Arbeitsplatz zu führen.

(3) Auszubildenden dürfen nur Aufgaben übertragen werden, die dem Ausbildungszweck dienen und ihren körperlichen Kräften angemessen sind.

Auszug aus dem Bürgerlichen Gesetzbuch (BGB)

§ 113 Dienst- oder Arbeitsverhältnis

(1) Ermächtigt der gesetzliche Vertreter den Minderjährigen, in Dienst oder in Arbeit zu treten, so ist der Minderjährige für solche Rechtsgeschäfte unbeschränkt geschäftsfähig, welche die Eingehung oder Aufhebung eines Dienst- oder Arbeitsverhältnisses der gestatteten Art oder die Erfüllung der sich aus einem solchen Verhältnis ergebenden Verpflichtungen betreffen.

Lösungen auf Seite 576

Ausgenommen sind Verträge, zu denen der Vertreter der Genehmigung des Familiengerichts bedarf.

(2) (...)

Anlage 2

Beitragsbemessungsgrenze der gesetzlichen Rentenversicherung: 7.100 €
Beitragssatz in der gesetzlichen Rentenversicherung: 18,6%
Versicherungspflichtgrenze: 5.362 €
(Stand: 22.09.2021)

Lösungen zu den Originalabschlussprüfungen

Teil 1: Behandlungsassistenz

1 Fachbegriffe

1.1

Fachbezeichnung	Deutsche Bezeichnung
pathogen	krankmachend
anaerob	ohne Sauerstoff lebend
Kontamination	Verunreinigung, Verschmutzung
Asepsis	völlige Keimfreiheit
Demineralisation	Entkalkung
Palatum molle	weicher Gaumen
Pharynx	Rachen
laterale Kondensation	seitliche Verdichtung
Luxation der Zähne	abnorme Beweglichkeit der Zähne in den Zahnfächern aufgrund des Zerreißens der Fasern des Zahnhalteapparats, Zahnlockerungen
supragingival	oberhalb des Zahnfleischsaumes gelegen

1.2

Deutsche Bezeichnung	Fachbezeichnung
Zahnkeimentfernung	Germektomie
erschwerter Zahndurchbruch	Dentitio difficilis
gefäßverengende Mittel	Vasokonstringentien
Einschneiden in Gewebe	Inzision

Stirnhöhle	Sinus frontalis
Gewebstod der Pulpa	Pulpanekrose
gutartige Hohlgeschwulst	Zyste
großer Kaumuskel	Musculus masseter
Gelenkkopf	Kondylus, z. B. Caput mandibulae
zum Mundvorhof hin	vestibulär

2

2.1.1

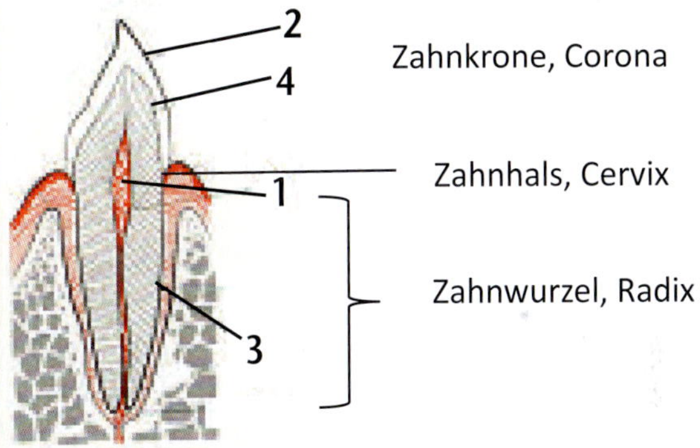

1 Zahnmark, Pulpa; 2 Zahnschmelz, Enamelum; 3 Zahnzement, Cementum; 4 Zahnbein, Dentin

2.1.2

- Ameloblasten
- Odontoblasten
- Zementoblasten

2.2.1 Als „White Spot“ bezeichnet man das erste Stadium der Karies, das durch eine oberflächliche Demineralisierung des Zahnes entsteht. Es kommt noch nicht zu einem Einbruch der Schmelzoberfläche und ist durch Fluoridierung behandelbar.

2.2.2 Caries superficialis (Schmelzkaries) führt zu einer bräunlichen Verfärbung und geht kleinflächig durch den Schmelz.

Caries media (Dentinkaries) breitet sich großflächig im Dentin aus.

Caries profunda (pulpennahe Dentinkaries) reicht bis zum tiefen Dentin in Pulpanähe.

2.3.1

1 Glandula parotis (Ohrspeicheldrüse)

2 Glandula sublingualis (Unterzungenspeicheldrüse)

3 Glandula submandibularis (Unterkieferspeicheldrüse)

2.3.2

Ausführungsgänge der Speicheldrüsen:

Glandula parotis: Innenseite Wange gegenüber dem 2. Oberkiefermolaren

Glandula sublingualis: mehrere kleine Ausführungsgänge unter der Zunge, seitlich am Unterkiefer entlang auf der Plica sublingualis, ein größerer Ausführungsgang in der Mitte unter der Zunge auf der Caruncula sublingualis im Frontzahnbereich

Glandula submandibularis: gemeinsamer Ausführungsgang mit der Glandula sublingualis unter der Zunge auf der Caruncula sublingualis im Frontzahnbereich

3

3.1

Erreger	Infektionskrankheit
Viren	*COVID-19*
Bakterien	z. B. Karies, Scharlach, Tetanus, Keuchhusten, Angina, Pneumokokken-Lungenentzündung ...
Pilze	z. B. Soor, Fußpilz ...
Protozoen	z. B. Toxoplasmose, Malaria, Trichomoniasis ...

3.2

Viren	Bakterien
Vermehrung: Virus lagert sich an Zellwand an, schleust das genetische Material in die Zelle ein, Wirtszelle wird umprogrammiert und bildet neue Viren, Wirtszelle geht zugrunde und setzt Viren frei	Vermehrung: durch Zellteilung

3.3

rascher Wirkungseintritt, breites Wirkungsspektrum (bakterizid, viruzid ...), hautfreundlich, rückfettend, unschädlich für den Menschen, haltbar, VAH-Listung

3.4

- Tröpfcheninfektion, z. B. Grippe
- Schmierinfektion, z. B. Herpes labialis
- Kontaktinfektion, z. B. Abszess → Infektionsweitergabe durch verunreinigte Hände oder Instrumente; Geschlechtskrankheiten durch Geschlechtsverkehr → Clamydieninfektion, Syphilis
- Hämatogene Übertragung, z. B. Hepatitis B und C, AIDS
- Lebensmittelinfektion, z. B. Salmonellose, Toxoplasmose, Hepatitis A

3.5.1

Aktive Immunisierung	**Passive Immunisierung**
gespritzt werden abgetötete, abgeschwächte Erreger (Antigene), Körper bildet Antikörper, Schutz nach mehreren Wochen, Wirkungsdauer jahre- bis lebenslang	gespritzt werden fertige Antikörper, schützen sofort, Wirkungsdauer wenige Wochen

3.5.2

Hepatitis-B-Impfung, Masern-Impfung, Polio-Impfung

3.5.3

gleichzeitige Durchführung einer aktiven und einer passiven Immunisierung

3.6

Risikobewertung der Weisheitszahnzange in kritisch B, Vorreinigung grober Verschmutzungen unmittelbar im Behandlungsraum, Trockenlagerung im Behandlungsraum in geschlossener Transportbox, geschlossene Transportbox wird in den Aufbereitungsraum gebracht, Zange wird aus der Box genommen und in geöffnetem Zustand auf den entsprechenden Halter in den Reinigungs- und Desinfektionsautomaten (RDG) eingebracht (Herstellangaben des RDG beachten), Programm starten (Reinigung, Desinfektion, Spülung, Trocknung), Instrument entnehmen, Sichtkontrolle und Freigabe, Funktionsprüfung und Pflege, Sterilgutverpackung, Sterilisation, Beschriftung, Freigabe, geschlossener Transport zur Lagerstätte, kontaminationsgeschützte (staubfrei, trocken) Lagerung

4

4.1

- Inspektion zur Erkennung von Verfärbungen, Oberflächenveränderungen
- Sondierung zur Feststellung von Oberflächendefekten
- Bissflügelaufnahmen zur Feststellung von Approximalkaries
- faseroptische Transillumination (FOTI): Kaltlichtsonde zur Früherkennung
- Laserfluoreszenzmessung: Bestrahlung mit Laserlicht zur Früherkennung
- elektrische Widerstandsmessung: Bei Karies verbessert sich die Leitfähigkeit, der Widerstand nimmt ab.

4.2

- Glasionomerzement, da einfache und schnelle Verarbeitung, allerdings nur 2, max. 3 Jahre haltbar
- Kompomere und Komposite sind aufwändiger in der Verarbeitung, dafür 5-10 Jahre haltbar.

4.3

Arbeitsschritte	Instrumente und Materialien
Anästhesie	*Spritze, Karpule, Kanüle*
Farbauswahl	Farbring
Kavitätenpräparation (Kariesentfernung)	Winkelstück, Rosenbohrer, Speichelsauger
absolute oder relative Trockenlegung	Kofferdam bzw. Watterollen
ggf. Unterfüllung	z. B. Glasionomerzement
Matrize anlegen	Matrize, Interdentalkeile
Konditionieren (Ätzen) der entsprechenden Flächen	z. B. Ätzgel, Schmelzbonding bzw. Dentinadhäsiv, Lichthärtegerät
Komposit-Schichttechnik	Füllungsinstrumente, Komposit, Lichthärtegerät
Entfernung der Matrize, Ausarbeitung	rotierende Instrumente, Winkelstück
Okklusionskontrolle, Politur	Okklusionsfolie und Halter, Polierer, Winkelstück

4.4

Schnell rotierende Geräte erzeugen Reibungswärme. Je höher die Drehzahl, desto wärmer. Hitze kann Pulpa schädigen.

4.5

Methode	**Vitalexstirpation**	**Gangränbehandlung**	**Pulpotomie**
Perkussionsprobe	negativ	positiv	negativ
Vitalitätsprobe	positiv	negativ	positiv
Behandlungsmaßnahmen der ersten Sitzung	– Anästhesie – Röntgen – Eröffnen – Entfernen der vitalen Pulpa – Wurzelkanalaufbereitung – Spülung – medikamentöse Einlage – provisorischer Verschluss – evtl. auch gleich Wurzelkanalfüllung	– evtl. Anästhesie – Röntgen – Trepanation – Wurzelkanalaufbereitung – Spülung – medikamentöse Einlage – provisorischer Verschluss – evtl. Zahn offen lassen	– Anästhesie – Röntgen – Eröffnen – Entfernung der Kronenpulpa – Blutstillung – Unterfüllung, z. B. mit MTA – definitive Füllung

5

5.1

Nachblutungen, Schmerzen, Schwellung, Wundinfektionen, Frakturen, Schädigung von Nachbarzähnen, Nervenschädigung (Nervus alveolaris inferior, Nervus lingualis), Unterkieferbruch, Kieferhöhleneröffnung

5.2

retiniert: Zahn ist nicht oder nur teilweise durchgebrochen

verlagert: Zahn steht am falschen Platz oder nicht achsengerecht

5.3

Bei der Extraktion wird ein in die Mundhöhle ragender Zahn mit der Zange aus der Alveole entfernt. Bei der Osteotomie wird der sich noch im Kiefer befindliche Zahn operativ entfernt (Inzision, Aufklappung, Freilegung des Zahnes im Knochen, Entfernung des Zahnes, Wundsäuberung und Glättung von Knochenkanten, Zurückklappen des Mukoperiostlappens und Wundverschluss mit mehreren Nähten)

5.4

Skalpell, Raspatorium/Elevatorium, Wundhaken nach Langenbeck, Knochenfräse, anatomische und chirurgische Pinzette, scharfe Löffel, Nadelhalter, Schere, Nahtmaterial

5.5

anatomische Pinzette: stumpf mit feinen Rillen am Arbeitsende, zum Fassen

chirurgische Pinzette: am Arbeitsende mit feinen Häkchen ausgestattet, die zahnartig ineinandergreifen, zum Festhalten von Weichgewebe

5.6

Abbildung	Name Instrument	Einsatzgebiet
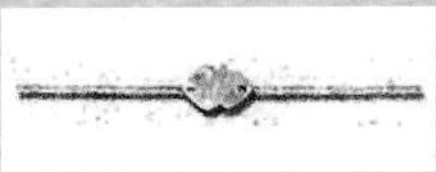	Silberblattsonde / Knopfsonde	Zur Überprüfung einer MAV / Sondierung eröffnete Kiefernhöhle
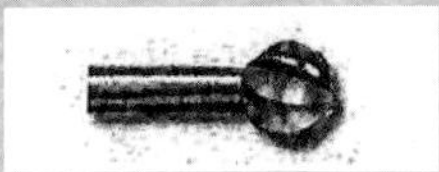	Kugelförmige Knochenfräse	Abtragen von Knochengewebe
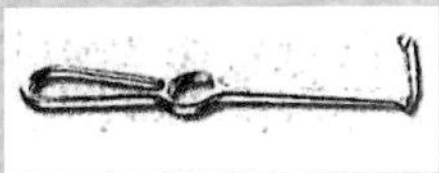	Wundhaken nach Langenbeck	Abhalten des Mukoperiostlappens
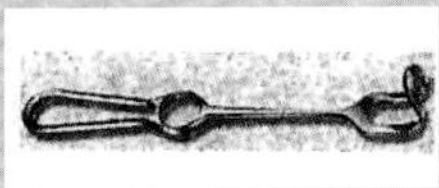	Wundhaken nach Middeldorpf	Abhalten von Wange
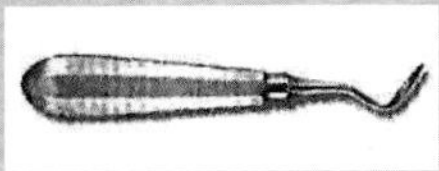	Hebel nach Flohr	Lockerung des Zahnes in der Alveole im Seitzahnbereich

Quelle: Schubert, Zahnmedizinische Assistenz, Libromed, 3. Auflage 2020, S. 248 – 250

5.7

Traumatische Nadeln haben ein Fädel- oder Federöhr. Bei atraumatischen Nadeln ist die Nadel mit dem Faden verschweißt.

5.8

Wenn der Faden durch das Federöhr gezogen wird, ist das Ende der traumatischen Nadeln dicker, wodurch das Gewebe mehr beschädigt wird.

Teil 2 Bereich Behandlungsassistenz

1 Fachbegriffe

1.1

Deutsche Bezeichnung	Fachbezeichnung
Zahnfleischentzündung	*Gingivitis*
mechanische Abnutzung der Zahnhartsubstanz durch Fremdstoffe (z. B. Putzkörper)	*Abrasion*
Zahnfleischfurche	*Sulcus*
natürliche Lücke zwischen den Frontzähnen	*Diastema mediale oder Trema*
Drehung	*Rotation*
scheinbare Verlängerung eines Zahnes	*Elongation*
überentwickelter Unterkiefer	*Progenie, mandibuläre Prognathie*
Schmerz	*Dolor*
Zusammenschluss, Schlussbiss	*Okklusion*
endgültig	*definitiv*

1.2

Fachbezeichnung	Deutsche Bezeichnung
partielle Prothese	*Teilprothese*
subgingival	*unter dem Zahnfleisch*
Prothetik	*Zahnersatzkunde*
extraoral	*außerhalb des Mundes*
lokal	*örtlich*
Kürettage	*Ausschabung*
Rehabilitation	*Wiederherstellung nach Erkrankung*
retiniert	*im Knochen zurückgehalten*
bad habit	*schlechte Angewohnheit*
root planing	*Wurzelglättung*

2 Röntgen

2.1

- sind für den Menschen nicht wahrnehmbar
- breiten sich geradlinig aus
- können feste Körper durchdringen und werden dabei abgeschwächt
- lassen fluoreszierende Stoffe aufleuchten
- können Röntgenfilme schwärzen
- können reflektiert werden
- haben ionisierende Wirkung

2.2

a) Je höher die Röhrenspannung, desto energiereicher die Strahlung, hohe Durchdringungsfähigkeit, Röntgenbild wird dunkler

b) Je höher die Stromstärke, desto mehr Elektronen sind beteiligt, die Strahlenmenge wird größer, das Bild wird deutlicher

c) Je länger die Belichtungszeit, umso dunkler das Bild und umso höher die Strahlenbelastung

2.3

Strahlendurchlässige Bereiche des Körpers, wie Wangen und andere Weichgewebe, werden ***dunkel*** abgebildet, während strahlenundurchlässige Bereiche, wie Metallkronen oder Amalgamfüllungen, ***hell*** erscheinen. Der besonders dichte Zahnschmelz erscheint auf dem Bild eher ***hell***, während die Pulpa ***dunkel*** abgebildet wird.

2.4

Die Belichtungszeit war zu lang.

2.5

Bei der analogen Röntgentechnik treffen die Röntgenstrahlen auf einen klassischen Röntgenfilm, der aufwändig entwickelt werden muss.

Bei der digitalen Röntgentechnik treffen die Röntgenstrahlen auf einen Röntgensensor oder eine Speicherfolie, das Bild ist sofort (Sensor) oder mit kleiner Verzögerung (Speicherfolie) verfügbar und kann auf dem Computerbildschirm dargestellt, ausgewertet und bearbeitet werden.

2.6

Beim indirekten digitalen Röntgenverfahren werden Speicherfolien verwendet. Das Bild auf der Speicherfolie wird mithilfe eines Laserscanners eingelesen und erscheint dann über einen Rechner auf dem Bildschirm. Die Speicherfolie wird nach dem Einlesen wieder neutralisiert und kann bis zu 50-mal wiederverwendet werden.

2.7

- umweltfreundlich, da keine Chemikalien notwendig
- geringere Strahlendosis
- Bilder können bearbeitet und optimiert werden
- Platz sparende Archivierung
- unkomplizierte Weitergabe der Bilder mittels CD, USB-Stick und per elektronischem Datenversand
- Aufnahme kann für den Patienten ausgedruckt werden

2.8

Der Zahn wird speziell im Wurzelbereich verzerrt dargestellt.

2.9

Durch Anlegen einer Bleischürze

2.10

Die Indikation für die Anfertigung einer Röntgenaufnahme muss das Strahlenrisiko rechtfertigen, d. h. der gesundheitliche Nutzen muss größer sein als das Strahlenrisiko.

2.11

Bei der Paralleltechnik liegt die Filmebene parallel zur Zahnlängsachse.
Der Zentralstrahl wird im rechten Winkel zur Zahnachse eingestellt.

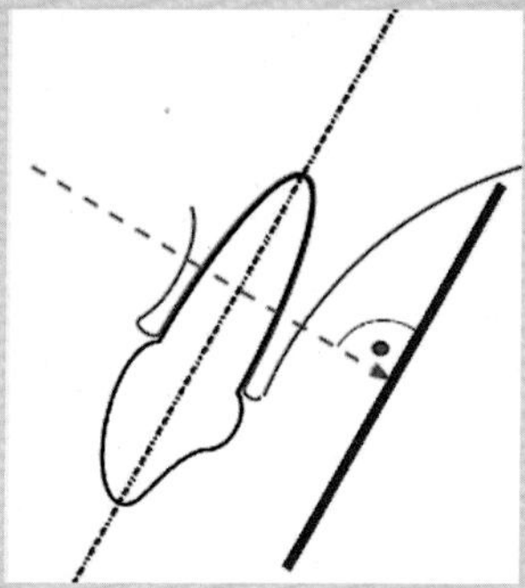

Quelle: http://de.wikipedia.org/wiki/Rechtwinkeltechnik/Michael Ottenbruch

3 Prophylaxe

3.1

Prophylaxe: vorbeugende Maßnahme, um eine Krankheit zu vermeiden

3.2

ergonomischer Griff, Multituft-Borsten aus Kunststoff, kleiner Bürstenkopf, ca. 4 Borstenbüschel breit und über 2-3 Zähne lang, mittlere Härte

3.3

Durch die horizontalen Schrubbbewegungen wird der Zahnfleischsaum geschädigt, das Zahnfleisch zieht sich zurück, die Zahnhälse liegen zunehmend frei und in das weiche Dentin werden mehr und mehr Putzkeile hineingeschrubbt.

3.4

Er sollte die modifizierte Bass-Technik anwenden. Ansetzen der Zahnbürste auf dem Zahnfleischrand an den Zahnaußenflächen im 45 Grad-Winkel, leichter Druck auf die Zahnbürste, durch kleine und rüttelnde, leicht kreisförmige oder senkrechte Bewegungen die Zahnbeläge lösen und Richtung Kauflächen ausbürsten, Reinigung der Kauflächen mit Vor- und Zurück-Bewegungen.

3.5

Zahnseide, Zahnhölzchen, Interdentalbürsten, Soft-Picks

3.6

Bei der **systemischen** Fluoridierung wird das Fluorid mit der Nahrung oder als Tablette aufgenommen und gelangt über den Magen-Darm-Trakt in das Blut. Von dort gelangt es an den Zahnkeim während der Zahnbildung und auch über die Speicheldrüsen in die Mundhöhle zur Remineralisierung der Zähne, z. B. fluoridiertes Speisesalz, Fluoridtabletten.

Bei der **lokalen** Fluoridierung wird das Fluorid direkt auf den Zahn aufgebracht, dies verringert die Säurelöslichkeit des Zahnschmelzes und fördert die Remineralisation der Zahnhartsubstanzen, z. B. Fluoridgel, fluoridierte Zahnpasta, Fluorlack

3.7

weiße und gelbliche Flecken im Zahnschmelz aufgrund einer Fluorüberdosierung

3.8

Tätigkeit	Instrumente, Materialien
Säuberung der Zähne	*fluoridfreie Paste, Bürstchen, Winkelstück*
Trocknung und Trockenlegung	Watterollen, Kofferdam
Ätzgel auftragen, nach 30 Sekunden Einwirkzeit gründlich abspülen und trocknen	Ätzgel, Sonde, Pinsel
Schmelz kontrollieren – soll opakweiß erscheinen	
Versiegelungskunststoff blasenfrei auftragen, verblasen, aushärten	Sonde, Versiegelungskunststoff, Multifunktionsspritze, Polymerisationslampe
Okklusion überprüfen, polieren	Okklusionsfolie, Klemmpinzette, Polierbürstchen

4 Parodontologie

4.1.1

Patient wird aufgeklärt und zu einer guten Mundhygiene motiviert, professionelle Zahnreinigung, gewebeschonende Putztechniken werden erklärt, weitere Gründe für Parodontalerkrankungen werden erläutert, z. B. Rauchen.

4.1.2

mangelnde Mund- und Zahnhygiene, bestimmte Medikamente, Zähneknirschen, Diabetes, Stress

4.1.3

Plaque
↓
Gingivitis
↓
Parodontitis

4.1.4

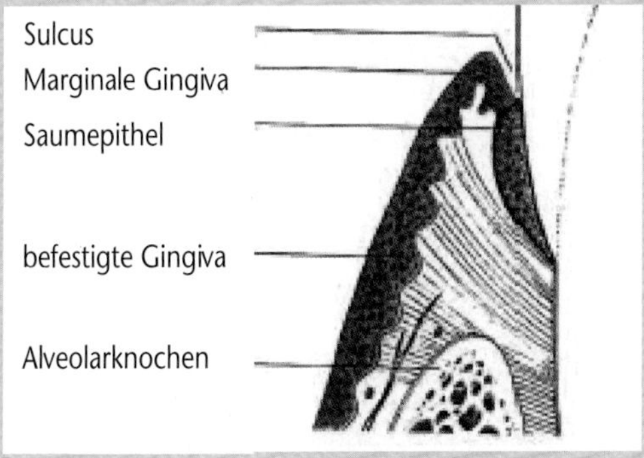

4.1.5

Zahnstein ist die durch Einlagerung von Kalksalzen aus dem Speichel hart gewordene Plaque, gelb-bräunliche Färbung, supragingivaler Zahnstein.

Als Konkremente bezeichnet man den subgingivalen Zahnstein. Die Kalksalze stammen hier aus dem Blutserum und der Entzündungsflüssigkeit entzündeter Zahnfleischtaschen, dunkel-bräunliche Färbung.

4.2

Anästhesie → Karpulenspritze, Karpule, Nadel

Scaling, Zahn- und Wurzeloberflächen werden vollständig von weichen und harten Belägen, Zahnstein und Konkrementen gereinigt → Scaler

Root planing, die Wurzeln werden geglättet → Kürette

Weichteilkürettage, entzündetes Taschengewebe wird entfernt → Kürette

4.3

Instrument	Bezeichnung und Beschreibung
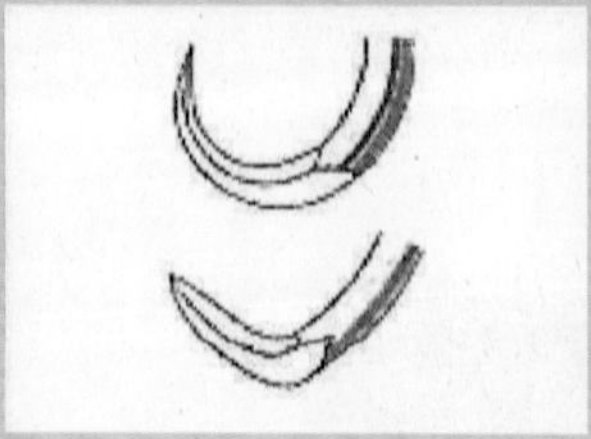	Scaler: spitz, sichelförmig, beidseits geschliffen und dreieckiger Querschnitt
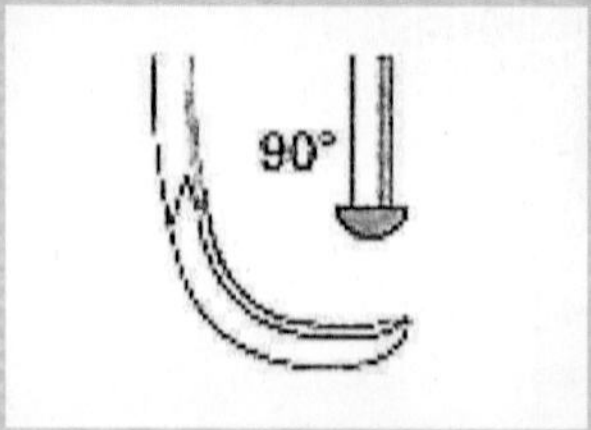	Kürette: zierliche Form, abgerundete Enden und halbrunder Querschnitt

5 Prothetik

5.1

festsitzender Zahnersatz: Kronen, Brücken

herausnehmbarer Zahnersatz: Totalprothese, Modellgussprothese

kombiniert herausnehmbar-festsitzender Zahnersatz: Cover-Denture-Prothese, Teleskopprothese

5.2

Klammern, Geschiebe, Stege, Teleskop

5.3

parodontale Lagerung: Die Kaukraft wird auf die verbliebenen Restzähne übertragen.

gingivale Lagerung: Die Kaukraft wird auf die Gingiva übertragen.

5.4

erhöhte Kariesgefahr, Zahnlockerung bei Überlastung der verbliebenen Zähne, sichtbare Klammern stören die Ästhetik

5.5

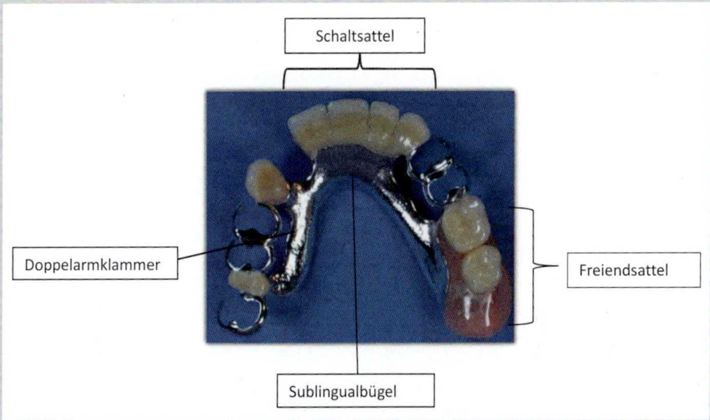

Quelle: http://www.zahnarztpraxis-schmidt.ch/prothesen.html

5.6

Tätigkeit	Material/Labor
1. Sitzung – Anamnese, Befunderhebung, Röntgen – Vorbehandlung – Abformung von Ober- und Unterkiefer – Heil und Kostenplan	– Planungsmodelle – evtl. Herstellung individueller Löffel
2. Sitzung – Klammerauflage einschleifen – Abformung, Bissregistrierung, evtl. Gesichtsbogen – Farbbestimmung	– Herstellung der Arbeitsmodelle und Registrierschablonen – Montage der Arbeitsmodelle im Artikulator – Gerüstplanung
3. Sitzung – Einprobe des Modellgerüsts – evtl. Wachswall	– Wachsaufstellung
4. Sitzung – Wachseinprobe (Okklusion, Artikulation, Ästhetik und Sprache)	– Fertigstellung in Kunststoff
5. Sitzung – Eingliederung	– Okklusionspapier

5.7

Eine Interimsprothese ist eine vorläufige Prothese zum Ersatz fehlender Zähne, sie soll den Zeitraum zwischen Zahnentfernung und endgültiger Zahnersatzversorgung überbrücken. Sie ist einfach konstruiert und besteht ausschließlich aus Kunststoff und aus Stahldraht geformten Klammern.

Bereich Praxisorganisation und -verwaltung

1

1.1

Fixe Kosten: Kosten, die unabhängig von der Zahl der behandelten Patienten immer anfallen.

Variable Kosten: Kosten, die abhängig von der Anzahl der behandelten Patienten steigen oder fallen.

1.2

2	Gehälter
2	Miete
1	Verbrauchsmaterialien wie Handschuhe, Masken, Desinfektionsmittel
1	Wasser, Strom
2	Abschreibung Behandlungsstuhl
1	Porto

1.3

- bei verschiedenen Anbietern Angebote einholen
- Sonderrabatte aushandeln
- Sonderangebote nutzen
- bei Materialien mit Mindesthaltbarkeitsdatum nur die benötigte Menge bestellen
- nur Materialien bestellen, die auch wirklich benötigt werden

1.4

Kalkulationsschema	**Platz für Notizen**	**Berechnung für 10 Boxen**
Listeneinkaufspreis	14,95 € pro Box	149,50 €
– Rabatt	5 %	7,48 €
= Zieleinkaufspreis netto		142,02 €
+ Mehrwertsteuer	19 %	26,98 €
= Zieleinkaufspreis brutto		169,00 €

– Skonto	2 %	3,38 €
= Bareinkaufspreis		165,62 €
+ Bezugskosten	pauschal, da unter 40 Boxen	4,99 €
= Bezugspreis/Einstandspreis		170,61 €

1.5

Das Angebot kam per Post, daher muss die Annahme innerhalb einer Woche erfolgen.

(Faustregel → 3-1-3 = 3 Tage Zustellung, 1 Tag Annahme, 3 Tage Zustellung)

1.6

„Frei Haus" bedeutet, dass der Verkäufer die Versandkosten übernimmt.

2

2.1

Patientenbetreuung: psychologische Betreuung, Beratung, Hilfestellung in bestimmten Situationen

Diagnostik und Therapie: Aufnahme der Anamnese, Vor- und Nachbereitung der Behandlung, Assistenz bei der Behandlung, Röntgen

Geräte und Instrumentenpflege: selbstständige Wartung von Geräten, Veranlassung der Wartung

Praxishygiene: alle Tätigkeiten, die dazu dienen, Infektionen von Patienten und Personal zu verhüten

Verwaltungsarbeiten: Verwaltung des Lagers, Bestellungen, Ausfüllen von Vordrucken, Abrechnung

Organisation: Einbestellung von Patienten, Dienstplangestaltung

2.2

ZFA	*Zahnmedizinische(r) Fachangestellte(r)*
DH Professional	Dentalhygienikerin / Dentalhygieniker Professional
ZMF	Zahnmedizinische Fachassistentin / Zahnmedizinischer Fachassistent
ZMP	Zahnmedizinische Prophylaxeassistentin / Zahnmedizinischer Prophylaxeassistent
ZMV	Zahnmedizinische Verwaltungsassistentin / Zahnmedizinischer Verwaltungsassistent

2.3

Praxisart	Kurzbeschreibung
Einzelpraxis	Ein Zahnarzt / Eine Zahnärztin arbeitet selbständig in einer Praxis.
Berufsausübungs-Gemeinschaft	Mehrere Zahnärzte arbeiten zusammen und teilen sich Ausgaben und Einnahmen. Sie haben einen gemeinsamen Patientenstamm und rechnen über eine Abrechnungsnummer ab.
Praxisgemeinschaft	Kooperation von mehreren Zahnärzten. Sie nutzen und bezahlen gemeinsam die Räume, Einrichtung und das Personal. Jeder Zahnarzt hat seinen eigenen Patientenstamm und eine eigene Abrechnungsnummer.

3

3.1

- Beschäftigungsverbot: 6 Wochen vor bis 8 Wochen nach der Entbindung
- schwere Arbeiten, Nacht-, Akkord- und Fließbandarbeiten sind verboten
- Sonntagsarbeit ist nur auf freiwilliger Basis möglich und kann jederzeit widerrufen werden

3.2

Letzter Arbeitstag: 15.07.2022

3.3

Die Beschäftigung ist auf ausdrückliche Erklärung von Simona zulässig. Sie kann diese Entscheidung jederzeit widerrufen.

Wirtschafts- und Sozialkunde (Sommer 2022)

1 Die Rolle des Mitarbeiters in der Arbeitswelt aktiv ausüben / Als Konsument rechtliche Bestimmungen in Alltagssituationen anwenden

1.1

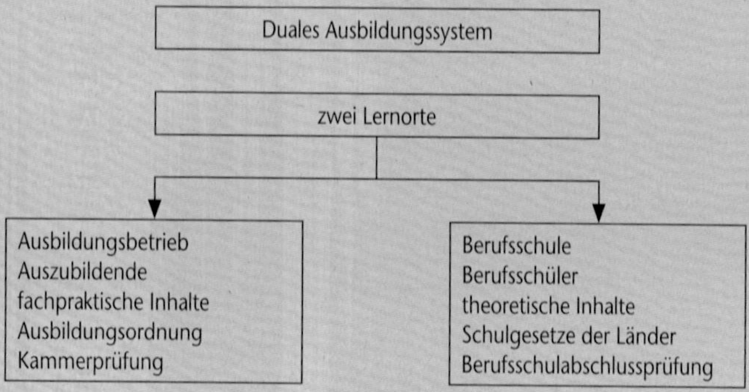

1.2 Vorteile:

- Es verbindet die Ausbildung im Betrieb (Zahnarztpraxis) mit der Theorie in der Schule.
- Eine rein schulische Ausbildung wäre für den Steuerzahler zu teuer.
- Berufserfahrung wird erworben.
- Die Ausbildung wird abwechslungsreicher.
- Ziel der Schule ist die Vermittlung einer möglichst breiten Berufsausbildung und die Förderung der Allgemeinbildung. Dadurch wird der Gefahr einer ausschließlich betriebsbezogenen Ausbildung vorgebeugt.
- usw.

Nachteile:

- Die Ausbildungsbetriebe (Zahnarztpraxen) haben eine unterschiedliche Qualität.
- Ausbildungsbetriebe sind oft zu spezialisiert.

- Es kann sein, dass Ausbildungsplätze fehlen.
- Teilweise fehlt die Abstimmung zwischen Ausbildungsbetrieben und Schulen.
- usw.

1.3 Stefanie Petit (17 Jahre) ist zwar beschränkt geschäftsfähig. Nach § 113 BGB wäre sie jedoch für alle Rechtsgeschäfte unbeschränkt geschäftsfähig, die im Rahmen eines gestatteten Arbeitsverhältnisses anfallen.

Allerdings muss Stefanie nach § 14 Absatz 3 BBiG keine Getränke für eine private Grillparty einkaufen, da diese Aufgabe nicht dem Ausbildungszweck dient und möglicherweise auch ihre körperliche Leistungsfähigkeit übersteigt.

1.4 Stefan Müller: Seine Betriebszugehörigkeit ist zwar gleich lang wie die von Lars Meyer. Dieser hat jedoch 4 Kinder und ist verheiratet, im Gegensatz zu Stefan Müller, der ledig ist und keine Kinder hat.

1.5 Die ordentliche (gesetzliche) Kündigungsfrist beträgt 4 Wochen zum 15. eines Monats oder zum Monatsende. Deshalb ist letzte Arbeitstag der 15. Juni.

1.6 Sabine Klausen genießt als Betriebsratsmitglied einen besonderen Kündigungsschutz. Laura Böhme darf wegen ihrer Schwangerschaft nicht gekündigt werden.

1.7
- Auszubildende nach der Probezeit
- JAV-Mitglieder
- Väter und Mütter in der Elternzeit
- Datenschutzbeauftragte
- Schwerbehinderte

2 Die Rolle des Mitarbeiters in der Arbeitswelt aktiv ausüben / Wirtschaftliches Handeln in der sozialen Marktwirtschaft

2.1 Rentenversicherungsbeitrag für Frau Klausen:

- Frau Klausen zahlt die Hälfte des Rentenversicherungsbeitrages, also 18,6 %: 2 = 9,3 %.
- 9,3 % von 1950,00 € = **181,35 €**

Rentenversicherungsbeitrag für den angestellten Zahnarzt:

- Der Zahnarzt zahlt die Hälfte des Rentenversicherungsbeitrages, also 18,6 % : 2 = 9,3 %.

- Der Rentenversicherungsbeitrag fällt nur bis zur Beitragsbemessungsgrenze (7.100,00 €) an.
- 9,3 % von 7100,00 € = **660,30 €**

2.1.1 Eine Versicherungspflichtgrenze gibt es in der Krankenversicherung.

2.1.2

	Sozialversicherung	**Privatversicherung**
Beitritt	Pflicht	freiwillig
Beitragshöhe	abhängig vom Bruttolohn	abhängig vom Risiko und gewünschten Leistungsumfang
Beitragszahler	Arbeitnehmer und Arbeitgeber je zur Hälfte (Unfallversicherung 100 % der Arbeitgeber)	der Versicherungsnehmer allein

2.2.1 **Nominales Bruttoinlandsprodukt**:

Es wird zu Marktpreisen bewertet und *enthält* somit sämtliche *Preissteigerungen* der Güter und Dienstleistungen, die in der Volkswirtschaft erzeugt worden sind.

Reales Bruttoinlandsprodukt:

Im Gegensatz zum nominalen Bruttoinlandsprodukt enthält es *keine Preissteigerungen.* Man legt hierzu die Preise eines bestimmten Basisjahres, z. B. 2020, zugrunde und berechnet den Wert der erzeugten Güter und Dienstleistungen in Preisen des Basisjahres.

2.2.2 – Mehrwertsteuersenkung

- Vereinfachter Zugang zum Arbeitslosengeld II
- Überbrückungshilfen für Unternehmen
- Erhöhung/Verlängerung des Kurzarbeitergeldes
- Familienzuschuss (300,00 € pro Kind)
- usw.

2.2.3

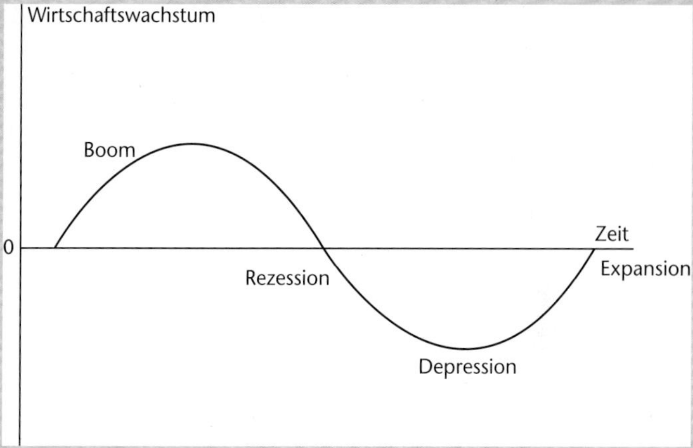

2.2.4 Nach einem Rückgang der Wirtschaftsleistung zum Jahresbeginn 2021 befand sich die deutsche Wirtschaft seit dem Frühjahr wieder in der Expansion (Aufschwungsphase), die sich bis im Jahr 2022 fortgesetzt hatte.

Durch die Energiekrise, verursacht durch den Ukrainekrieg, ist die Wirtschaftsleistung stark gesunken. Weshalb nunmehr mit einer Rezession (Abschwungsphase) für 2023 gerechnet wird (Stand Dezember 2022).

Sachwortverzeichnis

S

S

S

S

S